DIE ARTERIO-VENÖSEN ANASTOMOSEN

ANATOMIE / BIOLOGIE / PATHOLOGIE

VON

Dr. med. MAX CLARA

FRÜHER O. Ö. PROFESSOR DER ANATOMIE AN DEN UNIVERSITÄTEN LEIPZIG
UND MÜNCHEN, ZUR ZEIT PROFESSOR AN DER UNIVERSITÄT ISTANBUL

MIT 101 TEXTABBILDUNGEN

ZWEITE
NEUBEARBEITETE UND ERWEITERTE AUFLAGE

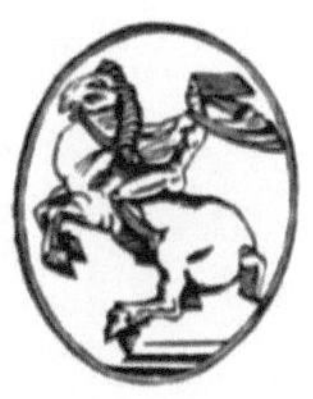

WIEN

SPRINGER-VERLAG

1956

ISBN-13: 978-3-7091-5077-1   e-ISBN-13: 978-3-7091-5076-4
DOI: 10.1007/978-3-7091-5076-4

ALLE RECHTE,
INSBESONDERE DAS DER ÜBERSETZUNG IN FREMDE SPRACHEN, VORBEHALTEN

OHNE AUSDRÜCKLICHE GENEHMIGUNG DES VERLAGES
IST ES AUCH NICHT GESTATTET, DIESES BUCH ODER TEILE DARAUS
AUF PHOTOMECHANISCHEM WEGE (PHOTOKOPIE, MIKROKOPIE)
ZU VERVIELFÄLTIGEN

© BY SPRINGER-VERLAG IN VIENNA 1956

Softcover reprint of the hardcover 2nd edition 1956

Vorwort

Die arterio-venösen Anastomosen, welche als nichtkapillare, unmittelbare Verbindungen zwischen der arteriellen Hochdruck- und der venösen Niederdruckleitung unter den Sondereinrichtungen in der peripheren Strombahn zweifellos eine besonders bedeutsame Rolle spielen, sind bis zu dem Erscheinen der ersten Auflage vorliegender Monographie (Verlag J. A. Barth, Leipzig, 1939) vorzugsweise Gegenstand anatomischer Untersuchungen gewesen, haben aber seitdem auch von physiologischer, pathologischer und klinischer Seite eine zunehmende Beachtung gefunden, wie die zahlreichen Aussagen über Vorkommen und Funktion dieser derivatorischen Gefäßabschnitte zeigen.

Die in dem letzten Jahrzehnt gelungene Aufdeckung von neuen Fundorten und von verschiedenen Bauformen der arterio-venösen Anastomosen sowie die Beobachtung, daß an den Orten ihres regelmäßigen Vorkommens vielfach Gefäßorgane ausgebildet sind, die zwar alle histologischen Merkmale epitheloidzelliger Nebenschlüsse besitzen, aber keine unmittelbaren Verbindungen zwischen Arterien und Venen, sondern organartig gebaute präkapillare Strecken der arteriellen Strombahn sind, haben eine weitgehende Neufassung der Darstellung notwendig gemacht.

Unsere Kenntnisse von der funktionellen Bedeutung der arterio-venösen Anastomosen stecken ungeachtet aller Bemühungen noch immer sozusagen in den Kinderschuhen; hat die Auffassung, daß alle derartigen Gefäßverbindungen durch die gleichen Baueigentümlichkeiten gekennzeichnet sind, aufgegeben werden müssen, so stellt sich damit andererseits die Frage nach der funktionellen Rolle der verschiedenen Bauformen, welche bis heute keineswegs befriedigend beantwortet werden kann.

Frau Prof. Dr. C. Coronini, Wien, hat mir unveröffentlichte Mikrophotos zur Verfügung gestellt, Herr Prof. Dr. E. R. Kazancigil, Direktor der ersten Universitäts-Frauenklinik in Istanbul, und Herr Prof. Dr. T. Besim, Direktor des Pathologischen Institutes der Universität Istanbul, haben mir Untersuchungsmaterial und Herr Dr. Sami Zan, Assistent am Anatomischen Institut der Universität Istanbul, ein Originalpräparat überlassen; für die mir dadurch zuteil gewordene liebenswürdige Unterstützung zu danken, ist mir eine ebenso selbstverständliche wie angenehme Pflicht.

Meine langjährige Mitarbeiterin, Frau Elfi von Paris, hat sich als unermüdliche und zuverlässige Helferin bewährt, wofür ihr auch an dieser Stelle herzlich gedankt sei.

Schließlich darf ich dem Springer-Verlag in Wien für das Übernehmen der neuen Auflage sowie für die Großzügigkeit bei der Erfüllung aller Wünsche und die Sorgfalt bei der Ausstattung der Monographie meinen ganz besonderen Dank zum Ausdruck bringen.

Istanbul, im Juni 1956   **Max Clara**

Inhaltsverzeichnis

I. Begriffsbestimmung und geschichtlicher Überblick

Die Entdeckung der die Verbindung zwischen Arterien und Venen vermittelnden Kapillaren durch MALPIGHI (1661) bildet den Schlußstein in dem von HARVEY (1628) errichteten Gedankengebäude vom Kreislauf des Blutes. Und wenn es auch von nun an als feststehende Tatsache gilt, daß das Blut von den Arterien nur über das Kapillarnetz in die Venen gelangen kann, so sind doch schon frühzeitig Beobachtungen mitgeteilt worden, nach denen neben der Verbindung über das Kapillarnetz auch noch direkte Verbindungen zwischen Arterien und Venen vorhanden sein sollen.

Die erste derartige Angabe stammt von LEALIS-LEALIS (1707), der eine direkte Verbindung zwischen A. und V. spermatica beobachtet haben will. Kurz darauf beschreibt WINSLOW (1719 bis 1721) unmittelbare Verbindungen zwischen einer Ösophagusarterie und einer linken V. pulmonalis, zwischen A. und V. bronchialis sin. sowie zwischen der gleichen A. bronchialis sin. und der V. thoracica longitudinalis dextra (V. azygos); er mißt diesen Verbindungen eine große Bedeutung bei und versucht auf sie das Interesse der Ärzte zu lenken, ohne aber mit seinen Bemühungen einen besonderen Erfolg zu haben, denn es vergeht nahezu ein Jahrhundert, bis eine weitere Beobachtung über das Vorkommen von derartigen Verbindungen mitgeteilt wird. MECKEL (1815 bis 1820) ist es, der in seinem Lehrbuch der Anatomie die Frage kurz behandelt und betont, daß das Vorkommen von solchen unmittelbaren Verbindungen im großen Kreislauf entschieden abzulehnen sei; nur eine einzige Stelle gäbe es im Körper, in der solche Verbindungen vorkämen, und zwar die Lunge, in der dicke Anastomosen zwischen Lungenarterien und -venen vorhanden seien, bei ihnen handle es sich aber um Anastomosen zwischen Gefäßen derselben Art, da die feineren Zweige der A. pulmonalis bereits rotes Blut enthielten. Unmittelbare Verbindungen zwischen großen Arterien und Venen sind auch noch später verschiedentlich beschrieben worden, so von TSCHAUSSOFF (1874) am Kopf des Menschen, ferner von DEBIERRE und GÉRARD (1893) sowie von GÉRARD (1895, 1896), welche beim Menschen an verschiedenen Stellen, wie z. B. zwischen A. und V. ilica ext., A. subclavia und V. axillaris, A. poplitea und V. saphena, Aorta abdominalis und V. cava caud., A. femoralis und V. femoralis, A. femoralis und V. ilica ext. usw., derartige Anastomosen gesehen haben wollen, während MILLER und GODFREY (1917) große Verbindungen zwischen den Arterien und Venen in der hinteren Bauchregion und den hinteren Extremitäten bei einer Katze beschrieben haben. ROCCA-ROSSETTI und RUGGERI (1952) haben bei einem Fall von hoher Teilung der A. axillaris eine Anastomose zwischen dieser Arterie und der gleichnamigen Vene beobachtet; bei einer Länge von 3,2 cm beträgt das Kaliber dieses Gefäßes am Abgang von der Arterie 2,5 mm, in der Mitte der Verlaufsstrecke 0,5 mm und an der Einmündung in die Vene 2 mm. In struktureller Hinsicht zeigt die Anastomose in ihren proximalen zwei Dritteln die Merkmale einer Arterie, um dann allmählich einen ausgesprochen venösen Charakter anzunehmen; an dem Übergang in die V. axillaris bietet sie das Aussehen einer kleinen klappenlosen Vene.

Direkte Verbindungen zwischen größeren Arterien und Venen können gelegentlich vorkommen; sie stellen aber keine normalen Vorkommnisse dar, sondern sind die Folgezustände von Entwicklungsstörungen, Verletzungen oder Neubildungen (vgl. CALLANDER 1920, REID 1925 u. a.), welche mit den arterio-venösen Anastomosen in der eigentlichen Bedeutung des Wortes nichts zu tun haben. Der Vorschlag von CHARPY (1898), für die großen Verbindungen von einem Durchmesser von 0,4 bis 3 mm die Bezeichnung arterio-venöse Anastomosen zu reservieren, um sie von den derivatorischen Gefäßen SUCQUETS zu unterscheiden, welche nichts anderes als große Kapillaren seien, geht daher von völlig irrigen Voraussetzungen aus.

Arterio-venöse Anastomosen sind regelmäßig vorhandene unmittelbare Verbindungen zwischen der arteriellen Hochdruck- und der venösen Niederdruckleitung, welche durch die Verstellbarkeit ihrer Lichtung eine zeitweilige Umgehung des nachgeschalteten Kapillarsystems ermöglichen; sie stellen neben den Sperrarterien und Drosselvenen, mit denen sie häufig zu einem funktionell aufeinander abgestimmten System kombiniert sind, die wichtigsten Sondereinrichtungen für die Blutstromregulation in der Kreislaufperipherie dar.

Für die seit den Entdeckungen von HARVEY und MALPIGHI allgemein anerkannte klassische Lehre von dem Aufbau des Blutkreislaufsystems bedeutet die Tatsache, daß an vielen Stellen des menschlichen Körpers regelmäßig und in großer Anzahl unmittelbare Verbindungen zwischen Arterien und Venen bestehen, eine völlige Revolutionierung der bisher als feststehend angesehenen Tatsachen. Es ist daher nur zu begreiflich, daß die Existenz derartiger Nebenschlüsse („shunts" der angelsächsischen Literatur) lange Zeit entweder überhaupt geleugnet oder doch zumindest mehr oder weniger ignoriert worden ist, nicht zuletzt weil nach den von THOMA (1892) auf Grund von theoretischen Überlegungen entwickelten histomechanischen Prinzipien die Gefäßentwicklung so reguliert sein sollte, daß regelmäßig vorhandene arterio-venöse Anastomosen — „wenigstens theoretisch" — unmöglich auftreten können. MALL (1906), der ausgedehnte Untersuchungen über das Wachstum und die Verteilung der Blutgefäße bei verschiedenen Organen ausgeführt hatte, erklärt bei Besprechungen der THOMAschen Prinzipien, daß die „Entwicklungsgesetze" der Gefäße den Sinn haben, „eine solche Katastrophe zu verhindern", wie es die Bildung von persistierenden arterio-venösen Anastomosen wäre.

Obschon in den ersten Jahren unseres Jahrhunderts die Existenz von bisher nur in Injektionspräparaten nachgewiesenen arterio-venösen Anastomosen für einige Körperbezirke des Menschen und der Säugetiere auch durch histologische Untersuchungen einwandfrei sichergestellt erscheint, bleiben diese dem Kapillarnetz vorgeschalteten Umgehungswege auch weiterhin noch ziemlich unbeachtet.

KROGH (1924) ist von dem regelmäßigen Vorkommen derartiger Nebenschlüsse noch keineswegs überzeugt, bezeichnet es aber immerhin als „gut möglich, daß sie vorhanden sind und eine physiologisch einigermaßen wichtige Aufgabe erfüllen". WENCKEBACH (1931) bemerkt, „das Bestehen solcher peripherer Kurzschlüsse wird von den Anatomen angenommen und zur Erklärung sonst schwer verständlicher Vorgänge auch beim Experiment herangezogen"; es müsse aber eingestanden werden, daß ein solcher Vorgang für die Beschleunigung eines trägen Kreislaufes sehr günstig sei, für die Sauerstoffausnützung aber ganz besonders schädlich sein müßte. Und HESS sagt noch 1938 in einer Diskussionsbemerkung: „Da der Blutkreislauf seine Aufgabe durch den Kapillarenapparat erfüllt, ist eine Umgehung desselben unverständlich, ja widersinnig; so beurteilt, muten diese Nebenschlüsse eher wie ein Entwicklungsfehler und nicht als Zweckgebilde an".

Ganz allmählich beginnt sich aber dann doch die Einsicht durchzusetzen, daß es sich bei den arterio-venösen Anastomosen nicht um interessante Raritäten oder anatomische Kuriosa, sondern um funktionell bedeutsame Einrichtungen des Gefäßsystems handelt.

Nachdem schon MASSON (1924, 1927) die Aufmerksamkeit auf die klinische Bedeutung der arterio-venösen Anastomosen gelenkt hat, indem er zeigt, daß gewisse gutartige, aber außerordentlich schmerzhafte kleine Geschwülste von arterio-venösen Anastomosen ihren Ausgang nehmen, ist es besonders HAVLICEK (1929, 1934) gewesen, der durch seine eindringlichen Hinweise auf deren große

Bedeutung für den peripheren Kreislauf das Interesse der Klinik für diese Gefäßverbindungen zu wecken sich bemüht hat; HAVLICEK ist es auch, der in kühner Intuition den bis in die vorchristliche Zeit zurückreichenden, inzwischen aber beinahe in Vergessenheit geratenen Begriff einer Leistungszweiteilung des Kreislaufes in Vasa publica und Vasa privata mit der These verbindet, daß in den Organen, in denen die Vasa publica und Vasa privata auf eine Strombahn zusammengelegt sind, die Leistungszweiteilung durch „Selbststeuerung" mit Hilfe der arterio-venösen Anastomosen erreicht wird. „Vom kleinsten mesenteriellen Lymphknoten bis zu den kompliziertesten Organen gehorcht" dem Gesetz der Leistungszweiteilung des Kreislaufes „bisher ohne Ausnahme der gesamte Organismus" (HAVLICEK 1948).

Wenn heute nicht mehr die Existenz von arterio-venösen Anastomosen, sondern ihre Bedeutung für das Kreislaufgeschehen zu dem Hauptthema der Forschung geworden ist, so findet damit die von den Anatomen seit mehr als 100 Jahren geleistete Arbeit ihre schönste Anerkennung.

Denn in der Tat sind bereits mehr als 100 Jahre vergangen, seit mit der von JOHANNES MÜLLER (1835) gemachten Entdeckung, daß die von ihm gefundenen Rankenarterien unmittelbar in die Bluträume der Schwellkörper des männlichen Gliedes einmünden, das Vorhandensein der arterio-venösen Anastomosen zu einem Problem der morphologischen Forschung, aber auch zu einem Gegenstand von theoretischen Erörterungen und kühnen Spekulationen geworden ist.

In der ersten Periode der Erforschung dieser Gefäßverbindungen stützen sich die Autoren bei ihren Angaben über die Existenz solcher Anastomosen im wesentlichen auf die Beobachtung, daß die in die Arterien eingespritzte Injektionsmasse in die Venen übertritt; daß bei einem derartigen Verfahren Täuschungen und Trugschlüsse kaum zu vermeiden sind, liegt auf der Hand. So ist die Behauptung·von BRÜCKE (1847), daß „die Arteriae ciliares posteriores breves, ohne in Kapillaren zu verfallen, unmittelbar in Venen übergehen", später von LEBER (1874) sowie von HOYER (1877) als irrtümlich widerlegt worden, „obschon die Resultate der Schellackinjektion ursprünglich die Existenz derselben ... als sehr wahrscheinlich erscheinen ließen". PAGET (1850) gibt an, in der Flughaut der Fledermaus Verbindungen zwischen Arterien und Venen zweiter und dritter Ordnung ohne Zwischenschaltung von Kapillaren beobachtet zu haben. WHARTON (1852), der als erster die Eigenpulsation der mit Klappen versehenen Venen in der Flughaut der Fledermaus beobachtet hat, bestreitet die Richtigkeit der Angaben von PAGET; er habe an keiner Stelle die Arterien direkt mit den Venen kommunizieren gesehen. „The only communication is the usual one through the medium of capillaries." VIRCHOW (1851) hat bei einem im sechsten Monat der Gravidität verstorbenen Weibe die Arterien und Venen injiziert und sich dabei überzeugt, daß in der Placenta die spiralig gewundenen und erweiterten Arterien in die gleichen großen intervillösen Räume einmünden, aus denen die noch stärker erweiterten und gewundenen Venen abgehen.

Der wichtigste Beitrag aus dieser ersten Zeit stammt unstreitig von SUCQUET (1862). Ausgehend von der Beobachtung, daß beim Menschen die in die Arterien der oberen Extremität injizierte Masse bereits aus den Venen austritt, bevor die Haargefäße gefüllt sein können, folgert er, daß außer den Kapillaren, für welche er einen durchschnittlichen Durchmesser von etwa 0,008 mm annimmt, noch andere, leichter passierbare Verbindungen zwischen Arterien und Venen vorhanden sein müßten; er begnügt sich indessen nicht mit dieser Schlußfolgerung, sondern bemüht sich im weiteren, diese Anastomosen auch unmittelbar sichtbar zu machen. Nach vielen Versuchen findet er eine mit fein geriebenem Ruß geschwärzte alkoholische Harzlösung für derartige Untersuchungen als besonders geeignet, da sie im allgemeinen nicht bis in die Kapillaren vordringt; er stellt nun fest, daß diese Injektionsmasse an bestimmten Stellen bis in die Venen gelangt und eine dunkle Färbung dieser meist sehr gefäßreichen Gebiete hervorruft. Sucquet behauptet, er habe an allen Stellen, die in den injizierten Präparaten durch ihre dunkle Färbung auffallen, mit Hilfe einer schwach vergrößernden Lupe die direkten Übergänge von Arterien in Venen als ungefähr 0,1 mm dicke, mitunter hakenförmig gekrümmte Verbindungsäste wahrnehmen können; er bezeichnet sie als breitere Kapillaren, gibt aber selbst zu, daß sie viel größer als gewöhnliche Kapillaren sind und diese Bezeichnung demnach eigentlich nicht verdienen.

Nach der Schilderung, die Sucquet gibt, sollen diese Anastomosen, die er in dem beigegebenen Atlas in zahlreichen Abbildungen wiedergibt, immer leicht den arteriellen und den venösen Abschnitt unterscheiden lassen. „Il n'est point en effet permis de se tromper; lorsqu'on suit les radicules veineuses en allant vers leurs troncs, on voit l'injection finir bientôt dans leur intérieur, et au delà la veine se présente libre, pellucide et aplatie." ... „L'artériole est toujours exactement remplie et va décroissant avec régularité; la veinule qui la suit est au contraire, irrégulière, plus large, souvent ampoulée."

Sucquet nennt als Stellen, an denen im menschlichen Körper solche direkte Verbindungen vorkommen, Finger- und Zehenspitzen, Hohlhand und Fußsohle, Ellenbogen und Knie, ferner Stirn, Augenlider, Nasenspitze und untere Muscheln sowie Lippen, Wangen und Ohren.

Auf Grund seiner anatomischen Befunde unterscheidet Sucquet am Kopf und an den Extremitäten zwei verschiedene Kreisläufe, einen nutritiven, der von feinen Kapillaren gebildet wird, und einen derivativen, der von den arteriovenösen Anastomosen dargestellt wird; diese Unterscheidung hat, wie Sucquet selbst bemerkt, eine gewisse Ähnlichkeit mit der von Claude Bernard für manche Drüsen angenommenen Leistungszweiteilung in einen chemischen und einen mechanischen Kreislauf.

Die Beobachtungen von Sucquet haben bei ihrem Bekanntwerden beträchtliches Aufsehen erregt, sind aber im großen und ganzen doch mit Zurückhaltung aufgenommen worden. Henle (1862) hält die Existenz von direkten Verbindungen durch die Untersuchungen von Sucquet nicht für bewiesen, da die indirekten Beweise trotz der zahlreichen, von Sucquet beigegebenen Abbildungen „zum Teil auf schwachen Füßen" stünden; „es wird alles darauf ankommen, ob die Anastomosen zwischen feinen Arterien- und Venenzweigen ... sich bestätigen".

Mehr noch aber als die nicht in jeder Hinsicht überzeugenden Befunde sind die daran geknüpften, zweifellos zu weitgehenden Schlußfolgerungen dafür verantwortlich zu machen, daß die Beobachtungen Sucquets weiterhin fast unbeachtet geblieben sind; seitdem haben aber nicht nur seine Beobachtungen über das Vorkommen von arterio-venösen Anastomosen in den Extremitätenenden, sondern auch andere angezweifelte Angaben eine volle Bestätigung erfahren.

Hyrtl (1862), der mit seiner eigenen Injektionstechnik Korrosionspräparate von besonderer Schönheit geschaffen hat, teilt die Beobachtung mit, daß bei verschiedenen Fledermausarten eine in die Aorta injizierte grobkörnige Masse nicht nur die A. radialis, sondern auch die V. cephalica gefüllt hat, was dadurch möglich sei, daß zwischen dem Ende der Arterie und dem Anfang der Vene eine breite, bogenförmige Anastomose vorhanden ist; wenn etwa eingewendet werden sollte, daß diese Verbindung zu den Kapillaren zu rechnen sei und von diesen sich nur durch ihr Kaliber unterscheiden würde, dann reduziere sich das Ganze allerdings auf einen Streit um Worte. Hyrtl fügt hinzu, er würde sich glücklich schätzen, wenn diese anatomische Tatsache den Venenpuls in den Flügeln der Fledermäuse zu erklären vermöchte. H. Müller (1862) hat bei Vespertilio und Phyllostoma „den fraglichen Übergang der Arterie in Vene" nicht finden können; die scheinbaren Anastomosen hätten sich bei genauer Beobachtung immer als Überkreuzungen eng beieinander liegender Gefäße erwiesen. Müller bestreitet deshalb das konstante Vorkommen derartiger Kurzschlüsse bei den Fledermäusen und spricht konsequenterweise ihnen auch jede Bedeutung für den Venenpuls ab. Hyrtl (1864) hält seine Angaben gegenüber den Behauptungen von Müller nachdrücklich aufrecht und benützt die Gelegenheit dieser Auseinandersetzung, um nochweitere Beobachtungen über das Vorkommen von arterio-venösen Verbindungen mitzuteilen. Direkte Übergänge habe er in den Zehen-, Fuß- und Fersenballenbei einer Zibetkatze (Viverra Linsang) festgestellt; diese Teile würden sonach „eine anatomische Eigentümlichkeit führen, welche man bisher nur in den Schwellgeweben zuzulassen geneigt war". Arterio-venöse Anastomosen seien weitersin der Matrix des Pferdehufes, der Wiederkäuerklauen und der Krallen des Bärenfußes sowie in den Zehen des Straußes vorhanden; beim Strauß sei „auch in der nackten Haut an der Wurzel des Oberschnabels der Übergang größerer Arterien in größere Venen so evident..., daß über die Richtigkeit dieses anatomischen Faktums kein Zweifel obwalten kann". Unter Berufung auf diese Beobachtungen will Hyrtl „noch weiter gehen und es für die Haut der Tastpolster der Zehen, der Matrix der Hufe, der Nägel und der Klauen als Regel aufstellen, daß arterielle Injektionen in die Venen übergehen, bevor noch das Kapillargefäßsystem dieser Organe gefüllt ist".

Weber (1865) behauptet, es gelinge bei mikroskopischem Durchmustern „der Kapillargebiete verschiedener Säugetiere (Fledermausflügel, besonders schön am Mesenterium der Kaninchen usw.) ... ohne langes Suchen hier und da auch den direkten Übergang arterieller in venöse Stämmchen, in welchen mehrere Blutkörperchen nebeneinander Platz haben, aufzufinden. Namentlich sieht man dies, wenn irgendwo infolge einer Stauung zentral gelegene Äste sich ausdehnen. Die Gefäße sind oft ansehnlich und lassen vier bis fünf Blutkörperchen nebeneinander durch. Auch im Inneren des Parenchyms menschlicher Organe ist an mehreren Stellen ein solcher Übergang längst (!) erwiesen; in den Muskeln, der Haut, dem Gehirn, den Lungen, der Milz habe ich direkte Übergänge und weitere und engere Kapillaren beobachtet". Da nach der ganzen Schilderung von Weber nicht zu entscheiden ist, ob er tatsächlich arterio-venöse Anastomosen oder aber lediglich erweiterte Kapillaren beobachtet hat, muß Arnold (1867) als derjenige Forscher bezeichnet werden, der als erster unmittelbare Übergänge von Arterien in Venen wirklich unter dem Mikroskop gesehen und richtig beschrieben hat. Er erwähnt nämlich ausdrücklich, daß in den Glomerula caudalia in dem distalen Schwanzabschnitt verschiedener Säugetiere „auch ein direkter Übergang von Arterien in Venen" statthabe; da ihm aber die bereits vorliegenden Untersuchungen und Auseinandersetzungen offenbar nicht bekannt sind, hat er dieser Tatsache indessen keine besondere Bedeutung beigemessen.

Es folgen dann die Angaben von Prussak (1868) und von Brunner (1870) über das Vorkommen von arterio-venösen Anastomosen in der Schleimhaut der Paukenhöhle sowie von Michel (1872) über das Vorkommen von solchen Verbindungen in der Dura mater.

Einen wesentlichen Fortschritt bringen aber erst die sorgfältigen Untersuchungen von Hoyer (1872, 1877), dem es unter Anwendung einer wesentlich vervollkommneten Technik (Versilberung des Endothels und Färbung der Gefäßwände durch diffundierende Karminlösungen sowie Aufhellung ganzer Stücke oder sehr dicker Schnitte von injizierten Präparaten) gelungen ist, „an fast allen Stellen, an welchen die Resultate der Schellackinjektion breitere Verbindungsbahnen zwischen Arterien und Venen vermuten ließen, dieselben unter dem Mikroskop unmittelbar zu demonstrieren".

HOYER (1877) hat sichere arterio-venöse Anastomosen „bei Tieren an den Ohren (Kaninchen, Katze, Hund, nicht aber Ferkel und Meerschweinchen), in der Gegend der Nasenspitze und an der Lippe, an den Zehen der vorderen und hinteren Extremität, an der Schwanzspitze und in den kavernösen Bildungen der Geschlechtsorgane" gefunden; beim Menschen dagegen vermochte HOYER „trotz wiederholter Injektionen am Kopfe keine derartigen Gefäßverbindungen nachzuweisen, dagegen an den Händen und Füßen und an den Geschlechtsorganen".

„Die Verbindung erfolgt stets in der Weise, daß ein durch seine komplizierte Struktur deutlich charakterisierter kleiner Gefäßast einen oder mehrere gleichfalls noch deutlich arterielle Zweige abgibt, welche in benachbarte kleine Venenzweige nach mehr oder weniger stark geschlängeltem Verlauf unmittelbar einmünden; an der Kommunikationsstelle erweitert sich der Verbindungsast ein wenig trichterförmig, im übrigen behält er bis zur Einmündung seine arterielle Struktur bei. Die kommunizierenden Arterienzweige zeigen an allen Körperstellen, an denen sie überhaupt angetroffen werden, wesentlich gleichen Bau; die jene Zweige aufnehmenden Venen bieten dagegen an den verschiedenen Teilen sehr verschiedene Formen dar, und zwar differieren sie nicht nur in bezug auf die Weite des Lumens, sondern auch im Bau ihrer Wandungen."

Die Befunde von HOYER weichen von den Angaben früherer Autoren, insbesondere von denen SUCQUETs erheblich ab. HOYER meint, dieser scheine sich „nicht ausreichend geschützt zu haben gegen die Möglichkeit von Täuschungen mannigfacher Art" und sieht „eben im letzteren ... die Ursachen der zum größeren Teile einander widersprechenden Resultate". Die Quellen dieser Täuschungen glaubt HOYER einerseits in der von SUCQUET benutzten Harzlösung, welche die Kapillaren viel leichter zu passieren vermag als Schellacklösung, anderseits in der Untersuchung bei auffallendem Licht und mit schwachen Lupen suchen zu sollen. Er will aber nicht ausschließen, „daß SUCQUET wirklich gröbere Kommunikationen zwischen Arterien und Venen an einzelnen Stellen wahrgenommen hat, wie dergleichen an manchen Körperteilen ausnahmsweise vorzukommen scheinen. Für letztere Möglichkeit sprechen die Beobachtungen von TSCHAUSSOFF (1874), welcher solche am Kopfe des Menschen beobachtete Verbindungen näher beschreibt".

Was die Funktion der unmittelbaren Übergänge von Arterien in Venen angeht, so fühlt sich HOYER „außerstande, dieselbe in erschöpfender Weise zu deduzieren; indessen kann es schon jetzt keinem Zweifel unterliegen, daß jene Verbindungen eine Art von Nebenschließungen oder Sicherheitsröhren bilden, welche die Zirkulation vor größeren Störungen bewahren und insbesondere den Kapillarkreislauf gewisser Gefäßbezirke regulieren ... in dieser Beziehung kann man mithin SUCQUET recht geben, wenn er obige Kommunikationen als derivative Apparate bezeichnet hat." Da ferner diese Äste einen schnelleren Ausgleich zwischen dem Blutdruck im arteriellen und venösen System herstellen, so können sie die Überwindung der Widerstände im letzteren erleichtern; „dieser Vorgang erläutert auch das Pulsieren des ausströmenden Blutstrahles bei Venaesektionen". Der Umstand, daß die Anastomosen „ausschließlich nur an Endgebilden des Körpers vorkommen, welche gleichzeitig auch vom Rumpfe mehr oder weniger abstehen, so an den Ohren, Extremitätenenden, Schwanz- und

Nasenspitze", scheint schließlich darauf hinzudeuten, „daß jene Einrichtungen auch eine nicht unwesentliche Rolle spielen bei der Wärmeregulierung in nach außen vorgeschobenen Körperteilen, welche keine umfangreichen parenchymatösen wärmebildenden Organe zur Unterlage haben".

FANNY BERLINERBLAU (1875) kommt bei einer Nachprüfung der Angaben über die Existenz von arterio-venösen Anastomosen in der oberen und unteren Gliedmaße des Menschen zu völlig negativen Ergebnissen. Sie steht „daher nicht an, mit aller Entschiedenheit den von SUCQUET beim Menschen behaupteten sogenannten derivativen Kreislauf auf Grund der anatomischen Verhältnisse als nicht vorhanden zu bezeichnen"; „die von SUCQUET als solche gedeuteten Bilder sind Trugbilder" und erweisen sich „als einfache Kreuzungen, die allerdings um so verführerischer aussehen, als häufig die Injektionsmasse des einen Gefäßes nur eben bis zur Kreuzungsstelle reichte und die jenseitige leergebliebene Fortsetzung ihrer Blässe wegen nur bei sehr genauer und sorgfältiger Prüfung sich erkennen ließ". Ihre Versuche, bei Tieren (Fledermaus, Kaninchen und Frosch) arterio-venöse Anastomosen zu finden, haben nur bei dem Ohrlöffel des Kaninchens zu einem Erfolg geführt, womit sie die Angaben von HOYER bestätigt; es unterliege keinem Zweifel, „daß hier in Wirklichkeit arterielle und venöse Bahnen, ohne zuvor kapillar geworden zu sein, unmittelbar ineinander übergehen". Die Umformung von Arterien in Venen erfolgte ganz allmählich, so daß es unmöglich sei, zwischen beiden eine scharfe Grenze aufzustellen. Die starke Schlängelung wird von BERLINERBLAU überhaupt nicht erwähnt, wahrscheinlich hat sie überhaupt nur die gerade verlaufenden Anastomosen gesehen, wie auch die geringe Zahl der in der Zeichnung wiedergegebenen Anastomosen vermuten läßt. Angaben über die histologische Struktur der Anastomosen werden von der Autorin nicht gemacht.

VULPIAN (1875) hat nach Injektion einer wäßrigen Aufschwemmung von Lycopodiumsporen in die A. axillaris beim Menschen sowie in die A. femoralis beim Hunde wohl den Übertritt von Wasser, nicht aber ein einziges Mal von Lycopodiumsporen in die Venen feststellen können; da die benutzten Sporen zwischen 0,03 und 0,04 mm groß sind, folgert er aus diesen Beobachtungen, daß direkte Verbindungen zwischen Arterien und Venen, falls solche überhaupt bestehen, nicht weiter als 0,03 mm sein können. VULPIAN bemerkt im übrigen, daß in Hinblick auf die ungünstigen Arbeitsbedingungen seine Versuchsergebnisse nicht unbedingt entscheidend seien.

HYRTL (1875) hebt hervor, daß in manchen Organen, wie z. B. in den Schwellkörpern des Penis und der Clitoris, „ein großer Teil der kleinsten arteriellen Gefäße nie kapillar wird, sondern immer noch relativ weit in die gleichfalls sehr weiten Venenauffänge einmündet, welche die Lücken ausfüllen, die durch die Kreuzung des faserigen Grundgewebes eines Schwellkörpers gebildet werden. Daß aber auch an anderen Orten kleine Arterien, ohne kapillar zu werden, in die Venen übergehen, steht gegen alle Einrede fest".

LANGER (1875, 1876, 1877) schließt aus seinen Beobachtungen an Injektionspräparaten, daß sowohl in den langen Röhrenknochen als auch in den platten Schädelknochen des Erwachsenen und des Fötus feine Arterienäste in direkter Verbindung mit dünnen Venen stehen.

BIZZOZZERO und TIZZONI (1877) haben bei einer Wiederholung der VULPIANschen Versuche einen Übertritt von körnigen Massen von den Arterien in die Venen festgestellt. — LABBÉ (1879) ist geneigt, im Gehirn die Existenz von arterio-venösen Anastomosen anzunehmen. — STEINACH (1884) vermutet auf Grund von Injektionsversuchen das Vorhandensein von weiten Verbindungen zwischen Arterien und Venen in dem Nierenparenchym.

BOURCERET (1885) hat mit Hilfe einer besonderen Methode, welche die Venen vom Herzen aus ungeachtet ihrer Klappen zu injizieren gestattet, in den Fingerspitzen, unter den zwei distalen Dritteln des Nagels und an verschiedenen Stellen des Thenar und Hypothenar Anastomosen in Form von „petits pelotons de capillaires très gros et très courts qui fournissent un passage rapide au sang des artères dans les veines" gefunden. Während an anderen Stellen eine kleine Arterie unter Verminderung des Durchmessers sich zu einem Gefäßknäuel einzurollen scheint, aus dem dann eine kleine Vene sowie spärliche Kapillaren zur Haut hervorgehen, zerfallen in der Fingerbeere die Arterien von 0,1 bis 0,2 mm Durchmesser in Kapillaren von 40 bis 80 μ Durchmesser, welche sich sofort wieder zu Venen sammeln; da die Lycopodiumsporen diese weiten Kapillaren ohne weiteres passieren können müssen, wiederholt BOURCERET auf den Rat von VULPIAN hin dessen Versuche mit einer etwas abgewandelten Technik und erzielt damit positive Resultate. Was die von SUCQUET beschriebenen voluminösen Anastomosen anlangt, so bezweifelt BOURCERET deren Existenz und erklärt sie als optische Täuschung; den von ihm beobachteten weiten Kapillaren schreibt er eine zweifache Aufgabe zu, eine funktionelle, die darin besteht, daß die Hand mit der für die Erhaltung einer bestimmten Körperwärme ausreichenden Blutmenge versorgt wird, da dies die unerläßliche Voraussetzung für eine der wichtigsten Funktionen der Hand, nämlich die Tastfunktion, bildet, und eine derivative, die in der Ableitung vom Blut bei Stauungszuständen in Erscheinung tritt.

Die Arbeit von BOURCERET enthält nicht nur eine Reihe von Ungenauigkeiten, sondern leidet vor allem darunter, daß die Ergebnisse der HOYERschen Untersuchungen, welche die Verhältnisse im allgemeinen viel besser schildern, nicht im Original eingesehen worden sind, sondern lediglich aus zweiter Hand zitiert werden. Die von dem Autor für später in Aussicht gestellte ausführliche Beschreibung des histologischen Baues der Gefäßknäuel ist allem Anschein nach nie veröffentlicht worden.

GEBERG (1885) hat mit der HOYERschen Technik in der Nierenkapsel des Hundes arterio-venöse Anastomosen gefunden, welche fast in jeder Hinsicht mit den von HOYER in anderen Körpergegenden beschriebenen Verbindungen übereinstimmten.

WALDEYER (1887) zeigt, daß in der menschlichen Placenta die Endzweige der Arterien, ohne sich viel aufzuteilen und ohne sich in Kapillaren aufzusplittern, in stark gewundenem Verlauf in die intervillösen Räume einmünden, aus denen die Venen abgehen.

TESTUT (1889) erwähnt, lange Zeit vergeblich die derivativen Kanäle gesucht, diese aber schließlich in großer Anzahl in der Pia mater des Erwachsenen gefunden zu haben. — In der italienischen Übersetzung des Lehrbuches von TESTUT gibt SPERINO an, nach einer Injektion der A. axillaris den ganzen Venenbaum der oberen Extremität beim Menschen gefüllt gesehen zu haben.

KULCZYCKI (1889) gibt für die Haut des Hundes an, „daß die Feinheit der angewendeten Injektionsmasse gestattet hat, an gewissen Hautstellen zu konstatieren, daß die Injektionsmasse, ohne sich der Kapillaren zu bedienen, aus den Arterien unmittelbar in die Venen dringt"; leider finden sich keine näheren Angaben, welche Hautstellen gemeint sind. — MOURET (1890) kommt auf Grund von Injektionsversuchen zu dem Ergebnis, daß in der Hand des Menschen nicht nur die von BOURCERET beschriebenen großen Kapillaren, sondern auch die von SUCQUET dargestellten arterio-venösen Anastomosen vorhanden sind; die letztgenannten Verbindungen seien nicht selten, sie hätten einen Durchmesser von 0,165 bis 0,125 mm und könnten also schon mit unbewaffnetem Auge gesehen werden. Ähnlich wie BOURCERET kennt auch MOURET das Schrifttum nur sehr ungenügend; auch hat er jegliche histologische Nachprüfung seiner Beobachtungen unterlassen.

TEDESCHI (1890) gelangt bei seinen Untersuchungen über den Kreislauf im Gehirn des Menschen und einiger Säugetiere zu der Auffassung, daß im Gehirn die Arterien nicht nur durch Vermittlung der Kapillaren, sondern auch direkt mit den Venen in Verbindung stehen und daß diese Verbindungen, welche in der Tela chorioidea leicht nachzuweisen und auch in dem Hirn selbst vorhanden sind; bedauerlicherweise hat auch TEDESCHI keine histologischen Untersuchungen ausgeführt.

GOLUBEW (1893) bestätigt in einer gründlichen Untersuchung über die Nierengefäße des Menschen und der Säugetiere die Angaben von GEBERG über das Vorkommen von arterio-venösen Anastomosen in der Nierenkapsel, und fügt eine kurze Beschreibung von ähnlichen Bildungen an, die von ihm in dem Nierenparenchym selbst gefunden worden sind, wo sie schon früher von STEINACH vermutet, aber nicht nachgewiesen worden sind.

SPALTEHOLZ (1893) hat in der Haut „nirgends, weder beim Menschen noch beim Hund", arterio-venöse Anastomosen beobachtet; er habe allerdings vorläufig „gerade auf die Stellen, an denen sie gefunden worden sind, weniger Gewicht gelegt".

Um die Jahrhundertwende steht trotz mancher gegenteiliger Behauptungen die Tatsache fest, daß die durch die Kapillaren vermittelte Verbindung der arteriellen und venösen Blutbahn zwar als allgemeine Regel, aber nicht als absolutes Gesetz Gültigkeit beanspruchen kann, da an bestimmten Körperbezirken des Menschen und der Säugetiere direkte Übergänge von Arterien in Venen als normale und konstante Bildungen vorkommen, die sich von den gewöhnlichen Kapillaren nicht nur durch ein größeres Kaliber, sondern allem Anschein nach auch durch bauliche Besonderheiten unterscheiden.

Die nunmehr beginnende zweite Periode der Forschung steht im Zeichen der Bemühungen, die für die arterio-venösen Anastomosen als charakteristisch anzusprechenden Baumerkmale aufzuklären; sie wird durch die von v. EBNER (1900) gegebene, genaue und zutreffende Beschreibung der Baueigentümlichkeiten der Rankenarterien und vor allem durch die grundlegend gewordenen Untersuchungen von GROSSER (1901, 1902) und VASTARINI-CRESI (1902, 1903) eingeleitet, welche die bereits von HOYER erfolgreich inaugurierte Strukturanalyse der arterio-venösen Anastomosen fortführen und zu einem ersten Abschluß bringen.

GROSSER gebührt das Verdienst, als erster auf die besondere Struktur der arterio-venösen Anastomosen in den Extremitätenenden hingewiesen und ihre Form mit Hilfe von Wachsplattenrekonstruktionen geklärt zu haben. In seiner ersten Arbeit führt GROSSER zunächst den Nachweis, daß die von HYRTL bei den Fledermäusen beobachtete Anastomose wirklich vorhanden ist; sie ist nicht nur, wie HYRTL gemeint hat, auf den Daumen beschränkt, sondern findet sich im Bereich der Endphalange an jeder Zehe des Fußes, so daß also jede Fledermaus zwölf solcher Anastomosen besitzt. Die anastomotischen Abschnitte sind dadurch ausgezeichnet, daß sie eine innere Längsmuskelschicht aufweisen und einer geschlossenen Elastica interna entbehren. In seiner zweiten Arbeit zeigt GROSSER, daß die für die Fledermäuse festgestellten Hauptmerkmale der Anastomosen auch bei den anderen Krallen tragenden Tieren (Kaninchen, weiße Ratte, Hausmaus, Katze und Hund) vorhanden sind und bemerkt, „im allgemeinen ist die Ähnlichkeit der Anastomosen der Tiere mit der von v. EBNER gegebenen Beschreibung der Arteriae helicinae in allen Hauptpunkten unverkennbar". Für den Menschen bestätigt GROSSER die Angaben HOYERS über das Vorkommen von arterio-venösen Gefäßknäueln in der Fingerbeere und in dem Nagelbett.

VASTARINI-CRESI hebt hervor, daß der Nachweis von arterio-venösen Anastomosen sowohl auf direktem Wege (durch histologische Untersuchung) als auch auf indirektem Wege (durch Injektion) möglich ist; die arterio-venösen Anastomosen unterscheiden sich von den Kapillaren nicht nur durch ihr Kaliber, sondern auch durch den Bau ihrer Wand, welche von besonderer Dicke ist und keine elastischen Fasern besitzt. Beim Menschen hat VASTARINI-CRESI mit Sicherheit, d. h. durch histologische Untersuchungen, an folgenden Stellen arterio-venöse Anastomosen nachgewiesen: Aponeurose des Ellenbogens, Nagelbett, Fingerbeere, Thenar und Hypothenar, Wurzel des Corpus cavernosum penis und Bulbus urethrae sowie Placenta; sehr wahrscheinlich, wenn auch nicht mit völliger Sicherheit nachgewiesen, sind arterio-venöse Anastomosen vorhanden in den oberflächlichen Schichten des Kopfes einschließlich Ohrmuschel und Nasenspitze, in der Aponeurose des Knies, in der Fußsohle, im Glomus coccygicum sowie in der Bindegewebskapsel und im Parenchym der Niere. Sicher fehlen dagegen arterio-venöse Anastomosen nach VASTARINI-CRESI beim Menschen in Wange und Stirn, Dura, Pia und nervösem Zentralorgan sowie Augenlid und Auge. Bei Tieren sind arterio-venöse Anastomosen mit Sicherheit vorhanden in der Matrix der Hornbildungen (Pferd, Schwein, Kaninchen), in den Endphalangen (Fledermaus, Kaninchen, weiße Maus, Ratte, Katze, Hund), in den Glomerula caudalia (Hund, Katze, Fischotter, Eichhörnchen und Ratte), in der Nasenspitze (Kaninchen), in dem Ohrlöffel (Kaninchen, Katze) und in der Wurzel der Schwellkörper; wahrscheinlich vorhanden sind Anastomosen in der Matrix der Hufe (Wiederkäuer), in den Ballen der Zehen und Fußsohle (Zibetkatze), im Ohrlöffel (Hund) und in der Bindegewebskapsel und im Parenchym der Niere. Ähnlich wie beim Menschen fehlen auch bei den Säugetieren arterio-venöse Anastomosen sicher in Dura, Pia und nervösem Zentralorgan, ferner im Auge und Augenlid sowie in der Zunge (Kaninchen).

v. SCHUMACHER (1908) zeigt, daß das Glomus coccygicum des Menschen und die Glomerula caudalia der Säugetiere in allen wesentlichen Punkten ihres Baues übereinstimmen. Die Muskulatur in der Media läßt sich in der Hauptsache auf eine zirkuläre Schicht mit innen und außen aufgelagerten Längsbündeln zurückführen. Die einzelnen Muskelzellen sind, wie v. SCHUMACHER als erster erkannt hat, vielfach kürzer und gleichzeitig dicker als gewöhnliche glatte Muskelzellen und besitzen auch Kerne, die nicht stäbchenförmig, sondern ovoid bis kugelig und chromatinarm sind. Der höchste Grad dieser Umwandlung ist in den anastomotischen Gefäßen des menschlichen Steißknötchens festzustellen, wo die Mediaelemente geradezu den Eindruck von Epithelzellen machen und früher wohl auch als solche angesehen worden sind; wegen ihres Aussehens bezeichnet v. SCHUMACHER diese Elemente als „epitheloid modifizierte Muskelzellen" oder kurz als „epitheloide Zellen".

Mit der Prägung des Begriffes der epitheloid modifizierten Muskelzelle ist zusammen mit den bereits von GROSSER (1902) hervorgehobenen gemeinsamen Baumerkmalen eine morphologische Kennzeichnung der bis dahin mikroskopisch-anatomisch bekannten arterio-venösen Anastomosen gewonnen, welche über zwanzig Jahre lang als allgemeingültig angesehen worden ist.

NUSSBAUM (1912) beschreibt in dem zweifarbig injizierten Perikard des Erwachsenen „sichere Übergänge von den Arterien in die Venen", welche zum Teil ziemlich kurze Verbindungen zwischen verhältnismäßig großen Gefäßen darstellen und „an Dicke die kleinsten gefüllten Muskelkapillaren um das Doppelte und mehr" übertreffen; sie sind aber nur als passive Ableitungsbahnen zu betrachten. „Eine Kontraktionskraft muß ihnen abgesprochen werden, da ihre Wand nur aus einem einfachen Endothel besteht; als Muskelelemente zu deutende Zellen sind nicht vorhanden. Es handelt sich also bloß um erweiterte Kapillaren; daher ist ein direkter Vergleich mit den Anastomosen der exponierten Gefäßbezirke des großen Kreislaufes nicht erlaubt."

v. SCHUMACHER (1915) weist für die arterio-venösen Anastomosen in den Zehen der Vögel, und zwar sowohl innerhalb des knöchernen Krallengliedes als auch an verschiedenen Stellen der Zehenhaut, nach, daß auch in diesen anastomotischen Gefäßen epitheloide Elemente vorhanden sind, wenngleich der Grad der Ausbildung derselben je nach der Vogelart etwas verschieden ist.

Die von mir (CLARA 1927) vorgenommene planmäßige Nachuntersuchung aller bis zu diesem Zeitpunkt bekannten arterio-venösen Anastomosen ergibt das Vorhandensein weitgehend übereinstimmender Merkmale, bildet aber zugleich auch gewissermaßen den Abschluß dieser Periode. „Die arterio-venösen Anastomosen erscheinen ... zunächst ganz allgemein dadurch charakterisiert, daß an der Innenseite der Ringmuskulatur, unter dem Endothel, Bündel von longitudinal verlaufenden Muskelzellen auftreten, die gegen das Lumen zu wulstartig vorspringen; zwischen den Längsmuskelbündeln reicht ... die Intima in der Regel bis an die Ringmuskelschicht heran." Alle Anastomosen der Vögel und Säugetiere (mit Ausnahme der Fledermäuse) können eine epitheloide Modifikation der Muskelzellen aufweisen, müssen es aber nicht; als weiteres konstantes Merkmal hat sich das Fehlen einer bezeichnenden Elastica interna erwiesen.

Die nunmehr folgende Periode der Anastomosenforschung empfängt nachhaltige Anregungen durch die Untersuchungen von SPANNER (1932, 1937, 1938), der, gestützt auf die Ergebnisse einer hervorragenden Injektionstechnik, das Vorkommen außerordentlich zahlreicher arterio-venöser Kurzschlüsse in der Darmwand, in der Gdl. submandibularis und in der Niere beschrieben hat; nicht wenige dieser Nebenschlüsse haben sich allerdings bislang histologisch nicht identifizieren lassen, so daß zwischen den lediglich durch zuverlässige Injektionen dargestellten und den mikroskopisch-anatomisch gesicherten Anastomosen eine nicht unerhebliche Diskrepanz besteht.

MASSON (1935, 1936, 1937) zeigt, daß die arterio-venösen Anastomosen in den Fingern des Menschen eine besonders reiche Nervenversorgung besitzen, und stellt ein Schema für die Innervation dieser „Glomus neurovasculaires" auf.

POPOFF (1935) sieht in den arterio-venösen Anastomosen der Finger und Zehen anatomische Einheiten, deren Aufgabe in der Kontrolle des peripheren Kreislaufes sowie in der Regulierung der lokalen und allgemeinen Körpertemperatur besteht; nach seiner Meinung ist die mangelhafte Temperaturregulation bei Frühgeburten durch das Fehlen und die analoge Erscheinung bei Greisen durch die Atrophie der arterio-venösen Anastomosen bedingt. Degenerative Vorgänge an den arterio-venösen Anastomosen sind weiterhin auch für die Entstehung verschiedener Gangränformen verantwortlich, während angeborene Anomalien derselben eine Rolle in der Pathologie der Thrombangiitis obliterans spielen.

WATZKA (1936 a, b) hat im Ovar von Reh und Hund arterio-venöse Anastomosen mit typischer epitheloider Wandlung, im Uterus des Rehes, im Hilus der Rinderlymphknoten und in der Submuscosa des menschlichen Magens dagegen Anastomosen beobachtet, bei denen von der Arterie seitlich kleine Äste abgehen, die sich als Venen erweisen.

BROWN (1937) hat das Vorkommen von arterio-venösen Anastomosen mit typischer epitheloider Wandung und mit reichlicher nervöser Umhüllung in der Zunge des Hundes nachgewiesen.

MURATORI (1938) hat an Injektionspräparaten in den PEYERschen Platten unmittelbare Verbindungen zwischen dem perifollikulären arteriellen und venösen

Netz sowie zwischen perifollikulären Arteriolen und postkapillaren Venen beschrieben.

BANKI (1939) hat arterio-venöse Anastomosen in der Harnblasenwand menschlicher Neugeborener beobachtet.

Seit dem Erscheinen der ersten Auflage vorliegender Monographie (1939) und der zusammenfassenden Darstellung von NUZZI (1940) haben zahlreiche neue Fundorte von arterio-venösen Anastomosen festgestellt und die verschiedenen Bauformen dieser Nebenschlüsse schärfer gefaßt werden können; bezüglich der einzelnen Befunde muß auf die einschlägigen Abschnitte verwiesen werden.

Erfreulicherweise haben in den letzten Jahren auch die Physiologen den arterio-venösen Anastomosen ihre Aufmerksamkeit zuzuwenden begonnen und durch experimentelle Untersuchungen deren Bedeutung aufzuklären versucht (ANSCHÜTZ und SCHROEDER 1950, SCHROEDER 1952, BOSTROEM und SCHOEDEL 1953, BOSTROEM und SCHNEIDER 1953, SCHOEDEL 1953, 1954, PIIPER und SCHOEDEL 1954, SCHROEDER, SCHOOP und STEIN 1954). Der von STAUBESAND und LUCKNER (1950) erbrachte Nachweis der biologischen Wirksamkeit eines aus dem Glomus coccygicum gewonnenen Extraktes verdient in diesem Zusammenhang besonders erwähnt zu werden.

II. Anatomie der arterio-venösen Anastomosen
1. Äußere Haut
A. Mensch

Die äußere Haut bezieht entsprechend ihrer großflächigen Ausdehnung das Blut aus zahlreichen, von nahezu allen großen Stromgebieten des Körpers gespeisten Quellen, zeigt aber trotzdem eine weitgehende Kontinuität ihres gesamten Gefäßsystems.

Die sogenannten Hautarterien bilden in dem lockeren Gewebe zwischen der oberflächlichen Körperfaszie und der Unterhaut ein weitmaschiges Netz (subkutanes Arteriennetz SPALTEHOLZ), von dem in meist schrägem und geschlängeltem Verlauf Zweige durch die Unterhaut bis zu der Grenze gegen die Lederhaut aufsteigen, um sich hier in eine Anzahl von Ästen aufzulösen, die ausgiebig miteinander in Verbindung treten und so ein zweites, ebenfalls weitmaschiges, aus annähernd gleich dicken Gefäßen bestehendes Netz entstehen zu lassen. Dieses kutane Arteriennetz, welches sich — zusammen mit dem gleichnamigen Venennetz — in der Höhe der Schweißdrüsenknäuel parallel der Oberfläche ausbreitet, besorgt die Verteilung des Blutes an die Haargefäße der einzelnen Bedarfsorte; dementsprechend gibt es dünnere absteigende Zweige zu den Kapillarnetzen der subkutanen Fettorgane, der Schweißdrüsenknäuel sowie der Haarwurzeln und stärkere aufsteigende Zweige ab, die das gefäßarme Corium durchsetzen und an der Grenze von Stratum reticulare und Stratum papillare sich kandelaberartig (PETERSEN) verästeln. Die einzelnen Zweige sind untereinander durch Bogen, deren Konvexität gegen die Epidermis gerichtet ist, im Stratum reticulare verbunden und lassen so ein drittes Netz (subpapilläres Arteriennetz SPALTEHOLZ) entstehen; aus diesem subpapillären Netz, welches sozusagen die oberste Etage des arteriellen Stromnetzes in der Haut bildet, entspringen — abgesehen von kleinen Zweigen zu den oberflächlicher gelegenen Knäueldrüsen sowie zu den Haarbälgen und Talgdrüsen — vor allem die als Endarterien zu kennzeichnenden Zweige, welche in die arteriellen Schenkel der Haargefäßschlingen in Papillen übergehen. — Die venösen Schenkel der Papillenkapillaren münden in ein dicht unter der Epidermis gelegenes ausgedehntes Geflecht postkapillarer Venen („venöses Hauptnetz" PETERSEN), welches außerdem auch noch Zuflüsse aus den die Anhangsorgane der Haut versorgenden Kapillarnetzen durch aufsteigende kleine Venen erhält, so daß die verschiedenen getrennten Kapillargebiete durch dieses Venennetz zusammenhängen. Das venöse Hauptnetz wird von Gefäßen gebildet, die ihrem Wandbau nach als Riesenkapillaren bezeichnet werden können; es hängt durch etwas größere, untereinander vielfach in Verbindung tretende Venen mit dem an der Grenze von Lederhaut und Unterhaut flächenhaft ausgebreiteten gröberen Venennetz (kutanes Venennetz SPALTEHOLZ) zusammen, in welchem die „Hautvenen" der beschreibenden Anatomie wurzeln. Das kutane Venennetz nimmt ähnlich wie das venöse Hauptnetz auch direkte Zuflüsse aus den Kapillarnetzen der Fettorgane, der Knäueldrüsen und Haarbälge sowie der größeren Arterien- und Nervenstämme auf.

Das Gefäßsystem der Haut hat neben der örtlichen Aufgabe der Ernährung („Vasa privata") vor allem die wichtige allgemeine Funktion der Wärmeregulation des Körpers („Vasa publica"); wie in anderen Organen, deren Blutbedarf je nach dem jeweiligen Funktionszustand wechselt, besitzen auch in der Haut die Gefäße besondere Einrichtungen für die Regelung der Durchströmungsverhält-

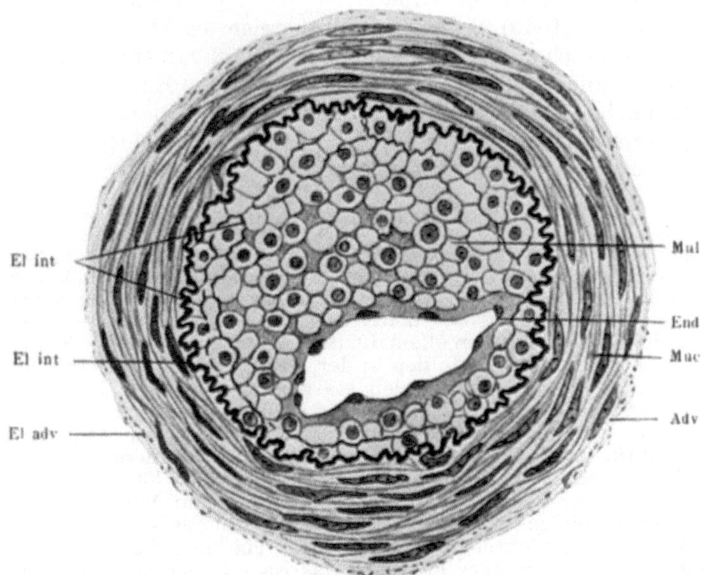

Abb. 1. Polsterarterie aus der Fingerbeere des Menschen. Innerhalb der Elastica interna *(El int)* längs verlaufende Muskelzellen *(Mul)* sowie zirkulär, parallel mit der Elastica interna verlaufende, von dieser sich abzweigende, feinere elastische Lamellen *(El int')*. *End* Endothel; *Muc* Ringmuskelschicht; *Adv* Adventitia mit elastischen Fasern *(El adv)*. (Aus CLARA 1927)

nisse, unter denen neben den sogenannten Polsterarterien und Drosselvenen die arterio-venösen Anastomosen eine offenbar besonders wichtige Rolle spielen.

Längsmuskelwülste in der Intima sind bei den Arterien der Haut schon lange bekannt (vgl. KÖLLIKER 1847, MINERVINI 1892, GROSSER 1902, VASTARINI-CRESI 1903, KULL 1925, CLARA 1927 u. a.) (Abb. 1).

CAVAZZANA (1945, 1946) hat weiters in der Haut der Achselhöhle und der Zirkumanalregion Gefäße eines gewissen Kalibers festgestellt, deren Wand auf kürzere oder längere Strecken epitheloide Zellen in einfacher oder doppelter Schicht besitzt und dann wieder den gewöhnlichen Bau annimmt; in der Haut um den Anus können derartige Gefäße „an einem bestimmten Punkt ihres Verlaufes Windungen und knäuelartige Aufwickelungen" zeigen, um dann sich in Abschnitte mit weiterer Lichtung und beträchtlich verdünnter Wand fortzusetzen.

WATZKA (1936) hat Längsmuskelpolster der Intima „in besonders deutlicher Ausbildung ... an den subkutanen Venen der Achselhaut des Menschen" beobachtet; sie „liegen innen von der nur sehr schwach ausgebildeten Ringmuskelschicht". „An kleinen, bis 400 μ weiten Venen der Subkutis ist die Lichtung stellenweise durch fünf bis zwölf stark vorspringende Längsmuskelwülstchen der Intima derart eingeengt, daß es wohl leicht zu einem vollständigen Verschluß kommen kann". CAVAZZANA (1946) kann sich der „morphofunktionellen Deutung" der von WATZKA beschriebenen Bilder nicht anschließen; er betrachtet sie vielmehr als Fixierungsprodukte.

Arterio-venöse Anastomosen sind in verschiedenen Bezirken der menschlichen Haut zuerst von SUCQUET (1862) beschrieben und — abgesehen von THOMSA (1873) und SPALTEHOLZ (1893) — von allen späteren Untersuchern in den Extremitätenenden festgestellt worden; sie bilden hier die wesentlichsten Bestandteile der als Glomera cutanea (s. digitalia) oder nach ihren ersten Untersuchern als HOYER-GROSSERsche Organe bezeichneten Bildungen.

Die von ZWEIFACH (1949) in dem Kapillarbereich der Haut als arterio-venöse Anastomosen angesprochenen Gefäße und die von SPANNER (1950, 1952) beschriebenen oberflächlichen direkten Anastomosen an den Endarterien, von denen die haarnadelähnlichen Kapillarschlingen abgehen, sind bislang histologisch nicht faßbar, so daß ihre Bezeichnung als arterio-venöse Anastomosen zunächst als problematisch bezeichnet werden muß (vgl. S. 177f.).

a) Extremitätenenden

Jeder Finger wird durch je vier an den Seitenkanten verlaufende Arterien versorgt, welche, zu je zweien, der Fingerbeugeseite und dem Fingerrücken angehören. Die vom Handrücken stammenden Arterien sind ungleich schwächer als die aus der Hohlhand und erschöpfen sich trotz volarer Zuflüsse bereits am Mittelglied; von hier ab übernehmen die volaren Arterien allein die Blutversorgung auch des Fingerrückens[1]. Die beiden volaren Fingerstämme bilden in der Regel zwei in der Nähe des Periostes gelegene Arterienbogen, einen proximalen stärkeren, hinter der Lunula unter dem Nagel gelegenen (Arcus arteriosus dorsalis proximalis) und einen weiter distal etwa in der Mitte des Nagels gelegenen schwächeren Bogen (Arcus arteriosus dorsalis distalis). Nach VASTARINI-CRESI (1903) können gelegentlich, besonders in den beiden letzten Fingern, diese Arterienbogen vollständig fehlen; in diesen Fällen stehen die beiden Fingerstämme nur durch außerordentlich dünne Zweige in Verbindung.
Der proximale Bogen gibt einige rückwärts verlaufende sowie schräg und auch ganz gerade nach vorn gerichtete sehr kräftige Zweige ab; diese durchsetzen nicht selten in gewundener und schräger Richtung das Nagelbett und lösen sich in feinere, annähernd parallel zur Oberfläche verlaufende Äste auf, die nach vorn bis in die Fingerbeere reichen. Von dem distalen Bogen entspringen rückläufige Äste, welche in schräger Richtung das Nagelbett durchsetzen und dieses versorgen sowie vordere Äste für die Fingerbeere.

Die Arterien der Endglieder der Extremitäten sind, wie schon MINERVINI (1892), GROSSER (1902) und VASTARINI-CRESI (1903) beobachtet haben, vielfach durch den Besitz von längs verlaufenden Muskelbündeln innen von der Ringmuskelschicht ausgezeichnet; an die Seitenzweige dieser Arterien sind arterio-venöse Anastomosen angeschlossen, welche unmittelbar oder mit mehreren Ästen in Venen übergehen.

In dem *Nagelbett* bilden die Anastomosen die Fortsetzung von Arterienzweigen mit einem Durchmesser von etwa 50 bis 150 μ. Nach den Angaben von SCHORN (1955) gehen häufig sämtliche aus einer derartigen kleinen Arterie nacheinander entspringenden Äste in Anastomosen über; gelegentlich können sogar gleich große Geschwisterarterien, welche aus einer gemeinsamen Mutterarterie entspringen, ausnahmslos in anastomotische Abschnitte übergehen.

Die unmittelbar in die Venen einmündenden Arterienzweige verlaufen nach HOYER (1877) beim Kind stark geschlängelt, weshalb sie „sehr schwer bis zu ihrer Mündung zu verfolgen sind", beim Erwachsenen zeigen sie dagegen wie in der Fingerbeere

---

[1] Die Nervenversorgung der Haut zeigt bekanntlich ein ähnliches Verhalten.

„knäuelförmige Anordnungen". BOURCERET (1885) bemerkt, daß die „großen Kapillaren" meist einen geraden Verlauf zeigen, manchmal allerdings auch Knäuel bilden können. Im Gegensatz zu HOYER findet GROSSER (1902) die arterio-venösen Anastomosen im Nagelbett nicht stark geschlängelt, sie seien „nahezu gerade verlaufende oder nur wenig geschlängelte, ziemlich dickwandige Gefäßstücke". VASTARINI-CRESI (1903) hat sowohl gewundene als auch gerade verlaufende Anastomosen beobachtet. SCHORN (1955) gibt an, daß die anastomotischen Abschnitte nur flach gewunden, meist etwa S-förmig verlaufen und nur ganz selten stärkere Biegungen beschreiben; komplizierte Aufwindungen kommen bei normalen Kreislaufverhältnissen nicht vor.

Nach meinen eigenen Erfahrungen überwiegen unter den arterio-venösen Anastomosen des Nagelbettes die mehr oder weniger gerade oder leicht geschlängelt verlaufenden Formen, daneben kommen vereinzelt aber auch mehrfach gekrümmte und stärker gewundene Gefäßabschnitte vor (Abb. 2).

Die anastomotischen Abschnitte können sich, wie schon MASSON (1935, 1937) festgestellt hat, in mehrere (bis zu sechs) Schenkel teilen (Abb. 2b, links). Nach SCHORN soll eine Arterie, die sich ausschließlich in anastomotische Abschnitte aufzweigt, in dem Nagelbett zwischen zwei und sechs, meist etwa vier Schenkel abgeben; die Verzweigung kann dabei entweder in der Weise erfolgen, „daß die Arterie in einen kurzen epitheloidzelligen Komplex übergeht, von dem aus gleichzeitig mehrere Schenkel nach verschiedenen Richtungen abzweigen", oder aber in der Weise, daß von der Arterie in kürzeren Abständen nacheinander mehrere anastomotische Gefäße abgehen. Nicht selten verzweigen sich anastomotische Schenkel „nach ihrem Ursprung aus der Arterie selbst wieder in zwei bis drei Äste".

Bei den in mehrere Schenkel geteilten Anastomosen können die einzelnen Schenkel in die gleiche Vene wie auch in verschiedene Venen einmünden. Die abführenden Venen bilden immer, wie bereits HOYER (1877) hervorgehoben hat, „ein dichtes Netz verhältnismäßig weiter Kanäle, welche einen geschlängelten Verlauf zeigen, mit sehr einfachen, nur aus einer Endothelschicht und dünner Adventitia versehenen Wandungen ausgestattet sind und sich ganz so ausnehmen, als ob es einfach in dem festen Gewebe ausgegrabene Kanäle wären, deren Lumen selbst ohne Injektion stets offen erhalten wird". Die Venen bilden eine plexusartige Umhüllung um die anastomotischen Abschnitte (Abb. 2a).

Hinsichtlich der Zahl der arterio-venösen Anastomosen im Nagelbett des Fingers gehen die Angaben des Schrifttums außerordentlich weit auseinander; während GRANT und BLAND (1930) 501 Anastomosen im Nagelbett gefunden haben wollen, kommen nach MASSON (1937) etwa 10 auf einen Quadratzentimeter. Eine genaue zahlenmäßige Bestimmung der Zahl der Anastomosen ist nach meinen eigenen Beobachtungen schon aus dem Grunde nicht zu erreichen, weil viele Anastomosen sich in mehrere Schenkel teilen und es daher dem einzelnen überlassen bleibt, wie er diese Anastomosen zählen will. Sicher ist aber jedenfalls, daß auch bei „großzügiger" Auszählung der Anastomosen die Zahl derselben weit unter den von GRANT und BLAND angegebenen Werten bleibt. Da die beiden amerikanischen Autoren für ihre Auszählungen keine Reihenschnitte benutzt haben, so kann man wohl mit Recht vermuten, daß ein und dieselbe Anastomose, besonders bei den stärker geknäuelten Formen, mehrfach gezählt worden ist.

In der *Fingerbeere* liegen die meist „in Form von kleinen Gefäßknäueln" ausgebildeten arterio-venösen Anastomosen nach HOYER (1877) „ein wenig tiefer als jene arteriellen und venösen (subpapillären) Netze, aber oberflächlicher als die Knäuel der Schweißdrüsen ... Einzelne stark entwickelte größere Knäuel kommen auch zwischen den größeren Arterien- und Venenstämmchen unterhalb der Drüsenknäuel und dicht oberhalb der freien Enden der letzten Phalangen vor. Gewöhnlich treten zu den Knäueln mehrere Arterien- und Venenzweigchen, welche zum Teil nach der Oberfläche der Haut sich wenden und dort in Kapillaren sich auflösen, zum Teil aber auch mit gröberen Stämmchen in Verbindung stehen".

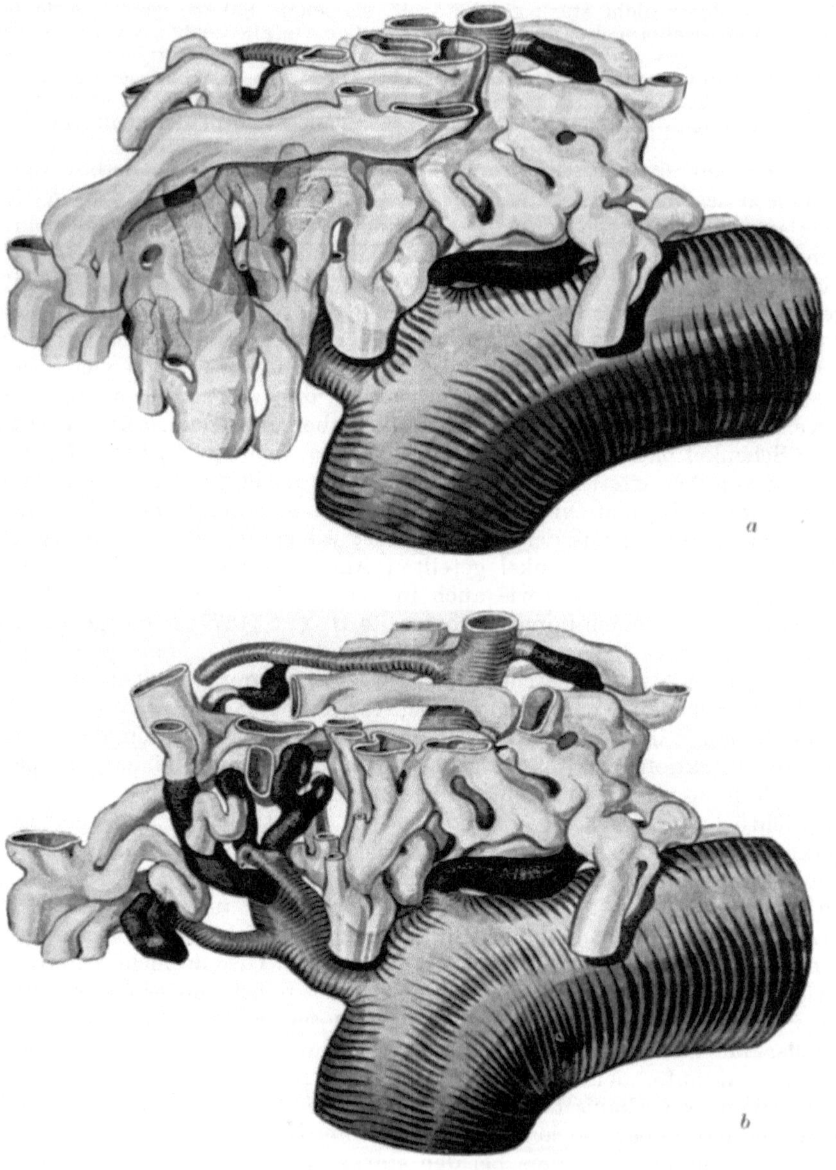

Abb. 2.   Plattenmodell eines Hoyer-Grosserschen Organs aus dem Nagelbett des Menschen, von der unteren (der Endphalange zugekehrten) Seite gesehen. *a* Das die anastomotischen Abschnitte einhüllende Venengeflecht ist mitmodelliert und verdeckt die Anastomosen; *b* das Venengeflecht ist zum Teil abgetragen und läßt so die anastomotischen Gefäßstrecken sichtbar werden. (Modell von Dr. H. Ferner ausgeführt)

Die Hoyer-Grosserschen Organe werden, wie auch meine eigenen Untersuchungen ergeben, in den Fingerbeeren hauptsächlich in den oberflächlichen

Lagen des Stratum reticulare, in der Regel etwas oberflächlicher als die Schweißdrüsenknäuel, vereinzelt aber nicht nur in den tieferen Schichten desselben,
sondern gelegentlich sogar in nächster Nachbarschaft und auch innerhalb des
Periostes angetroffen (Abb. 4, S. 20).

Die anastomotischen Gefäßstrecken können in ein und demselben Glomus
auch aus verschiedenen Arterienzweigen ihren Ursprung nehmen; sehr häufig
teilen sie sich, wie bereits von GROSSER (1902) angegeben worden ist, in mehrere
Schenkel. Sie sind bald mehr, bald weniger ausgeprägt S-förmig gewunden und
gehen unmittelbar in Venen über, welche zum Teil die Oberfläche des Glomus
„nahezu netzförmig umspinnen, zum Teil an das schon von BOURCERET gebrauchte
Bild der Dünndarmschlingen erinnern". Die abführenden Venen münden schließlich in das subpapilläre Venennetz und durch dieses in das tiefere Venennetz.

Glomera digitalia sind in jeder Fingerbeere verhältnismäßig zahlreich vorhanden. Nach HOYER (1877) sind sie „in geringen gegenseitigen Abständen an
den Enden der Finger und Zehen verteilt" und nach GROSSER (1902) finden
sie sich in Abständen von 1 bis 2 mm und darunter; ihre Menge scheint, wie
ich in Übereinstimmung mit MASSON (1937) angeben kann, in der Mitte der
Fingerbeere am größten zu sein und von da gegen die Ränder hin abzunehmen.
GRANT und BLAND (1930) geben für die Fingerbeere 236 Anastomosen an, während nach MASSON 3 bis 4 auf einen Quadratzentimeter kommen; hinsichtlich
der sicher viel zu hoch gegriffenen Zahlen von GRANT und BLAND gilt das
schon früher (s. S. 15) Gesagte.

Die *zweiten* und *dritten Phalangen der Finger* besitzen an ihren Palmarseiten
zwar auch arterio-venöse Anastomosen, aber in wesentlich spärlicherer Anzahl
als die Endphalangen. Nach GRANT und BLAND (1930) sollen an der Palmarseite der Endphalange 150, an der der zweiten Phalange hingegen 20 und an der
der dritten Phalange 93 Anastomosen vorhanden sein, was sicher zu hohe Werte
sind; MASSON hat auf einem Quadratzentimeter nur etwa ein bis zwei derartige
Verbindungen gefunden.

Im Bereiche des *Thenar* und *Hypothenar* kommen ebenfalls arterio-venöse
Anastomosen vor. Während SUCQUET (1862) in diesen Bezirken besonders zahlreiche Anastomosen gefunden haben will, kommen nach den übereinstimmenden
Angaben der anderen Autoren (BOURCERET 1885, VASTARINI-CRESI 1903, GRANT
und BLAND 1930 und MASSON 1935), denen auch ich mich anschließe, im Thenar
und Hypothenar Anastomosen in viel geringerer Zahl als in den Fingerenden
vor. Zahlenmäßige Angaben liegen nur von GRANT und BLAND vor, welche im
Thenar 113 und im Hypothenar 96 Anastomosen gezählt haben wollen. In dem
feineren Verhalten gleichen die Anastomosen im Thenar und Hypothenar denen
der Fingerbeere, sind aber weniger kompliziert.

HOYER (1877), der seine Untersuchungen hauptsächlich an Kinderleichen ausführte,
hat „niemals an einer anderen Stelle . . . als nur an der Spitze der Finger und Zehen"
mit Sicherheit Anastomosen konstatieren können; möglicherweise entwickeln sich die
Anastomosen im Thenar und Hypothenar tatsächlich später als die in den Fingerspitzen (vgl. S. 200).

Im *Fuße* bestehen im großen und ganzen ähnliche Verhältnisse wie in der
Hand; auch hier finden sich im Nagelbett und in den Zehenbeeren sowie vereinzelt in den übrigen plantaren Abschnitten arterio-venöse Anastomosen.

SUCQUET (1862) hat diese Anastomosen folgendermaßen beschrieben: „Dans
la peau des orteils et dans le derme sus-unguéal on trouve des dispositions artérielles et veineuses qui rappellent celles que j'ai déscrites dans les doigts . . .
Le derme sous-unguéale et la peau de la pulpe des orteils est toujours le point
où la communications des artères aux veines est la plus directe, la plus large,

la première ouvert aux injections." HOYER (1877) hat sich ebenfalls von dem regelmäßigen Vorkommen von derartigen Verbindungen in den Zehen und den anderen Stellen der Fußsohle überzeugt. Ebenso haben GROSSER (1902) und SCHORN (1955) sowohl in dem Nagelbett als auch in den Zehenbeeren die gleichen Verhältnisse wie in den entsprechenden Bezirken der Hand gefunden.

GRANT und BLAND (1930) geben folgende Zahlen an; es finden sich im Nagelbett 593, an der Plantarseite der Zehen 293 und in der Fußsohle nahe dem Talus 197 Anastomosen. POPOFF (1935) hingegen hat bei einer an Reihenschnitten vorgenommenen Auszählung in der großen Zehe eines zwanzigjährigen Individuums in dem Nagelbett 24, in der Nagelmatrix 12, in der ventralen Fläche 18 und an der lateralen Fläche 10 Anastomosen gezählt.

Das bauliche Verhalten der Anastomosen in den HOYER-GROSSERschen Organen der Finger und Zehen weist in dem Nagelbett und in der Finger- bzw. Zehenbeere keine grundsätzlichen Unterschiede auf.

Die zuführenden Arterienzweige sind im allgemeinen kurz; sie besitzen eine verdickte Media, welche in den äußeren Lagen die bezeichnende ringförmige Anordnung der Muskelzellen zeigt, während die inneren Lagen weniger regelmäßig angeordnet sind und sich zu Längsbündeln umzuordnen beginnen (Abb. 3), wodurch die Lichtung sternförmig eingeengt wird. Die Elastica interna ist in diesem Abschnitt noch deutlich nachzuweisen.

Soweit die Arterienzweige nicht selbst sich unmittelbar in anastomotische Gefäßabschnitte fortsetzen, geben sie diese in nahezu rechtem Winkel ab. Die eigentlichen anastomotischen Gefäßstrecken beginnen ziemlich unvermittelt, für sie ist vor allem die bedeutende Wanddicke und die meist ziemlich enge Lichtung bezeichnend. Die Wand ist „mindestens doppelt bis dreimal so stark" als die gleich weiter, kleinerer Arterien (GROSSER 1902).

Bei den Anastomosen der Fingerbeere beträgt der äußere Durchmesser bis zu 150 μ (GROSSER), bei denen der Zehenbeere 120 bis 220 μ und bei denen des Nagelbettes der Zehen 60 bis 150 μ (POPOFF). Meine eigenen Messungen haben ganz ähnliche Werte ergeben. Die Wandstärke beträgt bei den Anastomosen der Fingerbeere nach GROSSER 40 bis 60 μ und der Durchmesser der Lichtung nach HOYER 22 μ und nach GROSSER 10 bis 30 μ.

Manche Anastomosen weichen in ihrem feineren Bau nicht sehr auffällig von dem der zuführenden Arterie ab; sie besitzen wie diese innerhalb der Ringmuskelschicht längs verlaufende Muskelbündel, doch zeigen sie nicht immer eine so regelmäßige Anordnung der beiden Schichten, so daß deren Abgrenzbarkeit wechselt. Eine geschlossene Membrana elastica fehlt auch bei diesen Anastomosenformen regelmäßig; es finden sich aber „wenigstens streckenweise mitten in der Wandung oder nahe der Außenfläche einzelne elastische Fasern oder Blätter, die ziemlich regellos verlaufen"; nur bei den Anastomosen in dem Nagelbett fehlen elastische Anteile „vielleicht vollständig" (GROSSER).

GROSSER hat eine zwischen beide Muskellagen eingeschobene „kleinzellige Schicht" mit sehr dicht stehenden, intensiv färbbaren Kernen beschrieben; sie besteht aus glatten Muskelzellen, welche sich aber von den typischen glatten Muskelzellen vor allem dadurch unterscheiden, daß sie „nach allen Dimensionen kleiner und namentlich viel kürzer" sind. GROSSER findet die beschriebene Schichtenfolge nur am Anfang der Anastomosen; die Längsmuskelbündel scheinen auf großen Strecken fehlen zu können, und ebenso schwankt die kleinzellige Schicht sehr in ihrer Ausbildung, so daß streckenweise die Wand nur aus Ringmuskulatur besteht.

Die meisten anastomotischen Gefäßstrecken in den HOYER-GROSSERschen Organen zeigen aber einen anderen Bau, der sein charakteristisches Gepräge da-

durch erhält, daß die glatten Muskelzellen mehr und mehr durch die von v. Schumacher (1907, 1915) beschriebenen epitheloiden Zellen (s. S. 186f.) ersetzt werden;
der epitheloidzellige Umbau der Gefäßwand ist allerdings meist nicht so vollständig, daß nicht stellenweise noch die eine oder andere glatte Muskelzelle er-

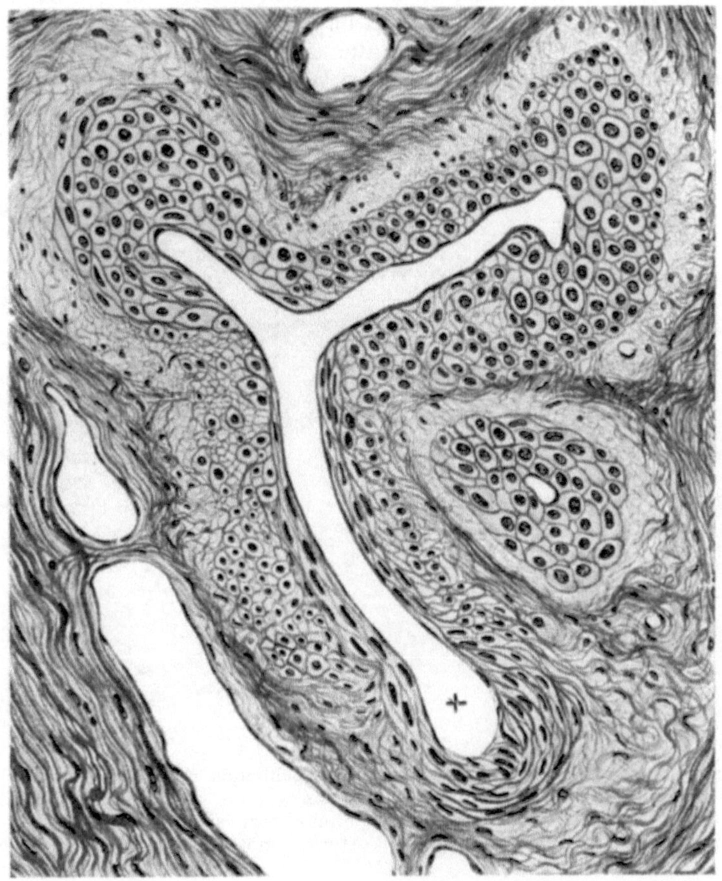

Abb. 3. Hoyer-Grossersches Organ aus der Fingerbeere des Menschen. Das von der
schräggetroffenen Arterie (+) abgehende anastomotische Gefäß besitzt zunächst längs
verlaufende Muskelbündel innerhalb der Media und später bezeichnende epitheloide
Zellen, die nach der Teilung des Gefäßes vollkommen an die Stelle der glatten Muskelzellen treten. Der ganze Komplex wird von einem lockeren Bindegewebe umgeben

kennbar bleibt (Abb. 3). Nur unmittelbar vor dem Übergang in die Vene erweist
sich die Wand in der Regel ausschließlich aus epitheloiden Zellen aufgebaut.
    Das Endothel mit seinen längsgestellten Kernen springt bei verengten Anasto-
mosen in die Lichtung vor, bei offenen erscheint es niedrig und außerordentlich
dünn; es ruht auf einem feinen Netzwerk von argyrophilen Fibrillen (Gitterfasern),
die sich gelegentlich auch mit elastischen Farbstoffen darstellen lassen.
    Die Membrana elastica interna beginnt bereits am Übergang der zuführenden
Arterie in den anastomotischen Abschnitt, d. h. dort, wo die inneren Längswülste

der glatten Muskelzellen auftreten, undeutlicher zu werden; zwischen die Zellen der Media dringen einzelne feine elastische Fäserchen ein, welche zum Teil mit der Elastica interna zusammenhängen. Im Bereich der epitheloidzelligen Wandung werden die elastischen Anteile zunehmend spärlicher und fehlen in den Abschnitten unmittelbar vor dem Übergang in die Venen so gut wie vollständig.

Die Membrana elastica interna der zuführenden Arterie löst sich nach SCHORN (1955) „gleichmäßig in allen untersuchten Fällen in ein zartes Netzwerk resorcinfuchsinfärbbarer Fasern" auf, welches die epitheloidzellige Wand durchsetzt. „Im proximalen Schenkelabschnitt wird die Wand von einem zarten Netz elastischer Fasern durchflochten", die sich meist noch in der unmittelbaren Nähe der Lichtung verdichten, dann aber gleichmäßig die gesamte Wand durchsetzen; in

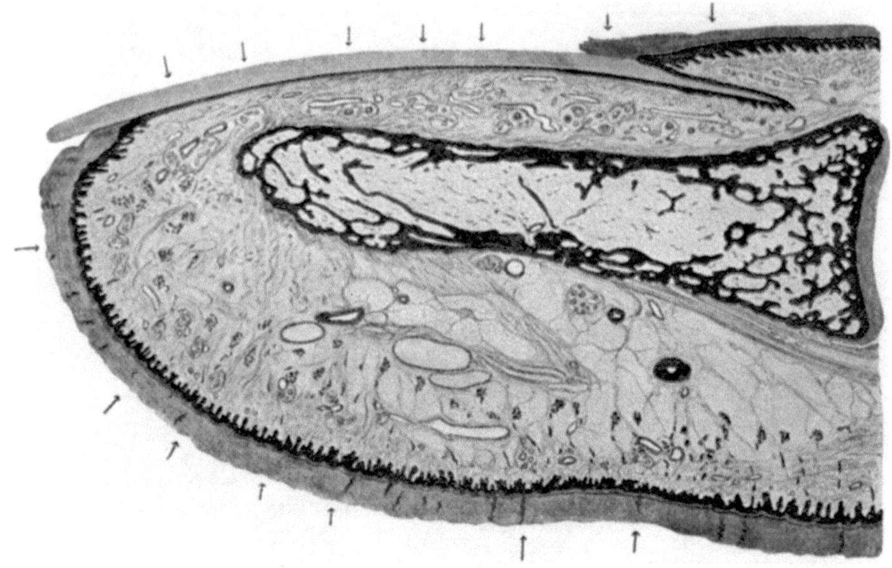

Abb. 4. Längsschnitt durch das Endglied eines menschlichen Fingers. Übersichtsbild. Die Lage und Verteilung der arterio-venösen Anastomosen in dem Nagelbett und in der Fingerbeere ist durch Pfeile markiert. An der Fingerbeere sind mehrere Lamellenkörperchen sowie nahe dem Periost gelegene arterio-venöse Anastomosen zu sehen

dem distalen Schenkelabschnitt liegen dagegen die elastischen Fasern vorwiegend in den äußeren Wandbezirken. Nur selten kommen größere Abschnitte epitheloidzelliger Schenkel frei von resorcinfuchsinfärbbaren Fasern vor, sie finden sich ausnahmslos in den ersten Schenkelabschnitten nahe dem Abgang aus der Arterie.

Die epitheloidzelligen Gefäßstrecken werden auf ihrem ganzen Verlauf von einem locker gebauten, nicht selten in konzentrischen Schichten angeordneten Bindegewebe umscheidet, welches dem lamellären Bindegewebe nahesteht. Diese bindegewebige Scheide erweist sich mit manchen für die Schleimfärbung benutzten Farbstoffen (z. B. DELAFIELDsches Haematoxylin) manchmal als anfärbbar, was vielleicht auf einen großen Gehalt an sauren Mucopolysacchariden bezogen werden kann, und setzt sich auch sonst durch eine etwas abweichende Färbbarkeit von der Umgebung ab, so daß die HOYER-GROSSERschen Organe bereits bei Anwendung schwacher Vergrößerungen leicht erkennbar sind (Abb. 4).

Die Gefäßscheide enthält außer reich entwickelten Nervengeflechten (s. S. 194f.) so gut wie immer Mastzellen sowie zahlreiche Blutkapillaren; diese treten nicht selten an die Wand der anastomotischen Gefäßstrecken heran ,,und lassen so den Eindruck entstehen, als sei die Ernährung der epitheloidzelligen Schenkel durch

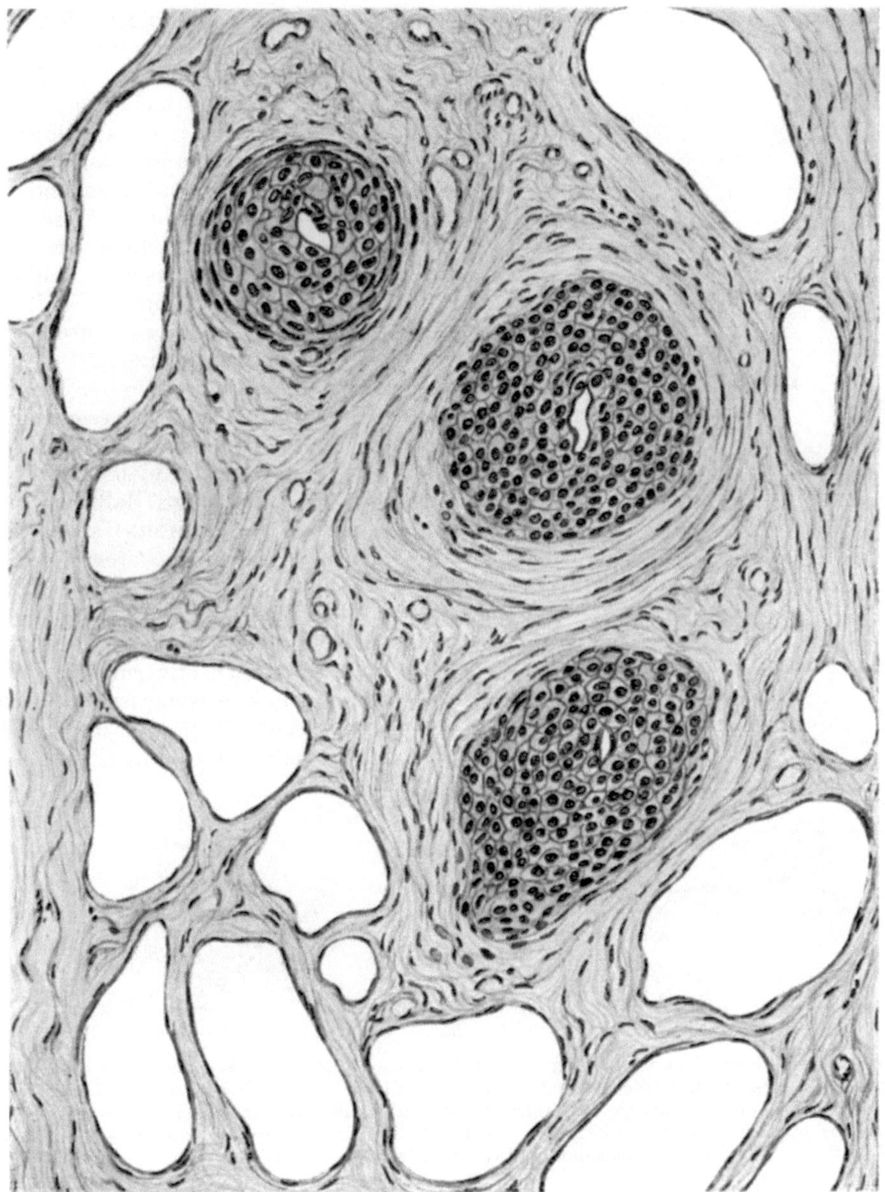

Abb. 5. HOYER-GROSSERsches Organ aus dem Nagelbett des Menschen (aus der Schnittreihe des in Abb. 3 dargestellten Modelles). Drei quergetroffene anastomotische Abschnitte mit dicker epitheloidzelliger Wand und völligem Fehlen der Membrana elastica interna, welche von weiten, dünnwandigen Venen eingehüllt werden

Diffusion aus der eigenen Lichtung noch von einer Versorgung der äußeren Wandschichten aus dem umgebenden Kapillarnetz gestützt" (SCHORN 1955).

Nach Popoff (1935) sollen diese Kapillaren, welche gewissermaßen die Vasa vasorum der anastomotischen Segmente darstellen, aus der Aufsplitterung einer oder mehrerer kleiner Zweige entstehen, die am Übergang der zuführenden Arterie in den eigentlichen anastomotischen Abschnitt von dieser abzweigen. Masson (1937), der derartige „vaisseaux préglomiques" auch beobachtet hat, ist von ihrem konstanten Vorkommen nicht überzeugt, er möchte sie eher für nicht ausdifferenzierte Anteile des anastomotischen Knäuels halten. Schorn (1955) hat hier und da die von Popoff beschriebenen „praeglomischen Arteriolen" beobachtet, sie seien aber „relativ selten und fast ausschließlich im Bereiche der Fingerbeeren" zu finden, weshalb er nicht von ihrem allgemeinen Vorkommen überzeugt ist. Ich habe bei den Anastomosen in der Fingerbeere solche Gefäße eigentlich regelmäßig beobachten können; bei den Anastomosen in dem Nagelbett habe ich mich inzwischen allerdings auch überzeugt, daß hier die Kapillaren, wie von Schorn angegeben wird, meist aus dem lockeren Gewebe der Gefäßscheide stammen.

Der Übergang der epitheloidzelligen Gefäßstrecken in die venösen Abschnitte erfolgt nahezu immer unvermittelt. Die unmittelbar an die anastomotischen Schenkel angeschlossenen Venen zeichnen sich durch eine große Weite ihrer Lichtung

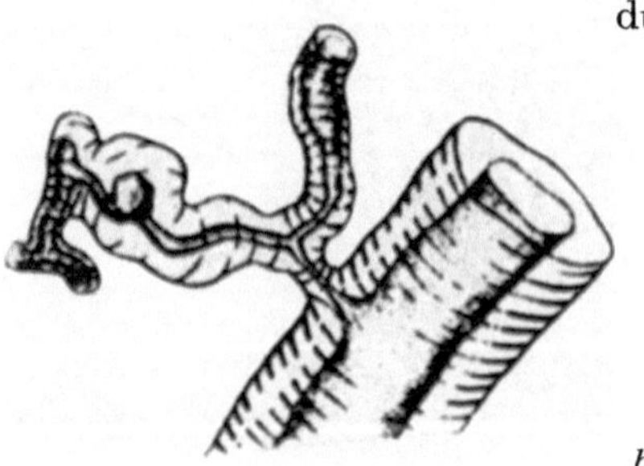
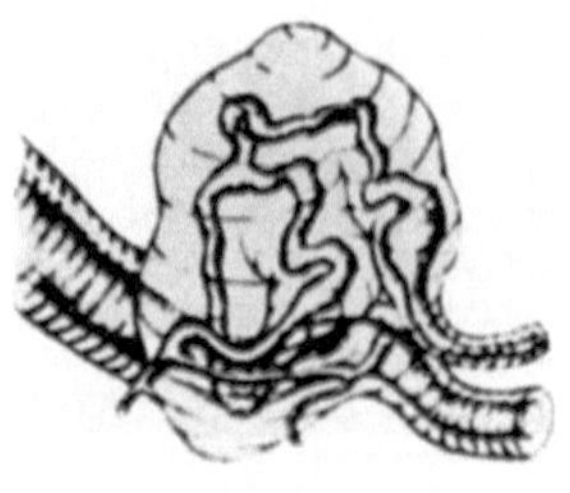

Abb. 6. Graphische Rekonstruktionen von Glomusorganen. *a* Aus dem Nagelbett eines Zeigefingers. Die Gefäßstrecken arteriellen Wandbaues sind durch dichte Querstriche markiert, die epitheloidzelligen Abschnitte durch kleine Kreise bezeichnet. *b* Aus der Beere der großen Zehe. Die efferenten Gefäße haben den Charakter von Arteriolen bzw. Kapillaren. (Aus Staubesand 1951)

sowie durch eine außerordentliche Dünnwandigkeit aus, so daß sie an sinusartige Räume erinnern, die in dem Bindegewebe ausgespart sind; sie bilden ein zusammenhängendes Geflecht, welches, wie Spanner (1952) betont, die anastomotischen Abschnitte knäuelartig umhüllt (Abb. 3 und 5), und gehen im weiteren Verlauf in das venöse Hauptnetz über.

Die anastomotischen Gefäßstrecken einschließlich ihrer zuführenden Arterienzweige und ableitenden Venengeflechte sind in den Finger- und Zehenbeeren durch die Ausbildung einer bindegewebigen Kapsel deutlich gegen die Umgebung abgegrenzt; der dadurch hervorgerufene Eindruck von organartigen Bildungen rechtfertigt ihre Bezeichnung als HOYER-GROSSERsche Organe bzw. ihre Benennung in Analogie zu dem Glomus coccygicum (s. S. 48f.) als Glomera cutanea s. digitalia. Die Anastomosen in dem Nagelbett entbehren hingegen nach den Angaben von SCHORN (1955) meist völlig einer kapselartigen Abgrenzung, was nach der Meinung SCHORNs indessen „wahrscheinlich weniger ein grundsätzlicher Unterschied als vielmehr durch den Aufbau des umgebenden Gewebes bedingt" ist, indem in den Finger- und Zehenbeeren die anastomotischen Abschnitte „ziemlich unvermittelt an das umgebende Gewebe" grenzen, in dem Nagelbett hingegen ausschließlich — zusammen mit zuführenden Arterien, abführenden Venen sowie Sinus — in ein lamelläres Bindegewebe eingehüllt sind. Nach SCHORN sind demnach zwischen verschiedenen Formen der Glomera cutanea zu unterscheiden, „einerseits mehr geschlossene, kapselartig abgegrenzte Knäuel, als deren Muster ... ein Glomus der Beere anzusehen ist, andererseits aufgeschlossene Windungen zusammengehöriger epitheloidzelliger Gefäße", wie sie in dem Nagelbett vorhanden sind.

Nach STAUBESAND (1951) sind massiv epitheloidzellige Gefäßstrecken in Bereichen, die charakteristisch für epitheloidzellige arterio-venöse Anastomosen vom Glomustyp sind, in vielen Fällen keine arterio-venösen Anastomosen, weil die efferenten Gefäße dieser Bildungen nicht Venen, sondern präkapillare Abschnitte der arteriellen Strombahn sind (Abb. 6).

b) Übrige Extremitätenabschnitte und Rumpf

Für die Gegend des *Ellenbogens* hat SUCQUET (1862) auf Grund von Injektionsergebnissen das Vorhandensein von arterio-venösen Anastomosen angegeben. „A la surface de l'olécrâne et dans son voisinage les arterioles sont accompagnées des deux veinules, une de chaque côté. A chaque division, à chaque subdivision de l'artère correspondent deux divisions et deux subdivisions veineuses, et après quelques ramifications l'injection est passée dans les veines, en suivant ces derniers vaisseaux, on voit l'injection arrêtée dans leur interieur, et alors le tronc artériel toujours plein est côtoyé par deux veines vides." — „J'ai répété ces recherches sur différents sujets, enfants adultes ou vieillards, elles ont toujours donné le même résultat. J'ai varié les expériences; j'ai coupé circulairement, à la hauteur du carpe, la peau et les veines sous-cutanées qui passent autour du poignet, et j'ai injecté enuite l'artère axillaire du membre. Dans ce cas, les troncs veineux de l'avant-bras n'ont offert aucune injection; le coude seul avait été pénétré parmi les tissus, depuis l'épaule jusqu'à la main."

HOYER (1877) kann diese Angaben von SUCQUET nicht bestätigen; „trotzdem nach Injektionen einer mehr verdünnten Schellacklösung und Anwendung von stärkerem Injektionsdruck diese Masse zuweilen selbst in den stärkeren Venen am Oberarm ... angetroffen wird", hat sich ein Übertritt der Injektionsmasse aus den Arterien in Venen niemals an anderen Stellen sicher konstatieren lassen als nur an den Fingerspitzen, nur von den Venen der Fingerbeeren könne daher die Injektionsmasse in die Venen- des Unter- und Oberarmes gelangen. — Auch VASTARINI-CRESI (1903) hat weder in dem Unterhautgewebe noch in den tiefen Lederhautschichten der das Olecranon und seine Umgebung überziehenden Hautdecke arterio-venöse Anastomosen finden können; wohl aber hat er in der Fascie, welche den Musculus triceps brachii umhüllt, unmittelbare Übergänge von Arterien in Venen beobachtet: „Von dem Arterienstämmchen, das durch die Dicke seiner Wand klar gekennzeichnet ist und das einen inneren Durchmesser von ungefähr

0,03 mm bei einem äußeren Durchmesser von 0,06 mm hat, zweigt in rückläufiger Richtung ein Ästchen ab, welches mit einem annähernd S-förmig gewundenen Verlauf sich in einen Stamm von eindeutig venöser Natur fortsetzt. An diesem anastomotischen Ästchen, welches sich deutlich von den benachbarten Kapillaren unterscheidet und eine annähernde Länge von 0,18 mm besitzt, lassen sich drei Abschnitte unterscheiden, die unmerklich aufeinanderfolgen, ein Anfangsabschnitt mit einem äußeren Durchmesser von etwa 0,036 mm, ein Endabschnitt mit einem äußeren Durchmesser von 0,03 mm und ein intermediärer Abschnitt, dessen äußerer Durchmesser an der dicksten Stelle 0,048 mm beträgt", während seine Lichtung sehr eng und kaum größer als 0,003 mm ist. Das starke Kaliber des intermediären Abschnittes ist demnach „ausschließlich durch die Dicke der Wandung bedingt". VASTARINI-CRESI betont abschließend, daß am Ellenbogen tatsächlich direkte Verbindungen zwischen Arterien und Venen bestehen, daß aber diese sich von den Anastomosen, welche SUCQUET beschrieben hat, durch die tiefere Lage und die kleineren Dimensionen erheblich unterscheiden.

In der *Regio axillaris* sind von CAVAZZANA (1945, 1946) arterio-venöse Anastomosen in den oberflächlichen Schichten der Subcutis beschrieben worden. Bei diesen allem Anschein nach nur selten beobachteten Gefäßverbindungen handelt es sich um kleine Arterien mit epitheloidzelliger Wandung, welche durch einen ganz kurzen Abschnitt, der keine epitheloiden Zellen, aber reichliche Muskulatur besitzt, mit einem dünnwandigen Gefäß von eindeutig venösem Charakter in Verbindung stehen; die beigegebene Abbildung läßt allerdings den Zusammenhang zwischen Arterie und Vene nicht erkennen. Als arterio-venöse Anastomosen glaubt CAVAZZANA auch die in den tiefen Schichten des Derma und in der Subcutis aufgefundenen, geschlängelt verlaufenden oder knäuelartig aufgewundenen epitheloidzelligen Gefäße deuten zu können, die sich in Abschnitte mit weiterer Lichtung und beträchtlich verdünnter Wand fortsetzen, obgleich er allem Anschein nach den unmittelbaren Übergang der Arterie in die Vene nicht beobachtet hat.

Für die *Kniegegend* hat SUCQUET ebenfalls das Vorkommen von derivatorischen Verbindungen behauptet. „Dans la peau du genou les artères rampent dans la partie la plus dense du derme et, chemin faisant, elles envoyent des artérioles isolées au tissu cellulaire et à la bourse muqueuse prérotulienne. Sur le trajet de ces artérioles naissent des veines injectées . . . D'autres artérioles entrent dans les aréoles du derme par leur extrémité la plus étroite, et se ramifient sur les pelotons cellulo-adipeux qu'elles renferment . . . Aux divisions artérielles succédent des veinules injectées qui reviennent le long des artères et se jettent dans les troncs veineux qui rampent aussi dans la partie la plus serrée de la peau."

Weder HOYER (1877) noch VASTARINI-CRESI (1903) können die Angaben von SUCQUET bestätigen; VASTARINI-CRESI will allerdings seine negativen Befunde nicht als endgültig betrachten, da er seine Beobachtungen nur an einem sieben Monate alten Keimling erhoben habe. STAUBESAND (1951) hat in der Haut der menschlichen Kniegelenkkapsel „Gefäßknäuel nach der Art der Glomerula digitalia . . . niemals gesehen"; dieser negative Befund verdient nicht zuletzt deswegen Beachtung, weil die Erfahrung lehrt, daß gerade hier nicht allzu selten Glomustumoren auftreten (s. S. 261).

In der *Regio inguino-femoralis* menschlicher Neugeborener hat DANESINO (1949) in der Lederhaut und dem Unterhautgewebe arterio-venöse Anastomosen beschrieben, deren eigentlicher anastomotischer Abschnitt einen gewundenen Verlauf zeigt und oft nur in einem umschriebenen Wandbezirk epitheloide Elemente, vermischt mit glatten Muskelzellen, enthält.

In der *Regio glutaea* habe ich an Schnitten, die für Kurszwecke ausgegeben worden sind, eine epitheloidzellige arterio-venöse Anastomose gesehen.

Das Beobachtungsgut über das Vorkommen von arterio-venösen Anastomosen in den Extremitäten ist noch mehr als lückenhaft und enthält insbesondere auch keinerlei zahlenmäßige Angaben; solange nicht ausgedehnte systematische Untersuchungen vorliegen, ist es nicht mit Sicherheit zu entscheiden, ob, abgesehen von den Fundstellen in Hand und Fuß, in den Extremitäten arterio-venöse Anastomosen regelmäßig vorhanden oder aber heterotope Bildungen sind.

Die Tatsache, daß Glomustumoren (s. S. 252f.) nicht selten auch an Armen und Beinen beschrieben worden sind, kann möglicherweise als ein Hinweis gelten, daß in den Extremitäten arterio-venöse Nebenschlüsse zwar normalerweise vorhanden, aber nur in so spärlicher Zahl vertreten sind, daß sie ohne die Untersuchung von zahlreichen und großen Schnittreihen sich der Beobachtung entziehen.

Das Vorkommen von arterio-venösen Anastomosen in der *Haut des Rumpfes* ist noch nicht durch ausreichende Untersuchungen geklärt.

In der *Regio perianalis* sind von CAVAZZANA (1945, 1946) arterio-venöse Anastomosen beschrieben worden; sie zeigen das gleiche Verhalten wie die Anastomosen in der Regio axillaris (s. S. 24).

In der Brustwarze haben arterio-venöse Anastomosen von STAUBESAND[1] bisher nicht entdeckt werden können (vgl. S. 28).

c) Kopf

SUCQUET (1862) hat auf Grund seiner Injektionsergebnisse das Vorkommen von arterio-venösen Anastomosen in der Haut der Stirn- und Wangengegend, in den Lippen (s. S. 85), der Nasenspitze (s. S. 68), den Ohrmuscheln (s. S. 166) und den Augenlidern (s. S. 163) beschrieben; er meint sogar „si la circulation dérivative n'était point inventée, elle devrait l'être pour la tête".

HOYER (1877) hat hingegen „in bezug auf unmittelbare Übergänge von Arterien in Venen" am menschlichen Kopf „überhaupt nur negative Resultate" erhalten. Ebenso hat auch VASTARINI-CRESI (1903) weder in der Stirn- noch in der Wangenhaut Verbindungen zwischen Arterien und Venen beobachten können, die größer als gewöhnliche Kapillaren gewesen wären.

B. Säugetiere

a) Extremitätenenden

HYRTL (1864) hat auf Grund von Injektionsergebnissen in der Hufhaut des Pferdes und in der Klauenhaut der Wiederkäuer direkte Verbindungen zwischen Arterien und Venen unter Umgehung der Kapillaren angenommen, ohne nähere Angaben über die Lage dieser Nebenschlüsse zu machen. GROSSER (1902) bemerkt, daß bei den Huftieren arterio-venöse Anastomosen im Bereiche der Zehenendorgane wahrscheinlich in allgemeiner Verbreitung vorkommen. MARTIN (1914/1915), der sich allem Anschein nach auf diese Angaben bezieht, gibt an, daß in dem Zehenendorgan des Pferdes einzelne kleinere Arterienästchen unmittelbar in Venen übergehen. TRAUTMANN und FIEBIGER (1941) erwähnen, daß in der Lederhaut der epidermalen Horngebilde die Blutgefäße mehrere übereinanderliegende, reichlich anastomosierende Gefäßgeflechte und Gefäßnetze bilden, „in denen auch direkte Übergänge von Arterien in Venen (arterio-venöse Anasto-

---

[1] Briefliche Mitteilung.

mosen) vorkommen", machen allerdings keine näheren Angaben, auf welche Tierarten sie sich beziehen.

Beim *Pferd* hat CASTIGLI (1949) arterio-venöse Anastomosen in der Kronenlederhaut und in dem Papillarkörper der Strahllederhaut sowie in geringerer Anzahl auch in dem Strahlkissen beschrieben.

In dem Papillarkörper der Strahllederhaut gehen von dem weitmaschigen arteriellen Netz Zweige mit einem lichten Durchmesser von etwa 0,10 mm ab, von denen ungefähr 65 μ dicke Seitenäste entspringen; diese Seitenäste splittern sich weiter auf, wobei es zu Knäuelbildungen kommt, „die die Anwesenheit von arterio-venösen Anastomosen anzuzeigen pflegen". „Auch hier kann man nicht selten die Verbindung zwischen manchem Segment des Glomerulus und venösen Gefäßen des gleichen Kalibers beobachten." — In das Strahlkissen ziehen aus dem im Bereiche des Hufknorpels gelegenen Gefäßplexus kleine Arterien mit einer lichten Weite von etwa 80 bis 90 μ; sie geben dabei in nahezu gleichen Abständen Seitenäste von etwa 60 μ Dicke ab, die sich nach kurzem Verlauf in zahlreiche dünne Äste mit einer lichten Weite von 35 bis 45 μ auflösen; diese Äste, welche schon durch das variköse, knotige Aussehen ihrer Wand sich von ihren Ursprungsarterien unterscheiden, bilden infolge ihres stark gewundenen Verlaufes komplizierte Knäuel und gehen schließlich in Venen von etwa gleich großem Kaliber über. — In der Kronenlederhaut zeigen die arterio-venösen Anastomosen die gleiche Morphologie wie in dem Strahlkissen.

Die feineren Bauverhältnisse der Arterien und arterio-venösen Anastomosen werden von CASTIGLI folgendermaßen geschildert: Die in der Kronenhaut zu beobachtenden Arterien mittleren und kleinen Kalibers fallen durch die Dicke ihrer Muskelschicht auf; die von ihnen abgehenden Äste geben Seitenzweige mit einem Durchmesser von etwa 60 μ ab, welche nach ihrem rechtwinkeligen Abgang sich alsbald zu schlängeln beginnen oder geradezu aufknäueln, wobei ihre Wand epitheloidzellig wird. In den Knäueln selbst ist der Verlauf der Arteriolen äußerst schwierig zu verfolgen, da in ihnen immer auch Kapillaren, Venen und Venenlakunen vorhanden sind. Häufig tritt aus einem Knäuel ein schraubenartig gewundener Abschnitt mit epitheloidzelliger Wand aus, der mit zunehmender Entfernung von dem Gefäßkonvolut immer mehr einen gestreckten Verlauf annimmt, um sich in der Regel in mehrere Kapillaren oder in Gefäßchen aufzulösen, deren Kaliber nur wenig über dem der Haargefäße liegt.

SCHUMMER (1951) beschreibt beim Pferd das Vorhandensein arterio-venöser Kurzschlüsse in den sohlenrandständigen Zotten der Hufhaut.

Die für die Versorgung der großen Zotten des Sohlenrandes bestimmten Aa. papillares entspringen beim Pferd nach den genauen Untersuchungen von SCHUMMER aus Arterien, welche unmittelbar aus der Sohlenrandarterie hervorgehen; diese „ist ein am weitesten in der Peripherie des Zehenendorgans liegender Gefäßbogen, dessen Aufgabe es ist, hier als ‚Verteiler‘ der Gefäße zu dienen, die beträchtliche Anteile der Hufhaut versorgen".

Bei Injektion der Arterien mit unterschiedlichen, immer geringer werdenden Mengen von Plastoid füllen „sich zunächst die größeren Arterien bis zum Arcus terminalis" und bei Injektion einer entsprechend größeren Menge „als letzte auch die Sohlenrandarterie"; darüber hinaus tritt „dann auch die Injektionsmasse mit steigender Menge aus der vollständig gefüllten Arterie an mehreren Stellen in die parallel mit ihr verlaufende Sohlenrandvene über", „ohne daß zuvor Kapillaren mit injiziert worden wären". Nachdem dabei in den Korrosionspräparaten die Sohlenrandarterie sich stets mit einem Saum kleiner Gefäße besetzt erweist, „die wie Borsten einer schmalen Bürste den Sohlenrand umgeben", so müsse in diesem Bereich der Lederhaut „unter Umgehung der Kapillaren die Injektionsmasse aus den Arterien in die Venen übergetreten sein".

Die in den Korrosionspräparaten den feinen Bürstenbesatz am distalen Rande des Hufes bildenden Blutgefäße sind die Papillenarterien und -venen der auffallend großen Zotten des distalen Endes der Coriumblättchen der Wandlederhaut und der daran angrenzenden Sohlenlederhaut. Die Aa. papillares, welche zusammen mit den entsprechenden Vv. papillares in der Achse der großen Zotten liegen, geben unterwegs kleine Zweige ab, „die sich in ein feinmaschiges, subepithelial gelegenes dichtes Kapillarnetz aufspalten", aus dem kurze Stämmchen hervorgehen, die in die Papillarvenen einmünden. Papillararterie und -vene werden so von einem dichten Mantel von Kapillarschlingen eingehüllt; sie ziehen nach der Spitze der Papille, in deren Nähe sie, „ohne wesentlich an Stärke eingebüßt zu haben", „mit einem kurzen Bogen" direkt ineinander übergehen, so daß das für die Zotte bestimmte Blut, „ohne vorher die Kapillaren durchfließen zu müssen, auf direktem Wege aus der Arterie in die Vene hinüber gelangen" kann. „Aus dem konvexen Rand dieses Kommunikationsbogens entspringen noch einzelne Kapillarschlingen, die den restlichen Teil der Zottenspitze versorgen."

Die Wandung der Papillenarterie „führt zunächst in dünner Lage zirkulär verlaufende Muskelzellen, zeigt also noch den typischen Bau einer Arteriole. Eine Strecke weit in die Papille hinein ist die Muskulatur noch als einschichtige, geschlossene Lage zu erkennen, während spitzenwärts nur mehr einzelne quergestellte Muskelzellkerne festzustellen sind". Über die Struktur des die Arterien und Vene verbindenden Gefäßbogens macht SCHUMMER keine Angaben.

Nach SCHUMMER lassen die Gefäßverhältnisse der Papillen des Sohlenrandes „ohne weiteres" einen Vergleich mit denen der Darmzotten zu, da auch bei diesen die Arterie sich nicht vollständig in Kapillaren auflöst, sondern in eine Randschlinge übergeht, welche eine direkte Verbindung nach der Vene herstellt. Die arterio-venösen Anastomosen in den Papillen des Pferdehufes wirken nach Art von Überlaufventilen, indem durch sie „die bis in die extremsten Teile des Organs gelangte, von den Kapillaren nicht faßbare Blutmenge in die Venen hinübergeleitet" wird, wodurch einerseits der Blutabfluß in den Venen gefördert und anderseits ein übermäßiger Druckanstieg in den Gefäßen verhindert wird; die Gefäßkurzschlüsse im Zehenendorgan haben demnach vorwiegend strömungsmechanische Aufgaben.

Ein Übertritt der Injektionsmasse ist nur von den Arterien aus in die Venen, nicht aber in umgekehrter Richtung selbst bei Anwendung starken Druckes zu erzielen; es müssen demnach Einrichtungen vorhanden sein, die einen Rückfluß in die Arterien verhindern, doch hat sich ein morphologischer Nachweis derartiger Einrichtungen nicht erbringen lassen.

Beim *Rind* haben CASTIGLI und MORICONI (1949) in der Klauenlederhaut kleine, zwischen 70 und 200 μ und mehr messende Sperrarterien beobachtet, deren Intimapolster — soweit dies aus der nicht sehr genauen Beschreibung zu entnehmen ist — teils aus längsverlaufenden glatten Muskelzellen, teils aus epitheloiden Elementen bestehen.

Beim *Schwein* sind von HOYER (1877) arterio-venöse Anastomosen in dem subpapillären Bindegewebe der Cutis festgestellt worden. Die Extremitäten „zeigen bei Injektion von Schellackmasse ein ganz analoges Verhalten wie die der anderen Tiere, nur daß die Endzweige der Arterie nicht in die Markhöhle des Knochens eindringen, sondern sich direkt zur Matrix des Hufes begeben und in dessen Tiefe ein anastomotisches Netz bilden, von welchem aus die Kapillaren in den Matrixpapillen gespeist werden; letztere ergießen sich in ein entsprechendes venöses Netz, aus welchem venöse Stämmchen hervorgehen, die auf demselben Wege aus der Matrix heraustreten, auf welchem die Arterien daselbst eindringen. Die in der Tiefe der Matrix gelegenen arteriellen und venösen Netze werden außer durch die Kapillaren zum Teil auch noch durch wirkliche arterielle Ästchen miteinander in engere Verbindung gesetzt, welche sich unmittelbar in etwas stärkere und venöse Zweige ergießen".

Für die *Fleischfresser* liegen über das Vorkommen von arterio-venösen Anastomosen in den Zehen- und Sohlenballen nur spärliche Angaben vor. HYRTL (1864) hat bei der Zibetkatze (Viverra Linsang), welche während der Brunst eine beträchtliche Anschwellung der Fußballen und eine lebhafte Rotfärbung der Zehenballen zeigt, bei der Suche nach der Erklärung dieser Erscheinung mit Hilfe von Injektionsversuchen direkte Übergänge von Arterien in Venen in diesen Bezirken festgestellt. GROSSER (1902) und NUZZI (1939) haben dagegen beim Hund in den Zehenballen keine arterio-venösen Anastomosen gefunden.

Arterio-venöse Anastomosen in dem Krallenbett sind bisher nur beim Kaninchen festgestellt worden; bei allen anderen krallentragenden Säugetieren sind sie in dem Markraum der Endphalangen eingeschlossen (s. S. 37f.).

b) Rumpf

In den langen Zitzen der Ungulaten (insbesondere Kuh, Ziege und Schaf) kommen nach bisher unveröffentlichten Untersuchungen von STAUBESAND[1] neben Sperrarterien und sehr muskelreichen, mit dicksegeligen Klappen versehenen Drosselvenen auch zahlreiche typische arterio-venöse Anastomosen vor.

c) Kopf

Das Vorkommen von arterio-venösen Anastomosen im Bereiche des Kopfes hat, abgesehen von den Lippen (s. S. 85), der Nasenspitze (s. S. 68) und dem äußeren Ohr (s. S. 166f.), noch keine systematische Bearbeitung gefunden.

HOYER (1877) hat „lange Zeit hindurch" die Überzeugung gehegt, daß bei Tieren und insbesondere beim Kaninchen außer an der Nasenspitze „auch an den Lippen, den Augenlidern und in der Augenhöhle weitere Verbindungsbahnen zwischen Arterien und Venen vorkommen", da nach schnell ausgeführter Injektion mehr dünnflüssiger Schellackmasse „nicht allein eine Anfüllung der von der Nasenspitze ausgehenden Venen, sondern auch der Lippenvenen (V. coronaria labii sup. et inf.), der aus den Augenhöhlen hervortretenden Venen (V. angularis) und der Venen in den Augenlidern" beobachtet werden könne; er „habe sehr viel Zeit und Mühe aufwenden müssen", bevor es ihm „gelungen ist, den Nachweis zu führen, daß hier keine unmittelbaren Übergänge von Arterien in Venen vorliegen".

GOODALL (1955) hat beim Ayrshire-Kalb in dem zweiten Gefäßplexus der Stirn- und Backenhaut epitheloidzellige arterio-venöse Anastomosen nachgewiesen.

C. Vögel

a) Extremitätenenden

HYRTL (1864) hat angegeben, daß an den Zehen des Straußes ein Übergang von Arterien in Venen sehr deutlich zu beobachten sei, „so daß über die Richtigkeit dieses anatomischen Faktums kein Zweifel obwalten kann". — HANAU (1881) beschreibt in der plantaren Zehenhaut Gefäßknäuel in sehr verschiedener Ausbildung, meint aber, diese Bildungen seien morphologisch in die Reihe der arteriellen Wundernetze zu stellen, da eine Wiedervereinigung des in den Schlingen strömenden Blutes erst in den Venen zustande kommt.

v. SCHUMACHER (1915), der das Vorkommen von arterio-venösen Anastomosen in den Zehen der Vögel bei zahlreichen Arten (Hausgans, Hausente, Haus-

---

[1] Briefliche Mitteilung.

huhn, Auerhahn, Birkhuhn, Haselhuhn, Steinkauz, Nußhäher, Eichelhäher, Mistel-
drossel, Dorndreher, Fink, Sperling und Kuckuck) untersucht hat, hat in den distalen Zehenabschnitten „gut charakterisierte anastomotische Gefäße im distalen
Zehenabschnitt . . . in weiter Verbreitung" festgestellt.

„Stets findet man die am besten ausgebildeten Anastomosen meist in großer
Anzahl im Gefäßkanal des Krallengliedes (Abb. 7). Dieser Kanal bildet eine tief
in den Knochen eingesenkte Rinne . . . Der Gefäßkanal umzieht den Hauptraum
der Endphalange, ist aber von diesem durch eine kompakte Knochenrinde ge-

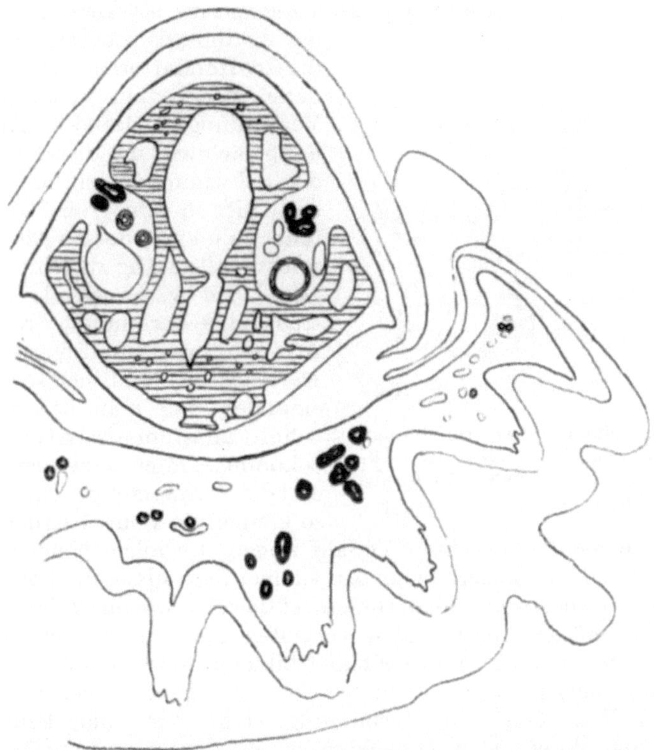

Abb. 7. Querschnitt durch das Krallenglied und den plantaren Zehenballen des Hasel-
huhnes. Arterio-venöse Anastomosen (schwarz) in den beiden Gefäßkanälen des Krallengliedes sowie in dem Corium des Zehenballens. (Nach v. SCHUMACHER 1915 aus
CLARA 1927)

trennt, die nur an kleinen Stellen unterbrochen erscheint. Den Gefäßkanal be-
treten die Endstücke der Nervi digitales, außerdem auf der einen Seite eine starke
Arterie, auf der anderen eine starke Vene . . . Innerhalb des Gefäßkanales verzweigen sich namentlich die Venen reichlich und bilden weite dünnwandige Bluträume, die oft den ganzen Kanal ausfüllen. Von der Arterie gehen in großer
Menge starke anastomotische Gefäße ab, die sich nach verhältnismäßig kurzem
Verlaufe in die Venen einsenken. Durch diese reichliche Abgabe von anastomotischen Ästen erschöpft sich die Hauptarterie nahezu vollkommen, so daß nur
mehr eine stark verjüngte Fortsetzung derselben an der Spitze des Krallengliedes
den Gefäßkanal verläßt. Ebenso treten schwächere Venenäste an der Spitze des
Krallengliedes aus dem Gefäßkanal aus. Auch hier noch, also schon außerhalb des

Gefäßkanals, treten Arterien und Venen durch Anastomosen in Verbindung.“ — Außer im Gefäßkanal des Krallengliedes finden sich Anastomosen auch noch nahezu überall im Corium des distalen Zehenabschnittes (Abb. 8); „in sehr großer Menge findet man die Anastomosen gewöhnlich im Corium der plantaren Zehenballen, meist weniger zahlreich sind sie in den Seitenteilen der Zehen und im Corium der dorsalen Schuppen vorhanden“.

Die Schwimmhaut, welche v. SCHUMACHER bei Gans und Ente untersucht hat, erweist sich in ihrem distalen Abschnitt ebenfalls durch das Vorkommen zahlreicher Anastomosen ausgezeichnet. „In der Nähe des freien Randes verläuft — parallel zu diesem — zwischen je zwei Zehen eine stärkere Arterie, ein Ast der A. digitalis propria. Die Seitenäste dieser Randarterien stehen mit kleineren Venenästen in anastomotischer Verbindung, so daß diese Anastomosen hauptsächlich im distalen Abschnitte der Schwimmhaut zu finden sind, und zwar hier in sehr großer Anzahl, während sie im proximalen Abschnitte derselben vollständig zu fehlen scheinen.“ „Die sich verzweigende Anastomose stellt eine Verbindung zwischen zwei Arterien- und fünf Venenästen her. Die Anastomosen liegen so dicht nebeneinander, daß man nahezu in jedem Schnitt anastomotische Gefäße zu sehen bekommt. Im einzelnen ist der Verlauf und die Verzweigung recht verschieden; so können sie kleine Knäuel bilden oder

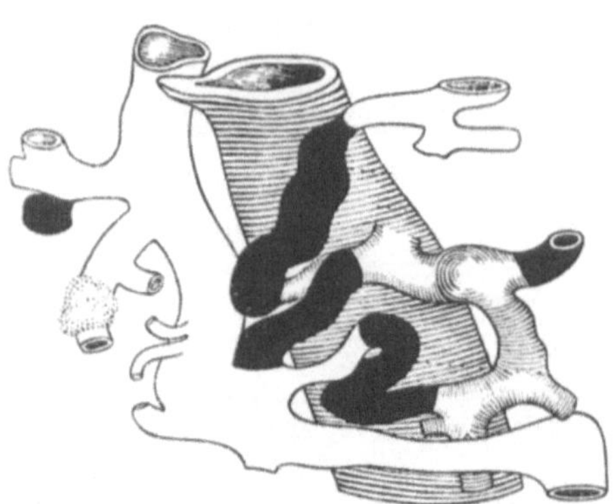

Abb. 8. Plattenmodell von arterio-venösen Anastomosen aus dem Zehenballen des Nußhähers. (Nach v. SCHUMACHER 1915 aus CLARA 1927)

aber auch einen mehr gestreckten Verlauf zeigen. Im allgemeinen ist aber ihre Anordnung nicht so kompliziert wie in den Glomeruli caudales der Säugetiere. Der Wandungsbau der anastomotischen Gefäße ist derselbe wie im Corium der Zehen.“

Die arterio-venösen Anastomosen verlaufen mehr oder weniger stark geschlängelt, „oft recht komplizierte Knäuel bildend, ähnlich wie . . . im Glomus coccygicum des Menschen“; sie können sich verzweigen, so daß ein Arterienast mit mehreren Venenästen in Verbindung steht oder umgekehrt. „Häufig verschmelzen die Wandungen benachbarter Anastomosenschlingen mehr oder weniger innig miteinander.“

Die Wand der anastomotischen Gefäße „ist im allgemeinen bedeutend stärker als bei gleich großen Arterien und läßt mitunter deutlich eine Gruppierung der Muskelzellen zu inneren in der Längsrichtung und zu äußeren, kreisförmig verlaufenden Lagen unterscheiden. Die einzelnen Muskelzellen zeigen in höherem oder geringerem Grade“ die typische epitheloide Umwandlung, welche in den anastomotischen Gefäßen der Waldhühner ihren höchsten Grad erreicht, während sie bei anderen Vogelarten weniger ausgeprägt ist. „Elastisches Gewebe fehlt den anastomotischen Gefäßen vollständig oder nahezu vollständig; niemals besteht eine elastische Innenhaut.“

Die anastomotischen Gefäße sind vollständig verschlußfähig. „Selten findet man im nicht injizierten Präparat Anastomosen mit weit geöffneter Lichtung; letztere erscheint am Querschnitt fast niemals kreisrund, sondern gewöhnlich unregelmäßig spalt- oder sternförmig. Das Endothel setzt sich von den Arterien kontinuierlich auf die anastomotischen Gefäße und von diesen auf die Venen fort und zeigt in den Anastomosen keine bemerkenswerten Besonderheiten.“

Die meisten Venen, in welche anastomotische Gefäße einmünden, erweisen sich als außerordentlich dünnwandig; „sie zeigen im allgemeinen den Bau von Kapillaren und unterscheiden sich von diesen nur durch ihre beträchtliche Weite".

b) Kopf

HYRTL (1862) erwähnt das Vorkommen von arterio-venösen Anastomosen in der nackten Haut an der Wurzel des Oberschnabels beim Strauße.

Ich (CLARA 1925) habe bei der Waldschnepfe und bei der Hausente im Schnabel selbst arterio-venöse Anastomosen durch die histologische Untersuchung nachweisen können.

Bei der *Waldschnepfe* finden sich die Anastomosen vorzugsweise an der oralen Fläche des Oberschnabels im Bereiche der medial rostralwärts verlaufenden Arterie, welch letztere bzw. deren Äste durch die Anastomosen mit den zum Teil sehr weiten Venen in Verbindung treten; sie zeichnen sich neben der stets auffallenden Dicke ihrer Wandung besonders durch den Mangel einer geschlossenen Elastica interna sowie durch eine mehr oder weniger ausgesprochene epitheloide Umwandlung der Mediaelemente aus. Bei einzelnen Anastomosen ist die epitheloide Umwandlung kaum zu beobachten, was zum Teil wohl mit der großen Kürze der betreffenden Anastomosen in Zusammenhang gebracht werden kann. Nicht selten besteht bei derartigen kurzen Anastomosen der eigentliche anastomotische Abschnitt nur aus einem kurzen, von Endothel ausgekleideten wulstförmigen Ring von glatten Muskelzellen, bei dem oft Längsmuskelbündel nicht mit Sicherheit zu erkennen sind.

Bei der *Hausente* finden sich arterio-venöse Anastomosen sowohl an der Oberfläche wie an der oralen Fläche des Schnabels allenthalben in verhältnismäßig reichlicher Anzahl; sie liegen immer in den tiefsten Schichten des Coriums, in der Nähe der Knochenoberfläche. Die anastomotischen Gefäße verlaufen mehrfach gewunden und zum Teil auch aufgeknäuelt, so daß nur an mehreren, aufeinander folgenden Schnitten der Verlauf einigermaßen verfolgt und geklärt werden kann. Hierbei hat sich gezeigt, daß ziemlich allgemein zunächst innerhalb der zirkulären Muskelschicht in der Arterienwand longitudinal verlaufende Muskelzellen auftreten, die je nach ihrer Verteilung das Lumen des Gefäßes allseitig gleichmäßig oder aber mehr unregelmäßig, sternförmig verengen. Diese Gefäße mit innerer Längs- und äußerer Ringmuskelschicht gehen dann in die eigentlichen anastomotischen Abschnitte über, wobei die Anordnung der Muskelzellen undeutlicher wird und gleichzeitig an ihre Stelle epitheloide Zellen treten.

Die den *Hühnervögeln* eigentümlichen Hautanhänge des Kopfes zeichnen sich durch eine besonders reiche Gefäßversorgung aus; dementsprechend sind auch die für sie bestimmten Arterien starke Gefäße, während sie bei anderen Vogelarten nur unbedeutende Äste darstellen.

HYRTL (1875) erwähnt in seinem Lehrbuch der Anatomie des Menschen, „die Aa. helicinae mit blinden kolbigen Enden zwar nicht in den Schwellkörpern der männlichen Rute, aber in anderen erektilen Organen der Tiere unzweifelbar beobachtet" zu haben; „daß sie keine abgerissenen und eingerollten Arterienästchen sind, wie VALENTIN sie deutete, zeigt ihr Verhalten im Kopfkamm des Hahnes und in den Karunkeln am Halse des Truthahnes, wo ihre blinden Endkolben dicht unter der Haut liegen".

Beim *Hahn* wird der Kamm nach den Angaben von WODZICKI (1929) in dem vorderen Abschnitt von Ästen der A. facialis cutanea, in dem hinteren von solchen des R. frontalis der A. ethmoidea versorgt; die von beiden Seiten senkrecht zur Längsachse in den Kamm eintretenden, verhältnismäßig muskelstarken Arterien anastomosieren in dem axialen Bindegewebslager miteinander und geben rechtwinkelig Zweige zu

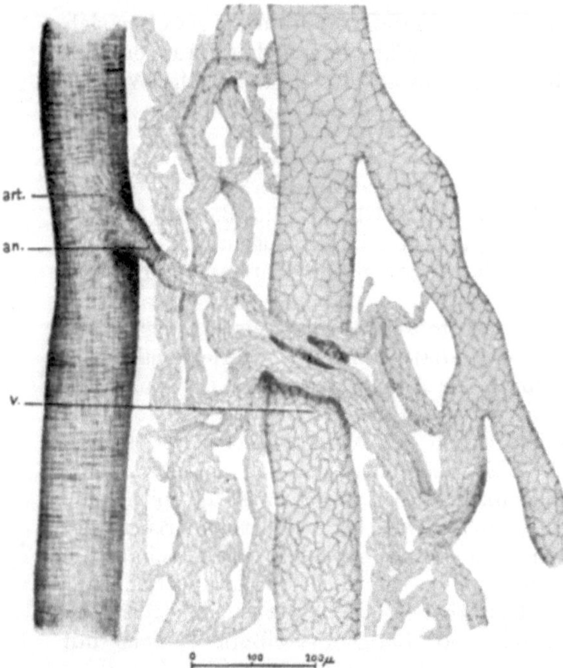

Abb. 9.   Arterio-venöse Anastomosen in der Kammzacke eines erwachsenen Hahnes. Injektion der
mit isotonischer Natriumsulfatlösung mit Milchsäurezusatz vorher durchspülten Gefäße mit Silbernitratlösung und nachfolgend mit Gelatine. *art.*
Arterie; *an.* arterio-venöse Anastomose; *v.* Vene.
(Aus WODZICKI 1929)

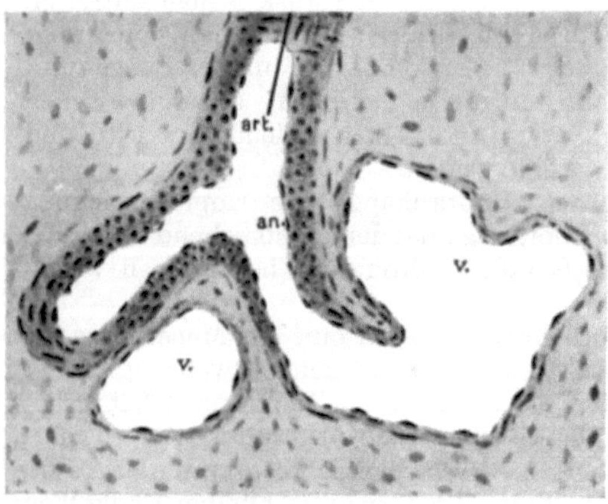

Abb. 10.   Arterio-venöse Anastomosen in der
Ohrscheibe eines erwachsenen Hahnes. Injektion
der mit isotonischer Natriumsulfatlösung mit
Milchsäurezusatz vorher durchspülten Gefäße
mit Preußischblau. Abkürzungen wie in Abb. 9.
(Aus WODZICKI 1929)

der Cutis ab, welche das Maschen-
werk der subepidermalen, infolge
ihrer Weite an ein Schwellgewebe
erinnernden Kapillaren speisen.
— Die Kehllappen erhalten ihr
arterielles Blut durch einen eigenen
Zweig (A. laciniaris BAUER) der A.
lingualis, dessen weiteres Verhalten
dem der Gefäße in dem Kamm ähnlich ist. — Die Ohrscheiben werden von Ästen der A. facialis cutanea, A. temporalis superficialis
und A. auricularis ext. versorgt;
die Kapillaren in dem Stratum
papillare sind im Vergleich zu denen
des Kammes nicht so reichlich ausgebildet und haben auch nicht den
Charakter von Sinusoiden.

Die großen Venen, die das Blut
aus dem Kamm teils in die V. facialis cutanea, teils in die Vv. orbitales
ableiten, zeigen eine Anordnungs-
weise, die derjenigen der zentralen
Arterien ähnelt. Wie STAUBESAND
(1950) angibt, finden sich neben
recht dickwandigen Venen auch
solche, die sich von Kapillaren nur
durch ihre Größe unterscheiden;
sehr zahlreich sind die Klappen-
einrichtungen der großen Venen
des Gefäßsockels, und an einigen,
meist sehr muskelarmen Venen
springen zahlreiche dünne Septen
in die Lichtung vor, „zwischen
denen sich kabinenartige Aussak-
kungen der Wand finden".

WODZICKI (1929) hat arterio-
venöse Anastomosen in dem axialen Gewebe des Kammes und
der Kehllappen sowie in den
tieferen Cutisschichten der Ohrscheiben gefunden; in der Regel
teilt sich ein Arterienzweig in zwei
Äste, von denen der eine das
Kapillarnetz im Stratum papillare
des Corium speist, der andere hingegen direkt mit einer dünnwandigen, muskelfreien, weit-
lumigen Vene kommuniziert. Der
die Verbindung zwischen Arterie
und Vene vermittelnde eigentliche anastomotische Abschnitt
(Abb. 9) ist bei einer Dicke von
50 bis 80 μ durchwegs sehr kurz
und zeigt an nicht injizierten Präparaten eine sternförmig verengte
Lichtung, an injizierten Präparaten hingegen, vor allem wenn
eine Durchspülung mit einer

gefäßerweiternden Flüssigkeit vorausgeschickt worden ist, eine offene und weite
Lichtung. Das Endothel des anastomotischen Abschnittes zeigt das gleiche Bild
wie das der zuführenden
Arterie und unterscheidet
sich daher vom Endothel
der Vene; die Muskelzellen
der Media sind nach Art
eines Sphincters angeordnet
und lassen in der Mehrzahl
der Fälle keine epitheloide Modifikation erkennen
(Abb. 10).

WODZICKI hat außer-
dem auch noch arterio-ve-
nöse Anastomosen beob-
achtet, die als präkapillare
Verbindungen zwischen
präkapillaren Arteriolen
und postkapillaren Venen
zu kennzeichnen sind
(Abb. 11); am Übergang
der Arteriole in die Vene
hört die Muskelschicht unvermittelt auf und das für
die Arterien bezeichnende
Endothel macht dem der
Venen Platz.

STAUBESAND (1950) hat
arterio-venöse Kurzschlüsse

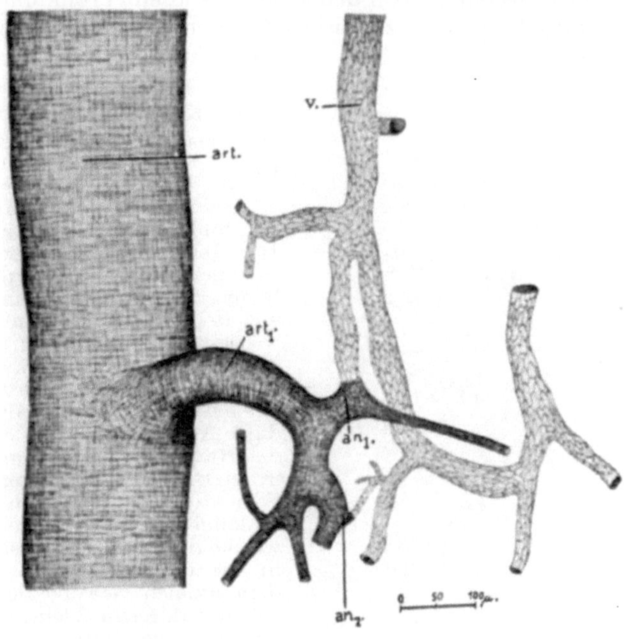

Abb. 11. Arterio-venöse Anastomosen im Kehllappen
eines erwachsenen Hahnes. Technik und Abkürzungen
wie in Abb. 9. (Aus WODZICKI 1929)

regelmäßig zwischen den zentralen Sockelgefäßen und den kleineren Arterien und Venen der Subcutis festgestellt.

Die zwischen den zentralen Sockelgefäßen
sich ausspannenden „Brückenanastomosen"
sind kurz und astlos (Abb. 12) und besitzen
einen aktiven arteriellen und einen passiven
venösen Schenkel, die am Scheitelpunkt
der Brückenwölbung kontinuierlich ineinander
übergehen; „ihr aktives Segment unterscheidet
sich im allgemeinen von einer typischen Arterie
gleichen Kalibers ebensowenig wie ihr venöses
Segment von einer Vene. Brückenanastomosen
mit längerem Verlauf können einen epitheloid
modifizierten arteriellen Schenkel mit eingestreu-
ten glatten Muskelzellen aufweisen". Die Gesamtzahl derartiger Kurzschlüsse läßt sich mit
rund 30 bis 115 pro Zacke angeben. — Die
Anastomosen in der Subcutis „verbinden kleinere Arterien und Venen und verlaufen mehr
oder weniger stark geschlängelt. Oft geben sie
Äste ab, die sich entweder in ein Kapillarnetz

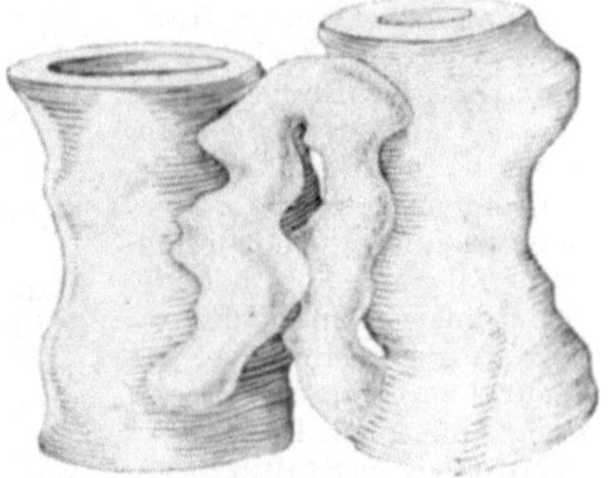

Abb. 12. Graphische Rekonstruktion einer Brückenanastomose in
der Kammzacke eines Hahnes.
Die Zeichnung ist der Übersicht
halber in der Längsrichtung
der Arterie auf die doppelte
Länge gebracht. (Aus STAUBESAND
1950)

auflösen oder in Nachbarvenen einmünden". Diese als arterio-venöse Verbindungen bezeichneten Nebenschlüsse sind „vor allem durch eine vom Ursprung bis

zur Einmündung gleichförmige epitheloidzellige Media charakterisiert"; „nicht selten engen kugelförmige oder beetartige Gruppen epitheloider Zellen die Gefäßlichtung ein". „Von den arterio-venösen Verbindungen führt eine Reihe von Übergangsformen bis zu ausgedehnten epitheloidzelligen Gefäßknäueln von verwickeltem Bau" („Glomusorgane"), welche durch bindegewebige Kapseln gegen die Umgebung abgegrenzt sind (Abb. 13); „eine Zuordnung der epitheloiden Zellen zu bestimmten Gefäßen ist oft nicht erkennbar".

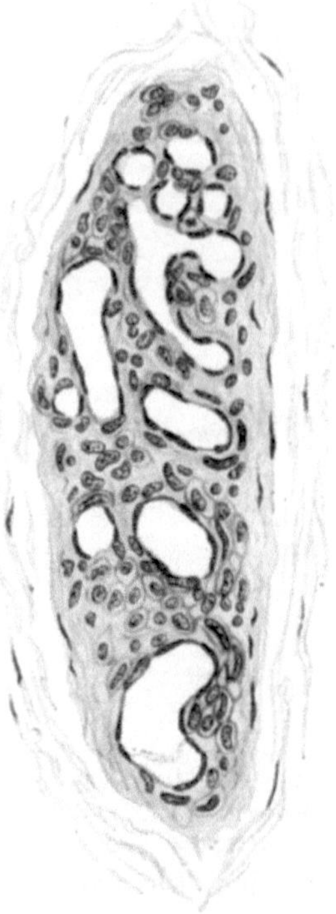

Beim *Perlhuhn* verhält sich die Gefäßversorgung der Hautanhänge nach WODZICKI (1929) folgendermaßen: Der Helm wird von Ästen der A. ethmoidea, A. temporalit superficialis und A. auricularis post. versorgt. Die Äste bilden in den tiefen Schichten der Cutis ein lockeres Netz, aus dem die Kapillaren im Stratum papillare gespeist werden; subepidermale, an Sinusoide erinnernde weite Kapillaren wie im Hahnenkamm sind nicht vorhanden. — Die Kehllappen werden nicht wie beim Hahn von einem Ast der A. lingualis, sondern von einem selbständigen Ast der A. facialis cutanea versorgt, die beim Hahn das Hauptgefäß des Kammes bildet. Die von medial her in den Bartlappen eindringende Arterie bildet in den tiefen Schichten der Cutis auf den beiden Seiten der fibromukoiden Gewebslamelle je ein Netz; diese beiden Netze, welche durch die Gewebslamelle hindurch untereinander in Verbindung stehen, entsprechen dem tiefen Netz in dem axialen Gewebe des Bartlappens beim Hahn, sie geben zahlreiche kleine Zweige zu den oberflächlichen Schichten der Cutis ab, wo sie ein Kapillarnetz speisen, das nicht so gut entwickelt ist wie in den Hautanhängen des Hahnes.

Arterio-venöse Anastomosen finden sich ausschließlich in den tiefen Schichten der Cutis in Nachbarschaft der fibromukoiden Gewebsplatte, und zwar am reichlichsten in den distalen Abschnitten der Kehllappen; sie zeigen hinsichtlich Verlauf, Struktur und Anordnung das gleiche Verhalten wie die Anastomosen im Kamm.

Beim *Fasan* wird das erektile Gewebe im Bereiche des roten Wangenfeldes nach WODZICKI von Zweigen der A. ethmoidea, A. facialis cutanea, A. temporalis superficialis und A. auricularis post. versorgt. Die Zweige bilden in den tiefen Cutisschichten ein dichtes, mit den Gefäßen der benachbarten Hautbezirke in Verbindung stehendes Netz, aus dem kleine Äste abgehen, die teils das Kapillarnetz des Stratum papillare speisen, teils nach einem mehr oder weniger langen Verlauf direkt mit den kavernösen Räumen in den tiefen Cutisschichten kommunizieren; das System der kavernösen Räume hängt mit kleinen Venen zusammen, welche das Blut in das Venennetz in den tiefen Cutisschichten ableiten.

Die Arterienzweige der Anastomosen zeichnen sich durch ein relativ schwaches Kaliber sowie das vollständige Fehlen von elastischen Elementen in ihrer verdickten Wand aus.

Abb. 13. Glomusorgan in der Kammzacke eines Hahnes. Vergr. 450fach. Das durch faseriges Bindegewebe deutlich abgegrenzte Organ enthält zahlreiche Gefäßlichtungen, zwischen denen ohne erkennbare Zuordnung zu Gefäßwänden epitheloide Zellen gelegen sind. Nur vereinzelte glatte Muskelzellen. Im unteren Gebiet der Zeichnung eine epitheloide Zelle in Mitose. (Aus STAUBESAND 1950)

2. Bewegungsapparat
A. Skeletsystem
a) Knochen
Mensch

Direkte Verbindungen zwischen Arterien und Venen sind in verschiedenen Knochen des Menschen beschrieben worden.

LANGER (1876, 1877) hat in den platten Schädelknochen des Menschen nach Gefäßinjektion „ganz feine arterielle Ausläufer gleich in größere Venen" übergehen gesehen und Gefäßverbindungen der gleichen Art auch im Mark langröhriger Knochen gefunden. „Es ist dies eine Übergangsweise, welche ... sich dadurch, daß sie an der äußersten Peripherie der arteriellen Ramifikation die Kreislaufkurve abschließt, der typischen Übergangsweise anschließt, sich von derselben aber nur durch den Mangel von intermediären Gefäßen unterscheidet ... sie gehört also gleichfalls nicht zu jener Übergangsweise, welche eigentlich als eine ‚unmittelbare', innerhalb der Stämmchen stattfindende bezeichnet werden kann."

ZALESKI (zitiert nach VASTARINI-CRESI) hat arterio-venöse Anastomosen in den menschlichen Wirbeln beschrieben.

MÄRK (1941) hat, abgesehen von den arterio-venösen Anastomosen in den Markräumen der unteren Nasenmuschel (s. S. 75), im Unterkieferknochen eines 24jährigen Mannes die direkte Einmündung einer kleinen modifizierten Arterie in eine Vene beobachtet. Die betreffende Arterie tritt von dem Periost her, wo sie, in einer Knochenrinne ziehend, deutliche epitheloide Zellen und eine konzentrische Bindegewebshülle aufweist, in einen Knochenkanal ein, in dem sie auf eine Strecke verschlossen ist, verliert dann ihren deutlichen epitheloiden Wandbau — „wie es regelmäßig auch an anderen Stellen im Inneren des Kieferknochens der Fall" ist — und mündet schließlich „geradewegs in eine äußerst dünnwandige Vene, die über einen Knochenkanal mit einer größeren in Verbindung" steht.

RUTISHAUSER (1952) bildet eine lange arterio-venöse Anastomose aus der injizierten Epiphyse eines menschlichen Radius ab, welche von einer kleinen Arterie mit einem äußeren Durchmesser von 125 µ und einer lichten Weite von 50 µ abgeht und in eine stark erweiterte Vene dritter Ordnung einmündet. SCHOLDER (1953) hat in den Handwurzelknochen des Menschen kurze Anastomosen zwischen Arteriolen mit einem Durchmesser von 100 µ und den venösen Sinus beschrieben. TRUETA und HARRISON (1953) vermuten ebenfalls auf Grund von Injektionsergebnissen das Vorhandensein von arterio-venösen Anastomosen im Oberschenkelkopf des Menschen, bleiben aber den eindeutigen Beweis dafür schuldig.

Im Markraum der Endphalangen sollen nach GROSSER (1902) keine arterio-venösen Anastomosen vorkommen, „der genannte Knochen hat hier den typischen Bau eines kurzen Knochens mit reichlicher Spongiosa, in deren Lücken nur Fettmark mit spärlichen Gefäßen zu finden ist". PETERSEN (1935) hält es dagegen nicht für ganz sicher, daß in den Endphalangen beim Menschen arterio-venöse Anastomosen tatsächlich ganz fehlen.

Innerhalb des Knochenmarkes der Endphalangen sind von SCHORN (1955) typische epitheloidzellige arterio-venöse Anastomosen[1] bei einem 49jährigen Mann (alte rekurrierende Endocarditis verrucosa der Aortenklappentaschen, allgemeine Haemochromatose mit Pigmentcirrhose von Leber und Pankreas) (Abb. 14) und bei einem 45jährigen Mann (genuine Hypertonie mit mächtiger Hypertrophie der linken Herzkammer) an sehr zahlreichen Stellen auch in zentralen Abschnitten, vereinzelt auch bei einem 48jährigen Mann (rekurrierende

---

[1] Die genaueren Angaben verdanke ich einer brieflichen Mitteilung des Autors.

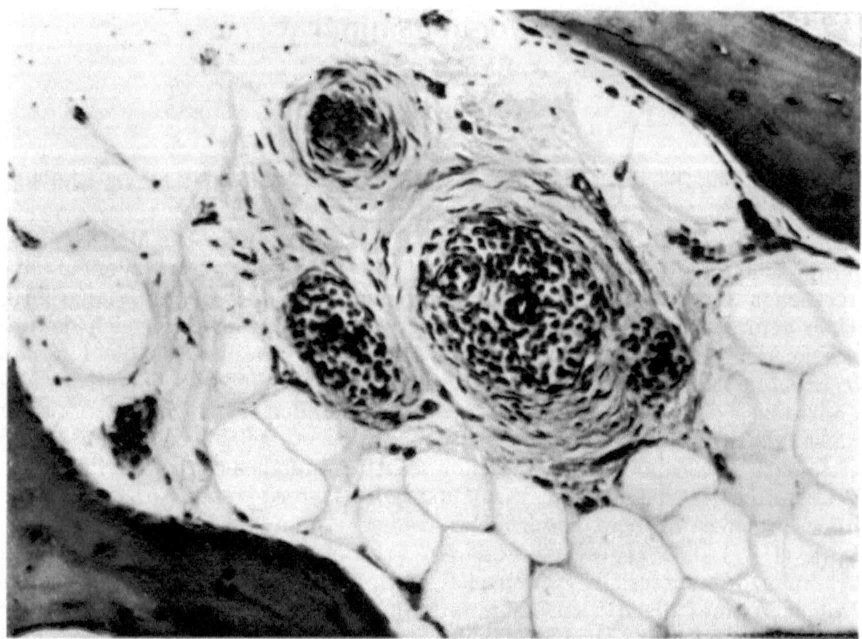

Abb. 14. HOYER-GROSSERsches Organ mit dicker epitheloidzelliger Wand und stärker gewundener Lichtung in dem Knochenmark einer Endphalange. Mikrophoto; Vergr. 215fach. Die neuroretikuläre Zone ist gegen das umgebende Fettmark bindegewebig abgegrenzt. (Aus SCHORN 1955)

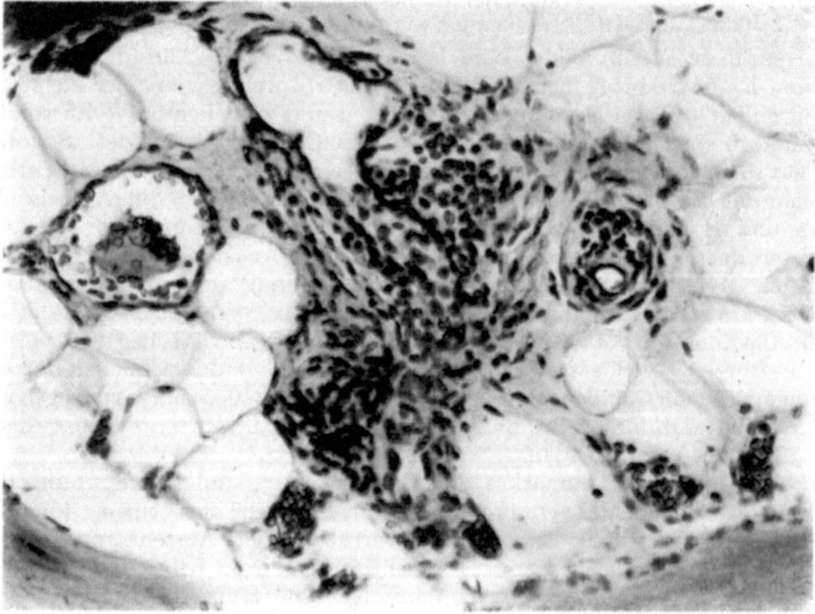

Abb. 15. Epitheloidzellige arterio-venöse Anastomosen in dem Knochenmark eines Steißbeinwirbels eines 60jährigen Mannes. Mikrophoto; Vergr. 260fach. (Präparat Dr. SAMI ZAN, Istanbul)

ulcerös-polypöse Endocarditis der Aortenklappentaschen und der Mitralsegel) festgestellt worden; innerhalb des Knochenmarkes der Endphalangen, jedoch vorwiegend der Substantia compacta innen anliegend, im Bereiche der durchtretenden Gefäße sind arterio-venöse Anastomosen weiterhin mehrfach auch bei einem 49jährigen Mann (genuine Hypertonie mit mächtiger Hypertrophie des gesamten Herzens) und vereinzelt bei einem 49jährigen Mann (Diabetes mellitus, schwere Arteriolosklerose und Glomerulosklerose der Nieren) gefunden worden.

In dem Markraum eines Steißwirbels eines 60jährigen Mannes[1] habe ich eine typische epitheloidzellige arterio-venöse Anastomose gesehen (Abb. 15), welche in ihrem ganzen Verhalten weitgehend den von SCHORN in den Endphalangen abgebildeten Anastomosen ähnelt. Nachdem unter den Fällen, bei denen normalanatomische Verhältnisse der Extremitätenglieder zu erwarten gewesen sind, SCHORN epitheloidzellige arterio-venöse Anastomosen innerhalb des Knochenmarkes nicht auffinden hat können, ist die von mir beobachtete Anastomose möglicherweise auch nicht als normaler Befund zu bewerten.

Das Vorkommen von wirklich einwandfreien arterio-venösen Anastomosen in den Markräumen menschlicher Knochen ist, worauf auch von RUTISHAUSER, ROUILLER und VEYRAT (1954) hingewiesen worden ist, auffälligerweise auf solche Körpergegenden beschränkt, die auch sonst durch den Besitz derartiger Nebenschlüsse ausgezeichnet sind.

Säugetiere

Bei den krallentragenden Säugetieren (Hund, Katze, Kaninchen, Ratte und Maus) kommen arterio-venöse Anastomosen im Markraum der Endphalangen regelmäßig vor.

„Bei den mit Krallen versehenen Tieren lassen sich die beiderseitigen Arteriae digitales an der medialen und lateralen Fläche der Zehen bis zum hinteren unteren Rande der Kralle verfolgen, wo sie alsdann durch entsprechende und verhältnismäßig weite Öffnungen (Foramina nutritia) in den Markraum des Knochens eindringen; hier versehen sie das Mark mit Zweigen und treten an der oberen Fläche des vorderen, konisch zugespitzten Endes der Phalanx durch eine längliche Öffnung zur Matrix der Kralle, wo sie sich schließlich in das dichte Kapillarnetz der Papillen auflösen. Denselben Weg schlagen in umgekehrter Richtung die venösen Bahnen ein" (HOYER 1877).

Die arterio-venösen Anastomosen sind bei Hund, Katze, Ratte und Maus streng auf den Markraum der Endphalangen beschränkt, beim Kaninchen sind außer diesen im Markraum eingeschlossenen Anastomosen auch noch an den durch die Öffnung an der Spitze der Phalangen austretenden Gefäßen arterio-venöse Nebenschlüsse vorhanden. Da diese Anastomosen zum Teil schon in dem Gebiet der Nagelmatrix liegen, so leiten sie einerseits zu den Verhältnissen bei den Huftieren (s. S. 25f.) und anderseits zu den Befunden beim Menschen über, bei dem im Nagelbett zahlreiche Anastomosen vorhanden sind (s. S. 14f.).

Die Gefäßverhältnisse im Markraum der Endphalangen beim *Kaninchen* sind von HOYER eingehend beschrieben worden.

„Die an den unteren seitlichen Flächen der Phalanx in die Markhöhle eindringenden Arterien und Venenzweige begegnen einander in dem weiten hinteren (oberen) Ende des konischen Hohlraumes und vereinigen sich hier zu gemeinsamen Stämmen. Die Arterie verläuft in der Achse des Markraumes, gibt zahlreiche seitliche Äste ab und endigt schließlich in der Matrix der Kralle, indem sie an dem freien Ende der Phalanx durch eine längliche Öffnung aus dem Markraum wieder heraustritt. Die Vene löst sich gleich an der Basis der Markhöhle wieder in Äste verschiedener Stärke auf, die in ihrem Verlauf gegen die Matrix wiederholt miteinander anastomosieren; dabei umspinnen diese Venenäste die in der Achse verlaufende Arterie allseitig, so daß letztere

---

[1] Das betreffende Präparat ist von Herrn Dr. SAMI ZAN, Assistent am Anatomischen Institut der Universität Istanbul, für anderweitige Untersuchungen hergestellt worden; ich darf auch an dieser Stelle für die liebenswürdige Überlassung bestens danken.

wie von einem röhrenförmigen Korbgeflecht eingeschlossen erscheint (Abb. 16), dessen Äste aus Venen verschiedenen Kalibers gebildet werden[1]. Im hinteren breiteren Teile des Markraumes findet sich noch eine kleine Quantität wirklichen fettzellhaltigen Markgewebes ... nach vorn zu wird der ganze Markraum von Gefäßen allein ausgefüllt, welche nur vermittels sehr zarten Bindegewebes aneinandergeheftet sind."

„Etwa gegen die Mitte der Markhöhle entspringt gewöhnlich aus der zentralen Arterie ein stärkerer Ast, welcher alsbald in mehrere Zweige sich spaltet (meist drei); diese letzteren münden nach kurzem und meist wenig geschlängeltem Verlauf in Venen, welche die Hauptarterie umspinnen. In ihrem Verlauf geben diese anastomotischen Arterien meist noch seitliche, in Kapillaren sich auflösende Zweige ab. An der Einmündungsstelle in die meist stärkeren Venen zeigen die Arterienzweige gewöhnlich eine mäßige, trichterförmige Erweiterung."

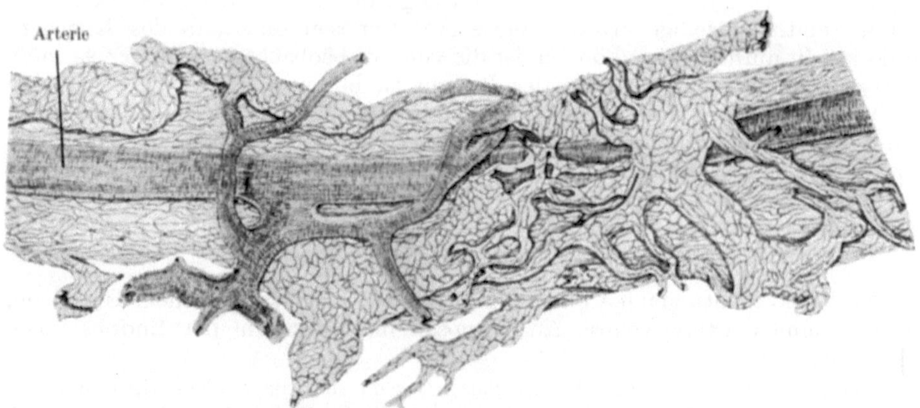

Abb. 16. Der mittlere Teil des Knochenmarkes aus der Nagelphalange des Kaninchens. Injektion von Silbernitratlösung und Leim. Die in der Achse verlaufende Arterie wird von nur zum Teil dargestellten Venen umsponnen. (Aus HOYER 1877)

Die Angabe HOYERS, daß meist nur drei Anastomosen in den Endphalangen vorhanden sind, wird von GROSSER (1902) dahin berichtigt, daß die Zahl in jeder Endphalanx bis gegen 40 beträgt; infolge dieser großen Zahl und der reichen Verzweigung von Arterien und Venen sei es auch unmöglich, aus einer Schnittreihe ein Gesamtbild des Gefäßsystems zu rekonstruieren.

Bei der *weißen Ratte* entspricht der Bau der Endphalanx in allen Punkten dem beim Kaninchen, die Zahl der Anastomosen beträgt nach GROSSER (1902) 5 bis 6 in jeder Phalanx. — Bei der *Hausmaus* ist entsprechend der viel geringeren Körpergröße auch der Bau der Endphalangen wesentlich vereinfacht.

„Der Knochen bildet nur eine Schale um einen Hohlraum, in welchen von einer Seite eine Digitalarterie eintritt, welche schlingenförmig — ähnlich wie bei den Vespertilioniden — dorsal-, dann proximalwärts umbiegt, wobei sie die typische Struktur der Anastomose annimmt und dann in die Vene übergeht, welche den Knochen entweder auf derselben Seite wie die Arterie ... oder auf der entgegengesetzten verläßt. Fettmark fehlt in der Endphalanx, die Vene füllt den größten Teil des Markraumes aus. Auch hier verläßt ein feines Ästchen der Arterie die Phalanx durch eine feine Öffnung an der Spitze" (GROSSER).

Bei der *Katze* ist die Endphalanx bedeutend größer als bei den bisher besprochenen Tieren.

„Auch hier kann man einen basalen, verbreiterten Anteil der Endphalanx und einen distalen, plattgedrückten, in eine Spitze auslaufenden Teil unterscheiden. In dem

---

[1] Dieses Verhalten erinnert überraschend weitgehend an die Umhüllung des Gangsystems der Speicheldrüsen mit einem venösen Mantel (s. S. 114).

ersteren findet sich spongiöse Knochensubstanz mit Fettmark; an der Grenze zwischen beiden Teilen liegt ein größerer Markraum, der der Hauptsache nach gleichfalls Fett enthält. In diesen Markraum dringen zunächst die Gefäße der Phalanx ein. Schon hier finden sich, in der Nähe der großen Venen, einzelne Anastomosen. Der Markraum setzt sich dann in Form einer Falte in den distalen Teil der Phalanx fort; seine Wände bestehen aus ziemlich dickem, nahezu kompaktem Knochen. Der spaltförmige Teil des Markraumes ist von Gefäßen fast ganz ausgefüllt; hier finden sich zahlreiche Anastomosen. Zwischen den Gefäßen liegt hier nicht Fett, sondern wie beim Kaninchen nur lockeres Bindegewebe. Kleine Gefäße dringen aus dem Markraum durch Knochenkanälchen in die Matrix der Kralle; an ihnen kommen hier keine Anastomosen vor. Überhaupt sind bei der Katze die Anastomosen sehr geschützt gelagert, wohl mit Rücksicht auf die starke Beanspruchung der Endphalangen beim Krallengebrauch" (GROSSER).

„Beim *Hund* stimmt der Befund fast vollständig mit dem bei der Katze überein, nur scheint die Zahl der Anastomosen etwas geringer zu sein . . . Im Zehenballen konnten beim Hund Anastomosen nicht gefunden werden" (GROSSER).

Was den feineren Bau der arterio-venösen Anastomosen in den Endphalangen anlangt, so wird von GROSSER (1902) hervorgehoben, daß der Verlauf derselben in der Regel nicht gestreckt, sondern gewunden ist. „Innerhalb einer kleinen Arterie tritt (beim Kaninchen) zunächst eine Längsmuskelschicht auf, die sich zu einzelnen stärkeren Bündeln ordnet; zwischen diesen Längsbündeln reicht in der Regel die Intima an die Ringmuskulatur heran. Dann wird plötzlich unter Verschwinden der Längsschicht die Muskulatur viel schwächer, die typische Vene beginnt." Die Angabe HOYERS, daß die Arterie ihre histologischen Merkmale bis zur Einmündung in die Vene beibehalte, ist nicht aufrechtzuerhalten, denn abgesehen von der besonderen Anordnung der Muskelzellen ist auch das Fehlen von elastischen Elementen in der Gefäßwand des anastomotischen Abschnittes bezeichnend; „die Anastomose ist ein durch ihren Bau wohl charakterisierter Gefäßabschnitt, der im übrigen Gefäßsystem kein Analogon hat" (GROSSER).

Bei den *Fledermäusen* sind in den Endphalangen der Daumen und aller Zehen arterio-venöse Anastomosen vorhanden.

HYRTL (1862) hat — wahrscheinlich ohne von der Angabe PAGETS, daß in der Flughaut der Fledermäuse die Arterien und Venen zweiter und dritter Ordnung unmittelbar miteinander anastomosieren, Kenntnis zu haben — die „sehr merkwürdige und nicht ohne physiologisches Interesse seiende Beobachtung mitgeteilt, daß in der Flughaut der Fledermäuse ohne Zwischenschaltung ein direkter Übergang des arteriellen Blutes in den Venenstamm stattfindet"; er hat nämlich festgestellt, daß bei Fledermäusen von der A. radialis aus stets die V. cephalica sich injizieren läßt, ohne daß die Kapillaren gefüllt werden. HYRTL meint, dieser Befund könne das Zustandekommen des Venenpulses in einfacher Weise erklären; denn da die Pulsation sich nicht auf die Kapillaren ausbreitet, darf man annehmen, daß sie sich auf eine Vene fortsetzt, wenn diese eine unmittelbare Fortsetzung einer Arterie ist. H. MÜLLER (1862) hat bei einer Nachprüfung der HYRTLschen Angabe „den fraglichen Übergang von der Arterie in die Vene nicht gefunden". Er findet, daß der Venenpuls nicht synchron mit dem Arterienpuls ist, und meint, daß dieser anders erklärt werden müsse; er will indessen über diese wichtige Frage kein endgültiges Urteil abgeben. HYRTL (1864) kommt auf die Einwendungen von MÜLLER zurück und hält nachdrücklich seine Behauptung aufrecht; er betont, daß auch bei größeren Injektionen sich nur die V. cephalica füllt, andere Venen des Flügels aber nicht. Nach allen seinen Erfahrungen ist dieses Injektionsresultat ein allgemeingültiges. „Wird der Übergang der A. radialis in die V. cephalica ausschließlich und in allen Verästelungen dieses Gefäßes durch ein Kapillarsystem vermittelt, wie es anderswo in der Flughaut der Fall ist, warum füllt sich nicht auch die Hautvene des hinteren Bezirkes der Flughaut . . . und warum findet der Übergang nicht an allen übrigen Fingern der Hand (Basis des Metacarpus) statt?" HYRTL erklärt, er müsse auf dem nicht durch Kapillargefäße allein vermittelnden Übergang der A. radialis in die V. cephalica „um so ernstlicher verharren", als er den Zusammenhang beider Gefäße darlegen habe können. BERLINERBLAU (1875) hat nach Injektion von zwei Exemplaren von Vespertilio murinus und einem von Rhinolophus den Übergang der Arterie in die Vene nicht auffinden können. Sie hat zwar bei einem Exemplar von Vespertilio eine rasche Füllung der V. cephalica nach Eintritt der Injektionsmasse in die A. radialis beobachtet, wobei die Kapillaren, „ja selbst größere Gefäße der Flughaut", ungefüllt blieben, „mit Ausnahme der Gegend des Daumens, die eine sehr intensive Färbung annahm und daher auf bedeutenden Reichtum an Kapillaren schließen läßt"; einen unmittelbaren Übergang will sie aber trotzdem nicht annehmen und erklärt sich im übrigen in Hinblick auf den geringen Umfang ihres Werkstoffes zu einer Parteinahme nicht berechtigt.

GROSSER (1901) hat nachgewiesen, daß nicht nur in der Endphalanx des Daumens, sondern auch in jeder Zehe ein unmittelbarer Übergang der Arterie in die Vene stattfindet und daß somit „jede Fledermaus zwölf solcher Anastomosen besitzt"; damit sind gleichzeitig die Angaben von HYRTL gegenüber der ablehnenden Behauptung von H. MÜLLER und BERLINERBLAU bestätigt.

Das Verhalten der arterio-venösen Anastomosen ist bei den einzelnen Arten etwas verschieden. Bei den Mikrochiropteren tritt an den Daumen „sowohl von der ulnaren als von der radialen Seite eine Arterie heran, der mächtige Endast der A. mediana und die bedeutend schwächere A. radialis. Beide Arterien verbinden sich miteinander, distal von dieser Verbindung liegt dann die Anastomose mit der Vene. Ganz allgemein ist diese Anastomose durch den Knochen der Endphalanx vor äußerem Druck geschützt und von einem reichlichen venösen oder eigentlich kavernösen Gewebe umgeben; doch ist namentlich die Art der Sicherung der Anastomose durch den Knochen bei den einzelnen Formen verschieden" (vgl. Abb. 17).

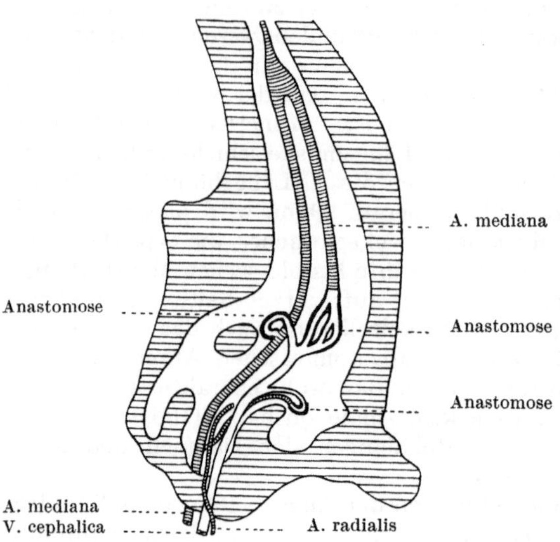

Abb. 17. Rekonstruktion der arterio-venösen Anastomosen in dem Markraum der Endphalange des rechten Daumens von Cynonycteris sp. (Spiegelbild der Rekonstruktion für die linke Seite). (Nach GROSSER 1901)

Bei Rhinolophus ferrum equinum „gibt der Endast im Bereiche der Endphalanx des Daumens ein Zweigchen an die ulnare Seite des Knochens und Nagelbettes (Ramus nutritius) ab, verbindet sich gleich darauf mit der A. radialis, welche kurz vorher ein Zweigchen an die radiale Scheide abgegeben hat, und biegt nun in einer Nische an der proximalen Seite der Endphalanx, dorsal vom Ansatz des Musculus flexor policis, in die Vene um; bis zum Abgang des Ramus nutritius ist die Arterienwand typisch gebaut ... distal davon beginnt eine eigentümliche Anordnung der Muskulatur, die zur Bildung eines wahren Sphincters führt". — Bei Rhinolophus hipposideros liegen die Verhältnisse ganz ähnlich; „der wichtigste Unterschied ist der, daß in der Regel, aber nicht immer, die Knochennische der Endphalanx, in welche sich die Anastomose einbettet, durch eine palmarwärts verlaufende Knochenspange zu einer Lücke abgeschlossen wird, in der die Anastomose jetzt allseitig geschützt liegt".

Bei den Vespertilioniden „ist die Anastomose gänzlich im Knochen der Endphalanx verborgen. Der Endast der A. mediana nimmt wieder die A. radialis auf, gelangt in die Medianebene des Daumens und dringt durch einen an der ventralen Seite gelegenen Spalt in das Innere der Endphalanx ein. Das Gefäß biegt dorsalwärts um . . . wendet sich dann in scharfem Bogen proximalwärts und ergießt sich in einen venösen Raum". „Aus diesem Venenraum führt ein kurzer weiter Kanal, der wieder in der Medianebene des Daumens, aber proximal von der Arterie, liegt, ventralwärts an die Oberfläche des Knochens und setzt sich in die Vene fort . . . Im Bereich des Knochens ist die Arterie wieder von kavernösen Bluträumen umgeben; diese kommunizieren mit dem größeren venösen Raum, in welchen sich die Arterie ergießt."

Die Anastomosen an den Zehen sind sowohl bei den Rhinolophiden als auch bei den Vespertilioniden nach dem gleichen Typus gebaut wie die Daumenanastomose der letzteren. „Es läßt sich keine feste Regel aufstellen, welche von den beiden Aa. digitales in die Anastomose eintritt; dies wechselt von Zehe zu Zehe und von Individuum zu Individuum. Die anastomosierende Digitalarterie ist immer stärker als die andere. Auch die abführende Vene liegt bald auf derselben, bald auf der entgegengesetzten Seite der Zehe wie die Arterie."

Bei den Makrochiropteren erreicht das System der Anastomosen eine höhere Ausbildung, indem im Markraum der Daumenendphalanx mehrere Übergänge von Arterien in Venen vorhanden sind.

„Bei den Pteroptiden dringen sowohl die beiden Arterien des Daumens als die V. cephalica an der ventralen Seite in das Innere der Endphalanx ein. Hier gibt in unserem Falle zunächst die A. mediana einen Ast ab, der nahe der dorsalen Kante der Phalanx in eine Vene übergeht, die dann in die V. cephalica mündet. Dann entspringt aus jeder der beiden Arterien ein Ast, der den Knochen in schief nach außen gerichtetem Verlauf durchsetzt und sich schließlich im Nagelbett der betreffenden Seite verzweigt (R. nutritius phalangis). Dann mündet die A. radialis in die A. mediana; diese entsendet etwa in der Mitte des breiten Teiles der Phalanx einen kräftigen Ast, der alsbald in eine Vene übergeht, welche als die Wurzel der V. cephalica aufgefaßt werden kann. Der arterielle Hauptstamm verläuft nun weiter bis fast an das Ende des Markraumes, gibt dort einen Ast für die Gefäße des Knochenmarks ab, biegt wieder proximalwärts um und teilt sich nach längerem Verlaufe zunächst in zwei Arme, die nach dem Bau ihrer Wandung bereits zur Anastomose gehören; der kleinere (dorsale) dieser Arme zerfällt neuerlich in zwei Anastomosen. Diese drei Anastomosen gehen in Venen über, welche sich sofort zu einer zweiten Wurzel der V. cephalica verbinden."

Die Anastomosen in den Zehen haben von GROSSER wegen der schlechten Konservierung der injizierten Exemplare nicht direkt nachgewiesen werden können; nach der relativen Stärke der Digitalarterien und -venen ferner des Venenbogens auf dem Fußrücken und der V. uropatagialis könne indessen nicht daran gezweifelt werden, daß wie bei den Mikrochiropteren auch hier arterio-venöse Übergänge vorhanden sind.

Die von mir (CLARA 1927) durchgeführte Untersuchung der arterio-venösen Anastomosen bei einem Exemplar von Rhinolophus hipposideros ergab, daß im Bereich der Anastomosen die Ringmuskelschicht verdickt ist und daß an ihrer Innenseite eine Längsmuskelschicht auftritt, welche in Form von einzelnen Wülsten gegen die Lichtung vorspringt; mit dem Übergang in die Vene hört die dicke Wand der Anastomose unvermittelt auf. Epitheloide Elemente habe ich in der Anastomosenwand nicht beobachten können, wenngleich stellenweise die Muskelzellen etwas verdickt und dabei verkürzt erschienen sind.

In anderen Knochen außer denen der Endphalangen sind bei Säugetieren, abgesehen von dem von STAUBESAND (1953) in dem Markraum des Os coccygis eines Meerschweinchens gefundenen dickwandigen epitheloidzelligen Gefäß, bisher arterio-venöse Anastomosen nicht beobachtet worden; wenn solche Verbindungen überhaupt vorkommen, müssen sie sehr selten sein. RUTISHAUSER, ROUILLER und VEYRAT (1954) haben jedenfalls auch bei der Untersuchung von Serienschnitten keine arterio-venösen Anastomosen auffinden können.

b) Gelenke

Gelenkinnenhaut

Mensch

Das für das Stratum synoviale typische Kapillarsystem zeichnet sich beim Erwachsenen nach LANG (1954) „durch besonders lange, weite Kapillaren" aus, die im Gegensatz zu denen anderer Kapillargebiete stark aufgeknäuelt sind; lange, gestreckt verlaufende Arteriolen münden in den arteriellen Schenkel der Kapillare, während der venöse Kapillarschenkel in weite Venulae übergeht". Der gleiche Vaskularisationstyp findet sich auch an den Zotten der Gelenkinnenhaut.

MURATORI (1945, 1946) hat in dem Pulvinar acetabuli wie auch in dessen synovialem Überzug an injizierten und aufgehellten Präparaten sowie an histologischen Schnitten das Vorhandensein von zahlreichen präkapillaren arterio-

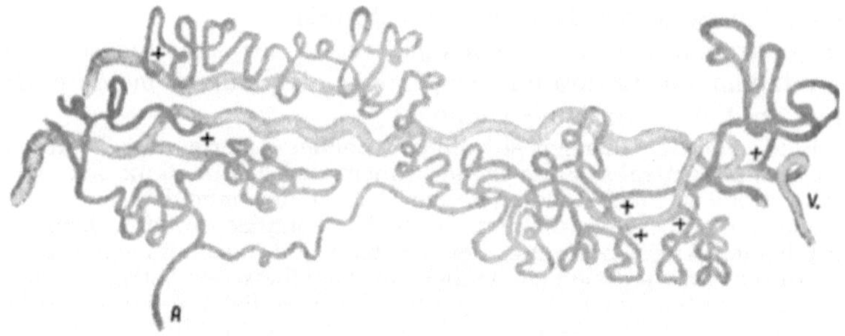

Abb. 18.   Arterio-venöse Anastomosen in der Synovia des internen Drittels des Pulvinar acetabuli des Menschen. Gefäßinjektion. Vergr. 60fach. Die stark gewunden verlaufenden anastomotischen Abschnitte sind durch Kreuzchen bezeichnet; *A* Arterie, *V* Vene. (Nach MURATORI 1946)

venösen Anastomosen mit einem Durchmesser zwischen 20 und 50 μ beschrieben, welche teils schlingenartige Verbindungen zwischen den terminalen Ästen der etwa 25 bis 30 μ dicken präkapillaren Arterien und etwa 35 bis 40 μ messenden postkapillaren Venen bilden, teils als Seitenzweige der Arterie nach mehr oder weniger gewundenem Verlauf in die Vene einmünden (Abb. 18). In der Synovialmembran des Pulvinar acetabuli winden sich die etwa 20 μ dicken präkapillaren Arteriolen schlingen- oder spiralenartig um sich selber auf und gehen unmittelbar in Venen mit einem Durchmesser zwischen 25 und 30 μ über. Die umfänglichen Venengeflechte, welche auf der Synovia Vorragungen erzeugen, werden ebenfalls von kleinen Arterien gespeist, die unmittelbar in die Venen dieser Plexus einmünden.

Die Arterien besitzen an den Abgangsstellen, welche die arterio-venösen Gefäßknäuel speisen, Sperreinrichtungen in Form von Intimapolstern, die meist aus längsverlaufenden glatten Muskelzellen, gelegentlich aber auch von epitheloiden Zellen aufgebaut sind. Die arterio-venösen Anastomosen können nach MURATORI in ihrem arteriellen Schenkel epitheloide Zellen enthalten, zeigen aber hinsichtlich der Menge und Verteilung derselben ein gleiches Verhalten wie die gewöhnlichen präkapillaren Arteriolen, was beweise, daß die Angabe von

v. Schumacher, die arterio-venösen Anastomosen mit aufgeknäueltem Verlauf seien durch einen besonders großen Reichtum an epitheloiden Zellen ausgezeichnet, nicht verallgemeinert werden dürfe.

Luna (1951) will in der Synovia des menschlichen Kniegelenkes mit einer gewissen Häufigkeit arterio-venöse Anastomosen an injizierten Präparaten gefunden haben, macht aber keine Angaben über die Größenverhältnisse und die Struktur derselben, sondern stützt sich ausschließlich auf die Beobachtungen an Injektionspräparaten, nach welchen die von zwei Venen flankierten Arteriolen häufig einen Bogen beschreiben und dabei einen in eine der begleitenden Venen einmündenden Zweig abgeben; „es besteht demnach kein Zweifel, daß dieser Zweig

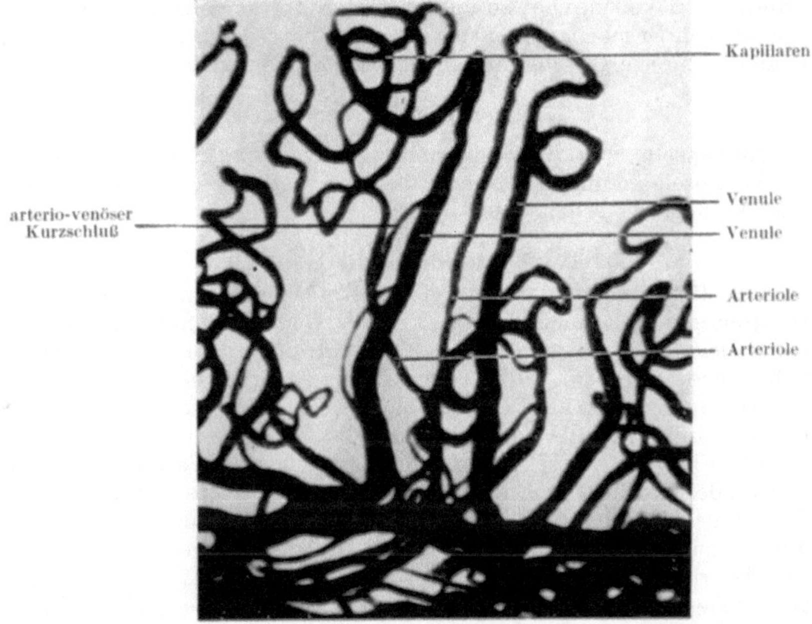

Abb. 19. Injiziertes Gefäßsystem einer Synovialzotte aus dem proximalen Abschnitt des Interphalangealgelenkes der großen Zehe eines 23jährigen Mannes. Etwas unterhalb der Aufteilungsstelle der Arteriole ist ein arterio-venöser Kurzschluß zu erkennen. (Aus Lang 1954)

eine arterio-venöse Anastomose ist". In anderen Fällen gibt die Arteriole ein Seitenzweigchen ab, das entweder in querem Verlauf eine der beiden Begleitvenen überkreuzt und einen Seitenzweig derselben erreicht, oder aber in einem eleganten Bogen in die Vene selbst einmündet.

Lang (1954) hat in den Zotten der Gelenkinnenhaut „arterio-venöse Kurzschlüsse am Injektionspräparat deutlich zu erkennen" vermocht (Abb. 19); die vor allem an den flachen Gelenkwandabschnitten zu beobachtenden fingerförmigen Zöttchen „sind meist mit arterio-venösen Kurzschlüssen ausgestattet", welche „im Gegensatz zu Kurzschlüssen in anderen Kapillargebieten ... infolge der exakt bestimmbaren Lage leicht und sicher zu untersuchen" sind.

Säugetiere

Muratori und Bertolini (1946) haben in dem Pulvinar acetabuli bei Pferd, Rind, Hund, Kaninchen und Meerschweinchen ähnliche Strukturbesonderheiten der Gefäße festgestellt wie beim Menschen, aber nur beim Hund Gruppen von knäuelartig angeordneten Präkapillaren beobachtet, „welche wahrscheinlich arterio-venöse Anastomosen darstellen".

Gelenkkapsel
Mensch

STAUBESAND (1951) hat in der Gelenkkapsel des Knies — wie auch in anderen Gelenkkapseln des Menschen — arterio-venöse Anastomosen festgestellt, die meist nach dem Prinzip der „Brückenanastomosen" (s. S. 183) gebaut sind; die Anastomosen weisen also „einen gar nicht oder wenig modifizierten arteriellen Schenkel und einen venösen Schenkel auf und sind daher oft von entsprechend großen Arterien und Venen nicht zu unterscheiden". Nur vereinzelt hat STAUBESAND bei derartigen Brückenanastomosen „einen relativ kurzen epitheloidzelligen Abschnitt an der Grenze zwischen ihrem arteriellen und ihrem venösen Segment" beobachtet.

Säugetiere

In Gelenkkapseln von Pferden sind von STAUBESAND (1951) typische Brückenanastomosen gefunden worden, die zum Teil noch mit Sondereinrichtungen wie Klappen versehen sind.

B. Skeletmuskeln und Sehnen

BUCCIANTE (1949) meint, daß in den Skeletmuskeln ganz allgemein arteriovenöse Anastomosen vorkommen; er selbst hat im Endomysium der Primärbündel des M. sternocleidomastoideus des Menschen arterio-venöse Anastomosen beobachtet, bei denen eine etwa 80 bis 100 µ starke Arteriole sich in ein etwas gewundenes Segment mit vereinzelten epitheloiden Zellen fortsetzt, das seinerseits direkt in eine dünnwandige Vene übergeht.

PIRRO (1950) hat bei menschlichen Neugeborenen in den an der Kniegelenkkapsel ansetzenden Muskeln und deren Sehnen (M. quadriceps femoris, M. articularis genus, M. gastrocnemius, M. plantaris sowie M. popliteus) gestielte („polypoide") Bildungen in präkapillaren Arterien sowie Muskelringe und Intimapolster in größeren Arteriolen in Verbindung mit arterio-venösen Anastomosen beschrieben; letztere gehen meist unvermittelt als Seitenzweige mit venöser Struktur von einer Arterie ab. Die betreffenden Arterien zeigen eine Verdickung der Media nach Art eines Sphincters und manchmal Längsmuskelbündel in der Intima, die venösen Abschnitte besitzen bald lange und dünne, bald kurze und plumpe Klappen; das elastische Gewebe ist nicht in einer Membrana elastica interna organisiert, sondern in einem Komplex von vorwiegend zirkulär angeordneten Fasern. PIRRO kann „ohne weiteres versichern", daß ungeachtet der Schwierigkeit, die Abgangsstelle genau im Schnitt zu treffen, derartige unmittelbare Verbindungen in den untersuchten Stellen ziemlich häufig vorkommen.

In dem lockeren Bindegewebe, welches zwischen der Ausbuchtung der Gelenkkapsel und dem Bündel des M. articularis genus sich findet, hat PIRRO einige aufgeknäuelte arterio-venöse Anastomosen beobachtet. Diese Gefäßknäuel bestehen aus „Gefäßchen von morphologischem Typus des anastomotischen Abschnittes mit enger Lichtung und dicker Wand", welche in ihrer inneren Schicht in myoepithelialer Umwandlung begriffene Muskelzellen zeigt; die elastischen Fasern sind spärlich und zart. Der ganze Knäuel ist in eine Kapsel von lamellärer Anordnung eingeschlossen.

SCHRÖDER (1952) hat auf Grund physiologischer Beobachtungen die Existenz von arterio-venösen Anastomosen in den Skeletmuskeln vermutet.

DIETER (1954) hat das Vorkommen von arterio-venösen Anastomosen in der Skeletmuskulatur bei Hunden in Morphin-Urethan-Narkose mit der Injektion von Carnaubawachskugeln verschiedener Größe (mittlerer Durchmesser 19, 32 und 40 μ) in die A. femoralis untersucht. In dem venösen Blut sind von den größeren Kugeln meist nur weniger als 5%, von den 19 μ großen Kugeln durchschnittlich etwa 17,5 % wieder gefunden worden; es dürften demnach „arterio-venöse Anastomosen von mehr als 30 μ im Skeletmuskel selten sein und für die Durchblutung des Muskels kaum eine Rolle spielen"; ob die in größerer Zahl wiedergefundenen kleineren Kugeln tatsächlich arterio-venöse Anastomosen oder nur weitere, für diese Kugeln durchgängige Kapillaren passiert haben, kann DIETER mit der benutzten Methodik nicht entscheiden.

3. Kreislaufsystem

A. Herz

Die Äste der Kranzgefäße im menschlichen Herzen erweisen sich, wie vor allem die Untersuchungen von ZINCK (1939, 1940, 1941), HIRSCH (1942, 1945, 1950), BUCHER (1944, 1945, 1946, 1947, 1949) sowie BUCHER und KÖLBING (1953) gezeigt haben, mit Sondervorrichtungen ausgestattet, die in ähnlicher Ausbildung auch bei den Arterien und Venen anderer Organe bekannt sind, gerade im Herzen aber eine besonders große Vielgestaltigkeit aufweisen, und zwar nicht nur in verschiedenen Herzen gleicher oder verschiedener Altersstufen, sondern auch an verschiedenen Stellen des gleichen Herzens (BUCHER), welche offenbar als das morphologische Äquivalent für die funktionelle Aufgabe der Sicherung der Blutversorgung während aller Phasen der Herzarbeit zu bewerten ist.

Was das Vorkommen von arterio-venösen Anastomosen anlangt, so hat VASTARINI-CRESI (1903) sowohl beim Menschen als auch beim Kalb nach Injektion der A. coronaria dextra mit einer alkoholischen Siegellacklösung die Injektionsmasse in ganz geringer Menge in die Venen übergetreten gefunden; durch „den zwar nicht brillanten, aber immerhin positiven Ausfall dieser indirekten Beweise" ermuntert, hat VASTARINI-CRESI mit Hilfe der direkten Methoden den objektiven Nachweis für das Vorhandensein von arterio-venösen Anastomosen im Herzen zu erbringen sich bemüht, doch ist ihm dies trotz sehr zahlreichen, geduldigen, fast hartnäckigen Bemühungen weder beim Menschen noch bei den vielen untersuchten Säugetieren gelungen. NUSSBAUM (1912) hat im Bereiche des Epikardes arterio-venöse Anastomosen „neben zahlreichen Verbindungen zwischen den Arterien und großen Anastomosen zwischen den Venen" beschrieben. Diese „Übergänge von den Arterien in die Venen" übertreffen „an Dicke die kleineren gefüllten Muskelkapillaren um das Doppelte und mehr; der Querschnitt dieser Gefäße ist mithin viermal so groß als der von den dünnsten gefüllten Myokardkapillaren".

NUSSBAUM betrachtet die arterio-venösen Verbindungen unter dem Perikard als passive Ableitungsbahnen, welche „überschüssiges arterielles Blut bei zu hohem Druck direkt in die Venen ableiten können". „Eine Kontraktionskraft muß ihnen abgesprochen werden, da ihre Wand nur aus einem einfachen Endothel besteht; als Muskelelemente zu deutende Zellen sind nicht vorhanden. Es handelt sich also bloß um erweiterte Kapillaren. Daher ist ein direkter Vergleich mit den Anastomosen der exponierten Gefäßbezirke des großen Kreislaufs nicht erlaubt."

SPALTEHOLZ (1924) bemerkt unter Bezugnahme auf die Angaben von NUSSBAUM, daß ihm über arterio-venöse Anastomosen im Perikard erwachsener menschlicher Herzen eigene Erfahrungen fehlen.

ZINCK (1939) läßt es unentschieden, ob die von ihm beobachteten Drosselarterien Teile von arterio-venösen Anastomosen sind; er habe „bis jetzt keine Verbindungen dieser Art gefunden, was bei der großen Zahl der Schnitte hätte der

Fall sein können, wenn sie vorhanden wären". Epitheloide Zellen hat ZINCK in den von ihm beschriebenen Drosselarten nicht beobachten können. In einer späteren Mitteilung (1941) erwähnt er aber kleinste Arterien in dem epikardialen Fettgewebe und in der Adventitia des Hauptstammes, welche Intimaknospen und -polster mit epitheloiden Zellen zeigen; er vermutet, daß diese Arterienzweige unmittelbar in Venen übergehen, betont aber gleichzeitig, daß er selbst niemals einen derartigen Übergang habe beobachten können.

HIRSCH (1942, 1945) hat in der äußeren Herzwand des Menschen, vor allem in dem epikardialen Fettgewebe, mehrere Formen von arterio-venösen Anastomosen beschrieben. Kleine Arterien, deren Lumen von großen, hellen, polygonalen „epitheloiden" Zellen umgeben wird, stehen mit arterio-venösen Anastomosen in Verbindung; damit sei „zum ersten Male auf histologischem Wege der Nachweis erbracht", „daß im menschlichen Herzen Querverbindungen zwischen dem Koronarsystem und dem System der THEBESIschen Venen vorhanden sind". Auch kleine Arterien mit besonders stark entwickelter Wandmuskulatur „besitzen Übergänge in Venen". Schließlich kommen auch noch Gefäßstämme vor, „die nach dem Aufbau ihrer Wandungen als Zwischenstufen zwischen Arterien und Venen angesprochen werden müssen; ihre Wandstruktur entspricht in allen Einzelheiten den in der Literatur als ‚Glomusgefäße' (v. SCHUMACHER) oder ‚anastomotische Gefäße' (MASSON) beschriebenen Bildungen". Die innere Schicht ihrer Wandung ist von einer oder mehreren Lagen epitheloider Zellen mit hellem Cytoplasma gebildet, deren Zahl in den einzelnen Abschnitten des gleichen Gefäßes wechselt; „auf manchen Niveaus nehmen sie nicht mehr als einen schmalen Sektor der Wand ein, auf anderen Niveaus hingegen bilden sie einen vollständigen Ring von mehreren Schichten um das Lumen. Zwischen den Extremen kann man alle Übergänge finden." Die epitheloiden Zellen sind manchmal außerhalb, manchmal innerhalb der elastischen Membran gelegen; „an anderen Stellen kann eine Elastica interna vollständig fehlen" und die elastischen Fasern sind unregelmäßig zwischen den epitheloiden Zellen verstreut.

CONTI (1945) will in dem Herzen des Menschen zwei Formen von arterio-venösen Anastomosen festgestellt haben. Die eine Form, welche allem Anschein nach nur ein einziges Mal beobachtet worden ist, wird als direkte Einmündung eines kleinen cardiaortalen Astes in „ein Gefäß mit den sicheren Merkmalen einer Vene" beschrieben. Die andere Form stellen Verbindungen zwischen sehr kleinen Arterien und Venen dar; ihr Kaliber „übertrifft nur wenig das der weiteren Haargefäße". Die Wand dieser kleinen arterio-venösen Anastomosen soll gewöhnlich aus einer einfachen Lage glatter, „mehr oder weniger" epitheloid modifizierter Muskelzellen bestehen.

BUCHER (1945, 1947, 1949) hat in der Vorhofsmuskulatur des menschlichen Herzens „kleine Arterien mit etwas verquollen erscheinenden, hellen, verhältnismäßig breiten Zellen in der Intima" beobachtet, „die an die sogenannten epitheloiden Zellen erinnern"; wenn es auch sehr naheliegend sei, „das Vorkommen von epitheloiden Zellen mit arterio-venösen Anastomosen in Verbindung zu bringen", so will er doch aus seinen Befunden „keine so weitgehenden Schlüsse ziehen", obschon er das Vorkommen von arterio-venösen Anastomosen im Herzen „aus biologischen Gründen für höchst wahrscheinlich" hält. BUCHER findet aber die Beweisführung von HIRSCH „nicht völlig befriedigend", vor allem weil die Anastomosen nicht auch durch Rekonstruktion nachgewiesen sind.

HIRSCH (1949) will diesen Einwand von BUCHER nicht gelten lassen, da die Rekonstruktionsmethode, „insoweit es die histologischen Details betrifft, kaum objektivere Ergebnisse liefern kann als der Befund von anastomotischen Gefäßen und Sperrarterien". Nach HIRSCH sind zwei Kriterien „für die histologische Interpretation eines Gefäßabschnittes als arterio-venöse Anastomosen von wesentlicher Bedeutung", die Einschaltung eines Zwischenstückes zwischen Arterie und Vene, „das in seiner Wandstruktur weder rein arteriellen noch rein venösen Charakter trägt", und das Vorhandensein von „Sperreinrichtungen in der dem Zwischenstück vorgeschalteten kleinsten Arterien"; „soweit es den Bereich des menschlichen Herzens betrifft, kann . . . kein Zweifel bestehen, daß die . . . in der Wand der kleinsten Coronararterien nachgewiesenen sogenannten epitheloiden Zellen solche Sperreinrichtungen sind".

Wie an anderer Stelle (s. S. 180f.) im einzelnen ausgeführt wird, können beide von HIRSCH angeführten Kriterien nicht für alle bekannt gewordenen arterio-venösen Anastomosen Geltung beanspruchen: Es gibt arterio-venöse Anastomosen, die keine epitheloiden Zellen besitzen, und es gibt Gefäße mit epitheloiden Zellen, die in keiner Beziehung zu arterio-venösen Anastomosen stehen; CONTI hat gerade auch im Herzen epitheloidzellige Arterien beobachtet, die nicht zu arterio-venösen Anastomosen gehören, sondern wieder die Merkmale von Arterien annehmen. Das Vorkommen von epitheloiden Zellen beweist für sich allein die Existenz eines Kurzschlußkreislaufes so wenig wie das Fehlen von solchen Zellen dessen Nichtvorhandensein.

CHAMPY, DEMAY und LOUVEL (1947) haben die von HIRSCH beschriebenen Gefäße von Glomuscharakter im Bereiche der Coronargefäße „leicht" finden können. HAVLICEK (1948) hat in dem Myokard eine ganz kleine Arterie beobachtet, „deren Querschnitt nur aus drei Quellzellen und Endothel bestand".

PRINZMETAL, SIMKIN, BERGMANN und KRÜGER (1947) haben im Herzen den Übertritt von in die Arterien injizierten Glaskügelchen bestimmter Größe in die Vene beobachtet und daraus auf das Vorhandensein von arterio-venösen Anastomosen geschlossen.

Nach den Beobachtungen von PANNIER (1952) besitzen die kleinen Arterienzweige und die Präarteriolen in der Herzscheidewand des Kaninchens epitheloidzellige Intimapolster; die Präarteriolen mit diesen Baueigentümlichkeiten entsprächen „sehr wahrscheinlich aktiven arterio-venösen Anastomosen".

B. Vasa vasorum

Die Gefäße in der Adventitia nahezu aller untersuchten großen und mittelgroßen Arterien (A. carotis com., A. mesenterica caud., A. ilica ext., A. ilica int., A. femoralis und A. axillaris) und Venen (V. cava caud., V. hypogastrica, V. jugularis int., V. femoralis, V. axillaris und V. saphena) besitzen beim Menschen nach den Ergebnissen von CONTI (1947 a) an 80 Individuen vom Neugeborenen bis zum 90jährigen Greis durchgeführten Untersuchungen Verschlußeinrichtungen in Form von Intimapolstern aus längsverlaufenden Muskelbündeln oder von gestielten Kissen und bilden außerdem auch unmittelbare Übergänge von Arterienzweigen in Venen.

Die arterio-venösen Anastomosen zeigen einen einheitlichen morphologischen Typ: „Der Übergang der Arterie zu der Vene ist gekennzeichnet von dem Auftreten eines intermediären Abschnittes mit besonderen Merkmalen, welche eine Identifizierung als arterio-venöse Anastomosen in den histologischen Schnitten leicht machen"; der eigentlich anastomotische Abschnitt „zeigt einen geschlängelten Verlauf (,Glomerulus'), enges Lumen und ausgeprägte epitheloide Umwandlung seiner kontraktilen Elemente". In Widerspruch zu dieser Beschreibung von CONTI zeigen in allen beigegebenen Abbildungen die anastomotischen Abschnitte durchwegs eine auffallend weite Lichtung.

Arterio-venöse Anastomosen sind von CONTI (1947 b) auch in der Adventitia der V. cava cranialis und der Aorta ascendens beschrieben worden. Die Vasa vasorum der oberen Hohlvene werden „wenigstens teilweise" von kleinen

Arterienzweigen gebildet, die aus dem vorderen Ast der rechten A. coronaria entspringen; sie stimmen hinsichtlich Ursprung, Ausbreitung und Struktur völlig mit den ernährenden Gefäßen in dem Anfangsabschnitt der Aorta (Aa. cardioortales) und der A. pulmonalis (Aa. cardiopulmonales) überein. Viele, wenn schon nicht alle, durch eine mächtig entwickelte Längsmuskulatur ausgezeichneten ernährenden Gefäße sowohl der Aorta ascendens als auch der V. cava cranialis sind arterio-venöse Anastomosen, welche das Blut von arteriellen Ästen der Kranzgefäße direkt in das Venensystem leiten; meist münden die kleinen Arterienzweige nach allmählichem Verlust ihrer kräftigen Längsmuskulatur direkt in Venen ein, seltener geben sie aber auch einen Endzweig mit deutlich venösem Charakter ab. — Die eigentlichen Ernährungsgefäße für die aufsteigende Aorta und die obere Hohlvene werden von den anastomotischen Gefäßen unmittelbar abgegeben; diese bereits von KOECHER beschriebenen Arterienzweige besitzen eine von Ringmuskulatur gebildete Media und zeigen einfache oder gestielte Intimapolster, deren Aufgabe darin besteht, je nach den Erfordernissen das Blut entweder in das Kapillarnetz abzuleiten oder in dem anastomotischen Gefäß weiterzuleiten.

CONTI entwickelt die Vorstellung, „daß das Gefäßterritorium der absteigenden Hohlvene und das der aufsteigenden Aorta (sowie wahrscheinlich analogerweise auch das der A. pulmonalis) den Sitz eines gut entwickelten anastomotischen Apparates darstellen: je nach dem größeren oder geringeren Blutbedarf von seiten der Gefäßwände kann das Blut ihnen über die kollateralen Zweige zugeführt werden, während es bei Verschluß dieser Zweige „durch die synergische Kontraktion der Drosselvorrichtungen" über den kurzen Weg der arterio-venösen Anastomosen dem Venensystem zugeführt wird, um Körperbezirke zu erreichen, die zu diesem Zeitpunkt einen größeren Blutbedarf haben.

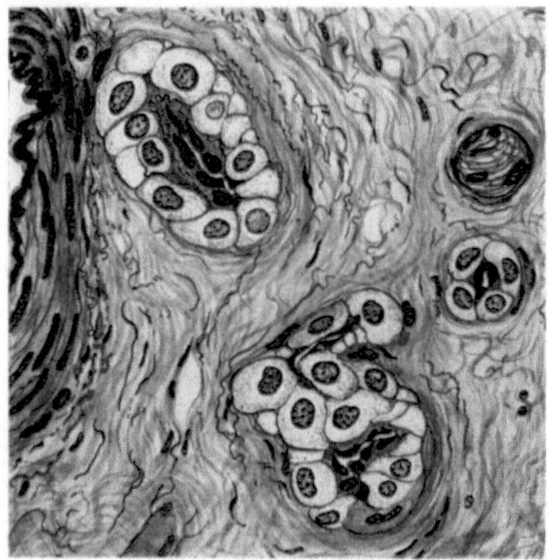

Abb. 20. Epitheloidzellige arterio-venöse Anastomose in dem periadventitiellen Bindegewebe der aufsteigenden Aorta. Vergr. 500fach. (Aus Voss und HERSCHEL 1952)

Voss und HERSCHEL (1952) haben in dem periadventitiellen Bindegewebe der aufsteigenden Aorta die Gefäßanschnitte einer kleinen Arterie beobachtet, welche aus einem Endothelrohr und ein bis zwei Schichten typischer epitheloider Zellen besteht (Abb. 20); wenn sie auch „aus Mangel einer Schnittserie nicht mit absoluter Sicherheit dieses Gefäß als eine arterio-venöse Anastomose bezeichnen können", so meinen sie doch, daß die Größe und der typische Aufbau sehr für eine arterio-venöse Anastomose spreche.

C. Glomus coccygicum und Glomerula caudalia

Das von LUSCHKA (1859) entdeckte und als Steißdrüse bezeichnete Glomus coccygicum des Menschen ist ein unpaares, rundliches, häufig gelappt erscheinendes Knötchen von etwa 2 bis 3 mm Durchmesser, das umgeben von Fettgewebe im allgemeinen in einer mehr oder weniger flachen Rinne an der Spitze des O₃ coccygicum liegt; so gut wie immer sind außer dem Hauptknoten auch noch mikroskopisch kleine Nebenknötchen vorhanden (WALKER 1904, v. SCHU-MACHER 1907, STAUBESAND 1951, 1953), deren Anordnung im Zusammenhang mit der Verzweigung der A. sacralis media auf der ventralen Seite des Steiß-beines steht, indem fast jedes Ästchen derselben zu einem oder mehreren Knöt-chen in Beziehung tritt [1]. Die Lappung des Hauptknotens und die Ausbildung seiner Nebenknötchen hängen von dem Verhalten der Blutgefäße ab. „Die kleinsten Läppchen oder epitheloiden Zellgruppen werden nur durch ein Ge-fäß repräsentiert, während die größeren entweder durch dicht nebeneinander liegende Windungen eines einzigen Gefäßes oder durch den mehr oder weniger kontinuierlichen Übergang der modifizierten Wände mehrerer Gefäße zustande kommen" (STAUBESAND).

Die von mehreren Nachuntersuchern (HENLE 1860, HESCHL 1860, KRAUSE 1861) bestätigte Behauptung LUSCHKAS, daß die Steißdrüse aus in sich abgeschlossenen und in verschiedener Weise blind endigenden Drüsenblasen und -schläuchen bestehe, wird von ARNOLD (1865) dahin richtiggestellt, daß es sich bei diesen Gebilden um längliche und runde Gefäßerweiterungen handelt, welche die Fortsetzungen von Endverzwei-gungen eines Astes der A. sacralis media darstellen. „Bei sorgfältiger Untersuchung gelingt es leicht, nachzuweisen, daß sämtliche Schichten der Arterie durch den Stiel in die des Sackes übergehen, man überzeugt sich dann, daß die äußere Scheide des Gefäßes der bindegewebigen Umhüllung des Sackes, die Muskulatur des ersteren der des letzteren, ebenso Wandung und Epithelbelag beider sich entsprechen; nur erfahren zwei Lagen, die Schichten der Muskelfasern und das Epithelium, eine unverhältnismäßige Entwicklung"; während „bei den runden Säcken nur eine einfache Lage vorwiegend zirkulär verlaufender Muskelfasern" vorhanden ist, besteht bei den länglichen Schläu-chen die Wand aus zwei Muskelschichten, „einer inneren Lage zirkulär und einer äuße-ren, in der Längsrichtung angeordneter Muskelfasern".

Die „Gefäßsäcke" setzen sich immer in Gefäße fort, die in dem benachbarten Ka-pillarnetz sich auflösen; bei den länglichen Schläuchen treten außerdem „noch feinere in wechselnder Anzahl von den Seitenwandungen der Schläuche ab, von welchen we-nigstens einige durch fortgesetzte Teilung und gegenseitige Verbindung ein Kapillar-netz zusammensetzen, welches in der äußeren bindegewebigen Umhüllung gelegen ist". Die Knötchen sind somit als „partielle Erweiterungen arterieller Gefäße, begleitet von einer starken Entwicklung sämtlicher Schichten" zu kennzeichnen, weshalb von ARNOLD für die Gesamtheit der „Gefäßsäcke" in der Gegend des Steißbeines die Be-zeichnung Glomeruli arteriosi coccygei in Vorschlag gebracht wird. G. MEYER (1866), der die Angaben ARNOLDS im großen und ganzen bestätigt, lehnt die Bezeichnung Glomeruli arteriosi coccygei ab, da die „Schlauchwandungen in der Drüse" sich von Arterienwandungen durch die mächtige glatte Muskelschicht, durch die eigentümliche Anordnung des „Epithels" sowie durch einen großen Nervenreichtum unterscheiden sollen. EBERTH (1871) sieht in dem Glomerulum coccygicum nur eine Gruppe von ge-wöhnlichen Kapillaren, deren Lichtung stellenweise ein wenig erweitert, bisweilen aber sackartig ausgebuchtet ist. An der Außenseite der Kapillarwände finden sich rundliche und längliche Haufen polygonaler Zellen, die nach EBERTH der Adventitia angehören. Da nicht selten das Bild eines wahren Schwellgewebes gegeben ist, schlägt er als eine für das ganze Gebilde passende Bezeichnung den Namen Plexus vasculosus coccygicus vor. HOYER (1877) hat wegen Mangel an ausreichendem Untersuchungs-material nicht entscheiden können, „ob die sogenannte Glandula coccygica beim erwachsenen Menschen einen ähnlichen Gefäßknäuel mit unmittelbaren Übergängen zwischen Arterien und Venen darstelle wie die nach ARNOLD derselben homologen Bildungen an der Schwanzspitze bei Tieren"; bei Kindern haben ihm „mehrfache Injektionen von Schellackmasse keine entscheidenden Resultate" geliefert.

WALKER (1904) bezeichnet als den wesentlichen Punkt in den topischen Bezie-hungen der Glandula coccygica „ihre enge Vergesellschaftung mit Blutgefäßen"; die Drüse „besteht im wesentlichen aus spezifischen Zellen, welche gewundene und viel-fach erweiterte Kapillaren, die zentralen Biträume, umgeben". Die „durchaus eigen-artigen Zellen", welche die Gefäße umlagern, aber „nicht einen Teil ihrer Wand" bil-

---

[1] STAUBESAND hält deshalb die Bezeichnung Glomus coccygicum nicht für glücklich; der Multiplizität der Organe würde der Name Glomerula coccygica besser gerecht werden.

den, „sind rund oder polygonal und protoplasmareich", zeigen meist unscharfe Konturen und besitzen große, runde oder ovale, zentral bisweilen auch leicht exzentrisch gelegene Kerne; ihr helles, mit Eosin nur zart sich färbendes Cytoplasma zeigt sich bei der VAN GIESON-Färbung leuchtend gelb getönt „und bringt so in vorteilhafter Weise die Grenzen der Zellhaufen gegen das fuchsingefärbte Stroma zur Ansicht". Der Charakter der spezifischen Zellen und die nahen Beziehungen derselben zum Gefäßapparat weist nach der Meinung von WALKER auf ihre Zugehörigkeit zu den Drüsen ohne Ausführungsgang hin; der Bau des Glomus coccygicum lasse annehmen, „daß seine Einschaltung in die Blutzirkulation eine wesentliche lokale Verlangsamung derselben bewirkt und ihr die Möglichkeit gibt, in nahe Beziehung zu den Drüsenzellen zu treten". SCHAPER (1904) kritisiert die von WALKER behauptete morphologische Übereinstimmung der Glandula coccygica mit anderen Drüsen ohne Ausführungsgang, indem er betont, „eine solche könne ausschließlich für eine derselben, die Carotisdrüse, Geltung haben"; da aber WALKER die Prüfung der Chromreaktion unterlassen habe, so sei es noch nicht möglich, „ohne jedes Bedenken die Steißdrüse als eine Schwesterdrüse der Carotisdrüse zu bezeichnen und mit ihr in die Gruppe der Paraganglien einzuordnen". SCHAPER scheine es allerdings bereits jetzt „auf Grund der bisher bereits aufgedeckten Tatsachen über die Entwicklung und Struktur der Steißdrüse kaum noch zweifelhaft, daß die typischen Zellen derselben sich als chromaffine Elemente entpuppen werden". Diese Voraussage SCHAPERs hat sich indessen nicht erfüllt. Wie die Untersuchungen von STOERK (1907) gezeigt haben, geben die Zellen der Steißdrüse „weder im fötalen noch in postfötalen Leben die Chromreaktion"; sie haben auch keine histogenetischen Beziehungen zu Elementen des Sympathicus, wohl aber „mit einiger Wahrscheinlichkeit" „zu den Mediaelementen der A. sacralis media respektive ihrer Ästchen". Die fertig ausgebildeten epitheloiden Zellen zeichnen sich durch eine charakteristische Nichtfärbbarkeit ihres Cytoplasmas aus, so daß es den Eindruck macht, „als würde der Kern inmitten einer die ganze Zelle erfüllenden Vakuole schweben". Bei Anwendung spezifischer Färbungen ergibt sich sowohl für die kollagenen als auch für die elastischen Fasern „eine von der Wand des Zentralgefäßes des betreffenden Drüsenanteiles ausstrahlende Ausbreitung zwischen die Drüsenzellen, in nächster Nachbarschaft des Zentralgefäßes, letztere stellenweise geradezu umspinnend, peripherwärts sich allmählich verlierend".

v. SCHUMACHER (1908), dem der Nachweis der Identität von Glomus coccygicum des Menschen und Glomerula caudalia der Säugetiere zu danken ist, kennzeichnet das Steißknötchen als eine Gruppe von arterio-venösen Anastomosen, „die zwischen Zweige der A. und V. sacralis media eingeschaltet ist"; es besteht zum Unterschied von den Glomerula caudalia, die auf mehrere Segmente verteilt sind, aus einem Hauptknötchen und kleineren Nebenknötchen. „Verfolgt man im menschlichen Glomus die eintretende Arterie, so sieht man, wie sich alle ihre Wandbestandteile auf das anastomotische Gefäß fortsetzen; das Endothel geht unverändert von der Arterie auf die Anastomosen über, die Muscularis der Arterie ändert allmählich ihr Aussehen derart, daß ihre Zellen sich immer mehr und mehr verkürzen, dabei breiter werden, wobei auch die Zellkerne aus ihrer ursprünglich stäbchenförmigen Gestalt allmählich in eine kugelige übergehen und dabei schwächer färbbar werden, so daß an den anastomotischen Gefäßen die als Fortsetzung der Muscularis der Arterie zu betrachtende Schicht keineswegs mehr das gewohnte Aussehen der glatten Muskulatur bietet." „Das menschliche Glomus ist daher . . . aufgebaut aus einem Konvolut von sich verzweigenden und vielfach windenden Gefäßen" (Abb. 21 a und b, Abb. 24), „die mit einem Endothel ausgekleidet sind, auf das nach außen hin in mehrfacher Lage die spezifischen Zellen des Glomus zu liegen kommen", die v. SCHUMACHER „wegen ihrer Ähnlichkeit mit Epithelzellen kurz als epitheloide Zellen bezeichnen will" (Abb. 22). „Fremde Elemente, die nicht den Gefäßen zuzurechnen wären, kommen im Glomus nicht vor; nirgends findet man etwa epitheloide Zellgruppen, die unabhängig von einem Gefäße irgendwo im Stroma liegen; die sämtlichen für das Glomus charakteristischen Zellen sind ausschließlich Gefäßwandbestandteile und bilden in ihrer Gesamtheit die Media der anastomotischen Gefäße. Für die Auffassung der Zellen des Glomus als modifizierte glatte Muskelzellen spricht nicht nur ihr allmählicher

Übergang in typische Muskelzellen an der eintretenden Arterie, sondern namentlich auch die vergleichende Anatomie und die Entwicklungsgeschichte.“

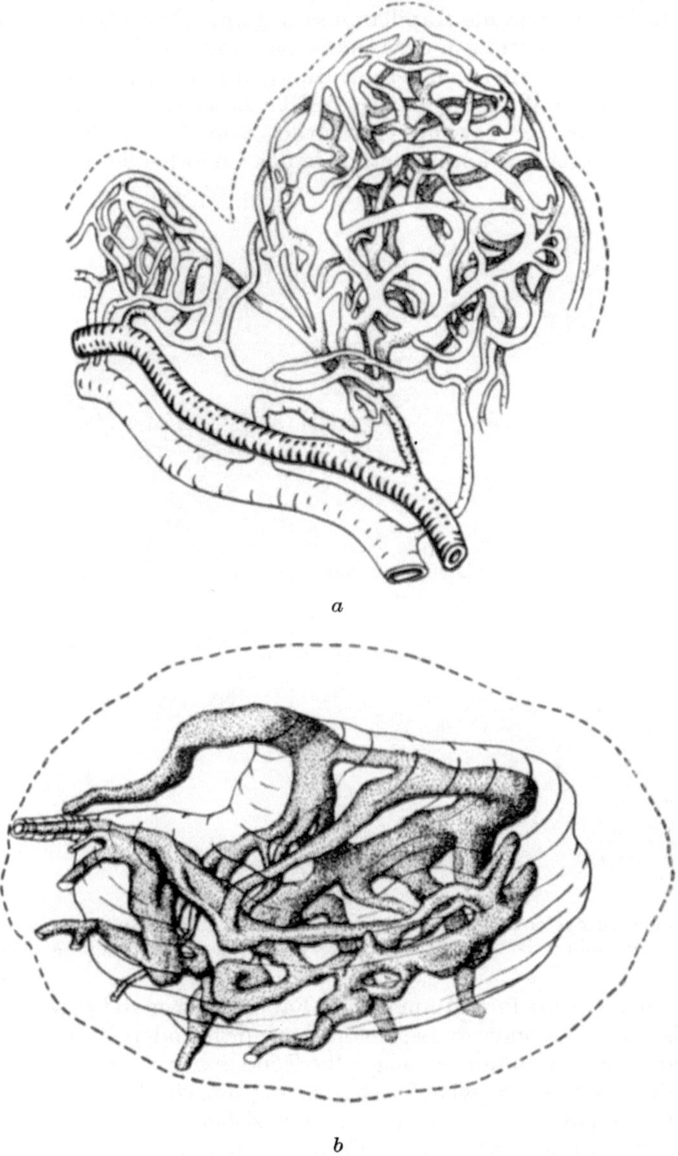

Abb. 21. Nebenknötchen des Glomus coccygicum. *a* 55jährige Frau, injiziert und mit Xylol aufgehellt. Arterie stark, Vene sehr schwach konturiert. (Nach v. SCHUMACHER 1908 aus STAUBESAND 1953.) *b* 39jähriger Mann. Graphische Rekonstruktion eines epitheloidzelligen Konvolutes aus einem Nebenknötchen. Die gestrichelte Linie entspricht der äußeren Grenze der Organkapsel, links im Bild die erstaunlich kleine zuführende Arterie. (Aus STAUBESAND 1953)

Was die Weite der Lichtung der von epitheloiden Zellen umgebenen Gefäße anlangt, so würden einzelne Gefäße „ihrer Lichtung nach Kapillaren entsprechen, die meisten Gefäßquerschnitte zeigen aber eine bedeutend größere Lichtung. Die weitesten (nicht injizierten) Gefäße erreichen eine Weite des Lumens von mindestens 50 μ im Durchmesser"; man dürfe daher diese Gefäße schon wegen ihrer weiten Lichtung nicht als Kapillaren auffassen. „Der Umstand, daß in dem einen Falle sämtliche Lichtungen der Gefäße als minimale Spalträume, in anderen Fällen hingegen als mehr oder weniger mit Blut gefüllte weitere Räume erscheinen, spricht dafür, daß die Wandungen der Gefäße kontraktil sind."

„Das Endothel ist für gewöhnlich deutlich von den epitheloiden Zellen zu unterscheiden und setzt sich kontinuierlich in das Endothel der in das Glomus ein-

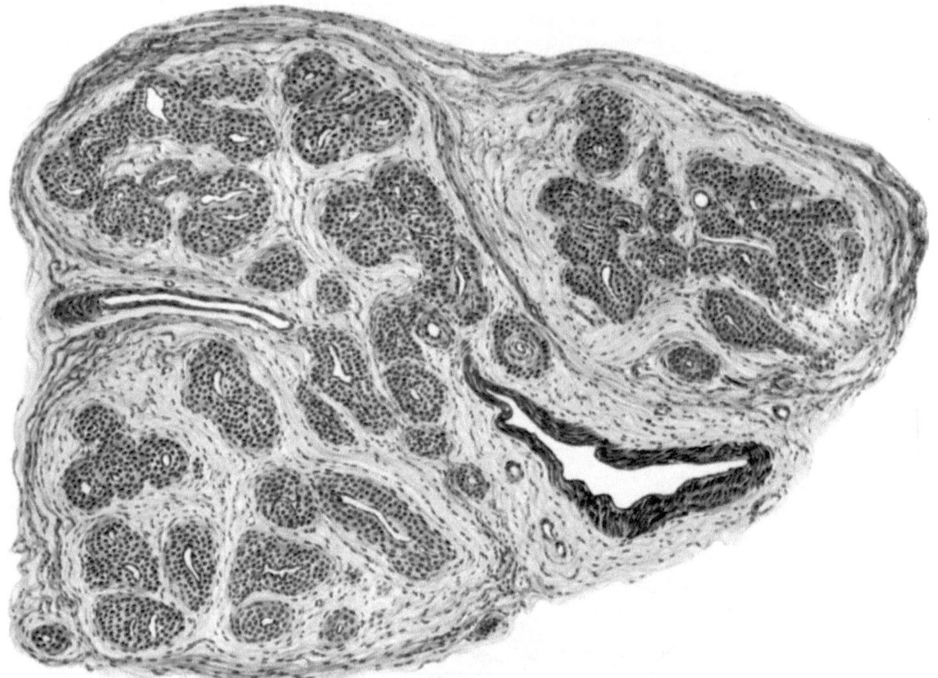

Abb. 22. Glomus coccygicum eines 3jährigen Kindes. Übersicht. Der epitheloidzellige Charakter der Gefäße ist bereits bei dieser schwachen Vergrößerung erkennbar

bzw. austretenden Gefäße fort. In manchen Fällen ist aber stellenweise das Endothel nicht als scharf gesonderte Lage von den epitheloiden Zellen abgrenzbar."

Benachbarte Gefäßwandungen zeigen die Tendenz, miteinander zu verschmelzen, so daß stellenweise eine scharfe Abgrenzung der einzelnen Wandanteile unmöglich wird. Anhäufungen von epitheloiden Zellen unabhängig von den Gefäßen hat v. SCHUMACHER aber nirgends finden können.

In dem Stroma des menschlichen Steißknötchens finden sich — ähnlich wie auch in den Glomerula der Säugetiere — kleine Gefäße, welche als Vasa vasorum aufzufassen sind, da das Stroma im wesentlichen nichts anderes als die Adventitia der anastomotischen Gefäße darstellt.

Nach MASSON (1937) kann die Wand der gewundenen und verzweigten Gefäße im Glomus coccygicum bald locker, bald fest gebaut sein, immer aber besteht sie aus epitheloiden, miteinander anastomosierenden Zellen. Das Glomus coccygicum ist außerdem — genau wie die anastomotischen Knäuel in den Fingern und Zehen — von einem außerordentlich dichten Netz von Nervenfasern umgeben. Die manchmal zu beobachtende Lappung des Glomus soll durch dieses Nervengeflecht eingeleitet werden, indem dieses in das Innere des Glomus vor-

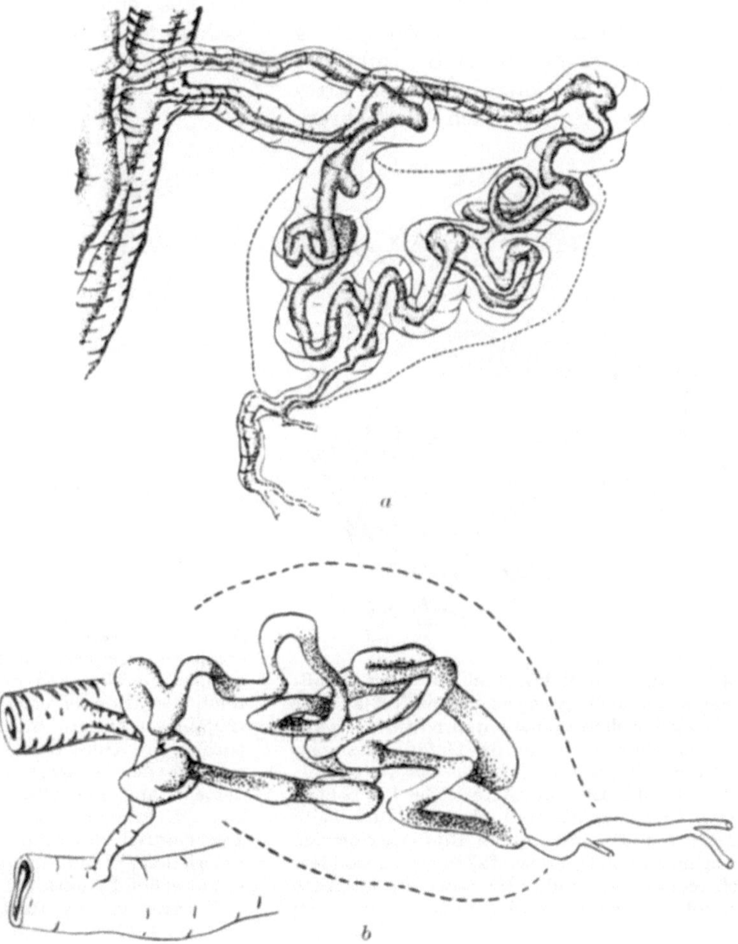

Abb. 23. Graphische Rekonstruktion eines korkzieherartig gewundenen epitheloidzelligen Gefäßes aus einem Nebenknötchen des Glomus coccygicum (36jährige Frau). a Ansicht von der übersichtlichsten Seite, b von der Kante. Die gestrichelte Linie entspricht dem äußeren Rande der Organkapsel. Links im Bild — stark konturiert — eine Arterie, von der das afferente Gefäß des Organs abzweigt, davor gelegen — schwach konturiert — die begleitende Vene, welche das efferente Gefäß aufnimmt. (Aus STAUBESAND 1953)

dringt, die einzelnen Gefäße voneinander trennt und jeweils mit einem dichten Geflecht umhüllt.

Die herrschende Auffassung über den Feinbau des Glomus coccygicum hat durch die außerordentlich gründlichen, auf die Auswertung von Schnittserien mit nachfolgenden graphischen Rekonstruktionen sich stützenden Untersuchungen von STAUBESAND (1951, 1953) an Steißknötchen von insgesamt 192 Individuen eine wesentliche Korrektur erfahren.

Als Beispiel eines Typus, welcher der bisherigen Auffassung des Glomus coccygicum als einer arterio-venösen Anastomose entspricht und in mehr oder weniger abgewandelter Form vielfach zu beobachten ist, kann das Glomusorgan aus dem stecknadelkopfgroßen Nebenknötchen des Glomus coccygicum einer 36jährigen Frau gelten (Abb. 23). Das Organ, welches eine korkzieherartig gewundene epitheloidzellige Gefäßverbindung zwischen einer kleinen Arterie und einer kleinen Vene darstellt, gibt an seinem unteren Pol ein zartes Ästchen arteriellen Charakters ab, das sich in mehrere

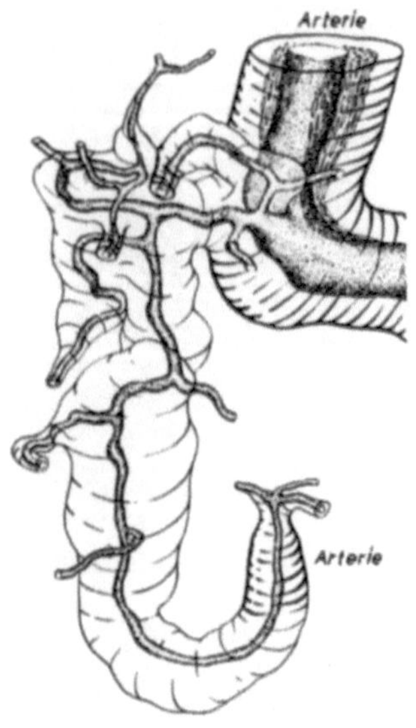

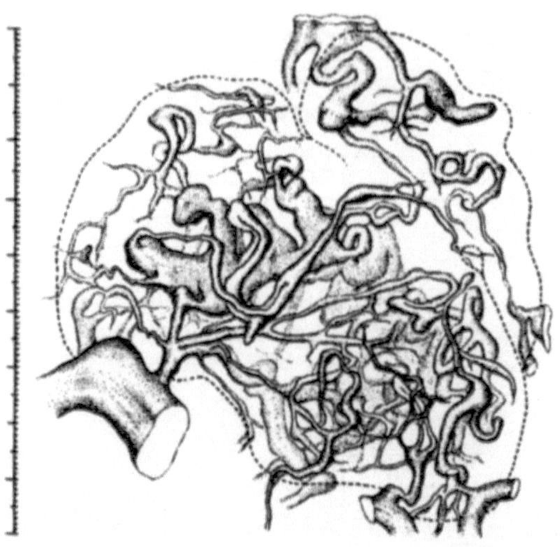

Abb. 24.   Graphische Rekonstruktion eines Gefäßläppchens aus dem Glomus coccygicum (22jähriger Mann). Die gestrichelte Linie entspricht der Organkapsel. Gezeichnet sind nur die Gefäßlichtungen. Im Bild unten links die Lichtung der A. sacralis med., von der die afferente Arterie des Läppchens abzweigt. Unten, rechts und oben im Bild weite Lichtungen, die zu Venen gehören. Blindsackförmige Ausbuchtungen von Glomusgefäßen sind besonders deutlich rechts oben und unten sowie in der Mitte des Konvolutes erkennbar. (Aus STAUBESAND 1953)

Abb. 25.   Graphische Rekonstruktion eines epitheloidzelligen Gefäßes aus dem Bereich des Glomus coccygicum (29jähriger Mann). Stark konturiert, im Bild rechts oben, ein Ast der A. sacralis med., dessen Längsmuskelbündel besonders hervorgehoben sind. Der Endteil des Gefäßes hat arteriellen Wandbau und ist entsprechend markiert. (Aus STAUBESAND 1953)

kapillarartige Zweige auflöst; diese verlieren sich in dem faserigen Bindegewebe der Organkapsel.

Eine Vorstellung von der Kompliziertheit der Gefäßlabyrinthe in dem Glomus coccygicum vermittelt die graphische Rekonstruktion der Gefäßlichtungen eines etwa 260 μ breiten, 840 μ langen und 850 μ dicken Läppchens aus dem Glomus coccygicum eines 22jährigen Mannes (Abb. 24); die vielfach miteinander anastomosierenden Lichtungen können abwechselnd sehr eng und sinusartig erweitert sein und bilden stellenweise sogar verhältnismäßig langgezogene Blindsäcke (Abb. 24 rechts oben). Die aus dem Läppchen austretenden Gefäße sammeln sich zu einem Teil in einer Reihe kleinerer und größerer Venen, doch geben die epitheloidzelligen Gefäße auch zahlreiche Präkapillaren und Kapillaren ab; innerhalb des dargestellten Läppchens sind von STAUBESAND 138 abzweigende Kapillaren festgestellt worden, wobei diese Zahl „keinesfalls zu groß, wahrscheinlich sogar viel zu klein" ist.

In dem Steißknötchen und seinen Nebenknötchen kommen nach den Befunden von Staubesand außer den typischen epitheloidzelligen arterio-venösen Anastomosen auch mehr oder weniger kompliziert angeordnete, massiv epitheloidzellige Gefäßstrecken vor, welche sich nicht in Venen, sondern in Arterien, Arteriolen oder Kapillaren fortsetzen und demnach nichts anderes als präkapillare Abschnitte der arteriellen Strombahn darstellen.

Das epitheloidzellige Gefäß (Abb. 25), welches von einem als Sperrarterie ausgebildeten Ast der A. sacralis media abgeht, zeigt eine unter vollständigem Verlust

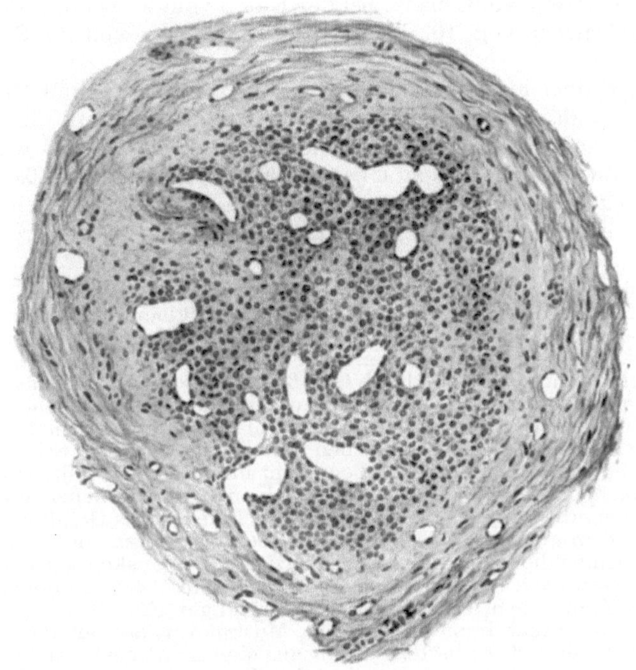

Abb. 26. Nebenknötchen des Glomus coccygicum (39jähriger Mann). Zahlreiche Lichtungen durchsetzen schwammartig einen epitheloidzelligen Komplex, der von einem zarten, lockeren (nervösen?) Gewebe umsäumt wird. In der deutlich ausgebildeten derbfaserigen Kapsel des Organs Ausschnitte kleinerer und größerer Gefäße. (Aus Staubesand 1953)

der Membrana elastica interna epitheloid modifizierte Media; die epitheloidzellige Gefäßstrecke, welche eine anfänglich verhältnismäßig weite, dann aber eine zunehmend enger werdende Lichtung umschließt, gibt eine ganze Reihe von kleinsten Ästchen ab, wird dann rückläufig und gewinnt unter erneuter Umwandlung der Wand im weiteren Verlaufe das typische Aussehen einer kleinen Arterie, welche sich in drei arteriolenähnliche Endäste aufteilt.

Gleich häufig wie die in Abb. 24 und 25 dargestellten Gefäßbildungen kommt nach den Feststellungen von Staubesand noch ein weiterer Bautypus vor, bei dem die aus einer bemerkenswert kleinen Arterie hervorgehenden epitheloidzelligen Gefäßschlingen innerhalb des Organs sich in so verwickelter Weise verzweigen und untereinander verbinden, daß „ein größerer Haufen epitheloid modifizierter Zellen schwammartig von zahlreichen Gefäßlichtungen durchsetzt" zu sein scheint (Abb. 26). Die zahlreichen, aus dem Konvolut austretenden Gefäße sind ausnahmslos dünnwandig, bestehen zum überwiegenden Teil nur aus einem. Endothelschlauch und nehmen an der Bildung eines engmaschigen (kapillaren) Gefäßnetzes teil, „das sich in der Kapsel des Organs und in dem zarten (nervösen?) Gewebe zwischen dieser und dem epitheloidzelligen Bereich findet".

Die dem Glomus coccygicum des Menschen analogen *Glomerula caudalia* der Säugetiere, welche von ARNOLD (1867) gefunden und im großen und ganzen richtig gedeutet worden sind, kommen stets nur in dem distalen Abschnitte des Schwanzes vor, bei Tieren, deren Schwanzwirbel Haemalbogen tragen, erst von jenen Wirbeln an, die keine ventralen Bogen mehr besitzen (ARNOLD 1867, v. SCHUMACHER 1908), so beim Hunde vom 8. bis 9., bei der Katze vom 8., bei der Fischotter vom 12., beim Eichhörnchen vom 10., bei der Ratte und Maus vom 14. Schwanzwirbel an.

Bei Hund, Katze, Fischotter, Eichhörnchen, Kaninchen und Ratte stimmen die Glomerula caudalia nach den Beobachtungen von ARNOLD im wesentlichen mit dem Glomus coccygicum des Menschen überein; sie sind — wie beim Menschen — als einfachere oder als zu einem Knäuel gruppierte Gefäßschläuche ausgebildet und liegen an der Schwanzspitze, d. h. auf den letzten Schwanzwirbeln, am dichtesten, schließen sich aber daselbst nicht zu einem größeren Körper zusammen.

„Die austretenden Gefäße sind ihrer Wandung nach entweder Kapillaren und lösen sich in einem Kapillarnetz auf, oder eine Vene, die in kleine Venen einmündet, oder es geht das austretende Gefäß wieder die Bildung eines neuen Glomerulus ein . . ." „Auch ein direkter Übergang von Arterien in Venen hat in den Glomeruli statt, und zwar wird dieser vermittelt sowohl durch Gefäßzweige, welche aus Schläuchen abgehen, als durch solche, welche aus der Teilung der zu dem Glomerulus tretenden Arterie hervorgegangen sind. An den Gefäßsäcken und Schlauchbildungen zeigt die Muscularis eine beträchtliche Dicke. Die Muskelzellen sind in den äußeren Schichten länglich, haben einen spindelförmigen Kern und liegen mit ihrem Längsdurchmesser in dem des Schlauches. Nach innen von diesen finden sich mehr kurze Zellen mit vorwiegend rundlichen Kernen, die hauptsächlich im Querdurchmesser des Gefäßsackes verlaufen. Die letzteren sind in größerer Zahl angeordnet als die ersteren; ja bei den rundlichen Gefäßsäcken scheinen die in der Längsrichtung ziehenden Muskelfasern vollkommen zu fehlen. Am meisten nach innen liegt eine längsgefaltete Haut von der Beschaffenheit der elastischen Membranen, auf ihr ein wandständiges Endothel . . ." „Am austretenden Gefäß vermißt man immer die massige Muskulatur, ja wenn der Übergang desselben in eine Vene erfolgt, so besteht es nur aus einer homogenen Wand, in der mehr oder weniger Kerne eingebettet sind; es hat den Typus eines intermediären Gefäßes."

Bei Pferd, Rind und Schwein sind dagegen zum Unterschied von den anderen untersuchten Säugern keine Gefäßknäuel, sondern ausgedehnte Wundernetze vorhanden, welche „durch sehr muskulöse Gefäßzweige" mit der A. caudalis media in Verbindung stehen.

ARNOLD sieht in den Glomerula „Hilfsapparate der Arterie"; vielleicht stehen sie in einem innigen Konnex mit der Blutzirkulation in der Haut. „Jedenfalls ist das Wesen der Glomeruli caudales nicht in ihrer Lagerung auf den letzten Steißbeinwirbeln, sondern in ihrer Beziehung zum unteren Ende der Arteria sacralis media zu suchen."

HOYER hat bei sämtlichen von ihm untersuchten Tieren (Hund, Katze, Kaninchen und Ferkel) „nach Injektion von Schellackmasse in die Arterien regelmäßig auch eine Füllung der Venen" im distalen Abschnitt des Schwanzes beobachtet; „nur in solchen Fällen, wo die Tiere des hinteren Drittels des Schwanzes verlustig gegangen waren" oder wo an der Grenze jenes Teiles eine feste Ligatur angelegt war, blieben die Venen leer. Die unmittelbaren Übergänge von Arterien in Venen lassen sich an der Schwanzspitze nur sehr schwer nachweisen, „da die betreffenden Verbindungsäste größtenteils sehr komplizierte Gefäßknäuel bilden, in welchen die einzelnen Zweige unmöglich in ihrem ganzen Verlaufe klargestellt werden können. Man sieht nur, daß diese Knäuel fast ausschließlich aus etwas stärkeren Gefäßen zusammengesetzt sind, die einen komplizierten Bau der Wandung und stellenweise kleine Ausbuchtungen erkennen lassen; zu den Knäueln treten kleine, durch ihre Struktur deutlich charakterisierte Arterien- und Venenzweige, außerdem gehen von ihnen mehr oder weniger zahlreiche Ästchen zu den umgebenden Teilen, insbesondere zur Haut und lösen sich daselbst in Kapillaren auf". An günstig gelegenen Stellen kann man sich aber überzeugen, „daß der unmittelbare Übergang der arteriellen in die venösen Gefäße in wesentlich ganz gleicher Weise erfolgt wie am Ohr des Kaninchens".

Bei der Katze sowie bei den Kaninchen, bei welchen die Gefäßknäuel „minder reichlich entwickelt und viel weniger kompliziert" sind, hat HOYER den direkten Übergang der arteriellen in venöse Zweige unmittelbar verfolgen können, bei den anderen Tieren (Hund, Meerschweinchen und Ferkel) hingegen „nur mittels der Schellackinjektion kontrolliert".

VASTARINI-CRESI (1903) erklärt sich bezüglich der Glomerula caudalia mit den Angaben von HOYER und namentlich ARNOLD im großen und ganzen einverstanden; er erlaubt sich aber kein abschließendes Urteil, da seine Untersuchungen zu wenig ausgedehnt sind.

v. SCHUMACHER (1908) hat die Glomerula caudalia bei Pavian (Cynocephalus hamadryas), Makak (Macacus rhesus), Hund (Canis familiaris), Katze (Felis domestica), Fuchs (Canis vulpes), Iltis (Putorius foetidus), Kaninchen (Lepus cuniculus) und weißer Ratte (Mus rattus) untersucht und bei allen untersuchten Tieren, mit Ausnahme von Kaninchen und Ratte, eine prinzipielle Übereinstimmung in der Anordnung und dem Bau derselben gefunden.

Die Glomerula caudalia liegen unmittelbar an der A. caudalis media, zeigen aber in bezug zu der Arterie keine konstante Lage, sondern finden sich bald der ventralen, bald der lateralen oder der dorsalen Seite derselben innig angeschlossen; sie weisen ebenso wie die abführenden Venen eine segmentale Anordnung auf, „indem auch sie im allgemeinen nur im Bereiche der Wirbelkörper und der anastomotischen Venen gefunden werden. Nur die letzten, ganz in der Nähe der Schwanzspitze gelegenen Glomerula können von diesem Gesetz eine Ausnahme machen, indem sie hier zu größeren komplizierten Körpern zusammenfließen und sich nicht mehr streng an die Wirbelkörper halten".

Die Größe und häufig auch die Zahl der Glomerula caudalia nehmen in distaler Richtung zu, „so daß gegen die Schwanzspitze hin auf jedem Wirbelkörper nicht nur ein Glomerulum liegt, sondern häufig neben einem Hauptknäuel ein oder mehrere Nebenknäuel zu finden sind, die wieder untereinander mehr oder weniger innig verschmelzen können. Ausnahmslos sind ganz in der Nähe der Schwanzspitze die größten Glomerula zu finden. Letztere erreichen eine Größe, daß sie makroskopisch auch im nichtinjizierten Zustande sichtbar sind und als lokale Verdickungen der Arterie erscheinen". Beim Makak hat v. SCHUMACHER zehn Knötchen gezählt, „die mit Ausnahme der zwei letzten segmental angeordnet waren".

Die Glomerula caudalia stellen arterio-venöse Anastomosen dar und „sind derartig in die Blutbahn eingeschaltet, daß die zuführenden Arterien gewöhnlich direkte Äste der A. caudalis media sind, während die abführenden Venen entweder direkt in die anastomotischen Venennetze oder in die Vv. caudales mediae selbst einmünden"; an injizierten und aufgehellten Präparaten lassen sich unter dem stereoskopischen Mikroskop „die kleineren und einfacher gebauten Gefäßknäuel ganz gut auflösen, bei den größeren ist dies allerdings kaum mehr möglich".

In den Glomerula selbst sind nach v. SCHUMACHER „drei deutlich vonein-

ander zu unterscheidende Gefäßabschnitte" auseinanderzuhalten, „die eintretende Arterie, die austretende Vene und die dazwischen liegenden anastomotischen Gefäße". „Die eintretende Arterie stellt gewöhnlich einen kurzen dickwandigen Seitenast der A. caudalis media dar und ist häufig schon vor der Abgangsstelle aus letzterer dadurch charakterisiert, daß nach innen von der zirkulären Muskulatur Längsmuskelbündel auftreten, die an dem Hauptstamme der
A. caudalis media nicht vorkommen; die elastische Innenhaut setzt sich von der
A. caudalis media auf die eintretende Arterie fort." Die abführenden Venen sind
„ziemlich stark muskulös, namentlich fallen an ihnen häufig starke Längsmuskelbündel auf, während die zirkuläre Muskulatur im Vergleich zur Arterie immer
bedeutend schwächer und nicht zu einer so kompakten regelmäßigen Schicht ge-
ordnet ist wie an den Arterien". Die anastomotischen Abschnitte sind zunächst
„gekennzeichnet durch ihre außerordentlich dicke Media und durch das Fehlen
einer elastischen Innenhaut sowie überhaupt durch den Mangel an elastischen
Häuten, die erst wieder an der austretenden Vene beginnen"; die Dicke der Media
ist dabei nicht allein durch die außerordentlich starke Entwicklung der Ringmuskulatur, sondern auch durch das Auftreten von Längsmuskelbündeln außer-
und innerhalb derselben bedingt. Die innere Längsmuskulatur bildet meist mehrere gegen die Lichtung vorspringende Leisten, kann aber auch manchmal „eine
kontinuierliche, mehr gleich dick bleibende Schicht bilden".

Die Elemente, welche die Media der anastomotischen Gefäße aufbauen, unterscheiden sich in ihrer großen Mehrzahl von den glatten Muskelzellen in der Media
der Arterie durch ihre Kürze, größere Breite sowie schwächere Färbbarkeit des
Zelleibes und des Zellkernes; sie „sehen wie verquollen aus". Die Muskelzellen
nähern sich somit „dem epitheloiden Typus, erreichen allerdings in ihrer Gesamtheit nicht den gleichmäßig hohen Grad der epitheloiden Ausbildung wie im
menschlichen Glomus". Zwischen den charakteristischen Zellen des menschlichen
Glomus und denen der Glomerula caudalia der Tiere besteht „kein prinzipieller,
sondern nur ein gradueller Unterschied"; „was den Grad der epitheloiden Beschaffenheit anlangt, so erreichen die untersuchten Raubtiere (Fuchs, Hund, Katze,
Iltis) eine höhere Stufe als die Affen (Pavian und Makak)", von denen namentlich
der Pavian nur eine wenig modifizierte Muskulatur zeigt. Nach v. SCHUMACHER
erscheint es allerdings fraglich, „ob diese Erscheinung überhaupt als Artcharakter
aufgefaßt werden darf und nicht etwa individuell großen Schwankungen unterworfen ist".

Die einzigen Ausnahmen von diesem Bauplan zeigen nach v. SCHUMACHER
Kaninchen und Ratte: bei ersterem „sind zwar auch arterio-venöse Anastomosen
ausgebildet, aber die anastomotischen Gefäße bilden keine abgegrenzten Knötchen, sondern sie breiten sich längs der A. caudalis media in nur wenig gewundenen Zügen aus, sind im ganzen klein und zeigen nicht die mächtige Entwicklung
der Muscularis wie die anderer Tiere; immerhin lassen sich auch hier stellenweise
innere Längsmuskelbündel und eine schwache epitheloide Modifizierung der Muskelzellen nachweisen". Bei der Ratte hat v. SCHUMACHER das Vorkommen von
Anastomosen „nicht mit Sicherheit" konstatieren können. Er hat wohl „im distalen Abschnitt des Schwanzes in der Umgebung der A. caudalis media Gefäßkonvolute von kleinen Gefäßen" mit einer verhältnismäßig starken Muskelschicht
gefunden, „die wahrscheinlich als anastomotische Gefäße anzusehen sind, es
sind aber die ganzen Gebilde so klein, daß es jedenfalls sehr schwerfällt, ein klares
Bild von dem ganzen Gefäßzusammenhang zu erlangen".

STAUBESAND (1951, 1953), dem die Aufklärung des Aufbaues der Glomerula
caudalia zahlreicher Säugetiere durch vorzügliche graphische Rekonstruktionen
zu danken ist, hat festgestellt, daß ebenso wie die Glomerula coccygica auch Glo-

merula caudalia epitheloidzellige Gefäßstrecken enthalten können, „die eine
direkte Verbindung zwischen Arterien und Venen herstellen; häufig werden
Schwanzknötchen aber auch allein durch epitheloidzellige Gefäßkonvolute gebildet, die keinen unmittelbaren Übergang in Venen erkennen lassen".

Bei Ratte, Maus und Zwergspitzmaus treten die Glomerula caudalia von der
Stelle an, an der die A. caudalis media in einer
ventralen Gefäßrinne freiliegt, als segmentale
Knötchen auf, deren Häufigkeit distalwärts zunimmt, „so daß manchmal etwa im letzten Ach-
tel des Schwanzes eine annähernd lückenlose
Kette von Knötchen" entsteht; sie können als

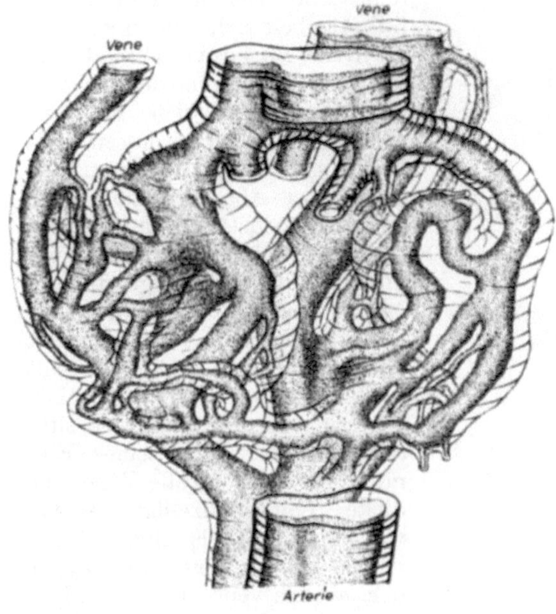
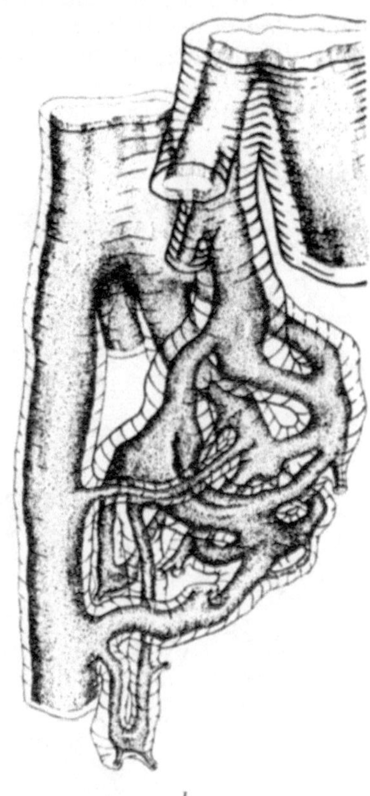

Abb. 27. Graphische Rekonstruktion eines Glomerulum caudale. *a* Aus dem mittleren
Drittel der Gefäßrinne (Maus). *b* Aus dem distalen Drittel der Gefäßrinne (Ratte). A. cau-
dales med. und ihre Äste stark, Venen und epitheloidzellige Gefäße schwach konturiert.
(Aus STAUBESAND 1953)

typische arterio-venöse Anastomosen gekennzeichnet werden, da die epitheloidzelligen Gefäße, wie aus der Beschreibung von STAUBESAND hervorgeht, ausnahmslos in Venen übergehen (Abb. 27a und b). Ein einziges Mal hat „nach
mehreren vergeblichen Rekonstruktionsversuchen" eine arterio-venöse Anastomose
vom Typus einer Brückenanastomose (s. S. 183) bei einer Ratte festgestellt werden
können.

Beim Kaninchen, Meerschweinchen und Goldhamster sind keine organartigen
Gefäßkonvolute, „sondern nur vereinzelte Gefäße mit einer meistens mäßig
modifizierten Wand" vorhanden.

Bei Hund und Katze macht die Zahl der mit unbewaffnetem Auge oder mit
Lupenvergrößerung erkennbaren Glomerula caudalia nur einen kleinen Teil der
in Wirklichkeit vorhandenen Organe aus.

Beim Hund können manche Schwanzknötchen in einer gemeinsamen Bindegewebskapsel sowohl kurzschließende Gefäßstrecken nach Art von Brückenanastomosen (vgl. S. 183) als auch arterio-venöse Verbindungen (vgl. S. 184) und Glomusorgane (vgl. S. 184 f.) auf engstem Raum nebeneinander enthalten (Abb. 28).

Der Zweig der A. caudalis media teilt sich fingerartig in vier Äste auf, von denen drei in der Rekonstruktion weggeschnitten sind; „von diesen werden die beiden größeren zu ähnlichen Gebilden, wie sie aus dem weiter verfolgten vierten Ast hervorgehen". Die drei Hauptzweige, welche dieser vierte Ast besitzt, zeigen ein verschiedenes Bild: Der eine Ast (Abb. 28 links) gabelt sich und erreicht, in leichtem Bogen verlaufend, die ventrale Hauptvene des Schwanzes; er erweist sich als eine Brückenanastomose, dessen arterieller, mit Längsmuskulatur ausgestatteter Abschnitt über eine Art Zwischenstück mit in mehreren gegensinnigen Spiralen um die Lichtung herum angeordneten Mediazellen in die venösen Abschnitte übergeht. Der zweite Ast (Abb. 28 rechts unten) nimmt im wesentlichen den gleichen Verlauf wie der vorige, besitzt aber bis kurz vor seiner Einmündung in die große Vene eine dicke epitheloidzellige Media, womit er sich als eine arteriovenöse Anastomose vom Typus der arterio-venösen Verbindungen ausweist; von den drei Zweigen, die dieser Ast abgibt, wird der proximale und zugleich größte „zu einer kleinen Vene, die sich als dünner Schlauch mit segmentartig angeordneten Muskelringen fast durch die ganze Schnittserie verfolgen läßt", während die beiden distalen Zweige sich in dem Kapillarnetz der Gefäßadventitia verlieren. Der dritte

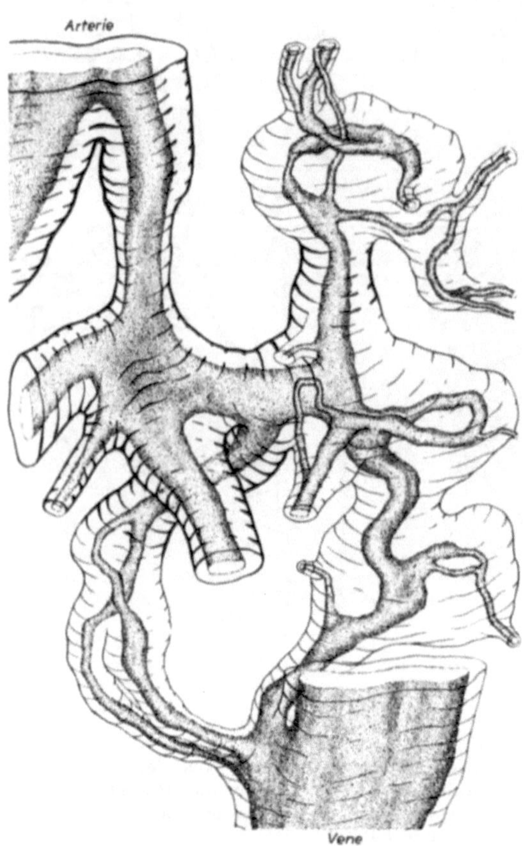

Abb. 28. Graphische Rekonstruktion eines Glomerulum caudale aus dem distalen Drittel der Gefäßrinne (Spanielbastard). Links oben A. caudalis med., rechts unten V. caudalis med. (Aus STAUBESAND 1953)

Hauptast endlich (Abb. 28 rechts oben), „der sich in seinem Wandbau nicht wesentlich von dem zuletzt beschriebenen unterscheidet", wird rückläufig und begleitet einen kleinen Nerven; er läßt zum Unterschied von den beiden anderen Hauptästen keine Beziehungen zu einer ableitenden Vene erkennen, sondern gibt „sieben kleine Zweige mit Durchmessern zwischen 17 μ und 5 μ ab, die beim Verlassen des epitheloidzelligen Hauptgefäßes zum Teil ampullenartig erweitert sind, um dann als viel feinere Reiserchen weiter zu verlaufen. Die drei in der Rekonstruktion nach oben abgehenden Ästchen schließen sich ebenso wie das, welches nach rechts oben die epitheloidzellige Gefäßschlinge verläßt, eng dem erwähnten Begleitnerven an".

Beim Schaf haben sich ähnlich wie bei Ratte und Hund außer Glomusorganen auch Brückenanastomosen und arterio-venöse Verbindungen entlang der mittleren Schwanzarterie nachweisen lassen.

Bei Rind, Kalb und Pferd gehen die dickwandigen epitheloidzelligen Gefäße nicht in eine Vene über, sondern lösen sich entweder in ein Kapillarnetz auf oder werden nach plötzlichem Dünnerwerden der Wand wieder zu kleinen Arterien, die nach kürzerem oder längerem Verlauf Kapillarnetze speisen.

Unter den untersuchten Glomerula caudalia des Rindes hat STAUBESAND ein Knötchen aufgefunden, welches „einen ganz bestimmten Typ unter den Glomusorganen zu repräsentieren scheint" (Abb. 29): Das epitheloidzellige Körperchen, welches an dem dünnen Seitenzweig eines Astes der A. caudalis media hängt, ist dadurch besonders auffällig, daß die Gefäßlichtung an seinem oberen Pol rückläufig umbiegt und „sich zum anderen mehrfach blindsackartig ausstülpt"; solche Aussackungen sind in tierischen Glomerula „verhältnismäßig selten, ganz im Gegensatz zum Glomus coccygicum des Menschen" (vgl. Abb. 23 b und 24). Das einzige Gefäß, welches das Körperchen verläßt, „erfährt eine sternförmige Aufgabelung in vier Zweige, von denen zwei in die Kapsel des Organs zurück-

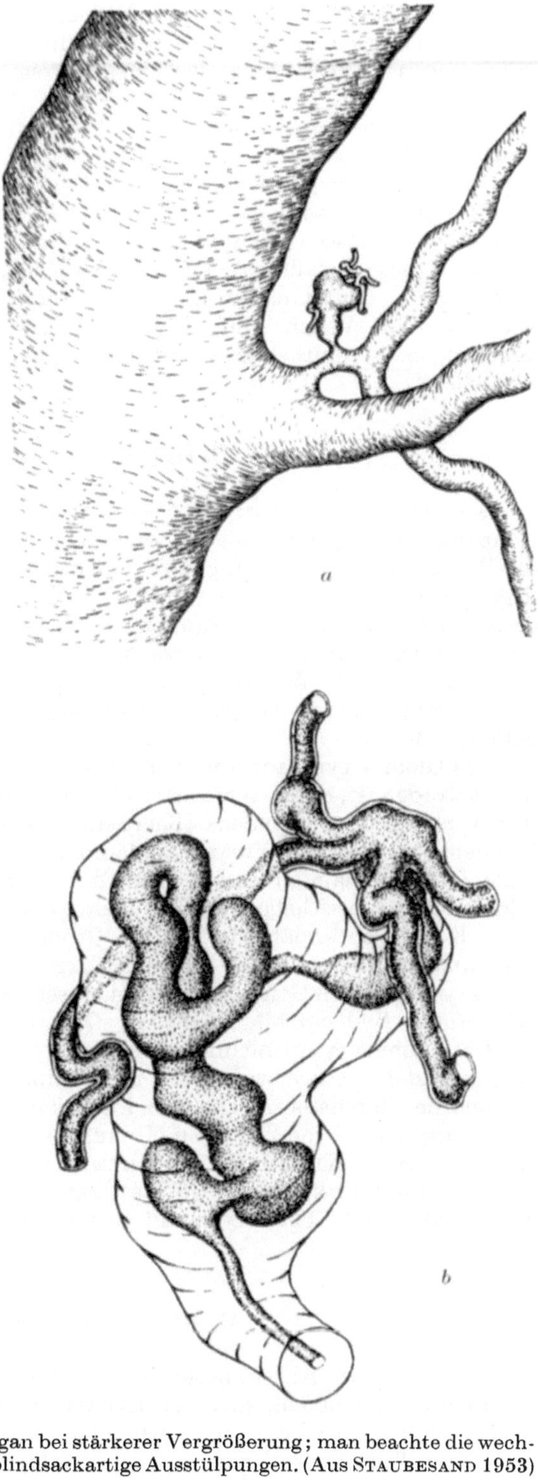

Abb. 29. Graphische Rekonstruktion eines Glomerulum caudale aus dem mittleren Drittel der Gefäßrinne (Rind). a Übersicht zur Darstellung der speisenden Arterien, b das Glomusorgan bei stärkerer Vergrößerung; man beachte die wechselnde Weite der Lichtung sowie deren blindsackartige Ausstülpungen. (Aus STAUBESAND 1953)

kehren, während einer — vom Durchmesser einer Kapillare — sich bald verliert; der vierte Zweig besitzt noch einige epitheloide Zellen und gibt nach einer gewissen Verlaufsstrecke einen Zweig zum Perineurium eines Nervenbündels ab.

Die Befunde von STAUBESAND haben somit das wichtige Ergebnis gezeitigt, „daß die herrschende Vorstellung über das Glomus coccygicum des Menschen und die Glomerula caudalia der Säugetiere, welche diese Organe als Konvolute arterio-venöser Anastomosen begreifen will, kein vollständiges und den tatsächlichen Verhältnissen entsprechendes Bild vom Wesen dieser Organe vermittelt"; diese Gefäßknötchen erweisen sich „vielmehr als kompliziert gebaute Gefäßorgane der Kreislaufperipherie, deren efferente Gefäße nur in einem Teil der Fälle Venen sind, während sie in anderen oft präkapillare Gefäßstrecken, d. h. epitheloid modifizierte Abschnitte der arteriellen Strombahn darstellen".

D. Glomus tympanicum

Das zuerst von VALENTIN (1840) und KRAUSE (1878) beschriebene Glomus tympanicum stellt ein kleines rundliches bis eiförmiges Körperchen dar, welches in der Regel zwischen der V. jugularis und der Apertura externa canaliculi tympanici liegt, gelegentlich aber auch entlang des ganzen Verlaufes des N. tympanicus in dessen Knochenkanal angetroffen werden kann (vgl. LATTES und WALTNER 1949, ZETTERGREN und LINDSTRÖM 1951), was möglicherweise die Erklärung dafür liefert, daß WATZKA (1932) bei vier menschlichen Keimlingen und zwei Neugeborenen sowie bei einem Erwachsenen das Glomus tympanicum nicht gefunden hat.

Das Glomus tympanicum oder Glomus jugulare, wie es von GUILD (1941) genannt worden ist, erhält seine arterielle Versorgung aus dem Ramulus tympanicus der A. pharyngica ascendens (KRAUSE) und besteht aus einem Knäuel von gewundenen Präkapillaren und Kapillaren, zwischen denen zahlreiche große epitheloide Zellen vorhanden sind (GUILD, ZETTERGREN und LINDSTRÖM). Die epitheloiden Zellen („peritheliale Zellen" KRAUSE) besitzen runde oder ovale chromatinarme Kerne von annähernd gleicher Größe und enthalten in ihrem Cytoplasma manchmal feine eosinophile Granula (ZETTERGREN und LINDSTRÖM); sie können um die gewundenen Gefäße angesammelt sein, so daß ein an das Glomus caroticum erinnerndes Bild entsteht (KRAUSE, GUILD).

Das Glomus tympanicum hat in den letzten Jahren ein zunehmendes Interesse gefunden, weniger wegen der noch keineswegs völlig aufgeklärten Morphologie und der durchaus rätselhaften Funktion, als vielmehr wegen des vermuteten Ausgangspunktes von Tumoren (ROSENWASSER 1945, LE COMPTE, SOMMERS und LATHROP 1947, KIPKIE 1947, KÖHLMEIER 1948, LATTES und WALBNER 1949, BARTELS 1949, LUNDGREN 1949, ZETTERGREN 1949, BERG 1950, ZETTERGREN und LINDSTRÖM 1951, TERRACOL und GUERRIER 1952).

E. Rete mirabile cerebri

Arterio-venöse Anastomosen in der Wand der Arterienäste, welche das Rete mirabile cerebri bilden, sind von LEGAIT (1948) beschrieben worden; ein solches ist bei denjenigen Säugetieren vorhanden, bei denen die A. carotis ext. zur Gänze oder zum Teil an der Versorgung des Gehirns beteiligt ist.

4. Thymus, Tonsilla palatina und Bursa Fabricii

A. Thymus

Mensch

MÄRK (1941) hat kleine, mit epitheloiden Zellen versehene Arterien gefunden. SPANNER (1942) gibt an, daß der Blutzufluß durch Arterien mit epitheloidem Wandbau reguliert wird.

Arterio-venöse Anastomosen in Form von kurzen, eng benachbarte Gefäße verbindenden Stämmchen sind von MONROY (1940) auf Grund von Injektionspräparaten beschrieben worden; außer diesen angeblich ziemlich häufig zu beobachtenden Anastomosen sollen auch noch Nebenschlüsse vorhanden sein, bei denen Arteriolen nach Abgabe von Kapillaren in Venenästchen einmünden.

Säugetiere

BARGMANN (1943) hat kleinere epitheloidzellige Gefäße im Thymus des Igels beobachtet.

Arterio-venöse Anastomosen kommen im Thymus von Katze und Meerschweinchen nach TONDO (1941) häufig vor.

MURAKAMI (1954), hat bei der Katze zwei Arten von arterio-venösen Anastomosen in dem interlobulären Bindegewebe beschrieben, stark geschlängelte mit epitheloiden Zellen und gestreckt verlaufende Kurzschlüsse mit einfachem Wandbau.

B. Tonsilla palatina

H. BRUNNER (1932) und MÄRK (1941) haben in der Kapsel der Tonsilla palatina des Menschen vereinzelt in größeren Arterien Intimapolster gefunden, die das Endothel weit in die Lichtung vordrängen und dies fast ganz ausfüllen. „Manchmal scheinen diese Bildungen polypenartig in die Lichtung hineinzuhängen, denn man findet Stellen, wo nur eine ganz schmale Brücke zwischen den Endothel und der Vorstülpung besteht" (MÄRK), weshalb es eigentlich nicht ganz zutreffend sei, von Polstern zu sprechen. Diese Vorstülpungen lassen unter ihrer Oberfläche eine elastische Membram erkennen; wieweit diese mit der Elastica interna in Zusammenhang steht, hat MÄRK nicht ermitteln können. — Die ableitenden Venen sind im allgemeinen dünnwandig; H. BRUNNER (1932) und v. HAYEK (1942) haben aber Drosselvenen beobachtet.

In der Umgebung und in der Kapsel der Gaumenmandel sind — in gleicher Weise wie in der Zunge (s. S. 90) — von MÄRK (1941) kleine Arterien beobachtet worden, deren Media auf kürzere oder längere Strecken aus epitheloiden Zellen aufgebaut ist. Direkte Einmündungen solcher Gefäße in Venen haben nicht festgestellt werden können, „obwohl gleichfalls verschiedentlich Anzeichen darauf hindeuteten, daß es sich um Anastomosen handeln könnte".

v. HAYEK (1942) hat gefunden, „daß außer durch die Kapillaren der Lymphknötchen und der Bindegewebspapillen des Epithels das Blut noch auf zwei anderen Wegen in die postkapillaren Venen gelangen kann, und zwar durch arterio-venöse Kurzschlüsse von zwei verschiedenen Formen": Die erste Form (Abb. 30) wird dargestellt durch ein geradegestrecktes kurzes Gefäß, welches eine „Arterie mit einschichtiger Muskulatur" und eine parallel dazu ziehende v. SCHUMACHERsche Vene mit hohem Endothel verbindet; „es unterscheidet sich durch seine größere Weite, drei bis vier Endothelzellen umfassende Lichtung und durch die Dicke der Wand von den Kapillaren des lymphoiden Gewebes". — Die zweite Form der arterio-venösen Kurzschlüsse in der Tonsille „ist dadurch gekennzeichnet, daß eine v. SCHUMACHERsche Vene direkt in eine kleine Arterie seitlich eingepflanzt ist wie der senkrechte Balken in den Querbalken eines T. Die Vene bildet einen senkrecht abgehenden seitlichen Ast einer kleinen Arterie mit Ringmuskelschicht. Die beide Gefäße verbindende Lichtung hat eine Weite von kaum mehr als einer Blutkörperchendicke".

„Beide Formen der arterio-venösen Kurzschlüsse in der Tonsille sind dadurch gekennzeichnet, daß besondere Verschlußeinrichtungen fehlen"; wieweit jedoch bei der ersten Form etwa die Endothelzellen und Pericyten, bei der zweiten Form die Muskulatur der Arterie zu einem Verschluß fähig sind", kann v. HAYEK nicht mit Sicherheit beurteilen, er hält es aber jedenfalls für möglich, „daß in beiden Formen das Lumen des Kurzschlußgefäßes weitgehend verkleinert werden kann".

RIEDER (1951) hat nicht nur in der Kapsel der Gaumenmandel, sondern auch in den Septen und inmitten des lymphoretikulären Gewebes „Arterien mit meh-

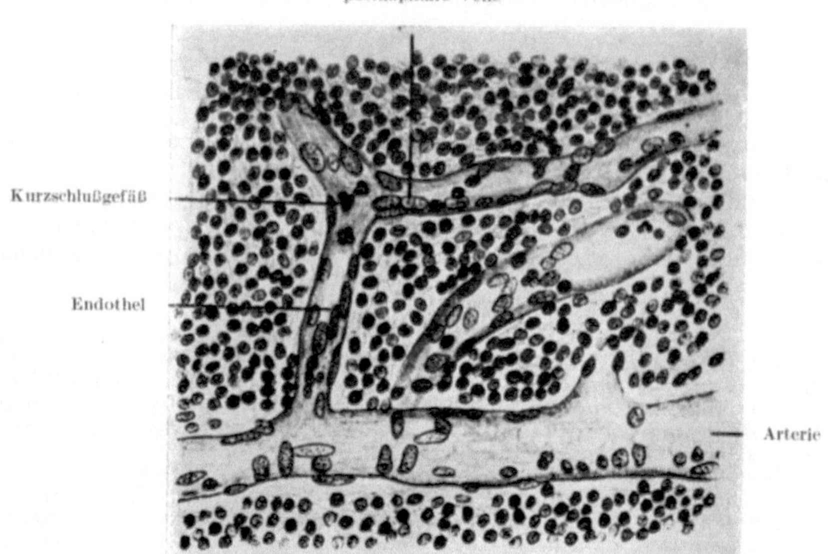

Abb. 30.   Arterio-venöser Kurzschluß zwischen kleiner Arterie und postkapillarer Vene aus der menschlichen Tonsille. (Aus v. HAYEK 1940)

reren Lagen epitheloid modifizierter Muskelzellen" beobachtet; „die große Zahl der eng nebeneinanderliegenden getroffenen Gefäßquerschnitte" lasse an das Vorkommen von arterio-venösen Anastomosen denken. In der Rachenmandel sind „hingegen nur vereinzelt oder streckenweise epitheloide Zellen in der Wand von Arterien" gefunden worden.

PIRRO (1955) hat in der Gaumenmandel des Menschen außer kurzen Querverbindunden zwischen einem arteriellen Zweig und einer annähernd parallel dazu verlaufenden Vene, wie sie von v. HAYEK beschrieben worden sind, häufiger noch Anastomosen beobachtet, die einen gewundenen anastomotischen Abschnitt mit epitheloiden Zellen besitzen.

In der Gaumenmandel des *Hundes* ist es BACCHI (1947) nicht möglich gewesen, mit Sicherheit arterio-venöse Anastomosen zu identifizieren.

C. Bursa Fabricii

In der Bursa Fabricii des Haushuhnes sind von MÄRK (1952) Gefäße gesehen worden, bei denen es sich möglicherweise um arterio-venöse Anastomosen handelt.

5. Lymphknoten und Lymphknötchen

A. Lymphknoten

Mensch

Arterio-venöse Anastomosen in Form von kurzen Gefäßbügeln mit einem Durchmesser zwischen 30 und 40 μ sind von Thamm (1940) am Hilus eines mesenterialen Lymphknotens (Abb. 31) sowie eines pancreo-duodenalen Lymphknotens beim menschlichen Neugeborenen durch Injektion dargestellt worden.

Rind

Watzka (1936 a) hat beim Rind im Hilus der muskelstarken Lymphknoten des Gekröses und der Pankreasgegend zahlreiche arterio-venöse Anastomosen beobachtet, während in den muskelschwächeren Lymphknoten der Thymus- und Halsgegend derartige Nebenschlüsse zu fehlen scheinen.

Die kleinen Arterienstämmchen im Hilus der pancreo-intestinalen Lymphknoten besitzen regelmäßig örtliche Sperreinrichtungen in Form von muskulösen Intimawülstchen, die manchmal weit in die Gefäßlichtung hinein vorspringen und diese dadurch beträchtlich einengen. Diese Wülstchen zeigen eine sehr verschiedene Stärke; die größeren, recht ansehnlichen finden sich vor allem in den kleinen Arterien, die kleinen hingegen in den größeren. Die Länge der kleinsten Wülstchen ist oft sehr gering (45 bis 60 μ). Die Intimawülste wirken als Verschlußeinrichtungen, die bei ihrer Kontraktion die Blutzufuhr zu verhindern oder gänzlich einzustellen vermögen; wahrscheinlich stellen sie auch „hier wie anderwärts eine Einrichtung zur Regelung der Blutzufuhr dar".

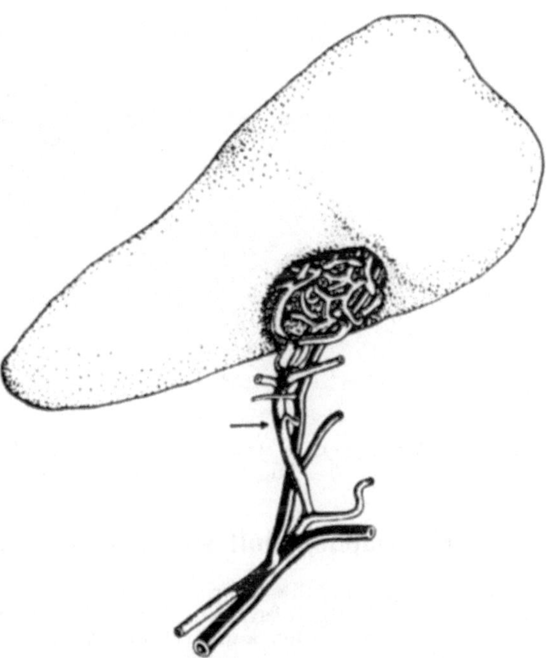

Abb. 31. Arterio-venöse Anastomosen am Hilus eines mesenterialen Lymphknotens des menschlichen Neugeborenen. (Nach Thamm 1940)

Die arterio-venösen Anastomosen sind dadurch gekennzeichnet, daß bei ihnen „die Venen stets als Seitenäste kleinerer, sehr muskelstarker und mit einer deutlichen Elastica intima ausgestatteter Arterien" abzweigen (Abb. 32), so daß ein eigentlicher anastomotischer Abschnitt nicht zur Ausbildung kommt. „Das Endothel setzt sich von der Arterie unmittelbar auf die Vene fort, die den gleichen Bau besitzt wie andere gleiche Venen im Hilusgebiet des Rinderlymphknotens." Die gut ausgebildete Membrana elastica interna der Arterie hört gegen die Vene hin allmählich auf. „Gleich nach dem Abgang von der Arterie werden die dünnwandigen Venenstämmchen stellenweise von sehr starken Muskelringen umgeben, die wahrscheinlich einen Verschluß der Anastomosen bewirken können."

An den Arterien, von denen die Anastomosen abgehen, sind regelmäßig in der Umgebung der Anastomosenöffnung einige muskulöse Intimawülste oder -kämme ausgebildet; sie finden sich „bereits vor der Anastomosenöffnung, jedoch in schönerer Ausbildung und in reichlicher Zahl immer erst nach Abgang der abzweigenden Venen". Diese Muskelkissen „könnten — abgesehen von der Drosselwirkung — vielleicht auch dazu dienen, größere Widerstände im Stromgebiet zu überwinden und wären in diesem Sinne als Stromrichter aufzufassen".

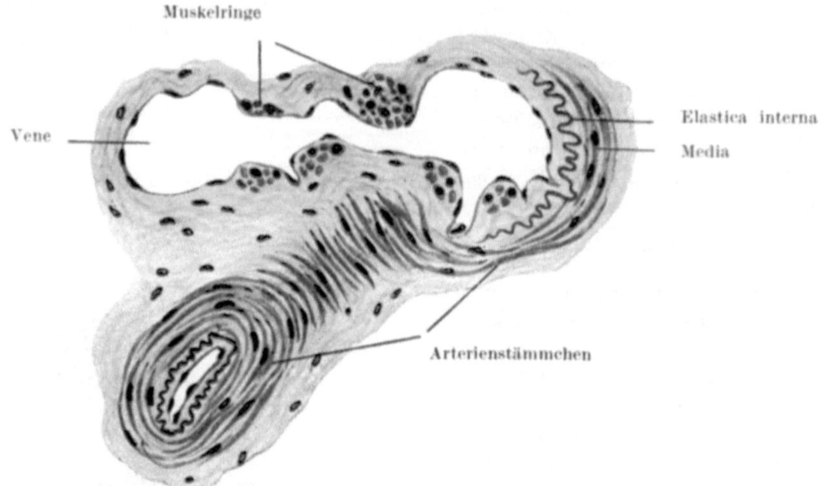

Abb. 32. Arterio-venöse Anastomose aus dem Hilusgebiet eines mesenterialen Lymphknotens des Rindes. (Nach WATZKA 1936)

B. Lymphonoduli solitarii und Lymphonoduli aggregati

Die Lymphonoduli solitarii und die Lymphonoduli aggregati besitzen ein hochdifferenziertes Blutgefäßsystem, dessen Durchströmung durch arterio-venöse Kurzschlüsse variiert werden kann (DABELOW 1939).

Für die PEYERschen Platten des Menschen hat MURATORI (1941) das Vorhandensein von arterio-venösen Anastomosen nicht erweisen können. Bei Kaninchen, Ratte und Katze hat dagegen MURATORI (1938) in dem perifollikulären Gefäßnetz, wenn auch nicht häufig, so doch allenthalben präkapillare arteriovenöse Kurzschlüsse beobachtet.

Die an der basalen Follikeloberfläche verlaufenden perifollikulären Arterien geben außer den Zweigen, welche für die Versorgung des intrafollikulären Kapillarnetzes bestimmt sind, auch noch Äste, „vielleicht nicht kapillarer" Natur, ab, die die perifollikulären Venen erreichen und mit diesen zusammen ein perifolliküläres Gefäßnetz bilden (Abb. 33 a und b). Diese oberflächlichen Seitenäste haben einen größeren Durchmesser als die innerhalb der Follikel verlaufenden Gefäße, zeigen aber im Vergleich zu diesen einen weniger gewundenen Verlauf; sie stellen einen für den Blutkreislauf leichter passierbaren Weg dar und haben wahrscheinlich die Aufgabe, durch Ableitung des Blutes das zarte intrafolliküläre Kapillarnetz gegen Blutdrucksteigerungen zu schützen.

Bei der Ratte sind perifolliküläre Arteriolen mit einem Durchmesser von etwa 10 μ zu beobachten, die nach kurzem Verlauf unmittelbar in Venen von gleicher Größe einmünden (Abb. 33 a); diese Gefäße sind zumindest unter hydrodynamischen Gesichtspunkten als präkapillare arterio-venöse Kurzschlüsse zu kennzeichnen, zumal am lebenden Tier vorgenommene Injektionen von verdünnten Tuschelösungen in die A. mesenterica cran. immer nur zu einer sehr beschränkten Füllung der intrafollikulären Gefäße geführt haben, während die perifolliku-

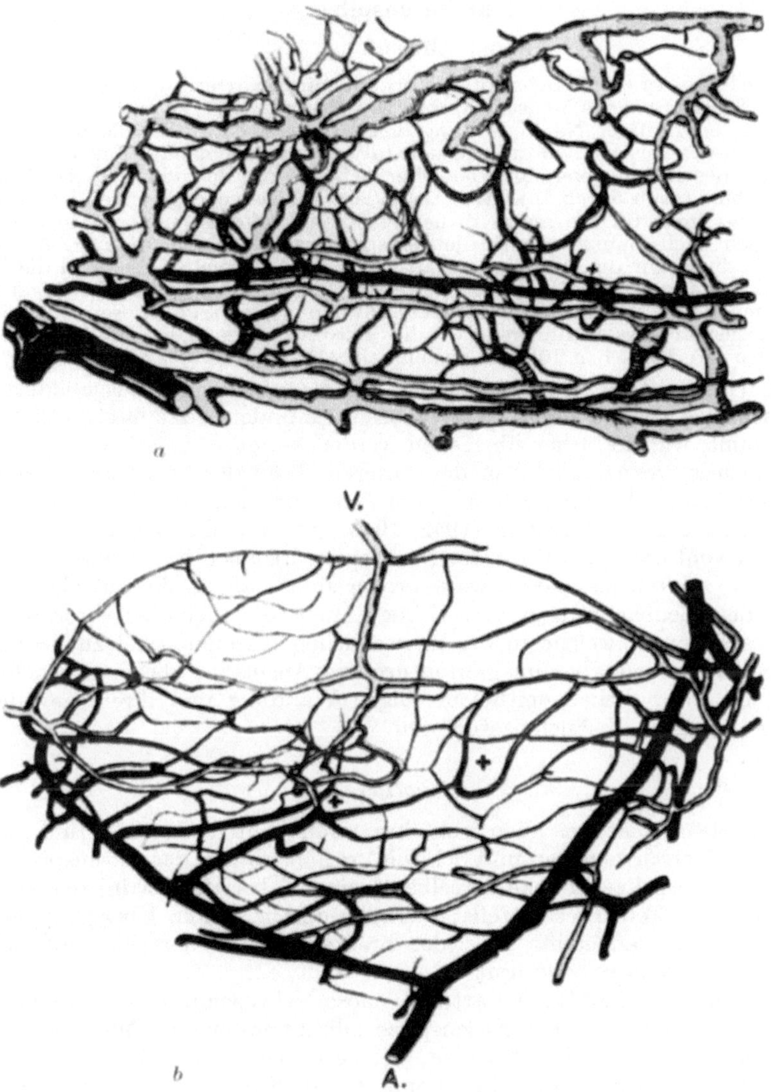

Abb. 33.   Arterio-venöse Kurzschlüsse in dem Gefäßnetz an der basalen Fläche eines Follikels aus der PEYERschen Platte der weißen Ratte (*a*) und der Katze (*b*). Kurzschlüsse durch Kreuze markiert, Arterien schwarz, Venen grau. (*a* Nach MURATORI aus DABELOW 1939, *b* aus MURATORI 1938)

lären Venen bereits gefüllt gewesen sind, was die leichtere Passierbarkeit dieser Gefäße beweist.

Bei der Katze gibt die etwa 15 μ messende Arteriole, welche häufig auf jeder Seite von einer Vene mit einem Durchmesser von 12 bis 15 μ flankiert ist, ein kurzes Ästchen ab, das sich sofort in eine der beiden Venen einsenkt (Abb. 33 *b*).

6. Atmungsorgane

A. Nase

a) Nasenspitze

Mensch

Das von Sucquet (1862) behauptete Vorkommen von arterio-venösen Nebenschlüssen in der Nasenspitze des Menschen kann von Hoyer (1877) nicht bestätigt werden, da er „trotz sorgfältiger Nachforschung einen Übergang der Schellackmasse in die Venen ... an der Nasenspitze" nie zu konstatieren vermocht hat, obwohl ihm in der Nasenspitze des Kaninchens nahe der Oberfläche an der Scheidewand der Nachweis solcher Verbindungen durch Injektion besonders überzeugend gelungen ist. Zuckerkandl (1884) stellt für die menschliche Nase das Vorkommen von arterio-venösen Anastomosen nach Befunden an Injektionspräparaten ausdrücklich in Abrede, er scheint allerdings nur die Schleimhaut an den Muscheln, nicht aber auch die Nasenspitze und deren knorpelige Unterlage untersucht zu haben. Vastarini-Cresi (1903) hält dagegen — offenbar auf Grund seiner Befunde von arterio-venösen Anastomosen in der Nasenspitze des Kaninchens — die Existenz derartiger Gefäßverbindungen in der Nase des Menschen für wahrscheinlich.

Märk (1942) hat in der Nasenspitze des Menschen „gut ausgebildete, zum Teil so mächtige arterio-venöse Anastomosen" gefunden, „daß es eigentlich etwas wundernimmt, wie sie bisher übersehen werden konnten"; sie liegen „vor allem in der Subcutis, vornehmlich um den unteren Rand der Cartilago apicis nasi", verschiedentlich im Perichondrium, „zum Teil auch mehr oberflächlich gegen die Talgdrüsen zu". Auch Patzelt (1942, 1943) gibt an, daß arterio-venöse Anastomosen sowohl unter der Haut der Nasenspitze als auch in der Nähe der Knorpel, „wo sie zahlreicher und teilweise größer sind", angetroffen werden können.

Nach den Beobachtungen von Märk ähneln die kleineren arterio-venösen Anastomosen denen, welche in der menschlichen Nasenmuschel zu beobachten sind (s. S. 73), haben aber im ganzen größere Ausmaße; die größeren Formen erinnern mit ihrer dicken epitheloidzelligen Wandung und ihrem gewundenen Verlauf an typische Knäuelanastomosen.

Säugetiere

Hoyer (1877) hat bei allen von ihm untersuchten Tieren (Hund, Katze, Kaninchen, Meerschweinchen und Schwein) regelmäßig an der Nasenspitze, „und zwar an der knorpeligen Decke derselben", einen Übertritt der injizierten Schellackmasse in die Venen festgestellt; was „die unmittelbaren Übergänge von Arterien in Venen ... anbetrifft, so ist der direkte Nachweis derselben mit nicht geringen Schwierigkeiten verknüpft".

Beim Kaninchen hat Hoyer arterio-venöse Nebenschlüsse im Perichondrium und in der äußeren Haut der Nasenspitze „direkt unter dem Mikroskop zu demonstrieren" vermocht. Die Arterien, welche in das im Perichondrium der Nasenspitze vorhandene, dichte, insbesondere bei Kaninchen schön entwickelte Netz feiner Venen „sich unmittelbar ergießen, stammen größtenteils aus der Schleimhaut der Nasenhöhle" und dringen an verschiedenen Punkten „in das Perichondrium an der Nasenspitze ein, und zwar teils am hinteren Rande des Knorpels und teils in der Nähe des vorderen Endes, in der nächsten Nachbarschaft der Nasenscheidewand, während einzelne Ästchen die Knorpeldecke direkt durchbohren und in das Venennetz des Perichondriums sich einsenken. Die stärksten und am beständigsten vorkommenden Arterien gehören der letzteren Kategorie an; sie durchbohren den Knorpel an seinem vorderen Ende und münden gleich nach ihrem Durchtritt mit einem Aste in das venöse Netz, während der andere Ast mit benachbarten Arterien ein anastomotisches Netz bildet, aus welchem zahlreiche Endzweige hervorgehen, die an verschiedenen Stellen ebenfalls unmittelbar sich in jenes Venennetz ergießen". Die Wand dieses venösen Netzes zeigt trotz der weiten Lichtung „einen sehr einfachen, mit den Kapillaren wesentlich übereinstimmenden Bau"; da die Venen „durch das straffe Gewebe des Perichondriums fest angespannt und an dem Knorpel unverrückbar befestigt sind", so sind der Ausdehnungsfähigkeit dieser Gefäße feste Schranken gesetzt. „Erst die das Blut in die größeren Venen abführenden und an der Seite des Nasenknorpels mehr frei liegenden weiten Sammelkanäle sind mit komplizierteren Wandungen versehen, in denen sich auch eine muskelhaltige .Media nachweisen läßt."

In der Nasenspitze des Kaninchens sind einzelne unzweifelhaft arterio-venöse Anastomosen auch von VASTARINI-CRESI (1903), „wenngleich mit großer Schwierigkeit", nachgewiesen worden; sie sind dann auch von mir (CLARA 1927), MÄRK (1942) sowie DAWES und PRICHARD (1953 b) festgestellt worden.

Bei Hund und Katze ist das Vorhandensein von arterio-venösen Anastomosen in der Nasenspitze von HOYER (1877) lediglich aus dem regelmäßigen Übertritt der Injektionsmasse in die Venen erschlossen, von MÄRK (1942) sowie von DAWES und PRICHARD (1953 b) dann auch durch histologische Untersuchungen erwiesen worden (Abb. 34).

Im Rüssel des Schweines hat DUBREUIL (1937) im Bereich der Sinushaare

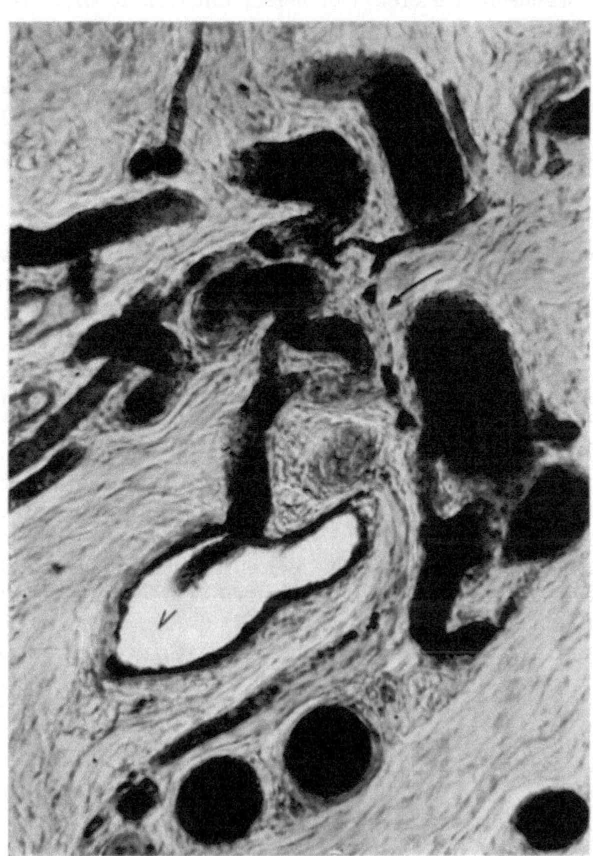

Abb. 34. Arterio-venöse Anastomose in der Nasenspitze des Hundes. Injektionspräparat. Die anastomotische Gefäßstrecke ist dickwandig und zeigt einen gewundenen Verlauf. (Aus DAWES und PRICHARD 1953 b)

Gefäßknäuel beschrieben, welche komplizierter gebaut sein sollen als die, welche man gewöhnlich in der Haut antrifft. Die Gefäßknäuel, welche regelmäßig anzutreffen sind, finden sich immer zu zwei oder drei, ja auch zu vier um den Hals des Haarbalges herum angeordnet, daneben kommen — aber seltener — einzelne Knäuel auch in der übrigen Haut des Rüssels vor. Die Blutversorgung der Knäuel erfolgt unabhängig von der des Haarsinus; in Begleitung der zu dem Gefäßknäuel ziehenden Arteriole verlaufen häufig kleine Nervenbündel, die mit den Nerven, welche das subpapilläre Bindegewebe versorgen, nichts zu tun haben und sich in Zweige auflösen, welche in der Glomuszone endigen. Die eigentlichen Glomusgefäße sind ziemlich dick, mit enger, kaum sichtbarer Lichtung, die außerdem häufig durch eine vorspringende endarterielle Knospe weiter eingeengt wird. Die Media besteht aus großen Zellen mit ovalen Kernen und hört beim Übergang in die Vene unvermittelt auf.

Oberhalb, manchmal auch neben den Gefäßknäueln liegen von kleinen Gefäßen gebildete Läppchen, die durch Bindegewebe voneinander getrennt sind. „Jede Hypothese über die Bedeutung dieser Gefäßläppchen", welche bei den ausgewachsenen Tieren viel besser entwickelt sind als bei den jugendlichen Tieren, „würde verfrüht sein".

Sowohl im Bereich der Gefäßknäuel als auch in der supraglomären Zone lassen sich klappenhaltige kleine Venen nachweisen, welche die ableitenden Gefäße der Anastomosen darstellen, während die abführenden Hautvenen, auch nicht die größeren, keine Klappen besitzen. „Die Bedeutung der Gesamtheit dieser Einrichtungen bleibt noch rätselhaft."

MÄRK (1942) hat bei allen untersuchten Säugetieren (Rind, Schaf, Reh, Schwein, Hund, Fuchs, Katze, Fliegender Hund, Mausohr, Kaninchen, Siebenschläfer, Gartenschläfer, Haselmaus, Ratte, Maulwurf und Spitzmaus) in der Nasenspitze arterio-venöse Anastomosen aufgefunden, so daß das Vorhandensein derartiger Verbindungen in diesem Gebiet „ausnahmslose Regel" zu sein scheint.

Die arterio-venösen Anastomosen in der Nasenspitze gleichen im allgemeinen denen in den Lippen der betreffenden Tierart, sind aber noch zahlreicher vorhanden, was bei den größeren Tieren bis herunter zu der Katze besonders auffällig ist; bei den kleinen Tieren sind sie verständlicherweise weniger zahlreich, „treten aber dafür durch ihre im Verhältnis außerordentliche Mächtigkeit hervor". Hinsichtlich ihrer Verteilung in der Haut und Schleimhaut zeigen sie ebenfalls ein gleichartiges Verhalten wie in den Lippen, sie kommen daneben aber regelmäßig auch in den tieferen Schichten bis hinein in das Perichondrium vor. Das Gebiet, in dem die arterio-venösen Anastomosen vorkommen, ist ganz allgemein durch einen auffälligen Venenreichtum ausgezeichnet, „so daß manchmal geradezu die Vorstellung von Schwellgewebe erweckt" wird.

Besondere Verhältnisse zeigt in dieser Beziehung der Rüssel des Maulwurfes, da in ihm ganz vorn „und an der Unterseite des knorpeligen Nasengerüstes entlang über dem Kieferknochen nach hinten zu" große, ganz weite, dünnwandige venöse Räume ausgebildet sind, in welche unmittelbar „dickwandige, epitheloidzellige, meist geschlängelt verlaufende kurze anastomotische Gefäße von beträchtlicher Größe" einmünden.

Gleiche oder ähnliche Verhältnisse scheinen auch bei der Waldspitzmaus vorzuliegen.

b) Nasenhöhle

Mensch

Die Arterien, welche die Nasenschleimhaut des Menschen versorgen, bilden mit ihren Aufzweigungen ein dem Periost bzw. Perichondrium benachbartes Netz, das nach ZUCKERKANDL (1884) drei sowohl morphologisch als auch funktionell verschiedene Kapillarsysteme versorgt, nämlich ein schwach entwickeltes periostales bzw. perichondrales, ein besonders stark ausgebildetes periglanduläres und ein ebenfalls dichtes subepitheliales Netz. Alle drei Kapillarsysteme speisen venöse Netze, deren tiefer liegende Anteile an dem vorderen Teil der Nasenscheidewand (SCHIEFFERDECKER 1900, WUSTROW 1951) sowie in der unteren Muschel, am Rande der mittleren und am hinteren Ende der mittleren und oberen Muschel (KÖLLIKER 1852, KOHLRAUSCH 1853, ZUCKERKANDL 1884, ASCHENBRANDT 1885 u. a.) den Charakter von pseudokavernösen Schwellkörpern annehmen. Die im Vergleich zu den Arterien zahlreichen und weiten Venen machen es wahrscheinlich, daß das Blut nicht einfach die Schleimhaut der

Nasenhöhle durchläuft, sondern zu einem recht erheblichen Teil in den Venen kürzere oder längere Zeit zurückgehalten wird.

Epitheloid modifizierte Zellen in den Gefäßwänden sind von MAJER (1952) in den Nasenpolypen bei allergischer Rhinitis und Asthma bronchiale gefunden worden.

Das Vorhandensein von arterio-venösen Anastomosen in der Nasenschleimhaut hat bereits SUCQUET (1862) behauptet, da nach Injektion der Arterien mit der von ihm benützten rußgeschwärzten Haarmasse „dans la muqueuse qui tapisse la partie antérieure, des fosses nasales, sur les fibro-cartilages, sur la cloison du nez, sur les cornets, en avant, tout est noir d'injection, et les veines qui émergent en grand nombre de ces surfaces sont partout pleines. La membrane muqueuse, surtout à la partie antérieure du cornet inférieur ressemble à une sorte de corps caverneux ... La partie postérieure des fosses nasales a conservé au contraire sa couleur rosée, soit sur les cornets, soit sur la cloison ..." In den bei Lupenvergrößerung wiedergegebenen Abbildungen von der Außen- und Innenseite der Nase treten diese Anastomosen allerdings nicht sehr deutlich hervor. SUCQUET betrachtet die Nase, da sich an ihr vornehmlich die Äste der Gesichtsarterien verteilen, als Sitz der „circulation dérivative" des Kopfes.

HOYER (1877) hat dagegen beim Menschen trotz genauer Untersuchung niemals direkte Verbindungen zwischen Arterien und Venen in der Nase feststellen können, obwohl ihm in der Nasenspitze des Kaninchens nahe der Oberfläche an der Scheidewand und an der vorderen Muschel besonders im Bereiche des Knorpels der Nachweis von arterio-venösen Anastomosen durch Injektion besonders überzeugend gelungen ist. ZUCKERKANDL (1884) hat das Vorkommen präkapillärer Verbindungen zwischen Arterien und Venen in der Nasenschleimhaut ausdrücklich in Abrede gestellt, und ebenso haben auch KUBO (1906) und KÖRNER (1937) unmittelbare Einmündungen der Arterien in die venösen Bluträume nicht beobachten können.

Die in Anbetracht der negativen Ergebnisse aller bisher genannten Nachuntersuchungen geäußerten Zweifel an der Richtigkeit der SUCQUETschen Angaben haben sich indessen als nicht berechtigt erwiesen, indem zuerst MÄRK (1941, 1942) und nahezu gleichzeitig PATZELT (1942, 1943), neuerdings auch PETRILLO (1949), HARPER (1949), FABBI und ROSSATTI (1951), ROSSATTI (1952 a, b; 1954 a, b) sowie DAWES und PRICHARD (1953 b) das regelmäßige Vorhandensein von arterio-venösen Anastomosen in der Nasenschleimhaut nachgewiesen haben.

Die *Nasenscheidewand* enthält sowohl in der Regio vestibularis (PATZELT 1942, 1943, ROSSATTI 1954 a, b) als auch in der Regio respiratoria (ROSSATTI 1954 a, b) arterio-venöse Anastomosen.

Die arterio-venösen Anastomosen in der Scheidewand des Nasenvorhofes finden sich nach der Beschreibung von PATZELT vor allem in den dem Knorpel benachbarten Schichten. Stärkere Arterien, die von rückwärts und von vorn kommend, in der Nasenscheidewand an der Oberfläche des Knorpels nach oben verlaufen, teilen sich „in Äste, die ... in kurzen Abständen nach verschiedenen Richtungen dünne, kurze, etwas gekrümmt verlaufende Verbindungsäste zu den weiten, dünnwandigen Venen abgeben", „die hier bereits dichte Netze bilden und wahrscheinlich mit dem Schwellgewebe der rückwärts anschließenden Muscheln zusammenhängen". Die anastomotischen Abschnitte haben ein „ganz enges, nur von den Endothelzellen und mehreren Schichten heller epitheloider Zellen umgebenes Lumen, während sich außen, einer schmalen Media entsprechend, noch einige Lagen zirkulärer Muskelzellen und das Bindegewebe der Adventitia finden"; die Lichtung ist vielfach so eng, „daß kaum ein rotes Blutkörperchen hindurchgeht und der Übergang nach beiden Seiten in die angrenzenden Gefäßabschnitte mit einer plötzlichen Erweiterung erfolgt".

Manche der Anastomosen verbinden auch größere Gefäße, und es kommen

auch Verzweigungen im Bereiche des Anastomosenabschnittes vor, welche dann
in ein Büschel kleiner Venen übergehen.

Die arterio-venösen Anastomosen in der Scheidewand der Regio respiratoria
liegen nach den Ermittlungen von ROSSATTI sowohl in den oberflächlichen als
auch in den tiefen Schichten der Lamina propria. In den tiefen Schichten, in
denen sie besonders zahlreich und regelmäßig anzutreffen sind, gehen sie als etwa
65 bis 85 μ starke Gefäße in annähernd gleichen Abständen von den mehr oder
weniger geradlinig von hinten nach vorne verlaufenden größeren, etwa 130 bis
210 μ messenden Arterien ab und münden bald nach einem kürzeren, mehr gestreckten, bald nach einem längeren, geschlängelten Verlauf in eine Vene; in baulicher Hinsicht erweisen sich die eigentlichen anastomotischen Abschnitte durch
den Besitz einer dicken, aus sechs bis sieben Schichten übereinandergelagerter

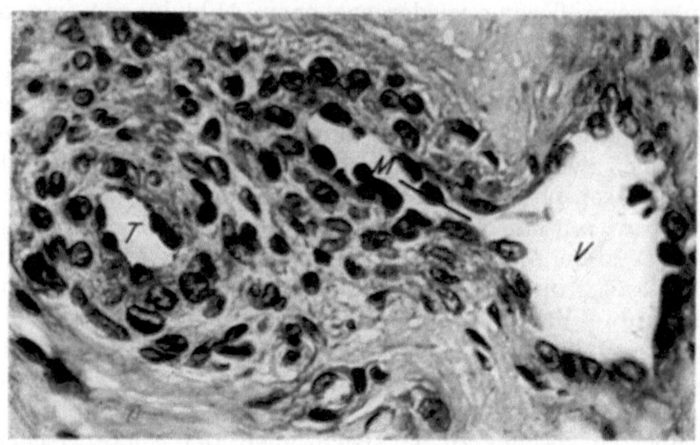

Abb. 35.   Arterio-venöse Anastomose aus der tiefen Schicht der menschlichen Nasenscheidewand.   Der epitheloidzellige anastomotische Abschnitt (*T*) mit einer Mündung (*M*)
in die Vene (*V*). (Aus ROSSATTI 1954)

epitheloider Zellen aufgebauten Wand, durch das Fehlen einer Elastica interna
sowie durch die Enge ihrer Lichtung gekennzeichnet (Abb. 35). Im einzelnen
können manche Anastomosen bereits an ihrem Abgang von der Arterie die typischen Strukturmerkmale annehmen und diese bis zur Einmündung in die Vene
beibehalten, so daß sie nur aus dem eigentlichen anastomotischen Abschnitt
bestehen, während andere ein arterielles Segment dem anastomotischen Abschnitt
vorgeschaltet und wieder andere auch noch ein venöses Segment angeschlossen
haben. — In der Drüsenschicht und in der subepithelialen Schicht der Scheide-
wandschleimhaut sind die arterio-venösen Anastomosen wesentlich seltener, zeigen
aber im grundsätzlichen die gleichen Merkmale.

In den ersten Lebensjahren sind in der Nasenscheidewand arterio-venöse
Anastomosen nur spärlich vorhanden, nehmen in den folgenden Jahren aber zah-
lenmäßig zu und erreichen zur Zeit der Pubertät die für den Erwachsenen bezeichnende Anzahl und Anordnung, um im Greisenalter wieder weniger häufig
zu werden (ROSSATTI).

In den *Nasenmuscheln* des Menschen sind arterio-venöse Anastomosen zuerst
von MÄRK (1941), später von PETRILLO (1949), HARPER (1949), FABBI und
ROSSATTI (1951) sowie ROSSATTI (1952 a, b) nachgewiesen worden.

Die vom Periost in leichten Windungen senkrecht gegen die Oberfläche der Schleimhaut aufsteigenden Arterien geben nach den übereinstimmenden Angaben von KÖRNER

(1937) und MÄRK (1941), die ich auf Grund eigener Beobachtungen bestätigen kann, in den tieferen Schichten einige Äste ab, bleiben aber in den oberen Schichten seitenastlos und zweigen sich erst in der subepithelialen Schicht der Schleimhaut auf, um in ein dichtes Kapillarnetz überzugehen.

Nach KÖRNER (1937) kommen „weder in den senkrecht aufsteigenden Schleimhautarterien noch in den zuführenden Gefäßen" Intimapolster vor, „die den arteriellen Blutstrom und damit die Füllung des Kapillarnetzes regulieren könnten". FABBI und ROSSATTI (1951) beschreiben hingegen an kleinen Arterien Sperreinrichtungen in Form von längsverlaufenden, glatten Muskelzellen in der Intima sowie vereinzelt auch von gestielten Polstern. MÄRK (1941) hat aus epitheloiden Zellen gebildete Knospen in der Intima „mit teilweise epitheloider Modifikation der Mediazellen" vereinzelt auch an kleinen Arterien gefunden, „die vor und nach diesen Stellen völlig normal gebaut waren und dem Anschein nach nicht zu Anastomosen gehörten". Die in den tieferen Schichten der Schleimhaut abgehenden, mehr oder weniger geschlängelt verlaufenden Arterienäste besitzen eine verhältnismäßig dicke, aus ein bis zwei, manchmal bis zu drei Schichten epitheloider Zellen gebildete Media und münden mindestens zu einem Teil unvermittelt „in eine dünnwandige kleinere Vene oder auch direkt in das pseudo-kavernöse Raumsystem"; ob alle derartigen modifizierten Arterien arterio-venöse Anastomosen sind oder aber zum Teil auch nur Gefäßabschnitte mit streckenweise epitheloidzelligem Wandbau darstellen, läßt MÄRK offen, da nicht in allen Fällen die ganze Verlaufsstrecke dieser Gefäße mit Sicherheit zu verfolgen gewesen ist.

Die arterio-venösen Anastomosen sind wegen des etwas komplizierten Baues der Lamina propria schwieriger aufzufinden und zu verfolgen; besonders, wenn die Schleimhaut „nicht geschwollen und entfaltet ist, gestaltet sich die Verfolgung der verwickelt verlaufenden und zusammengeklappten Gefäße schwierig" (MÄRK 1941), was wohl auch der Grund ist, daß früheren Untersuchern der Nachweis dieser Anastomosen nicht gelungen ist (Abb. 36).

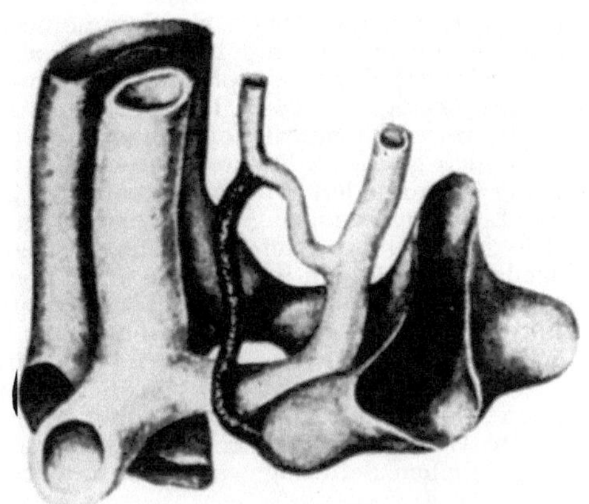

Abb. 36. Graphische Rekonstruktion einer arterio-venösen Anastomose aus der Schleimhaut der mittleren Nasenmuschel eines 39jährigen Mannes. Arterie hellgrau, Venen bzw. kavernöse Räume dunkelgrau, anastomotischer Abschnitt schwarz punktiert. (Aus MÄRK 1941)

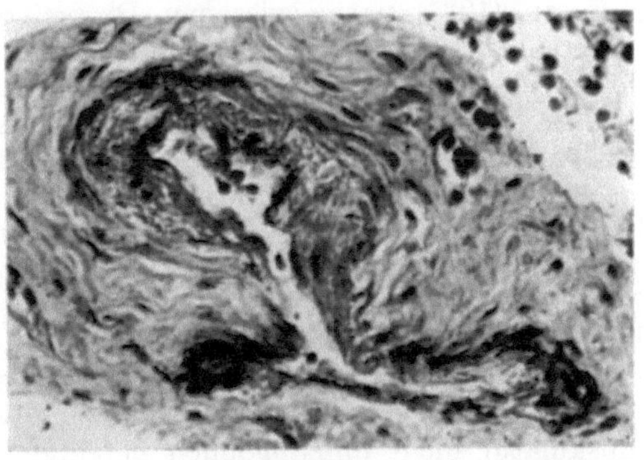

Abb. 37. Arterio-venöse Anastomose aus der menschlichen Nasenmuschel. Die mit längsverlaufenden Muskelbündeln ausgestattete Arterie gibt einen dünnen Ast ab, der in eine Vene einmündet; die Wand des anastomotischen Abschnittes besitzt eine ganz schmale Lage von glatten Muskelzellen, die sich in die Media der Vene fortzusetzen scheint. (Aus FABBI und ROSSATTI 1951)

Die von FABBI und ROSSATTI (1951) in den tiefen Schleimhautschichten der unteren Muschel gefundenen arterio-venösen Anastomosen werden als kleine, von Arterien mit Intimawülsten abgehende Seitenzweige geschildert (Abb. 37); bei kleinen, etwa 35 bis 40 µ messenden präkapillaren Arteriolen mit epitheloidzelliger Wand hat der unmittelbare Übergang in eine Vene oder Venenlakune allerdings keineswegs immer einwandfrei festgestellt werden können.

Das unmittelbar unter dem Epithel ausgebreitete Kapillarnetz steht in Verbindung mit kleinen Venen, die sich ihrerseits in die kleinen Bluträume ergießen, welche nur eine äußerst dünne, teilweise auch fehlende Wandmuskulatur besitzen. Diese kleinen Venenräume stellen ein Sammelbecken für mehrere, aus dem Kapillargebiet kommende Venen dar und bilden in ihrer Gesamtheit die „Rindenschicht" des die ganze Dicke der Tunica propria der Schleimhaut einnehmenden pseudokavernösen Gewebes (ZUCKERKANDL 1884, 1885, KÖRNER 1937); sie setzen sich in die großen kavernösen Räume des eigentlichen Schwellgewebes fort, welche zum Unterschied von den oberflächlich gelegenen Venenräumen eine sehr dicke, aus vorwiegend in der Längsrichtung verlaufenden glatten Muskelzellen gebildete Wandmuskulatur sowie kräftige, in die Lichtung vorspringende Muskelringe besitzen (KÖRNER 1937). Die in frontaler Richtung senkrecht zur knöchernen Nasenmuschel ziehenden Schwellgefäße münden in die nahe am Knochen gelegenen und in sagittaler Richtung parallel zur knöchernen Muschel verlaufenden Abflußvenen (ZUCKERKANDL 1885, BURNHAM 1935, KÖRNER 1937); sobald eine Abflußvene alle ihre zugeordneten Schwellgefäße aufgenommen hat, besitzt sie eine circulär angeordnete Wandmuskulatur. Die Abflußvenen vereinigen sich zu größeren, auffallend muskelstarken Venen, die sich von den Arterien nur durch das Fehlen einer Membrana elastica interna unterscheiden (KÖRNER 1937); sie liegen, mit den Arterien zu Gruppen vereinigt, unter der Schicht des eigentlichen Schwellgewebes in unmittelbarer Nähe des Knochens.

Eine rasche Füllung der weiten Bluträume, welche als ein großer Venenplexus nahezu die ganze Tunica propria der Schleimhaut im Bereiche der unteren Muschel, am Rande der mittleren Muschel und besonders ausgeprägt am hinteren Ende aller drei Muscheln sowie in dem Tuberculum septi einnehmen, kann, wie MÄRK (1941) betont, nur von der arteriellen Seite her gewährleistet werden, weshalb das Vorkommen von arterio-venösen Anastomosen „für eine ausgiebige und schnelle Funktion des Schwellgewebes geradezu ein Erfordernis" sei. Die von KÖRNER (1937) nachgewiesenen Drosselvorrichtungen in dem venösen Anteil erhalten nach MÄRK erst im Zusammenhang mit den arterio-venösen Anastomosen ihren vollen Sinn. Die Sphincteren, welche „stets an den Stellen liegen, wo ein oder mehrere Schwellgefäße in ein tiefer gelegenes größeres übergehen bzw. die großen Sammelräume sich in die dickwandigen Abflußvenen fortsetzen" (KÖRNER), erscheinen besonders geeignet, durch Drosselung des Blutabflusses eine der Füllung des Schwellgewebes dienende Blutstauung herbeizuführen; die Anordnung der Sphincteren ermöglicht außerdem einen gegenseitigen Abschluß der großen Kavernen als einzelne Blutkammern, „was sicherlich zur Erreichung einer prallen Elastizität des gefüllten Schwellgewebes von großem Vorteil ist" (KÖRNER). An der Abdrosselung des aus dem Schwellgewebe kommenden Blutstromes sind weiterhin wahrscheinlich auch die Abflußvenen vermöge ihrer kräftigen Ringmuskulatur nicht unmaßgeblich beteiligt.

Die Entleerung des Schwellgewebes kommt teils passiv durch Erschlaffung der Muskelringe bzw. Ringmuskulatur in den Drosseleinrichtungen, teils aktiv durch Verkürzung der an den Schwellgefäßen vorhandenen Längsmuskulatur zustande, so daß das Schwellgewebe in ganz kurzer Zeit in sich zusammensinken kann. Die Verbindungen, die zwischen den Venen der Schleimhaut und den Venen des Markgewebes an den Lücken im Muschelknochen bestehen, spielen entgegen der Annahme von BURNHAM (1935) für den Abfluß des Blutes aus dem Schwellgewebe keine Rolle (KÖRNER 1937, MÄRK 1941).

Das schnelle An- und Abschwellen des Schwellkörpers beruht auf einer fein abgestuften Leistung der ganzen Anlage und steht zweifellos unter dem Einfluß des Nervensystems. Öffnung und Schließung der arterio-venösen Anastomosen sowie gleichlaufend damit Verschluß und Öffnung der Sperren in den Venen werden — in Analogie zu den Verhältnissen in den Schwellkörpern des männlichen

Gliedes (s. S. 144 f.) — wahrscheinlich von zwei antagonistisch wirkenden Nerven beherrscht, doch sind die Einzelheiten noch nicht genauer bekannt; eine maximale Füllung der untereinander verbundenen, ausgebuchteten Venenräume kann einen vollständigen und plötzlichen Verschluß des gesamten Luftweges durch die Nase herbeiführen (z. B. bei der Rhinitis vasomotoria).

FABBI und ROSSATTI (1951) sowie DAWES und PRICHARD (1953) haben darauf hingewiesen, daß die arterio-venösen Anastomosen auch eine Regulation der regionalen Blutverteilung ermöglichen, indem je nach ihrem Funktionszustand der Blutstrom über das subepitheliale oder das periglanduläre Kapillarnetz geleitet wird: Abnahme oder Zunahme der Durchströmung der subepithelialen Kapillaren ist gleichbedeutend mit einer entsprechenden Änderung in der Aufwärmung der durch die Nasenhöhle eingeatmeten Luft, während Änderungen in der Durchströmung der periglandulären Kapillarnetze sich auf die Drüsenarbeit auswirken und damit die Feuchtigkeit und Reinigung der eingeatmeten Luft beeinflussen.

Arterio-venöse Anastomosen kommen in den Nasenmuscheln nicht nur in der Schleimhaut, sondern auch in dem von dünnen Knochenwänden lückenhaft umschlossenen Markgewebe vor (MÄRK 1941); sie besitzen an ihrem Abgang von einer größeren Arterie gewöhnlich einen Sphincter aus epitheloiden Zellen, der sich in die aus gleichen Elementen aufgebaute Media des dickwandigen arteriellen Anastomosenabschnittes fortsetzt. Manchmal jedoch erweist sich die Media in der ersten Strecke des arteriellen Anastomosenschenkels „mehr aus gewöhnlichen, circulär verlaufenden, glatten Muskelzellen gefügt"; „in diesen Fällen liegen der Media beim Abgang aus dem größeren Gefäß regelmäßig innen eine bis mehrere Knospen" von epitheloiden Zellen auf, die das Endothel in die Lichtung vordrängen. Bei diesen Bildungen handelt es sich um richtige Knospen (s. S. 122) und nicht um längliche Polster (s. S. 13).

Der arterielle Schenkel dieser Anastomosen ist recht verschieden lang; er zeigt meist einen — allerdings nicht besonders ausgeprägt — gewundenen oder geschlängelten, manchmal aber auch einen mehr gestreckten Verlauf; „im ganzen erinnert die Anordnung weitgehend an die Anastomosen im Kaninchenlöffel" (vgl. S. 171 f.). Der Wandbau des arteriellen Anastomosenabschnittes ist im allgemeinen durch „eine epitheloide Umwandlung der Mediazellen" gekennzeichnet, doch sind die epitheloiden Zellen „nicht in gleicher Mächtigkeit über die ganze Strecke ... verteilt, sondern zeigen abwechselnd bessere oder schlechtere Ausbildung". Meist lassen sich ein bis zwei Schichten derartiger Zellen außerhalb des Endothels ausmachen; manchmal kann nach außen auch noch eine Lage circulärer glatter Muskelzellen vorhanden sein. Die größte Schichtdicke der epitheloiden Zellen wird gewöhnlich vor der Einmündung in die Vene erreicht; hier enthält die Wand bis zu drei und vier Lagen epitheloider Zellen, um sich dann „unvermittelt in die dünne Wand einer der Begleitvenen oder auch einer großen Vene" fortzusetzen. Manchmal gehen von den arteriellen Abschnitten der Anastomosen Abzweigungen zu anderen Venen; auch Kapillaren zweigen ab.

In den epitheloidzelligen Abschnitten der Anastomosen fehlt eine Membrana elastica interna „ziemlich restlos"; sie hört gewöhnlich beim Abgang aus der Arterie „schlagartig" auf. Nur stellenweise sind „einzelne zarte, elastische Lamellen oder Fäserchen wahrzunehmen".

Das Vorhandensein von arterio-venösen Anastomosen im Innern des Muschelknochens ist, wie MÄRK (1941) richtig bemerkt, weniger verständlich. Die mehrfach zu beobachtende Tatsache, daß die arterio-venösen Anastomosen allgemein eine gewisse Neigung zu haben scheinen in die Tiefe und in das Knocheninnere zu rücken (vgl. CLARA 1936), besagt hinsichtlich ihrer Aufgabe im Markgewebe der

Nasenmuschel nichts. Nach Märk „ist wohl daran zu denken, daß eine rasche
Füllung des Schwellgewebes notwendig von einer gleichzeitigen Füllung der Venen im Mark begleitet sein muß, wenn anders nicht das ganze Blut gleich in das
Knocheninnere abströmen soll; Verbindungen bestehen jedenfalls". Das Fehlen
von Klappen ermögliche anderseits sogar einen unmittelbaren Einfluß der Mark-
anastomosen auf die Füllung des Schwellgewebes; vielleicht macht aber auch der
Mangel akzessorischer Hilfskräfte für die Weiterbeförderung des Blutes in den
weiten Venen des Markgewebes der Nasenmuschel das Bestehen von arterio-
venösen Anastomosen notwendig.

Gefäße mit epitheloiden Zellen sind in der Schleimhaut der Kiefer- und Stirn-
höhle sowie der Siebbeinzellen von Rieder (1951) beschrieben worden.

Säugetiere

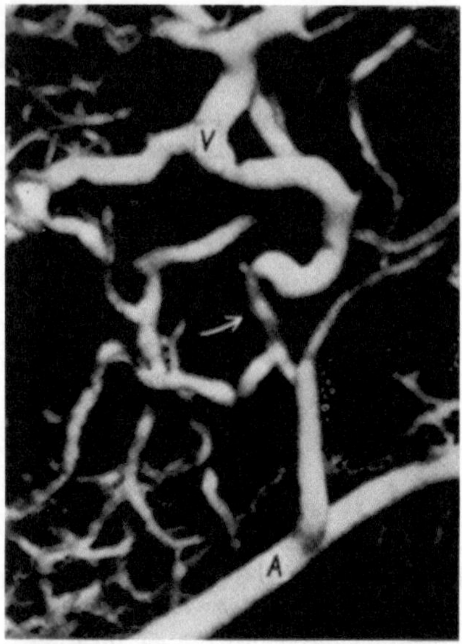

Abb. 38. Arterio-venöse Anastomose aus
dem Nasoturbinale des Hundes. Korrosionspräparat der mit Neopren injizierten
Gefäße. *A* Arterie, *V* Vene. (Aus Dawes
und Prichard 1953 b)

Swindle (1937) hat angegeben, daß
in der Nasenschleimhaut der Säugetiere
echte arterio-venöse Anastomosen nicht
vorhanden seien; die von ihm beobachteten Gefäße seien Pseudoanastomosen,
da sie in atypische Arterien einmünden.
Die Beschreibung, welche Swindle von
seinen Pseudoanastomosen gibt, legt aber
die Vermutung nahe, daß es sich dabei
um echte arterio-venöse Anastomosen
handelt, zumal die von Swindle als atypische Arterien gedeuteten Gefäße in
Wirklichkeit dickwandige Venen sind.
— Harper (1949) hat in der Schleimhaut des Turbinale bei Neotragus und
Mufflon (Ungulaten) arterio-venöse Anastomosen beschrieben, bei denen die
Lichtungen der Arteriolen sich durch einen
Klappenmechanismus in der Wand der
Arteriolen direkt ohne Zwischenschaltung
eines spezialisierten Verbindungskanals
in weite Venenräume öffnen. Rossatti
(1952 a, b) hat vor allem bei Hund und
Katze, im weiteren aber auch bei Kaninchen, Meerschweinchen und Ratte in
injizierten Präparaten der Nasenschleimhaut arterio-venöse Anastomosen
gefunden.

Dawes und Prichard (1953) haben arterio-venöse Anastomosen in der Nasenschleimhaut von Hund, Katze und Kaninchen sowohl an Injektionspräparaten
als auch an Serienschnitten in überzeugender Weise nachgewiesen (Abb. 38 und
39); sie haben Häufigkeit und genaue Lage der arterio-venösen Anastomosen nicht in allen Abschnitten der Nase bestimmt, können aber immerhin
hinsichtlich ihrer Verteilung folgende Angaben machen: Zahlreiche arterio-
venöse Anastomosen finden sich beim Hund in der Regio olfactoria; in der Regio
respiratoria sind sie bei Hund, Katze und Kaninchen in großer Zahl im Schwellkörper, im Nasoturbinale, in dem Abschnitt der Nasenscheidewand, der den
Hauptanteil an pseudocavernösem Gewebe enthält und dem „Hauptstrom der eingeatmeten Luft" ausgesetzt ist, sowie auch im Maxilloturbinale vorhanden.

Die Anastomosen sind durchschnittlich 100 bis 150 μ lang und verlaufen häufig gewunden; sie kommen einzeln oder gruppenweise vor, wobei zwei benachbarte Anastomosen mit ihren Windungen knotenartig ineinandergeschlungen sein können. In baulicher Hinsicht zeichnen sie sich durch den Besitz einer dicken, teils aus glatten Muskelzellen, teils aus epitheloiden Zellen aufgebauten Media (Abb. 39) sowie durch das Fehlen einer Elastica interna aus; ob eine kontinuierliche Endothelauskleidung vorhanden ist oder nicht, hat nicht mit Sicherheit festgestellt werden können.

In der Schleimhaut der Stirnhöhlen sind bei verschiedenen Säugetieren von ROSSATTI (1952) direkte Einmündungen von präkapillaren Arteriolen in das Venengeflecht beschrieben worden.

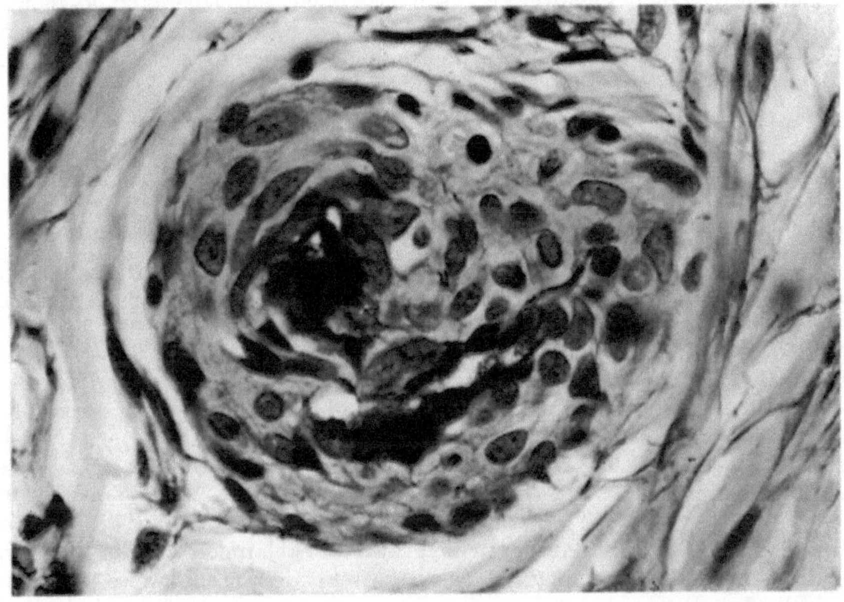

Abb. 39. Arterio-venöse Anastomose aus der Nasenschleimhaut des Hundes. Injektionspräparat. Die großen blassen Kerne der epitheloiden Zellen in der dicken Wand der etwas schräg angeschnittenen anastomotischen Gefäßstrecke und das enge unregelmäßige Lumen sind gut erkennbar. (Aus DAWES und PRICHARD 1953 b)

B. Larynx

Mensch

Die Schleimhaut des Kehlkopfes weist in den besonders gut vaskularisierten Bezirken drei übereinanderliegende Gefäßnetze auf, von denen das oberflächlichste ein zartes Kapillarnetz unmittelbar unter dem Epithel darstellt.

In dem mittleren und in dem tiefen Gefäßnetz des Vestibulum laryngis sind von DAL ZOTTO (1949 a, b) kleine, geschlängelt verlaufende Arterien beschrieben worden, deren Wandung nicht selten zum Teil aus epitheloiden Zellen aufgebaut ist; „diese besonderen Arterien begleiten gewöhnlich weite Venen, mit denen sie sich in direkte Verbindung setzen können, indem sie arterio-venösen Anastomosen Ursprung geben".

RIEDER (1951) hat „in zwei von insgesamt zehn untersuchten Schnittserien oft unmittelbar unter dem Epithel und in der Nachbarschaft kleiner Drüsenläppchen epitheloid modifizierte Muskelzellen in der Wand kleiner Arterien" gefunden.

„Gelegentlich hat man auch hier auf Grund der in großer Zahl getroffenen Gefäßquerschnitte den Eindruck, daß ein anastomotischer Schenkel einer arterio-venösen Anastomose vorliegt"; der Übergang eines solchen Abschnittes in eine Vene hat allerdings nicht beobachtet werden können.

C. Trachea

Mensch

RIEDER (1951) hat in der Höhe des von HUSSAREK und ihm (1949) beschriebenen Glomustumors (s. S. 261) nicht nur „mehrfach kleine Gefäße mit epitheloiden Gefäßwandzellen nachweisen", sondern auch den Übergang kleiner Arterien in Venen feststellen können; „in einem Fall erhält die Arterie knapp vor ihrem Übergang in die Vene einen innerhalb der Ringmuskelschicht liegenden Polster aus längsverlaufenden Muskelbündeln".

D. Lunge

Mensch

Bronchien und Pleura pulmonalis zeigen hinsichtlich ihrer Gefäßversorgung (Abb. 40) insoweit gemeinsame Züge, als bei beiden die Blutzufuhr teils von der A. bronchialis, teils von der A. pulmonalis und die Blutabfuhr ebenfalls teils durch die Vv. bronchiales, teils durch die V. pulmonalis erfolgt und außerdem die Arterien des großen und kleinen Kreislaufes durch dickwandige Sperrarterien miteinander in Verbindung stehen, aus denen arterio-venöse Anastomosen hervorgehen (v. HAYEK 1940, 1942, 1952).

Die im Bereiche der kleinen (unter etwa 3 mm dicken) Bronchi und der Bronchuli vorhandenen Sperrarterien, welche „eine obligatorische, zum normal-anatomischen Bild der menschlichen Lunge gehörende Einrichtung" (LAPP) darstellen (v. HAYEK 1940, 1942, 1943, 1952, VERLOOP 1948, LIBOW, HALES und LINDSKOG 1949, LAPP 1950, 1951, MARCHAND, GILLROY und WILSON 1951, LATARJET und JUTTIN 1951, TOBIN 1952, PRETO PARVIS 1954, TÖNDURY und WEIBEL 1956), sind dadurch ausgezeichnet, daß sie nach innen von der verhältnismäßig dünnen, aus ein bis vier Schichten bestehenden, stellenweise sogar auch völlig fehlenden Ringmuskulatur mit sehr spärlichen elastischen Fasern eine mächtige, vier bis zehn Lagen umfassende Längsmuskelschicht mit außerordentlich reich entwickeltem elastischem Gewebe enthalten (v. HAYEK).

Die Frage, ob die Längsmuskelschicht, wie WATZKA will, der Intima oder aber, wie MERKEL meint, der Media zugerechnet werden soll, ist letztlich nur eine Frage der Definition bzw. eine Frage der Zuordnung der vorhandenen Membranae elasticae. Dicht unter dem Endothel ist nämlich eine dicke Membrana elastica intima, an der Grenze zwischen innerer Längs- und äußerer Ringmuskelschicht eine deutliche, wenn auch im Vergleich zur Membrana elastica intima schwächere Membrana elastica interna ausgebildet (WATZKA 1936 b, v. HAYEK 1940 c, 1942, 1952, MÄRK 1941, MERKEL 1941/42, LAPP 1951).

Diese erstmalig von KULL (1925) erwähnten elastisch-muskulösen Sperrarterien haben eine verschiedene Deutung erfahren. Während FEYRTER (1927), WATZKA (1936), MERKEL (1941/42), MAURER (1941), VERLOOP (1948) sowie LAPP (1950, 1951) in ihnen Zweige der A. bronchialis sehen, hat v. HAYEK sie ursprünglich als Äste der A. pulmonalis angesprochen, weil sie von dieser aus injiziert werden können, was MERKEL (1941/42) indessen nicht als stichhaltiges Argument gelten läßt, „da bei den reichlich vorhandenen Anastomosen zwischen beiden Arteriensystemen in der Lunge eine Identifizierung durch Injektion fraglich erscheint"; später scheint v. HAYEK (1942) die Sperrarterien als Zweige der A. bronchialis betrachtet zu haben, er gibt jedenfalls an, daß aus längsverlaufenden Muskelbündeln bestehende Sperreinrichtungen sich entlang der Verzweigungen der Aa. bronchiales finden.

Die Diskussion nach der Zugehörigkeit der Sperrarterien ist gegenstandslos geworden, nachdem es sich gezeigt hat, daß sie als Verbindungen zwischen den beiden

Gefäßsystemen ebensogut dem Verzweigungsgebiet der A. bronchialis wie dem der A. pulmonalis zugerechnet werden können (v. HAYEK 1952).

Arterio-venöse Anastomosen, deren Vorhandensein in der menschlichen Lunge auf Grund von bestimmten klinischen Erfahrungen (vgl. HOCHREIN 1935, HAVLICEK 1937), von Ergebnissen der Blutanalyse (RILEY und COURNAND 1949), ferner von Beobachtungen einer Passage von Parasiten (BRINK 1950) und Emboli insbesondere von Geschwulstzellen (CURRI 1953) sowie schließlich auch auf Grund des Vorkommens von Telangiektasien (BRINK 1950) und arterio-venösen Aneurysmen (YATER, FINNEGAN und GRIFFIN 1949, CARSWELL 1950, LAWRENZ und

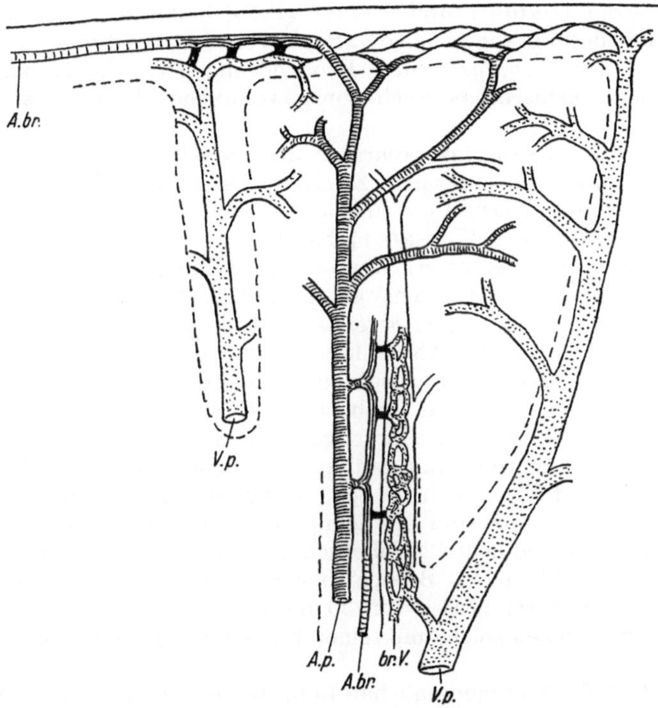

Abb. 40. Schema des Kreislaufes eines Lungenläppchens. Arterio-venöse Anastomosen schwarz, *A. br.* A. bronchialis, *A. p.* A. pulmonalis, *br. V.* bronchiales Venennetz, *V. p.* V. pulmonalis. (Aus v. HAYEK 1952)

RUMEL 1950, LINDSKOG, LIEBOW, KAUSEL und JANTZEN 1950) vermutet worden ist, sind erstmalig von v. HAYEK (1940, 1944) beschrieben worden. Sie zeigen insoweit ein eigenartiges Verhalten, als „außerhalb und innerhalb der Tunica fibrocartilaginea" in der dicken Muskelwand der Sperrarterien seitlich hintereinanderfolgend gleichsam Löcher ausgestanzt erscheinen, welche ihr Lumen mit dem von dünnwandigen, fast völlig muskelfreien, in das bronchiale Venennetz einmündenden Venen verbinden; „bei Öffnung der arterio-venösen Anastomosen wird durch diese entweder das Blut der A. bronchialis oder das der A. pulmonalis in den bronchialen Venenplexus" und von dort in die V. pulmonalis fließen können (v. HAYEK 1952).

Diese physiologischen Gegebenheiten haben ihre Parallele in den Beobachtungen von überzähligen Bronchialarterien bei Atresie der A. pulmonalis (MANCA 1933) bzw. von vergrößerten Bronchialarterien bei offenem Foramen ovale (NA-

TUCCI 1939); mit der Vergrößerung der Bronchialarterien und der dadurch er-
möglichten Versorgung der Lunge mit arteriellem Blut aus der Aorta beschreitet
die Natur den gleichen Weg, den der Chirurg bei Pulmonalstenosen mit den
operativ hergestellten arteriellen Verbindungen künstlich öffnet (v. HAYEK 1951).

VERLOOP (1945, 1948) bestreitet das Vorkommen von arterio-venösen Anastomosen in der menschlichen Lunge. Die dickwandigen Bronchialarterien geben
ebenso wie die bronchopulmonalen Verbindungen „dünnwandige Seitenzweige
ab, die manchmal den Eindruck erwecken, wie wenn sie aus der Wand des Mutter-
gefäßes ausgestanzt wären; diese Seitenzweige bilden in der Wand der kleineren
Bronchien einen dünnwandigen arteriellen Plexus und weiterhin stets Kapillaren".
RYKWIND (1949 a) sowie TÖNDURY und WEIBEL (1956) haben dagegen die Angaben v. HAYEKs über das Vorkommen von arterio-venösen Anastomosen in der
Wand der Bronchien bestätigt; nach den Beobachtungen der letztgenannten
Autoren können solche Nebenschlüsse auch von gewöhnlichen Bronchialarterien
abgehen.

CORELLI (1952) hat an Korrosionspräparaten des bronchialen und pulmona-
len Gefäßbaumes Anastomosen zwischen Zweigen der Bronchialarterien und
-venen in normalen menschlichen Lungen nicht, wohl aber in Lungen mit
chronischen Prozessen gefunden. KUCSKO (1953) hat bei zwei Fällen von sogenannter Pulmonalsklerose neben arterio-venöse Verbindungen, die wegen ihres
von der Norm abweichenden Verhaltens als pathologische Bildungen anzusprechen sind, vereinzelt auch „arterio-venöse Anastomosen im Sinne von
v. HAYEK" beobachtet, „die keine Abweichungen von der Norm zeigten".

Das Vorhandensein direkter Anastomosen zwischen Lungenarterie und -vene
ist von TOBIN und ZARIQUIEY (1950) aus Beobachtungen mit dem Glaskügelchen-
verfahren (s. S. 208) geschlossen worden; derartige „arterio-venous shunts", welche
sie auch an Röntgenaufnahmen von mit radiopaken Massen injizierten Lungen
und an Korrosionspräparaten gesehen haben, kommen nur im Bereich der
Lungenläppchen vor, und zwar sind an dem Apex der „lobular subdivision
of the bronchopulmonary segments" Nebenschlüsse mit einer Weite bis zu
500 μ, im Bereiche der kleineren Bronchien und der Bronchuli alveolares
solche von einem lichten Durchmesser von 50 bis 100 μ und in der Nähe der
Alveolensäckchen und Alveolen solche mit einer Weite von 20 bis 25 μ gefunden
worden.

Nach MÜLLER (1953) fließt in menschlichen Lungen, die von der A. pulmonalis
aus vollkommen durchspült worden sind, die Durchströmungsflüssigkeit nach
Zusatz von Tusche schon etwa 40 Sekunden später schwarz gefärbt ab; bei Zusatz von relativ grobmolekularen Partikeln (Kartoffelstärke mit einer das Kapillar-
lumen übersteigenden Teilchengröße zwischen 20 und 80 μ) zu der Durchströmungsflüssigkeit kommt die Passage durch die Lunge etwa nach 30 Minuten völlig
zum Versiegen. Histologisch findet sich keinerlei Stärke im Venenplexus der
Bronchialschleimhaut; der submuköse Plexus ist vielmehr noch wie in einer
nicht durchströmten Lunge meist prall mit Erythrocyten gefüllt, woraus zu
schließen ist, daß dieses Gefäßgebiet gar nicht von der Durchströmung erreicht
worden ist. Offenbar reicht der gewöhnliche Durchströmungsdruck nicht aus, um
die arterio-venösen Anastomosen „bei der angewandten Methode in Funktion zu
setzen", was „auf die Bedeutung des Spiels der Regulationsmöglichkeiten und
auf hämodynamische Einflüsse" hinweist, „wie sie in der durchbluteten Lunge
vorliegen".

Die *Pleura pulmonalis* wird teils von der A. bronchialis, teils von der A. pulmonalis mit Blut gespeist; hinsichtlich des Anteiles der beiden Gefäßsysteme
finden sich ziemlich auseinandergehende Angaben im Schrifttum.

Die Aa. bronchiales versorgen nach BRAUS (1924) die ganze Pleura pulmonalis, nach BENNINGHOFF (1948) den größten Teil der Pleura pulmonalis, nach VERLOOP (1946) einen großen Teil der Pars mediastinalis, die Pleura interlobaris, die an die Pars mediastinalis angrenzenden Ränder der Pars costovertebralis sowie einen schmalen Streifen der Pars diaphragmatica, nach v. HAYEK (1942) hingegen nur einen „kleinen Bereich um den Hilus in der Fissura interlobalis und in der Impressio cardiaca". FAUVET (1939) ist es niemals gelungen, die Pleura von der A. pulmonalis aus zu injizieren, immer dagegen von der V. pulmonalis aus. MARCHAND, GILROY und WILSON (1950) geben an, daß die Pleura der Lungenkonvexität nicht von den Aa. bronchiales versorgt wird, während LATORJET und JUTTIN (1951) es als sicher bezeichnen, daß die Bronchialarterien an der Versorgung der Pleura im Bereiche der ganzen Lungenoberfläche beteiligt sind. Nach POLICARD und GALY (1941) wird nur die subpleurale Schicht mit Gefäßen, und zwar mit Venen und venösen Kapillaren, versorgt, welche dem System der Lungengefäße angehören, aber arterielles Blut führen. TOBIN (1952) gibt an, daß die Pleura sowohl von direkten Zweigen der Bronchialarterien, insbesondere im Bereiche der intersegmentalen oder interlobulären Bindegewebssepten, als auch von Ästen der Lungenarterie versorgt wird, welche mit den Zweigen der A. bronchialis innerhalb des Lungenparenchyms anastomosieren.

Kleinere Äste der A. pulmonalis treten in Abständen von wenigen Millimetern aus dem Lungenparenchym unter die Pleura (vgl. REISSEISEN 1822, SPANNER 1939) und verzweigen sich in derselben nach den Beobachtungen von v. HAYEK (1942) im allgemeinen regelmäßig, nur an den Lungenrändern ungleichmäßig; sie besitzen eine im wesentlichen aus einer dünnen Ringmuskellage ohne Sperreinrichtungen bestehende Wand und speisen ein in dem subpleuralen Gewebe gelegenes Netz von dünnwandigen, bis zu 90 µ weiten Gefäßen, welche nach ihrem Wandbau als Kapillaren anzusprechen sind, obwohl sie „wesentlich weiter sind und ein viel gröberes Netz bilden, als wir es sonst von Kapillarnetzen erwarten" (v. HAYEK 1942). Diese „Riesenkapillaren" können „als Nebenschluß den anderen Blutwegen durch die Lunge an die Seite gestellt werden" (v. HAYEK 1951), da sie infolge der Weite ihrer Lichtung „offenbar das Blut gegen einen geringen Widerstand in die Venen strömen lassen" können. Der Abfluß des Blutes aus den Riesenkapillaren der Pleura erfolgt größtenteils durch die zahlreichen Ästchen der V. pulmonalis, „die wie Hunderte verschieden großer Sternchen" an der Oberfläche der Lunge sichtbar sind; sie vereinigen sich mit den aus den Läppchen tretenden Venen.

MÜLLER (1953) hat in menschlichen Lungen, die von der A. pulmonalis aus vollkommen durchspült worden sind, nach Zusatz von Tusche zu der Durchströmungsflüssigkeit schon etwa 40 Sekunden später die ausfließende Flüssigkeit schwarz gefärbt gefunden, aber auch bei Lupenbetrachtung unter der Pleura kein Passieren schwarzgefärbter Strömung beobachten können, „wie es eigentlich nach v. HAYEK bei den Riesenkapillaren der Pleura zu erwarten wäre". Die Riesenkapillaren stellen demnach keine besondere Passagemöglichkeit des Lungenfilters dar.

Außer diesen kleinen Ästen der A. pulmonalis sind an der Versorgung der Pleura pulmonalis auch noch große Äste der Lungenarterie beteiligt, welche schon makroskopisch durch ihre Größe, die Schlängelung ihres Verlaufes und die starke Verzweigung mit Netzbildung auffallen (v. HAYEK 1942); sie treten an verschiedenen Stellen, insbesondere in der Incisura cardiaca und in den Fissurae interlobulares, mit Zweigen der A. bronchialis in Verbindung (ZUCKERKANDL 1883, v. HAYEK 1942 b, VERLOOP 1946). Diese Verbindungsäste zeigen die Merkmale von dickwandigen Sperrarterien, welche zum Unterschied von den peribronchial gelegenen Sperrarterien (s. S. 78) nur eine einfache Lage von Ringmuskulatur sowie eine in steilen Schrauben verlaufende, mächtig entwickelte Längsmuskulatur besitzen (v. HAYEK 1942 b).

Arterio-venöse Anastomosen sind in der Pleura zuerst von HOLMDAHL (1939) und SPANNER (1939) beschrieben worden. Die Angaben von HOLMDAHL, daß aus dem weitmaschigen, von den Ästen der A. pulmonalis gebildeten Netz nicht-kapillare arterio-venöse Anastomosen mit einer lichten Weite von 65 μ und mehr entspringen und in Zweige der Vv. pulmonales einmünden, werden von SPANNER dahin ergänzt, „daß das beschriebene Pleuranetz ausgedehnte Verbindungen nicht nur mit den Vv. pulmonales und Vv. bronchiales besitzt, sondern auch, daß die A. bronchialis sich an Korrosionspräparaten vom Hilus bis in die Pleura verfolgen läßt, woselbst sie mit dem von A. und V. pulmonalis sowie der V. bronchialis gespeisten Netz direkt anastomosiert oder durch Vermittlung eines Wipfel-ästchens der V. pulmonalis, bevor diese sich mit besagtem Netz verbindet". „Das durch die Endäste der A. pulmonalis und die oberflächlichen Vv. bronchiales venös gewordene Blut des Pleuranetzes wird also durch dessen Anastomosen mit der A. bronchialis arterialisiert, so daß von seiten der Pleura keine stärkere Ver-mischung des Lungenblutes mit Kohlensäure zustande kommt." SPANNER be-merkt, „daß ähnlich wie der Nierenkapsel auch der ‚Lungenkapsel' für den fei-neren Lungenkreislauf . . . eine hohe funktionelle Bedeutung zukommen muß".

Die von HOLMDAHL und SPANNER beschriebenen arterio-venösen Anastomosen sind nach v. HAYEK (1942) mit den „Riesenkapillaren" identisch und können deshalb nicht als arterio-venöse Anastomosen bezeichnet werden; wirkliche arterio-venöse Anastomosen entspringen in der Pleura — ganz ähnlich wie in der Wand der Bronchien — aus den Sperrarterien und gehen in dünnwandige Äste der V. pulmonalis über (Abb. 40).

Nach VERLOOP (1946) geben in der Pleura pulmonalis die Aa. bronchiales „oberflächliche" arterielle Anastomosen ab, „die letzten Endes in die intralobu-lären Zweige der A. pulmonalis übergehen"; arterio-venöse Anastomosen seien aber in der Pleura pulmonalis ebensowenig vorhanden wie in der Wand der Bronchien. RYKWIND (1949 b) hat dagegen die Angaben von v. HAYEK über Vorkommen von arterio-venösen Anastomosen in der Pleura bestätigt und ebenso haben TOBIN und ZARIQUIEY (1950) in der Pleura arterio-venöse Ana-stomosen („arterio-venous shunts") zwischen Zweigen der A. pulmonalis und solchen der V. pulmonalis mit einem Durchmesser bis zu 200 μ fest-gestellt.

Säugetiere

Arterio-venöse Anastomosen zwischen Zweigen der A. pulmonalis und Venen der Wandgeflechte in den Bronchien mittleren (etwa 2 mm beim Rind und 1,5 mm beim Meerschweinchen) und kleineren Kalibers sind von CASTIGLI (1947, 1948, 1949) in der Lunge des Rindes und des Meerschweinchens beschrieben worden; sie nehmen ihren Ursprung von den Zweigen der A. pulmonalis, welche als sogenannte Sphincterarterien beim Rind (DIANA 1880, DUBREUIL 1926, ALOISI 1934, CASTIGLI 1947), Kaninchen (BAUDRIMONT und MAUGEIN-MERLET 1933), Meerschweinchen (JORDAN 1911, BAUDRIMONT und MAUGEIN-MERLET 1933, v. VOLKMANN 1934, DANESINO 1946, VERLOOP 1949, CASTIGLI 1949), beim Opossum (JORDAN 1911) sowie Delphin (LACOSTE und BAUDRIMONT 1926) durch abwechselnd stark verdickte und ganz dünne Wandabschnitte gekennzeichnet sind. Sperrarterien, welche in der Lunge des Menschen eine Verbindung zwischen Ästen der A. pulmonalis und solchen der A. bronchialis herstellen, fehlen nach CASTIGLI sowohl beim Rind als auch beim Meerschweinchen.

Die anastomotischen Gefäßabschnitte besitzen nur an dem Abgang von den Sphincterarterien eine ringförmig verdickte Wandung mit einer spaltförmig verengten Lichtung, im übrigen aber eine dünne, nur aus wenigen Muskelzellen aufgebaute Media sowie eine weite Lichtung; sie ziehen in das zwischen den Knorpelplatten und dem REISSEISENschen Muskel gelegene Bindegewebslager und münden in den hier befindlichen Venenplexus. Die arterio-venösen Anastomosen sind vermutlich Einrichtungen für einen Abkürzungskreislauf, der unter bestimmten Umständen eine Ableitung eines Teiles des Blutes von der A. pulmonalis in die Venengeflechte der Bronchienwände und damit eine Herabsetzung des Blutzuflusses zu bestimmten Bezirken des Lungenparenchyms ermöglicht.

DE BUSSCHER (1947) hat in der Lunge von Rind, Ziege, Schwein und Maus arterio-venöse Anastomosen gefunden, welche einerseits in der Wand der Bronchien zwischen Ästen der A. pulmonalis und dem intrabronchialen Venenplexus (Mischung von Blut der gleichen Qualität), zwischen Ästen der A. pulmonalis und solchen der A. bronchialis sowie zwischen Zweigen der A. bronchialis und Ästen der V. bronchialis (Mischung und Blut verschiedener Qualität), anderseits innerhalb des Lungenparenchyms zwischen Zweigen der A. pulmonalis und solchen der Vv. pulmonales (Mischung von Blut verschiedener Qualität) vorkommen, wobei die letztgenannten Verbindungen die eigentlichen Kurzschlüsse darstellen sollen. Nach VERLOOP (1949) werden bei Kaninchen, Ratte und Maus die Verbindungen zwischen A. bronchialis und A. pulmonalis lediglich durch Kapillaren, beim Meerschweinchen hingegen durch arterielle Zweige mit stets weit offenstehender Lichtung dargestellt. „Neither the supplying bronchial nor pulmonary, nor the anastomosing vessel exhibits any particular structure; especially are there no longitudinal muscle fibres in the intima or media." Die Äste der Lungenarterie splittern sich, nachdem sie die Anastomose mit den Zweigen der A. bronchialis eingegangen sind, in das Kapillarnetz der Alveolen auf.

BARIATTI und CONTI (1952) haben in der Lunge der Katze keine sicheren Befunde von arterio-venösen Anastomosen zwischen Aa. bronchiales und Vv. pulmonales erheben können. RAHN, STROUD und TOBIN (1952) haben beobachtet, daß die arterio-venösen Anastomosen in der Lunge des lebenden Hundes mit Thorotrast leicht sichtbar gemacht werden können, wenn der über die V. jugularis und das rechte Herz in die Lungenarterie eingeführte Katheter bis in einen Ast derselben vorgeschoben wird; bleibt dagegen die Spitze des Katheters im rechten Vorhof, im rechten Ventrikel oder im Anfangsteil der A. pulmonalis, so lassen sich die arterio-venösen Anastomosen nach Injektion von Thorotrast nicht beobachten. Dieses unterschiedliche Verhalten findet seine Erklärung entweder in einer starken Zusammenziehung der Lungenarterie oder aber in einer durch den Reiz ausgelösten Öffnung der arterio-venösen Anastomosen.

Bei der Ratte haben ELLIS, GRINDLAY und EDWARDS (1952) in der normalen Lunge keine präkapillaren Anastomosen zwischen A. pulmonalis und A. bronchialis feststellen können; derartige Anastomosen bilden sich erst nach Unterbindung der Lungenarterie im Bereiche der kleinsten Bronchuli proximal von den Alveolengängen aus, wobei sie offenbar aus den schon zwischen den beiden Kreisläufen vorhandenen kapillaren Verbindungen hervorgehen.

IRWIN, BURRAGE, AIMAR und CHESNUT JR. (1954) haben bei Lebendbeobachtungen an Lungen von Meerschweinchen und Kaninchen unmittelbare Verbindungen („arterio-venous shunts") zwischen Arteriolen und Venulen in den Scheidewänden zwischen den Alveolen gesehen.

Die Durchgängigkeit der Lungengefäße für Kugeln bestimmter Größe ist von mehreren Autoren untersucht worden.

PRINZMETAL, ORNITZ, SIMKIN und BERGMAN (1948) haben gefunden, daß Glaskügelchen bis zu 150 μ Durchmesser den Kreislauf in der Lunge des Hundes und des Kaninchens passieren können; sie machen aber keine quantitativen Angaben über die Zahl der wiedergefundenen Kugeln, so daß möglicherweise nur sehr wenige Anastomosen mit großem Querschnitt für den Durchgang dieser Kugeln verantwortlich sind. SIRSI und BUCHER (1953) geben an, daß verhältnismäßig zahlreiche (15 bis 35%) Kugeln mit einem Durchmesser zwischen 25 und 30 μ das Gefäßsystem der Lunge von Katzen, Kaninchen, Meerschweinchen und Ratten durchlaufen; nach ihrer Meinung müsse demnach ein entsprechend großer Teil des Blutes nicht die Lungenkapillaren, sondern arterio-venöse Anastomosen durchströmen. HÜRLIMANN (1949) sowie HACKEL, KINNEY und GOO-DALE (1954) hingegen haben festgestellt, daß Bärlappsporen (28 bis 32 μ) das Gefäßsystem der Lunge von Hunden, Katzen und Kaninchen überhaupt nicht oder nur in sehr geringer Zahl zu passieren vermögen; der mögliche Einwand, daß Nebenschlüsse, wie sie für die menschliche Lunge beschrieben worden sind, zwar vorhanden, aber mit der benutzten Methode nicht nachweisbar seien, sieht HÜRLIMANN weitgehend „entkräftet durch die Kontrollen am Kaninchenohr", welche an durchströmten isolierten Kaninchenlöffeln meist 40%, nicht selten sogar 50% der Lycopodiumsporen in der aus der Vene abfließenden Flüssigkeit ergeben haben. Wenn man „annimmt — wozu man wohl berechtigt ist —, daß die normale Regulation des Lungenkreislaufes bei der carnivoren Katze und dem herbivoren Kaninchen einerseits und bei dem Menschen anderseits nicht grundsätzlich verschieden ist, dann kommt man zu dem Schluß, daß die für letzteren nachgewiesenen Kurz- und Nebenschlüsse der Lunge für die normale Regulation des Lungenkreislaufes bedeutungslos sein dürften" (HÜRLIMANN). BOSTROEM und PIIPER (1955) haben festgestellt, daß Kugeln mit einem Durchmesser von 19 μ zu einem beträchtlichen Teil, solche mit einem Durchmesser von 28 und 36 μ nur in Ausnahmefällen durch die Lunge des Hundes hindurchtreten. Aus dem Vergleich dieser Kugelversuche mit der Untersuchung des Gasaustausches in dem Lungenlappen folgern sie, „daß wenigstens ein Teil der 19 μ messenden Kugeln durch Gefäße mit Gasaustausch, d. h. durch Kapillaren geflossen sein müssen" und daß wahrscheinlich sich auch die von SIRSI und BUCHER gefundene hohe Kugeldurchlässigkeit mindestens teilweise in einer Passage der Kugeln durch Kapillaren zu erklären sei: „anscheinend spielen arterio-venöse Anastomosen im engeren Sinne für die Durchblutung der Lunge keine wesentliche Rolle".

In der Pleura und dem angrenzenden Lungenparenchym der Incisura cardiaca und der Septa interlobularia hat SOTIRIOS (1951) beim Rind sowohl Arterien mit längsverlaufenden Muskelbündeln innerhalb der Ringmuskelschicht als auch Arterien mit epitheloidzelliger Wand gefunden; letztere unterliegen hinsichtlich ihrer Zahl großen individuellen und bezirksweisen Schwankungen.

Die etwa 130 bis 150 μ messenden epitheloidzelligen Arterienzweige, welche in den größeren subpleuralen interlobulären Bindegewebssepten verlaufen, gehören wahrscheinlich dem System der A. bronchialis an; sie geben während ihres leicht gewundenen Verlaufes zu den schmäleren interlobulären Scheidewänden kleinere, etwa 90 μ starke Zweige mit ebenfalls epitheloidzelliger Wand ab, welche sich in stärker gewundene epitheloidzellige Äste auflösen. Ein Teil dieser Arteriolen zerfällt in dünne Zweige, die nach Verlust ihrer epitheloidzelligen Wandung in oberflächlich gelegene Kapillaren übergehen, der andere Teil knäuelt sich nach einem geradlinigen Verlauf unvermittelt stark auf; innerhalb dieser Knäuel verliert die Arteriolenwand zunehmend ihre epitheloiden Zellen und wird schließlich zu der Wand einer etwa 20 bis 40 μ messenden Vene, die zu dem System der V. pulmonalis gehört. Bei diesen Verbindungen handelt es sich demnach in funktioneller Beziehung um arterio-venöse Anastomosen.

7. Verdauungsorgane
A. Mundhöhle
a) Lippen

Mensch

Die Angaben von SUCQUET von dem Vorkommen arterio-venöser Anastomosen in den Lippen des Menschen sind zunächst nur durch einen Befund von TSCHAUSSOW (1874) bestätigt worden, während HOYER (1877) anfänglich zwar geglaubt hat, derartige Verbindungen annehmen zu müssen, nach genauerer Überprüfung aber das Vorhandensein derselben in den Lippen des Menschen bestreitet; eine aufmerksame Untersuchung zeige, daß die Lippenvenen sich rückläufig entweder über die Nasenvenen, welche mit den Arterien in direkter Verbindung stehen, oder aber über die vorderen Gesichtsvenen erfolgt. In der gleichen Arbeit, in der er seine ursprüngliche Vermutung äußert (S. 606), spricht HOYER sich einige Seiten später (S. 613) unzweideutig gegen das Vorkommen von arterio-venösen Anastomosen in den Lippen aus. Die sich widersprechenden Angaben HOYERS haben — wie von MÄRK (1942) mit Recht hervorgehoben wird — eine gewisse Verwirrung im Schrifttum angerichtet; so macht beispielsweise WEIDENREICH (1933) die irrige Angabe, daß nach HOYER in den Lippen der Säugetiere arterio-venöse Anastomosen vorkämen.

MÄRK (1942), der das Verdienst für sich in Anspruch nehmen darf, die Frage des Vorkommens von arterio-venösen Anastomosen in den Lippen sowohl des Menschen als auch zahlreicher Säugetiere (s. S. 86 f.) geklärt zu haben, glaubt auf Grund seiner sehr sorgfältigen Untersuchungen in den menschlichen Lippen „größere, in die Augen springende Anastomosen" ausschließen zu können, da nur „kleine, allerdings recht unscheinbare Kurzschlußgefäße" in dem weiträumigen und dichtmaschigen, offenbar klappenlosen oberflächlichen Venennetz zu beobachten sind, welches sich „knapp unter der Oberfläche des Lippenrandes von der äußeren Grenze des Lippenrotes bis gegen die vestibulare Schleimhaut" hinzieht. Die Anastomosen sind gewöhnlich so klein, daß der sichere Nachweis derselben nur in wenigen Fällen gelungen ist; ihre durchschnittlich nur kurzen anastomotischen Abschnitte, welche gewöhnlich „in einem von Arterien, Venen und auch Nerven gebildeten kernreichen ‚Läppchen‘ liegen", gehen meist von einer epitheloidzelligen Arterie ab, zeigen gewöhnlich einen ziemlich gewundenen Verlauf, bilden manchmal aber auch nur einen flachen Bogen und setzen sich dann unvermittelt in eine kleine oder größere Vene fort.

PATZELT (1942) hat „fast 0,2 mm starke Verbindungsstücke mit einer aus epitheloiden Zellen bestehenden Intima" im mittleren Abschnitt einer menschlichen Oberlippe beschrieben; in einer späteren Veröffentlichung (1943) stellt er diese Angabe aber dahin richtig, daß diese Gefäße nicht in der Mitte, sondern etwas seitlich derselben in der Oberlippe vorhanden sind und nicht unmittelbar in Venen übergehen.

Säugetiere

HOYER (1877) und ebenso VASTARINI-CRESI (1903) haben in den Lippen der untersuchten Säugetiere keine arterio-venösen Anastomosen festzustellen vermocht.

MÄRK (1942) hat in außerordentlich umfangreichen und mühsamen Untersuchungen für eine ganze Anzahl von Säugetieren (Pferd, Schwein, Reh, Rind, Hund, Fuchs, Katze, Eichhörnchen, Meerschweinchen, Fliegender Hund und Mausohr) nachweisen können, daß bei ihnen die Lippen „mit bemerkenswerter

Regelmäßigkeit" arterio-venöse Anastomosen enthalten, welche in den Grundzügen eine weitgehende Übereinstimmung aufweisen.

Die anastomotischen Äste sind meist Seitenzweige einer Arterie, nur selten gehen sie aus dem Endast einer solchen hervor; „dabei läßt sich eine gewisse Neigung zu örtlicher Zusammenhäufung feststellen, derart, daß oft von einer Stelle zwei, drei, ja auch mehr Anastomosen abgehen". Stets sind es auch dieselben Arterien, von denen anastomotische Äste abzweigen; dabei erscheinen Teilungsstellen bevorzugt.

Der anastomotische Abschnitt ist gewöhnlich schon beim Abgang von der Arterie durch einen epitheloidzelligen Wandbau ausgezeichnet, so daß meist geradezu ein im wesentlichen aus epitheloiden Zellen gefügtes Rohr „in eine normale Arterie seitlich eingesetzt erscheint"; häufig springt ein Wulst epitheloider Zellen an der Abgangsstelle ring- oder lippenförmig etwas in die Lichtung der Arterie vor. Nur ausnahmsweise geht der anastomotische Abschnitt als normal gebauter Ast ab, doch erhält er dann bald in seiner Wand in zunehmendem Maße epitheloide Zellen, welche „bis zur Einmündung in die Vene vorherrschend bleiben".

Menge und Ausbildungsgrad der epitheloiden Zellen unterliegen im einzelnen naturgemäß oft nicht unerheblichen Schwankungen. Gelegentlich kann die Media eines anastomotischen Gefäßes nur teilweise aus epitheloiden Zellen bestehen oder innerhalb der glatten Muskelzellen Knospen oder Polster von epitheloiden Zellen aufweisen, die je nach dem Funktionszustand die Lichtung teilweise oder völlig verschließen können; am häufigsten erweist sich aber die ganze Media nur aus epitheloiden Zellen aufgebaut. Diese Elemente liegen, ohne eine einheitliche oder besondere Anordnung erkennen zu lassen, meist in mehreren Schichten übereinander und verursachen eine unverhältnismäßige Dicke der Gefäßwand; der ganz plötzlich eintretende Schichtabfall der Wand bei der Einmündung in die dünnwandige Vene steht dazu in sämtlichen Fällen in einem besonders auffälligen Gegensatz.

Die anastomotischen Abschnitte zeigen gewöhnlich einen durch „eine recht augenscheinliche Windung und Schleifenbildung" gekennzeichneten Verlauf; „die Gefäßschlingen liegen oft so eng aneinander, umwinden sich auch gegenseitig", so daß mitunter der Eindruck eines Knäuels erweckt wird, „zumal dann, wenn außerdem eine Aufteilung des anastomotischen Gefäßes dazukommt, wie es verschiedentlich der Fall ist". Einfacher gebaute Formen, „bei denen eine Arterie durch ein kurzes, gestreckt oder leicht gebogen verlaufendes anastomotisches Gefäßstück" verbunden wird, kommen auch vor, sind aber seltener; „aber selbst in solchen Fällen fehlt der Abschnitt mit der dicken, quellzellhaltigen Wand und der rasche Schichtenabfall zur Vene niemals".

Die arterio-venösen Anastomosen in der Lippe und Schnauze der untersuchten Säugetiere zeigen nicht nur bezüglich ihres Baues, sondern auch ihrer Lage und Verteilung im wesentlichen eine weitgehende Übereinstimmung.

Besonders einheitlich erweisen sich Verbreitung und Anordnung der Anastomosen in der Lippe der größeren und großen Tiere (Pferd, Rind, Schaf, Reh, Schwein, auch Hund, Fuchs und Fliegender Hund): Die verhältnismäßig zahlreichen arterio-venösen Kurzschlüsse liegen überwiegend oberflächlich, oft sehr knapp unter dem Epithel, und zwar „sowohl am eigentlichen Lippenrand als auch nach innen und außen davon"; sie finden sich gewöhnlich in einem Streifen von ganz bestimmter Breite unter dem Epithel, der ziemlich genau eingehalten wird (Abb. 41 a und b). Gegen die Schleimhaut des Vestibulum oris wie auch gegen die äußere Haut hin werden sie „in der Regel spärlicher, schleimhautwärts meist mehr"; „nur wo die Oberlippe in Form eines Flotzmaules oder Rüssels mehr

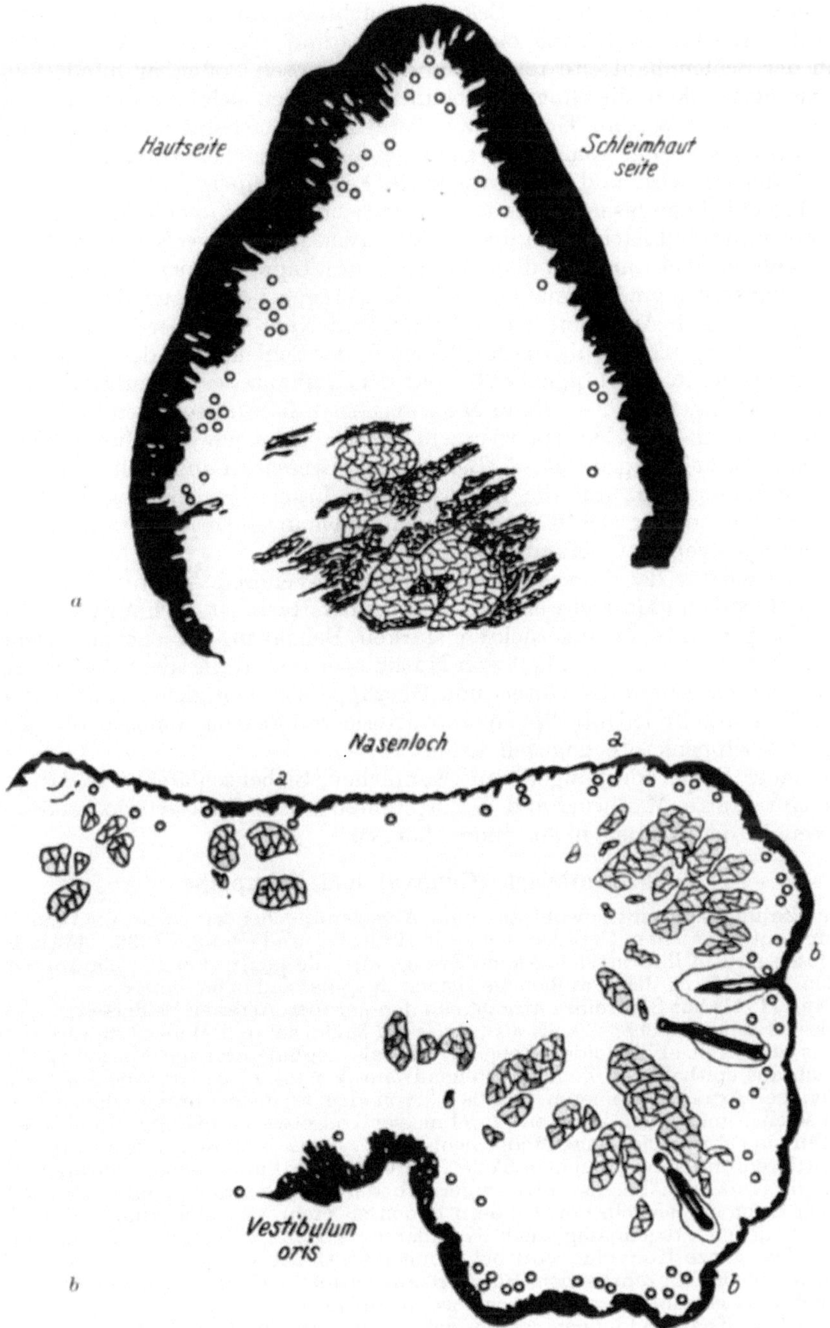

Abb. 41. Verteilung der arterio-venösen Anastomosen in der Unterlippenkante eines Rindes (a) und in der Oberlippe eines 5jährigen Rehbockes (b). Die arterio-venösen Anastomosen aus 0,5 mm Blockdichte sind als kleine Kreise eingetragen. Epithel, Muskulatur, Drüsen und Sinneshaare skizziert. Die Zonen a—a und b—b in Abb. 41 b sind leicht behaart. (Aus MÄRK 1942)

oder weniger unbehaart und von Sekret befeuchtet in den Nasenspiegel übergeht, lassen die Anastomosen keine merkbare Abnahme erkennen" (Abb. 41 *b*).

An der Schleimhautseite reichen die Anastomosen „offenbar mindestens bis zur Umschlagstelle in die Gingiva"; beim Hund finden sich entsprechend auch in den Lefzen Anastomosen. Gegen die äußere Haut zu scheint die Grenze des von den Anastomosen eingenommenen Gebietes dort zu suchen zu sein, wo die Behaarung dichter wird und in das normale Fellkleid übergeht.

Während bei den bisher erwähnten Tierarten die arterio-venösen Anastomosen am Lippenrand und nach innen und außen davon liegen, erweisen sie sich bei anderen Säugern nach innen und in die Tiefe des Lippenkörpers verlagert. Eine Überleitung stellen gewissermaßen die Verhältnisse bei der Katze dar, indem hier die arterio-venösen Anastomosen in der äußeren Haut der Ober- und Unterlippe sowie in der Lippenkante überhaupt fehlen, in der Schleimhaut der Oberlippe nur ganz vereinzelt, in der Lippenkante und Schleimhaut der Unterlippe hingegen reichlich vorhanden sind. — Beim Mausohr liegen die Anastomosen in der Unterlippe nach innen von den Haarwurzeln, sind aber gegen die Mundhöhlenseite durch eine Muskellage gedeckt. — Beim Meerschweinchen und Eichhörnchen sind die Anastomosen ganz auf die Innenseite der Lippen gerückt; sie werden dabei im Verlauf großer Gefäß- und Nervenbündel in einem eigenartigen Fettgewebspolster eingebettet gefunden.

Der Grund für das Verschwinden der arterio-venösen Anastomosen aus der äußeren Haut beim Meerschweinchen und bei der Ratte ist nach MÄRK in der bis an die Lippenkante herangerückten starken Behaarung zu suchen; vielleicht spielt aber auch die Anwesenheit von Muskulatur eine Rolle, denn bei der Katze ist der haarfreie Anteil der Unter- und Oberlippe ziemlich gleich groß, und doch besitzt die muskelfreie Unterlippenkante arterio-venöse Anastomosen, die muskelhaltige Oberlippenkante dagegen keine.

Bei einer Reihe von Säugetieren (Kaninchen, Siebenschläfer, Gartenschläfer, Haselmaus, Ratte, Maulwurf und Waldspitzmaus) hat MÄRK arterio-venöse Anastomosen in den Lippen nicht finden können.

b) Zahnfleisch (Gingiva) und Zahnpulpa

Das Zahnfleisch wird sowohl aus dem Alveolenknochen als auch aus dem Periodontium mit arteriellen Gefäßen versorgt (LEHNER und PLENK 1936, MÄRK 1941); diese lösen sich in ihm in viele kleine Zweige auf, die gegen den Papillarkörper ausstrahlen und die in den Papillen gelegenen Kapillarschlingen liefern.

MÄRK (1941) hat Sperreinrichtungen an den „großen Arterien beiderseits und oberhalb des Alveolenknochens" teils als „zwischen Endothel und Media Längsmuskelpolster aus zum Teil epitheloiden Zellen", teils als „sphincterartige Muskelwülste, gewöhnlich aus epitheloiden Zellen bestehend, am Abgang eines Arterienzweiges" festgestellt; bei Arterien kleineren Kalibers „von den kleinsten präkapillaren Arterien bis zu solchen mit einem äußeren Durchmesser von etwa 30 bis 50 μ" hat er weiters zum Teil eine epitheloidzellige Media beobachtet. Diese Arterien „liegen vermehrt in den mittleren und subepithelialen Teilen der Gingiva", finden sich „aber auch allenthalben in Knochennähe, ja selbst innerhalb der Knochenräume und -kanäle"; sie kommen nicht nur einzeln vor, sondern bilden zu mehreren auch knäuelartige Komplexe, an denen „regelmäßig auch Kapillaren, Venen und Nervenbündel beteiligt sind". „Das ganze Konvolut wird bei genügender Größe von einer Bindegewebshülle umgeben, die in konzentrischen Blättern angeordnet ist" und ziemlich regelmäßig eine dichte Lage feinster elastischer Fasern aufweist.

Derartige Knäuelbildungen lassen sich sowohl an der Oberfläche des Alveolenknochens und in dessen Kanälen als auch in dem subpapillären Teil der Gingiva ausmachen. „Gewöhnlich trifft man in der Nähe eine größere Arterie an, von der sich verbindende Äste bis in die einzelnen Knäuel verfolgen lassen; dort zweigen sich diese Äste teilweise auf und verlaufen in vielfachen Windungen, so daß sie im Schnitt oft getroffen aufscheinen. Dabei macht sich allgemein eine ausgeprägte epitheloide Umwandlung der Mediazellen geltend"; meist besteht die Media nur aus einer einzigen

Lage von durchwegs mehr oder weniger epitheloiden Zellen. Oft genug bildet „nur eine einzige solche helle aufgequollene Zelle die Media". Bei den größeren Gefäßen kann sie auch zwei Schichten solcher Zellen zeigen, „nur in ganz wenig Fällen ist außerhalb der epitheloiden Zellen noch eine Lage gewöhnlicher, glatter, circulär angeordneter Muskulatur vorhanden, in der Regel fehlt sie". An den kleineren dieser Arterien fehlt eine Elastica interna „oder ist höchstens durch feine Fäserchen angedeutet; bei den größeren ist sie in Form eines unvollständigen, aus längsverlaufenden Fasern gebildeten Rohres ausgebildet". Die Lichtung der Gefäße ist oft ganz verschlossen.

Arterio-venöse Anastomosen sind nach MÄRK „auf Grund morphologischer Besonderheiten" bei einem Teil der knäuelartigen Komplexe zu vermuten; er selbst hat allerdings die direkte Einmündung eines arteriellen Astes in eine Vene nur einmal im Innern des Kieferknochens beobachten können.

Die in der Wurzelhaut von WEDL (1881) entdeckten und dann von SCHWEITZER (1909) genauer untersuchten Gefäßknäuel haben „in Hinblick auf Bau, Nervengehalt und Bindegewebsumgrenzung ... zweifellos eine Ähnlichkeit mit den Knäueln in der Gingiva", zeigen aber „von einer epitheloiden Modifikation ... so gut wie gar nichts"; „lediglich zweimal ließ sich eine Andeutung epitheloider Wandverdickungen an Arterien im Peridontium erkennen" (MÄRK 1941).

GASPARINI (1945) sieht dagegen in diesen Bildungen epitheloidzellige arteriovenöse Anastomosen, bemerkt aber, daß die epitheloide Modifikation der glatten Muskelzellen in der Wand der anastomotischen Abschnitte allerdings nicht regelmäßig vorhanden ist.

In der Eckzahnpulpa des Schäferhundes hat SULZMANN (1955) das Vorkommen von epitheloidzellhaltigen Gefäßstrecken und von Sperrarterien beschrieben.

c) Gaumen

Mensch

Im weichen Gaumen einschließlich des Gaumenzäpfchens kommen kleine Arterien vor, deren Media aus epitheloiden Zellen aufgebaut ist (MATHIS und EGLITIS 1936, GASPARINI 1949). In sechs Schnittserien durch den harten Gaumen hat RIEDER (1951) nur einmal eine Arterie mit epitheloid modifizierten Zellen innerhalb der Ringmuskelschicht gesehen.

Arterio-venöse Anastomosen im Gaumensegel des Menschen sind von GASPARINI (1949) teils als kurze Verbindungsstücke mit weitem Lumen, teils als lange, gewunden verlaufende Gefäßabschnitte mit einer „ganz oder größtenteils" aus epitheloiden Zellen gebildeten Media und einer engen Lichtung beschrieben worden. In manchen Anastomosen des einfachen Typus haben sich keine Einrichtungen ausmachen lassen, „die den Blutfluß hemmen". „Es ist aber daran zu denken, daß dieser ... durch Einrichtungen reguliert wird, die in der Arterie proximal von der Anastomose liegen"; in einigen Arteriolen haben in der Tat „Sphincteren mit kreisförmiger Muskulatur" festgestellt werden können.

Die Uvula ist durch den Besitz von besonders weiten und dünnwandigen Venen ausgezeichnet, die bei einer völligen Öffnung der Anastomosen möglicherweise schnell und übermäßig gefüllt werden. Ein solcher Vorgang ist wahrscheinlich an der Ausbildung des unter der Bezeichnung Apoplexia uvulae (YOEL 1934, BERNFELD 1937) oder Haematoma uvulae (WALDNER 1951) bekannten Erscheinung beteiligt.

Säugetiere

In dem Gaumensegel von Hund, Katze und Kaninchen hat GASPARINI (1949) „keine besonderen Gefäßeinrichtungen" gesehen; nur in einem Schnitt durch das Gaumensegel eines Hundes hat er eine arterio-venöse Anastomose mit ziemlich weiter Lichtung beobachtet, „die den beim Menschen beschriebenen analogen Gebilden recht ähnlich war".

d) Zunge

Mensch

SUCQUET (1862) hat bei seinen Injektionsversuchen stellenweise auch die Venen in der Zungenspitze des Menschen mit der Injektionsmasse gefüllt gefunden und daher anscheinend auch in diesem Organ arterio-venöse Anastomosen vermutet, ohne jedoch zu einer sicheren Überzeugung zu kommen. Weder HOYER (1877) noch VASTARINI-CRESI (1903) haben aber beim Menschen in der Zunge arterio-venöse Anastomosen auffinden können.

MÄRK (1941) hat zwar in der menschlichen Zunge — ähnlich wie im Zahnfleisch (s. S. 88), in der Uvula (s. S. 89) und in der Tonsilla palatina (s. S. 63) — an verschiedenen Stellen Arterien mit epitheloider Wand beobachtet, aber einen direkten Zusammenhang derselben mit Venen nicht feststellen können, doch möchte er „die Frage offen lassen, ob arterio-venöse Anastomosen in der menschlichen Zunge vorkommen oder nicht". MÄRK erwähnt in diesem Zusammenhang eine von HAVLICEK an Prof. MATHIS gerichtete briefliche Äußerung aus dem Jahre 1937, in der die Vermutung ausgesprochen wird, daß auch in der menschlichen Zunge Einrichtungen zur Umschaltung des Blutstromes vorhanden sein müßten, was unter anderem daraus zu schließen sei, daß bei Unterbrechung des N. glossopharyngicus einer belegten Zunge mittels Novocain oder Alkohol die gespritzte Zungenhälfte Tage hindurch spiegelblank bleibt, während die andere Hälfte den Belag wie vorher beibehält. — PATZELT (1942, 1943) hat in den Papillae fungiformes an der Zungenspitze eines Menschen „eigentümliche, mit reichlichen Nerven versorgte Gefäßknäuel" gesehen, von denen er meint, daß es sich, „vielleicht in Verbindung mit Thermorezeptoren, um arterio-venöse Anastomosen handelt".

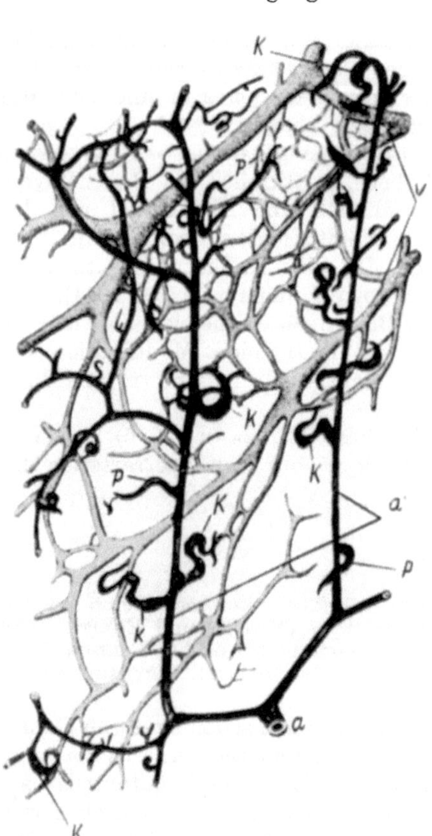

Abb. 42. Arterio-venöse Anastomosen in der Schleimhaut des Zungenrückens eines Hundes. 150 µ dicker Horizontalschnitt; Tuscheinjektion. *A* Arterien; *V* Venen; *K* arterio-venöse Anastomosen; *P* Papillengefäße. (Aus G. DABELOW 1951)

G. DABELOW (1951) erwähnt, daß A. DABELOW in dem aboralen Teil der menschlichen Zunge, der wesentlich stärker ausgebildete Venen enthält als der vordere Abschnitt, einige Verbindungen zwischen Arterien und Venen festgestellt habe, und bemerkt gleichzeitig, daß in der Zunge des Menschen arterio-venöse Anastomosen „keinesfalls so zahlreich sein" können wie in der des Hundes.

Säugetiere

VASTARINI-CRESI (1903) erwähnt, es sei ihm nicht gelungen, beim Kaninchen solche Gefäßverbindungen aufzufinden, meint allerdings, daß seine negativen Ergebnisse noch nicht in endgültiger Weise das Vorkommen von arterio-venösen Anastomosen in der Zunge auszuschließen erlauben. BROWN (1937) hat bei Kaninchen und Katze ebenfalls keine Anastomosen in der Zunge feststellen können; auch G. DABELOW (1951) ist es nicht möglich gewesen, in der Submucosa[1] der Zunge bei Meerschweinchen und Katze Anastomosen aufzufinden; es sei indessen „durchaus nicht ausgeschlossen, daß vielleicht doch hier und da kurze Querverbindungen zwischen den meist parallel nebeneinander verlaufenden Arterien und Venen bestehen". Ebenso hat GOODALL (1955) in der Zunge des Ayrshire-Kalbes keine arterio-venösen Anastomosen beobachten können.

Arterio-venöse Anastomosen sind in der Zunge des Hundes (BROWN 1937, G. DABELOW 1951, PRICHARD und DANIEL 1953, eigene Beobachtungen) sowie des Schafes und der Ziege (PRICHARD und DANIEL 1954) nachgewiesen worden; bei anderen Säugetieren haben sie dagegen bislang nicht festgestellt werden können.

Beim *Hund* kommen arterio-venöse Anastomosen (Abb. 42) in überraschend

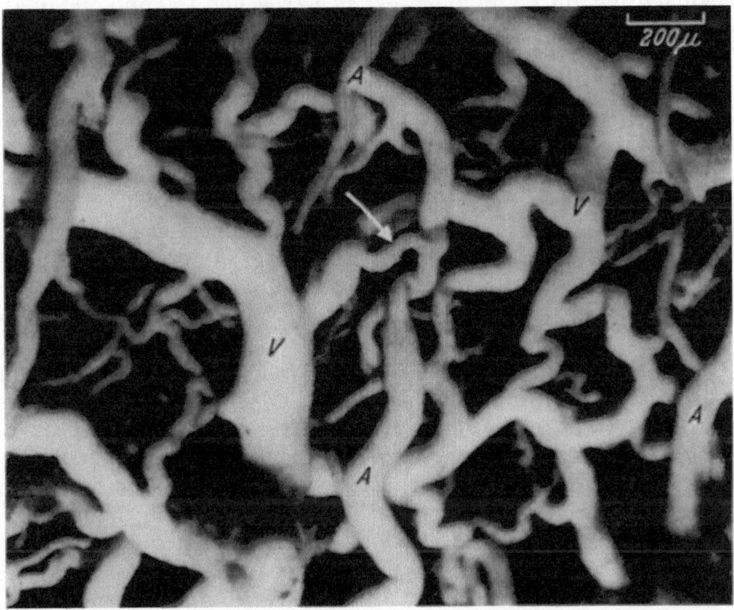

Abb. 43. Gefäßnetz in der Lamina propria der Schleimhaut des Zungenrückens eines Hundes, Ansicht von der Unterseite. Korrosionspräparat der mit Neopren injizierten Gefäße. Die arterio-venöse Anastomose ist durch einen Pfeil gekennzeichnet; die unvermittelte Kaliberzunahme an der Stelle des Überganges in die Vene (*V*) ist deutlich erkennbar. (Aus PRICHARD und DANIEL 1953)

großer Anzahl auf der Oberseite (BROWN, G. DABELOW, PRICHARD und DANIEL), in geringerer Zahl auch auf der Unterseite der Zunge (PRICHARD und DANIEL) vor. An einem parallel zur Oberfläche des Zungenrückens geführten Paraffinschnitt sind von PRICHARD und DANIEL zehn Anastomosen in einem etwa 99 mm² großen Bezirk gezählt worden; da auf einen Bezirk von dieser Ausdehnung etwa zehn Papillen entfallen, ist möglicherweise jeder Papille eine Anastomose zugeordnet.

Die Arterienzweige, von denen die arterio-venösen Anastomosen abgehen, teilen sich vielfach in zwei Äste, von denen der eine das Kapillarnetz einer Zungenpapille speist, während der andere sich als Anastomose in eine Vene fortsetzt (Abb. 42); weniger häufig nimmt eine Anastomose aus einer Astgabel oder aus

---

[1] Die Bezeichnung Submucosa ist irreführend; gemeint ist die am Zungenrücken zwischen der Aponeurosis linguae und der papillentragenden Schicht gelegene und auf der Unterlage passiv nicht verschiebliche Lamina propria der Schleimhaut.

einer gerade verlaufenden Arterie ihren Ursprung (G. DABELOW). Manchmal können sogar zwei Anastomosen, die aus der gleichen Arterie abgehen und in eine oder zwei Venen einmünden, knotenartig ineinander verschlungen sein (PRICHARD und DANIEL). Die Verteilung der Anastomosen in der zwischen papillentragender Schicht und Aponeurose gelegenen Bindegewebslage läßt keine bestimmte Gesetzmäßigkeit erkennen; sie können nach den Feststellungen von G. DABELOW sowohl vereinzelt als auch gehäuft vorkommen und eine Strecke weit auch wieder ganz fehlen, meist sind aber in der Nähe einer Arterie oder Vene mehrere Anastomosen zu beobachten.

Die anastomotischen Abschnitte verlaufen nur selten gerade oder wenig geschlängelt, meist sind sie S-förmig gewunden (Abb. 43), gelegentlich sogar korkzieherartig aufgedreht; ihre Länge bewegt sich zwischen 100 und 500 μ, am häufigsten zwischen 200 und 300 μ. Der arterielle Schenkel beginnt oft mit einer kolbenartigen Verdickung „und behält in der Windung oder Schlängelung diesen Umfang bei, um dann immer dünner werdend, manchmal mit einem auffallend langen venösen Schenkel die Verbindung zur Vene hin aufzunehmen" (G. DABELOW); bei einzelnen Anastomosen kann zwischen Arterie und Vene eine ringartige Einschnürung vorhanden sein, während eine trichterartige Mündung in die Vene seltener vorzukommen scheint.

Der Wandbau der Anastomosen stimmt nach den Angaben von BROWN (1937), G. DABELOW (1951) sowie PRICHARD und DANIEL (1953), die ich auf Grund eigener Beobachtungen bestätigen kann, in den Grundzügen mit dem der Anastomosen in der Fingerbeere des Menschen überein, erweist sich aber im Vergleich zu diesem als einfacher.

„Der Übergang von der Arterie zur Anastomose ist durch ein allmähliches Aufhören der Elastica interna gekennzeichnet, mit gleichzeitigem Auftreten von epitheloid modifizierten Muskelzellen in der Arterienwand" (G. DABELOW); vereinzelte elastische Fasern sind aber zwischen den Zellen der ·Media vorhanden (PRICHARD und DANIEL). Der eigentliche anastomotische Abschnitt, der sich in mehrere (bis zu vier) Schenkel aufteilen kann (BROWN), zeigt eine enge und unregelmäßige Lichtung, die „bald schlitz- oder spaltartig, bald sternförmig oder auch völlig verlegt" erscheinen kann, immer aber jedenfalls durch dicke Längsmuskelbündel eingeengt ist (G. DABELOW); die Weite der Lichtung, die auch im Verlaufe einer Anastomose wechseln kann, beträgt in den mit Berliner Blau injizierten Präparaten 10 bis 30 μ, in den Neopren-Präparaten hingegen 30 bis 40 μ (PRICHARD und DANIEL). Während nach der Beschreibung von BROWN die Media des anastomotischen Abschnittes nur aus epitheloiden („endothelio-muskulären") Zellen aufgebaut ist, sind es nach den Befunden von G. DABELOW vor allem die innerhalb einer Ringmuskelschicht gelegenen Längsmuskelbündel, die von kürzeren Elementen mit ovalen oder rundlichen, blassen und chromatinarmen Kernen gebildet werden. Offenbar kann das mengenmäßige Verhältnis zwischen glatten Muskelzellen und epitheloiden Elementen sowohl bei den einzelnen Anastomosen eines Tieres als auch bei den verschiedenen Tieren wechseln (PRICHARD und DANIEL, eigene Beobachtungen). Der Übergang des anastomotischen Abschnittes in die Vene ist charakterisiert durch einen plötzlichen Schichtenabfall der dicken Anastomosenwand zur dünnen, muskelarmen, aber an elastischen Fasern reichen Venenwand.

In den meisten Fällen sind mehrere arterio-venöse Anastomosen gemeinsam mit der Arterie in ein lockeres kollagenes Bindegewebe „gleichsam wie in einen Mantel eingehüllt" (G. DABELOW); diese lockere Gewebszone ist von BROWN als Anpassung zur Erweiterung der Gefäße gedeutet worden, was auch G. DABELOW als einleuchtend erscheint.

G. Dabelow hat außer den arterio-venösen Anastomosen in der schmalen Bindegewebslage zwischen der Aponeurosis linguae und der papillentragenden Schicht auch noch arterio-venöse Kurzschlüsse an der Basis oder dem unteren Drittel einzelner Papillae filiformes beschrieben, welche eine gewisse Ähnlichkeit mit den von Spanner in den Dünndarmzotten beschriebenen arterio-venösen Randschlingen (s. S. 102) haben. Die eine Papilla filiformis versorgende Arterie beginnt bereits in der Ebene des Kapillarnetzes der Zungenoberfläche sich aufzuzweigen, um mit Kapillaren die einzelnen Sekundärpapillen zu versorgen; sie zweigt etwa im unteren Drittel der Papille „einen erheblich breiteren Ast ab, der im Bogen sogleich in die absteigende Vene übergeht, also unter Umgehung des Kapillarkreislaufes". „Der ar-

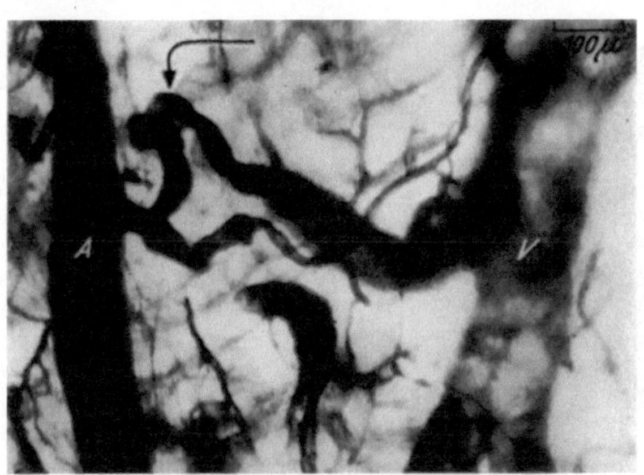

Abb. 44. Arterio-venöse Anastomose in der Schleimhaut des Zungenrückens eines Schafes. Dicker Horizontalschnitt; Berliner-Blau-Injektion. Die arterio-venöse Anastomose (Pfeil) geht als Seitenzweig von einer kleinen, das subepitheliale Kapillarnetz speisenden Arterie ab. (Aus Prichard und Daniel 1954)

terielle Zweig, der direkt in die Vene läuft, ist immer stärker als derjenige, der die Kapillarversorgung übernimmt", weicht aber in seiner äußeren Form nicht von der Ursprungsarterie ab.

Die arterio-venösen Anastomosen in dem subpapillären Gefäßnetz der präkapillaren Arterien und der postkapillaren Venen vermögen „größere Gebiete des Kapillarnetzes der Aponeurosis sowie der Propria in ihrer Durchströmung zu regeln", während die basalen arterio-venösen Bogen mancher Zungenpapillen das Kapillarnetz einzelner Papillen stärker oder schwächer durchströmen lassen können.

Bei *Schaf* und *Ziege* zeigen die Gefäße in der Zunge nach den Feststellungen von Prichard und Daniel (1954) im großen und ganzen die gleiche Verteilung und Aufzweigung wie in der Zunge des Hundes; während sie aber bei diesem so gut wie ausschließlich den subepithelialen Kapillarplexus speisen, geben sie beim Schaf außerdem auch Zweige zu den oberflächlich gelegenen Muskelschichten ab.

Die arterio-venösen Anastomosen, welche auch beim Schaf auf dem Zungenrücken am zahlreichsten vorhanden sind, liegen vor allem in dem Bindegewebslager zwischen der Zungenaponeurose und der papillentragenden Schicht der Lamina propria, vereinzelt aber auch tiefer zwischen den oberflächlichen Muskelfasern; sie gehen meist von einem Seitenzweig, seltener von einem Endast einer größeren Arterie ab, die in der Regel unmittelbar proximal von deren Abgang eine für die Versorgung des subepithelialen Kapillarnetzes bestimmte Arteriole abgibt (Abb. 44). Die Venen, in welche die arterio-venösen Anastomosen sich öffnen, nehmen allem Anschein nach keine anderen Zuflüsse auf; sie münden in größere, mit Klappen versehene Venen, denen auch das Blut aus dem subepithelialen Netz zugeführt wird.

Die arterio-venösen Anastomosen sind gewöhnlich gewundene, mehrere Biegungen beschreibende Gefäße, welche gelegentlich auf eine kürzere Strecke eine doppelte Lichtung besitzen können (Abb. 45); ihre dicke Wand wird außen von einer dünnen und manchmal unregelmäßigen Schicht von typischen glatten Muskelzellen, nach innen zu von epitheloiden Zellen gebildet (Abb. 46), zwischen denen sich auch vereinzelte modifizierte glatte Muskelzellen eingestreut finden. In manchen Anastomosen findet sich zwischen Endothel und epitheloidzelliger Schicht eine Lage längsverlaufender glatter Muskelzellen eingeschoben. Allen Anastomosen fehlt regelmäßig eine Membrana elastica interna. Eine kontinuierliche Endothelauskleidung scheint nicht überall vorhanden zu sein, stellenweise grenzen epitheloide Zellen unmittelbar an die Lichtung oder springen sogar in diese vor.

Was die funktionelle Bedeutung der arterio-venösen Anastomosen in der Zunge anlangt, so ist sowohl von BROWN (1937) als auch von G. DABELOW (1951) auf den Umstand hingewiesen worden, daß bei den Fleischfressern im Gegensatz zu den meisten Säugern, welche nachweisbar an der gesamten behaarten Körperoberfläche schwitzen (Pferd, Schaf usw.), unter normalen Verhältnissen nur an den Sohlenballen ein Schweißaustritt stattfindet; „ist dem Hunde die ausreichende Fähigkeit zur Transpiration versagt", so besitzt er doch anderseits die merkwürdige Eigentümlichkeit des „Hachelns" oder „Hechelns", die den anderen Säugetieren — ausgenommen den Carnivoren — wiederum fehlt; man darf daher wohl mit Recht annehmen, daß die arterio-venösen Anastomosen in der Zunge des Hundes im Dienste der Regulation der Wärmeabgabe des Körpers stehen. „Hunde hacheln bei freudiger Erregung, bei körperlicher Anstrengung und bei starker Erhöhung der Außentemperatur. Alle drei Ursachen bedingen eine erhöhte Pulsfrequenz und damit auch eine gesteigerte lokale Hautdurchblutung" (G. DABELOW).

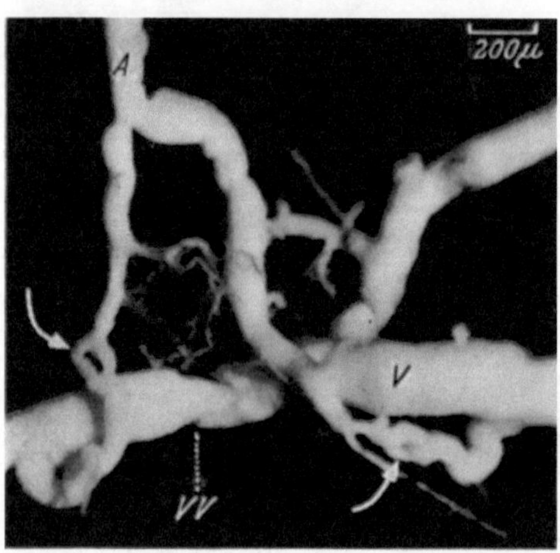

Abb. 45. Arterio-venöse Anastomose aus der Zungenschleimhaut des Schafes. Korrosionspräparat der mit Neopren injizierten Gefäße. Die Anastomose (Pfeil) besitzt eine doppelte Lichtung. (Aus PRICHARD und DANIEL 1954)

Wahrscheinlich sind die arterio-venösen Anastomosen, solange die Zunge im geschlossenen Maul ruht, geöffnet, so daß das oberflächliche Kapillarnetz nur wenig durchströmt wird; beim „Hecheln" kommt es zu einem Verschluß der Anastomosen und damit zu einer reichlichen Durchströmung des Kapillarnetzes der Oberfläche. Da durch die Oberflächenvergrößerung und stärkere Durchblutung bei erhöhter Atemfrequenz eine vermehrte Wärmeabgabe bei gleichzeitig erhöhter Verdunstung des benetzenden Speichels und somit eine Abkühlung erreicht wird, so können im Sinne der Temperaturregelung die arterio-venösen Anastomosen „gewissermaßen als Ersatz für die fehlenden Schweißdrüsen eintreten" (G. DABELOW).

Für die arterio-venösen Anastomosen in der Zunge des Schafes scheint, wie PRICHARD und DANIEL (1954) hervorheben, eine entsprechende Funktion kaum zuzutreffen, nachdem das Schaf seine Zunge nicht heraushängen lassen kann und selbst bei heftiger Atmung kaum das Maul geöffnet hat. PRICHARD und DANIEL verweisen aber auf eine persönliche Mitteilung von PARRY, daß Schafe, die in heißem Wasser herumgejagt werden, mit offenem Maul atmen und die Zunge leicht heraushängen lassen, und vermuten daher, daß bei dieser Tierart die arterio-venösen Anastomosen in der Zunge Hilfseinrichtungen für die Herabsetzung der Körpertemperatur darstellen, welche nur unter extremen Umständen in Funktion treten.

Vögel

MÄRK (1952) erwähnt das Vorkommen von arterio-venösen Anastomosen in dem Zungengrund der Waldschnepfe (Scolopax rusticola rusticola).

B. Rumpfdarm

Die Gesamtanordnung der Blutgefäße im Rumpfdarm zeigt bei allen Verschiedenheiten im einzelnen ein gemeinsames Grundprinzip: Die Zweige der den Rumpfdarm erreichenden größeren Arterienstämmchen bilden in der Submucosa gut entwickelte Netze, aus denen nicht nur die Äste für die Schleimhaut, sondern auch die meisten der für die Muskelhaut bestimmten Zweige entspringen. Die aus der Schleimhaut und aus der Muskelhaut kommenden Venen sammeln sich ebenfalls in der Submucosa zu ausgedehnten Geflechten; diese entwickeln sich an dem kranialen und kaudalen Ende des Rumpfdarmes zu varikösen Geflechten, in der Pars laryngica pharyngis zu dem Plexus laryngo-pharyngicus (LUSCHKA 1869) bzw. Plexus pharingo-oesophagicus (ELZE 1918), dessen funktionelle Bedeutung eine verschiedene Beurteilung erfahren hat (vgl. ELZE und BECK 1918, BUTLER 1951), und in der Pars columnaris ani zu dem Plexus haemorrhoidalis int.

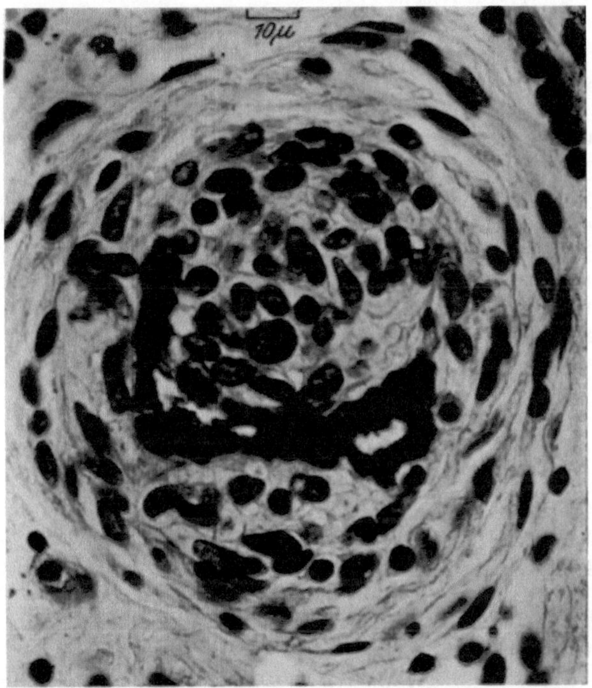

Abb. 46.   Arterio-venöse Anastomose in der Zunge des Schafes. Berliner-Blau-Injektion; Kernfärbung. Die dicke Wand, welche eine enge unregelmäßige, teilweise mit dem Berliner-Blau gefüllte Lichtung umschließt, besteht aus ringförmig angeordneten glatten Muskelzellen und innen aus epitheloiden Zellen. (Aus PRICHARD und DANIEL 1954)

a) Speiseröhre

Mensch

Die zuführenden Arterien und ihre Äste besitzen nach CONTI und PASSARELLI (1951) Sperreinrichtungen in Form von Intimapolstern aus längsverlaufender Muskulatur sowie auch von gestielten Kissen; die kleineren Venen, welche das Blut den Hauptvenenstämmen zuführen, sind mit Drosselvorrichtungen nach Art von Intimapolstern mit längsverlaufender Muskulatur ausgestattet und zeigen an den Einmündungsstellen in größere Venen sphincterartige Muskelringe. Kleine Arterien mit epitheloidzelliger Wand sind von MÄRK (1941) ohne nähere Angaben über ihre Lage und Zugehörigkeit erwähnt worden.

Arterio-venöse Anastomosen sind von SPANNER (1950) in der Submucosa und von Conti und Passarelli (1951) in der Adventitia der menschlichen Speiseröhre beschrieben worden; die von Spanner abgebildete Anastomose besitzt eine epitheloidzellige Wand, während bei den von Conti und Passarelli beschriebenen Nebenschlüssen den Übergang von der Arterie in die Vene teils ein gerade verlaufendes, mit einem dicken Mantel von längs- und schräg verlaufenden Muskelzellen umgebenes Zwischensegment (arterio-venöse Anastomosen des Typus II A; S. 183), teils ein ausgesprochen geschlängelt verlaufender Abschnitt mit ausgeprägter epitheloidzelliger Wand (arterio-venöse Anastomosen des Typus II B; S. 184) vermittelt.

Die von Bartalena (1953) in den tiefen Lagen der Submucosa und in der Adventitia des Oesophagus beobachteten Arterien sind durch eine besonders kräftige Wand sowie durch eine enge Lichtung gekennzeichnet und sollen „morphologisch sowohl mit den von Conti und Passarelli beschriebenen geraden arterio-venösen Anastomosen als auch mit den Arterien des cardioaortalen Typus ... identisch" sein.

Pirro (1954) hat in der Submucosa der menschlichen Speiseröhre nur wenige Male arterio-venöse Anastomosen auffinden können; sie gehen von Arterien ab, welche polypoide Polster besitzen, zeigen einen gewundenen Verlauf und besitzen eine dünne Wandung ohne epitheloide Zellen. An der Einmündung der anastomotischen Gefäßstrecke in die Vene ist ein sphinkterähnlicher Muskelring ausgebildet.

b) Magen

Mensch

Arterio-venöse Anastomosen in der Submucosa sind von Watzka (1936) als kleine, seitlich von den Arterien abgehende Venen beobachtet worden, bei denen die Anastomosenöffnung ring- oder wulstförmig von glatten Muskelzellen umgeben wird; „sollte es sich herausstellen, daß sie hier regelmäßig vorkommen, so würden sie wohl dem gleichen Zwecke dienen wie im Darm, d. h. bei geringerem Blutbedarf während der Verdauungsruhe das Blut auf kürzestem Wege in die Venen zurückzuführen".

Goerttler (1939) erwähnt, daß in den Randbezirken der in muldenartigen Vertiefungen der Muscularis mucosae gelegenen Gefäßfelder (Areae vasculosae) der Schleimhautbasis arterio-venöse Anastomosen und Drosselvenen vorhanden seien.

De Busscher (1948, 1951 a und b) gibt an, arterio-venöse Anastomosen an der Basis der Schleimhaut und in der Muscularis mucosae sowie in der Submucosa und Subserosa des normalen menschlichen Magens festgestellt zu haben; wahrscheinlich kommen solche Verbindungen auch in der Schleimhaut vor, doch haben sie sich hier weder durch die gleichzeitige Injektion der Arterien und Venen noch durch die histologische Untersuchung mit Sicherheit nachweisen lassen. Die arterio-venösen Anastomosen weisen im einzelnen je nach dem Fundort eine verschiedene Gestaltung auf: An der Basis der Schleimhaut und in der Muscularis bestehen sie nur aus einem arteriellen Schenkel mit einer einfachen Lage von epitheloiden Zellen und aus einem die Verbindung zwischen der Arterie und der Vene vermittelnden venösen Schenkel mit „aspect endothélial". In der Submucosa verlaufen sie gewunden; der arterielle Schenkel besitzt eine Adventitia, eine Media mit ein oder zwei Lagen epitheloider Zellen und eine Intima, der venöse Schenkel besitzt nur eine endotheliale Auskleidung. In der Subserosa sind die arterio-venösen Anastomosen aufgeknäuelt. Der arterielle Schenkel besitzt eine Intima, deren Endothelkerne in die stark eingeengte Lichtung vorspringen, eine Media mit epitheloiden Zellen, deren Schichtenzahl um so größer ist, je näher der Arteriole der Wandabschnitt ist, und eine Adventitia; der venöse Schenkel besitzt eine von Endothel ausgekleidete Wand mit einzelnen Muskelzellen. Besonders zahlreiche und besonders kompliziert gestaltete arterio-venöse Anastomosen hat DE BUSSCHER innerhalb der indurierten Bezirke von ulcerösen Mägen beobachtet.

LEONE (1949) hat bei seinen Untersuchungen über die Gefäßversorgung des Magens bei Mensch, Hund und Katze mit Injektionsmethoden weder innerhalb des subperitonaealen Gefäßnetzes noch innerhalb der Schleimhaut arterio-venöse Anastomosen gefunden. In der Submucosa hat er dagegen „einige Male" in der Nähe einer großen Vene sonderbare, von dünnen Gefäßchen gebildete knäuelartige Bildungen beobachtet, von denen er den Eindruck hatte, daß es sich um arterio-venöse Anastomosen des Glomustyp handle; nur ein einziges Mal hat er eine einwandfreie arterio-venöse Anastomose gesehen; Ein kleiner, etwa 21,5 μ dicker Arterienzweig geht spitzwinkelig von einem etwas größeren (etwa 35,5 μ messenden) Ast ab und mündet nach ganz kurzem Verlauf direkt in ein venöses Gefäß mit einem Durchmesser von 14,2 μ ein, das sich in einen kleinen Venenstamm fortsetzt, dem die Kapillaren dieses Gefäßgebietes zufließen. Leider ist aus dem Text nicht zu ersehen, ob dieser Befund sich auf den Magen des Menschen oder der untersuchten Tiere bezieht. Bei der Besprechung seiner Befunde drückt sich LEONE wesentlich positiver aus, indem er erklärt, daß die arterio-venösen Anastomosen nur in der Submucosa vorkommen; sie seien zwischen die Gefäße des Eigennetzes eingeschaltet und stellten Abkürzungswege sowie Drosseleinrichtungen des Blutzuflusses zu einer Schicht mit geringer funktioneller Tätigkeit zugunsten der Schichten dar, welche einen größeren Blutbedarf haben.

SPANNER (1950) hat Anastomosen, wie sie von WATZKA beschrieben worden sind, in der Submucosa des Magens gefunden und abgebildet.

BARCLAY (1947) hat beobachtet, daß die mikroradiographische Darstellung der Schleimhautgefäße am Leichenmagen verhältnismäßig leicht, an Operationsmaterial hingegen nur sehr schwierig und unvollständig gelingt; er hat deshalb auf eine Ableitung des Blutes durch geöffnete Anastomosen geschlossen, die selbst allerdings röntgenologisch nicht sichtbar gemacht werden können. — BARCLAY und BENTLEY (1949) folgern das Vorhandensein von funktionierenden arterio-venösen Kurzschlüssen („shunts") aus den unter verschiedenen experimentellen Bedingungen festgestellten Schwankungen im Sauerstoffgehalt des aus dem menschlichen Magen abströmenden venösen Blutes sowie aus den Bildern der ausgeführten Mikroarteriographien und vermuten diese Verbindungen in der Submucosa, da die Magenschleimhaut blutleer erscheint, wenn unter der Wirkung eines nervösen Reizes („nervous stress") oder eines Traumas sich die arterio-venösen Anastomosen öffnen; bereits die Eröffnung der Bauchhöhle bei einer Laparotomie kann diesen Effekt auslösen und zu einem vermehrten Übertritt von arteriellem Blut in die Venen führen, wie der schon wenige Minuten nach Durchtrennung des Peritonaeums festzustellende Anstieg des Sauerstoffgehaltes in dem venösen Blut beweise. Umgekehrt bewirkt die hohe Spinalanästhesie einen Verschluß der derivatorischen Verbindungen; die unter diesen Bedingungen resezierten Mägen zeigen ein gutgefülltes Kapillarnetz in der Mucosa.

WALDER (1950) hat festgestellt, daß Glaskugeln mit einem Durchmesser von 160 μ, welche mit der Perfusionsflüssigkeit in eine der Magenarterien injiziert werden, in den Venen erscheinen; da die Kugeln wegen ihrer Größe nicht die Kapillaren passieren können, müssen sie einen arterio-venösen Umgehungsweg benutzt haben.

BARLOW (1951) hat durch gleichzeitige Injektion der rechten A. und V. gastro-

epiploica dextra arterio-venöse Anastomosen in der Submucosa des menschlichen
Magens nachweisen können. Kleine Seitenzweige der schräg durch die Submucosa
verlaufenden Schleimhautarterien öffnen sich direkt in benachbarte kleine Venen,
welche in den submucösen Plexus einmünden; diese anastomotischen Kanäle
können einen geraden oder einen gewundenen Verlauf zeigen und haben einen
Durchmesser, der nicht unter 30 μ, meist aber zwischen 40 und 60 μ liegt. Die

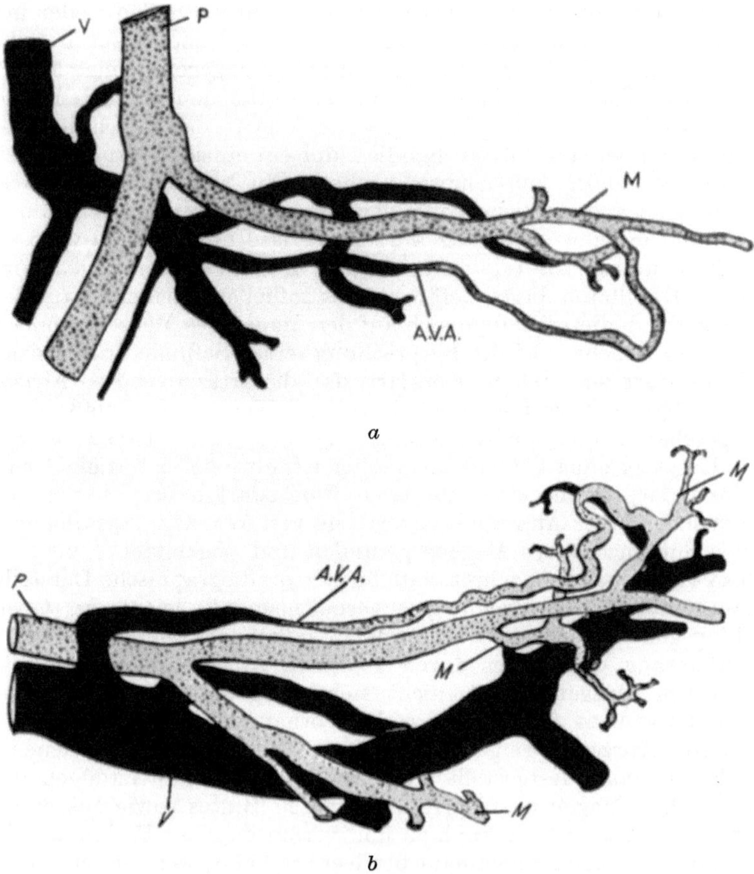

Abb. 47 a und b.   Arterio-venöse Anastomosen in der Submucosa des menschlichen Magens.
Injektionspräparat. Vergr. 20fach. P arterielles Gefäßnetz der Submucosa; M Schleimhautarterie; V Schleimhautvene; A. V. A. arterio-venöse Anastomose. (Aus BARLOW, BENTLEY
und WALDER 1951)

von DE BUSSCHER beschriebenen aufgeknäuelten arterio-venösen Anastomosen
hat BARLOW nicht beobachten können.

BARLOW, BENTLEY und WALDER (1951) kommen auf Grund ihrer Untersuchungen ebenfalls zu der Feststellung, daß einfach gestaltete arterio-venöse
Anastomosen in einer beachtlichen Anzahl in der menschlichen Magenwand vorhanden sind; gewöhnlich kann an jeder Schleimhautarterie ein abgehender
,,shunt" aufgefunden werden, während Anastomosen, die direkt von dem submucösen Arteriennetz entspringen, weniger konstant auszumachen sind.

Der arterielle Schenkel der Anastomosen zieht meist in einem langen, bald

mehr gestreckten, bald mehr oder weniger gewundenen oder auch geschlängelten
Verlauf durch die Submucosa, wobei er sich der Muscularis mucosae nähern oder
auch in dieselbe eindringen kann, bevor er in eine Vene des submucösen Geflechtes
einmündet (Abb. 47). Die Wand des arteriellen Schenkels weist eine ansehnliche
Dicke auf, was auf das Vorhandensein von epitheloiden Zellen zurückgeht, welche
stellenweise gegen die Lichtung vorspringen. Der den Übergang zwischen dem
dicken arteriellen und dem weiten venösen Schenkel vermittelnde Abschnitt ist
kurz und zeigt in dem fixierten Operationsmaterial meist ein geschlossenes Lumen.

Ausgehend von der Beobachtung, daß ein exzidierter menschlicher Magen
unter geeigneten Bedingungen (Durchströmung der Gefäße mit eseriniertem
menschlichem Blutplasma) für mindestens acht Stunden funktionstüchtig bleiben
kann, wie die anhaltende Absonderung des Magensaftes und das Ansprechen der
Muskelschichten und der Blutgefäße auf Gifte, die der Durchströmungsflüssigkeit
zugesetzt werden, beweisen, haben BARLOW, BENTLEY und WALDER nach dem
Verfahren von PRINZMETAL, ORNITZ, SIMKIN und BERGMAN (1948) Glaskügelchen
mit einem Durchmesser von 40 bis 140 μ der in die Arterie einfließenden Durchströmungsflüssigkeit zugesetzt und diese in beachtlicher Zahl in der aus den Venen
abfließenden Flüssigkeit wieder gefunden, während Glaskügelchen mit einem
Durchmesser von über 140 μ zurückgehalten werden. Die arterio-venösen Verbindungen müssen demnach unter den in vivo gegebenen Bedingungen eine lichte
Weite bis etwa 140 μ besitzen. Da die Zahl der passierenden Glaskügelchen je
nach den Versuchsbedingungen (z. B. Nervenreizung, Zusatz von Adrenalin zu
der Durchströmungsflüssigkeit) wechselt, während das Mengenverhältnis zwischen den einzelnen Durchmesserwerten derselben keine Änderung zeigt, so folgern
die Autoren im weiteren, daß die mengenmäßigen Schwankungen nicht auf
Veränderungen in der Weite von bereits funktionierenden arterio-venösen Anastomosen, sondern auf eine Öffnung vorher nicht passierbarer Anastomosen
zurückgehen.

Verminderung der die Magengefäße durchströmenden Flüssigkeitsmenge bewirkt eine Zunahme des Flüssigkeitsstromes in den arterio-venösen Anastomosen,
Erhöhung der Flüssigkeitsmenge umgekehrt eine Abnahme des Flüssigkeitsstromes in denselben.

BENJAMIN (1951) findet, daß nach Vagusreizung nur die großen Gefäße des
überaus reich entwickelten Gefäßnetzes in der Schleimhaut des Pylorus mit mikro-
radiographischen Methoden sichtbar gemacht werden können; diese größeren
Gefäße zeigen zahlreiche, nach Art einer Strickleiter angeordnete „shunting
channels".

HERZOG (1952), dem die Untersuchungen von DE BUSSCHER sowie von
BARCLAY und BENTLEY und von BARLOW, BENTLEY und WALDER allem Anschein
nach entgangen sind, hat in zwei Fällen von Magengeschwüren in der Nähe des
Ulcus eine arterio-venöse Anastomose in der Submucosa gesehen. „Die Arterie
läßt einzelne epitheloide Zellen erkennen, und die Intima ist durch subendothelial
gelegene Längsmuskulatur erheblich verdickt. Der Übergang in die Vene zeigt
eine sphincterartige Verdickung. Die Adventitia der Vene ist verbreitert."
Wenn der Autor nicht ausdrücklich vermerken würde, daß SPANNER seine Befunde bestätigt habe, so wäre ich versucht, die Richtigkeit der Deutung des in
Abb. 1 der Arbeit reproduzierten Gefäßes zu bezweifeln.

Säugetiere

SHERMAN JR. und NEWMAN (1954) haben festgestellt, daß beim lebenden Hund
intraarteriell injizierte Glaskügelchen mit einem Durchmesser von 100 bis 180 μ
den Kreislauf des Magens und des Duodenums passieren, wodurch die Existenz

von funktionierenden arterio-venösen Anastomosen bewiesen erscheine; über
Lokalisation und Zahl dieser Nebenschlüsse sowie über die Bedingungen, unter
welchen sie sich öffnen und schließen, erlauben ihre Befunde keine Aussage.

c) Dünndarm einschließlich Mesostenium

Mensch

Einrichtungen, welche eine Anpassung der Durchblutung an die wechselnden
Funktionszustände ermöglichen, sind von Spanner (1932, 1940) mit Hilfe von
Gefäßinjektionen im Mesostenium, in der Submucosa und in den Zottenkuppen
dargestellt worden.

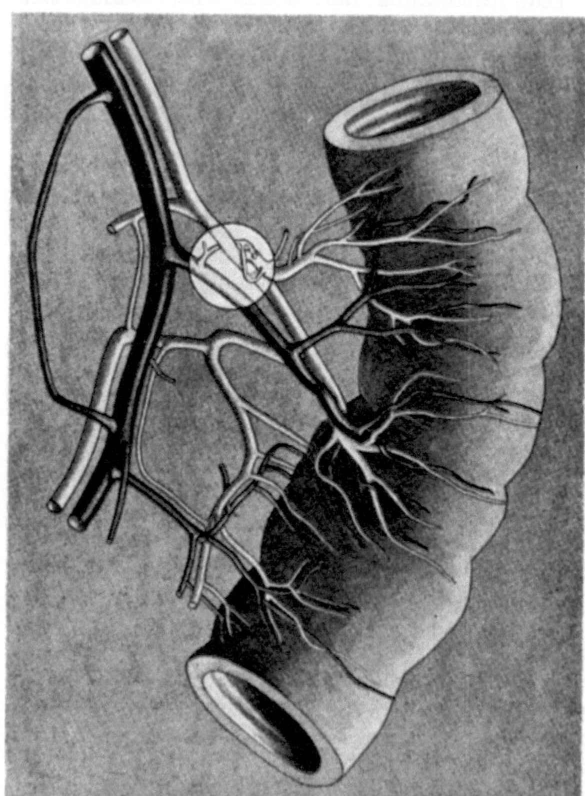

Im *Mesostenium* sind nach den Befunden von Spanner (1940) und seiner Schülerin Thamm (1940) nahe am Darmansatz arterio-venöse Anastomosen in Form kurzer Gefäßbügel vorhanden, „die fast noch mit bloßem Auge zu erkennen sind" (Abb. 48).

Diese Anastomosen und ebenso auch die von Spanner und Thamm in den mesenterialen und von Thamm in den pancreatico-duodenalen Lymphknoten beschriebenen Anastomosen (s. S. 65) sollen zusammen mit den portocavalen Verbindungen wirken: „Bei größerem Blutbedarf in der Peripherie kann Blut von den Arterien durch die arterio-venösen Anastomosen direkt in die Darmvenen und aus diesen durch die portocavalen Verbindungen unter Ausschaltung der Kapillargebiete im Darm und in der Leber in die V. cava fließen; auf diese Weise hat

Abb. 48. Zwei arterio-venöse Anastomosen (im hellen
Kreis) in dem Mesostenium nahe dem Ansatz am Jejunum
eines Neugeborenen. Deckweiß-Zinnober-Doppelinjektion;
Original-Photopause. Die obere Anastomose besitzt einen
Durchmesser von 40 μ. (Aus Spanner 1940)

der Organismus die Möglichkeit, größere Blutmengen auf kürzestem Wege aus den
Blutspeichern des Splanchnicusgebietes in die Peripherie zu werfen" (Thamm).

Arterio-venöse Anastomosen im Bereiche der arteriellen und venösen Arkaden
des Duodenums werden auch von Coulouma und Dubas (1948) erwähnt.

In der *Submucosa* des Dünndarmes (Jejunum) stellen die arterio-venösen
Anastomosen nach Spanner (1940) ebenfalls kurze Gefäßbügel mit einem lichten
Durchmesser von 30 bis 40 μ dar.

Gewunden bis geschlängelt verlaufende arterio-venöse Anastomosen sind von

Pompeiano (1950) in der Submucosa des Bulbus duodeni bei Fällen von ulcerativen sowie von rein entzündlichen Prozessen beschrieben worden; sie besitzen keine Elastica interna und zeigen eine Media, welche aus polyedrischen bis rundlichen epitheloiden Zellen mit großem rundem oder ovalem, mehr oder weniger chromatinarmem Kern und hellem, homogenem oder bläschenartigem Cytoplasma aufgebaut ist. In einem Falle eines chronischen Entzündungsprozesses will Pom-

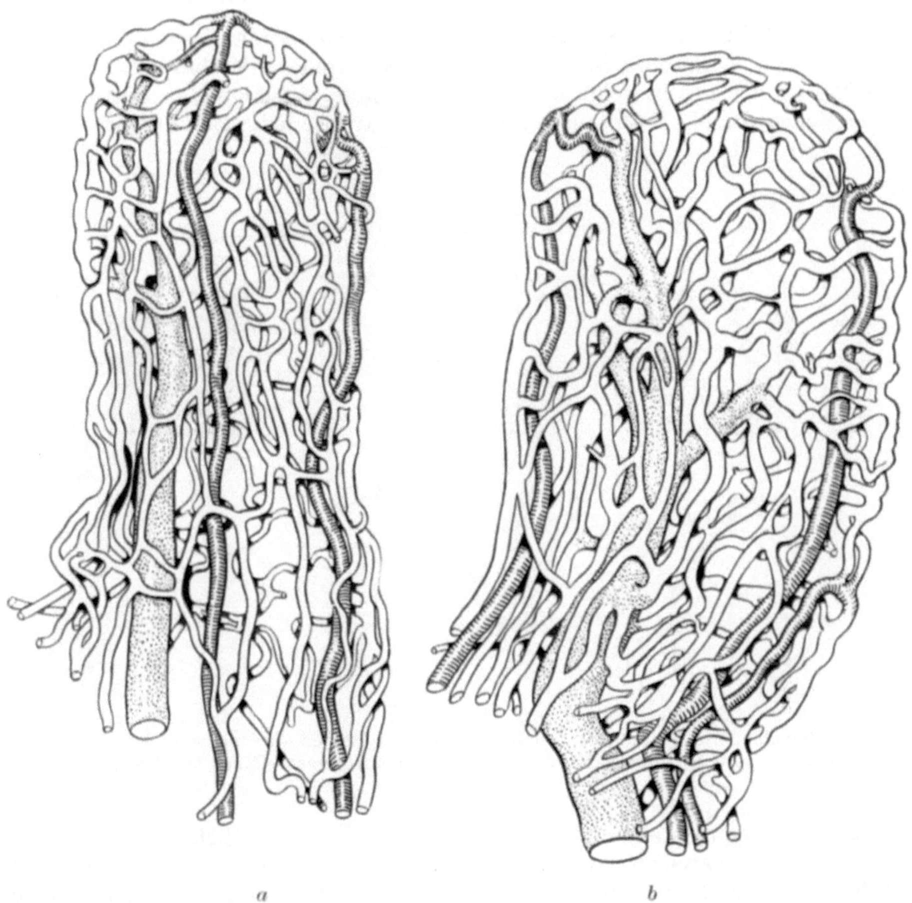

Abb. 49 a und b. Zungenförmige Zotten aus dem oberen Jejunum des Menschen. (Nach Spanner 1932)

peiano in der epitheloidzelligen Wand einer Anastomose Nervenzellen „von wahrscheinlich gangliärer Natur" gefunden haben, die auf den beigegebenen Mikrophotos allerdings nicht zu erkennen sind.

Die venösen Strombahnen in der Submucosa des menschlichen Darmes besitzen zwar nicht die Sondereinrichtungen wie Venennester und echte Drosselvenen der Fleischfresser (s. S. 104f.), „die eine fein abgestimmte Abflußregulierung bestimmter Teilgebiete des Pfortaderstrombettes garantieren", haben aber trotzdem die Bedeutung von Blutspeichern, „die im Bedarfsfalle eine Ausschüttung größerer, dem Kreislauf vorübergehend entzogener Blutmengen ermöglichen und so durch Erholung des Rückstromes das Blutangebot zum rechten Ventrikel regulieren" (Spanner 1940); der

Begriff einer Versackung des Blutes im Splanchnicusgebiet (GOLLWITZER-MEYER 1931, JARISCH und LUDWIG u. a.) weise den Morphologen ja geradezu auf besondere Regulationsmechanismen für die Blutverteilung im Pfortadergebiet hin.

Die Frage, ob beim Menschen der Blutabfluß aus der Darmwand durch Drosselvenen oder Venen mit andersartigen Sperreinrichtungen reguliert werden kann, ist in Ermanglung besonderer Untersuchungen noch nicht eindeutig zu beantworten, WATZKA (1936) hat allerdings in den kleinen Venen des Darmes kleine Längsmuskelpolster der Intima nachgewiesen, welche bei ihrer Kontraktion den Blutabfluß aus den vorgeschalteten Gefäßbezirken zeitweilig zu behindern vermögen.

In den *Zotten* vermittelt die von SPANNER (1932) an deren Kuppe dargestellte „arterio-venöse Randschlinge" eine direkte präkapillare Verbindung zwischen einem Teilast der unverzweigt bis zur Zottenspitze aufsteigenden Zottenarterie und der Venenwurzel. Während ein Teilast der Arterie lediglich zur Speisung des

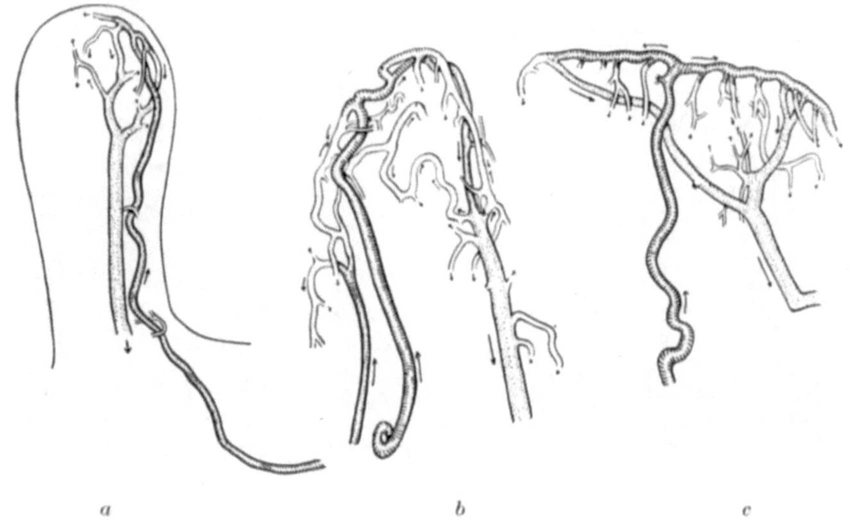

Abb. 50.   Verschiedene Stufen der Injektion bei drei Zotten des menschlichen Jejunums. Die Pfeile entsprechen der Richtung des Füllungsvorganges. (Nach SPANNER 1932)

Kapillarnetzes dient, stellt ein anderer Teilast „eine beachtlich breitere Strombahn als die der Kapillaren dar und geht, ohne weitere Verbindungen mit dem Kapillarnetz einzugehen, direkt in die Vene über" (Abb. 49), so daß eine Umgehung des Zottenkapillarkreislaufes ermöglicht wird.

Mit Hilfe einer besonderen, unter mikroskopischer Kontrolle durchgeführten, fein abgestuften „Teilinjektion" ist von SPANNER gezeigt worden, daß bei einer unter geringem Druck erfolgenden Injektion von der Arterie her beim Menschen — wie auch bei Ratte und Maus (s. S. 108) — die Zottenvene sich stets früher füllt als die Kapillaren, da die Injektionsmasse durch die weitere arterio-venöse Randschlinge unmittelbar von der Arterie in die Vene gelangen kann, während sie erst bei einem etwas höheren Druck auch das Kapillarnetz füllt.

Abb. 50 a veranschaulicht das Ergebnis einer derartigen Teilinjektion, „bei der sich außer der arterio-venösen Randschlinge nur drei Kapillaren in physiologischem Sinne gefüllt haben (abwärts gerichtete Pfeile); die übrigen Kapillaren füllen sich rückläufig von der Vene (sechs aufwärts gerichtete Pfeile), deren basal fortschreitende Füllung durch sofortige Fixation unterbrochen wurde" (SPANNER

1932). Abb. 50 *b* zeigt eine der Füllung des Kapillarnetzes ebenfalls vorauseilende Füllung der arterio-venösen Randschlinge und der Zottenvene; „auch hier füllten sich von der Hauptarterie aus nur die Anfangsstücke der Kapillaren zu einer Zeit, als die Vene bereits gefüllt war; die übrigen Kapillaren füllten sich von der kleineren, nur das Kapillarnetz versorgenden Arterie oder rückläufig von der Vene her". Abb. 50 *c* zeigt die der Kapillarinjektion vorauseilende Venenfüllung durch die arterio-venöse Randschlinge bei einer dreieckig-blattförmigen Zotte.

Teilinjektionen dieser Art lassen sich durch entsprechende Drucksteigerung in Vollinjektionen verwandeln; dabei füllt sich „gleichzeitig mit der arterio-venösen Randschlinge das Kapillarnetz im physiologischen Sinne". „Eine rückläufige Füllung der Kapillaren von der Vene her kommt bei der Vollinjektion nicht zustande."

Nachdem durch die Injektion in den menschlichen Dünndarmzotten die gleichen Strombahnen dargestellt werden können, wie sie bei der Lebendbeobachtung in den Zotten des Dünndarmes bei der Maus sichtbar sind (vgl. S. 108), „darf man annehmen, daß die menschliche Darmzotte die gleichen Kreislaufverhältnisse zeigt" (SPANNER 1940).

Säugetiere

Das Vorkommen von arterio-venösen Anastomosen im *Mesenterium* des Kaninchens ist von WEBER (1865) behauptet worden; der direkte Übergang von Arterienstämmchen in Venen könne ohne langes Suchen aufgefunden werden. VASTARINI-CRESI (1903) hat dagegen trotz mehrfacher Bemühungen derartige Verbindungen im Mesenterium des Kaninchens nicht festzustellen vermocht, und ebenso hat auch ZINTEL (1936) bei der Lebendbeobachtung des Mesenteriums des Kaninchens in einer durchsichtigen Kammer niemals arterio-venöse Anastomosen gefunden; er hebt gleichzeitig hervor, daß in auffallendem Gegensatz zu dem Verhalten der Arterien im Ohrlöffel die Arterien des Mesenteriums weder spontane periodische Kontraktionen noch solche im Anschluß an äußere Reize erkennen lassen. CLARK (1938) meint unter Bezugnahme auf diese Beobachtungen seines Schülers, daß bei allen Organen, bei denen die Arterien keine oder nur geringe irreguläre Kontraktionen und Erweiterungen zeigen, arterio-venöse Anastomosen fehlen dürften.

KATZ und v. STRENGE (1938) wollen dagegen bei mikroskopischer Lebendbeobachtung des Mesenterialkreislaufes beim Kaninchen „stets zwischen dem arteriellen und venösen Schenkel der terminalen Strombahn leiterartig angeordnete arterio-venöse Anastomosen" beobachtet haben, „die schon bei normalen Kreislaufverhältnissen fast ausnahmslos dauernd durchströmt sind". Wenn die Autoren im weiteren angeben, daß die kleineren Arterienäste sich in Arteriolen aufteilen, deren Aufspaltung in ein *Kapillarsystem*[1] „manchmal in geradezu schematisch anmutender Weise" zu verfolgen ist, so ist damit wohl mit aller wünschenswerten Deutlichkeit von den Autoren selbst zum Ausdruck gebracht, daß es sich hier im Gegensatz zu der von den Autoren gegebenen Darstellung nicht um arterio-venöse Anastomosen, sondern um Kapillaren handelt. Diese Feststellung wird noch unterstrichen durch die Angabe, daß die Bedeutung dieser Gefäßabschnitte nur bei strömendem Blut erkannt werden könne, „anders wäre es nicht möglich zu entscheiden, welche Kapillaren (!) noch arterielles Blut hinausführen und welche venöses zurückführen"; erst „die Betrachtung der lebenden Strömung gibt die Möglichkeit, die kurze Gefäßverbindung zwischen Arteriole und Venole mit Sicherheit als Anastomose anzusprechen".

---

[1] In der Urschrift nicht kursiv!

Im Mesenterium der Katze hat v. Schumacher (1934) in einem Falle arterio-venöse Anastomosen gesehen.

Im Mesenteriolum des Processus vermiformis der Ratte und im Omentum des Hundes sind von Chambers und Zweifach (1944) auf Grund von Lebendbeobachtungen unmittelbare Verbindungen zwischen Metarteriolen und Venulen beschrieben und als arterio-venöse Anastomosen bezeichnet worden; diese Verbindungen sind „muscular for about two-thirds of their lengths from their arterial ends" und können sich spontan für einige Stunden erweitern, während welcher Zeit der Blutstrom in den Metarteriolen distal von den Kurzschlüssen gesperrt ist. Als Äste oder Fortsetzungen von terminalen Arteriolen werden Gefäße beschrieben, welche die Dimensionen von Kapillaren besitzen, sich aber von solchen dadurch unterscheiden, daß das Blut in ihnen eine größere Strömungsgeschwindigkeit zeigt; diese als Zentralkanäle („central channels") oder Durchlaßkanäle („thoroughfare channels") bezeichneten Gefäße gehen schließlich in eine Venule über, sind aber nicht „strictly" mit arterio-venösen Anastomosen vergleichbar, wie von Wiggers (1942) angenommen worden ist.

Arterio-venöse Anastomosen in der *Submucosa* des Dünndarmes sind von Spanner (1931, 1932) bei den Fleischfressern (Hund und Katze) sowie bei einigen Huftieren (Pferd und Schwein) in großer Zahl nachgewiesen worden; sie stehen mit Venengeflechten und mit besonderen, äußerst engmaschigen Venenplexus von mehr oder weniger kugelförmiger Gestalt, den sogenannten Venenbällchen (Mall 1888) oder Venennestern (Spanner), in Verbindung.

Die mit Venennestern anastomosierenden Arterien gehen nach den eingehenden Untersuchungen von Spanner aus den großen Gefäßen der Submucosa noch vor Abgang der Schleimhautäste hervor und steigen ohne Abgabe weiterer Äste bis dicht unter die Venennester auf, um mit fünf bis sieben Ästen, welche sich noch einmal teilen können, direkt in jene überzugehen. Die sonst verhältnismäßig dünnen Gefäße weisen an ihrem Ursprung eine scharfe Einschnürung mit dahintergelegener kolbiger Verdickung auf, besitzen in die Lichtung vorspringende Längsmuskelwülste „von wahrscheinlich epitheloidem Charakter", wodurch ihre Lichtung sternförmig verengt wird, und zeigen somit „alle wesentlichen Merkmale einer typischen arterio-venösen Anastomose"; nachdem sie den Schleimhautgefäßen vorgeschaltet sind, bilden sie die anatomischen Grundlagen eines Abkürzungskreislaufes, durch den das Blut unter teilweiser Umgehung des Zottenkreislaufes direkt in die Venen geleitet werden kann (Abb. 51 und 52).

Die Zahl der arterio-venösen Anastomosen ist außerordentlich groß. Nach Spanner (1932) entfallen beim Hund auf 100 mm² der Submucosa 60 Venennester, von denen jedes mindestens fünf bis sieben arterio-venöse Anastomosen enthält, bei der Katze auf 1 cm² der Submucosa etwa 170 ähnlich gebaute, zum Teil auch einfachere Venenplexus und beim Schwein, bei welchem neben spärlichen Venennestern strickleiterförmige Venenplexus besonders stark ausgebildet sind, auf 1 cm² etwa 600 arterio-venöse Anastomosen.

Die Venen, in welche die arterio-venösen Anastomosen einmünden, zeigen die einfachsten und übersichtlichsten Verhältnisse beim Schwein; sie liegen in den tiefen Schichten der Submucosa, der Ringmuskelschicht angelagert, und sind durch breite Querbrücken zu strickleiterartigen Netzen verbunden, deren Maschen auffallend gefäßarme Bezirke einschließen. Die venösen Geflechte stehen ihrerseits in ausgedehnter Verbindung mit den größeren Venen der Submucosa, so daß günstige Abflußbedingungen unter Umgehung aller abwegigen Bahnen gegeben sind (Abb. 51). — Beim Pferd finden sich ähnliche, aber mächtiger entfaltete Venennetze des Strickleitertypus sowie daneben auch noch außerordentlich stark verknäuelte Venennester, von deren Rand vier bis sechs größere Venen die

Verbindung mit den großen Submucosavenen herstellen. — Beim Hund (Abb. 52)
sind die aus lakunenartig erweiterten, netzartig verbundenen Venen bestehenden
Venennester durch besondere Größe und dichte Lagerung ausgezeichnet; ein der-
artiges Venennest hat eine Flächenausdehnung zwischen 0,5 und 0,1 mm² und
kommt auf etwa 26 Zotten. Aus den Venennestern entspringen jeweils ungefähr
sechs größere Venen, die nach kurzem Verlauf rechtwinkelig umbiegen, um dann
in größere Venen zu münden; in diese abführenden Venen münden in der Umge-

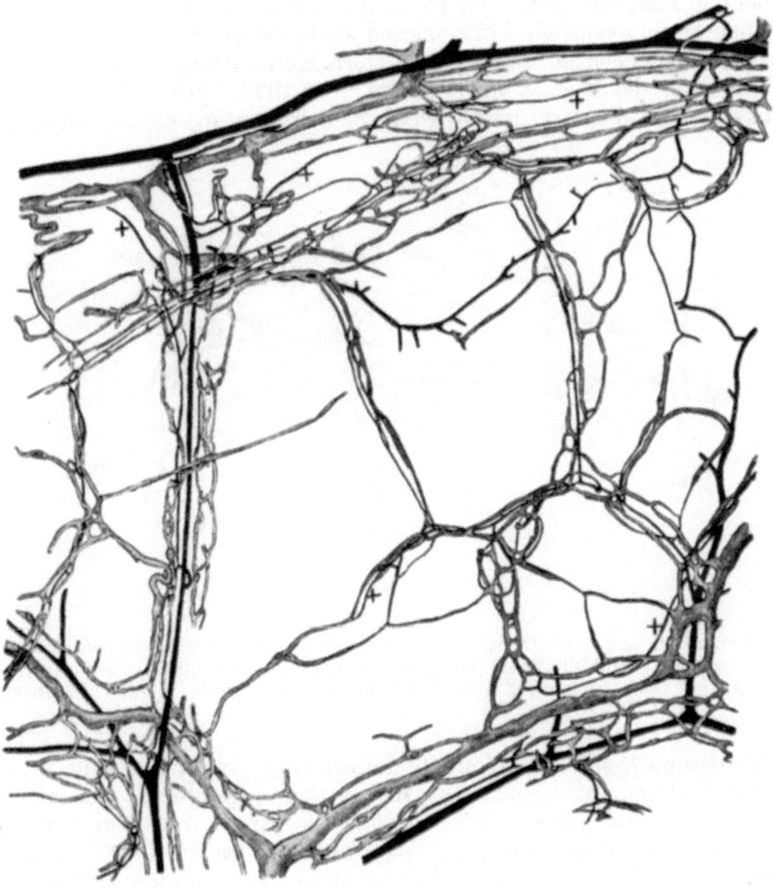

Abb. 51. Flächenpräparat der Submucosa des Dünndarmes eines Schweines mit arterio-
venösen Anastomosen (an einigen Stellen mit + bezeichnet). (Aus Spanner 1932)

bung der Nester auch noch einzelne unverzweigte arterio-venöse Anastomosen. —
Bei der Katze ähneln die Strombahnen der Submucosa in mehrfacher Hinsicht
denen des Hundes. Die Venennester, welche ebenso wie die mit ihnen in Beziehung
stehenden arterio-venösen Anastomosen auch von Muratori (1938) gesehen worden sind, sind bei der Katze noch viel zahlreicher vorhanden als beim Hund; die
einzelnen Nester haben eine durchschnittliche Flächenausdehnung von etwa
0,5 mm². Neben den kompliziert gebauten Venennestern, welche vor allem in der
äußersten, an die Ringmuskulatur angrenzenden Schicht der Submucosa liegen,

kommen in den inneren Schichten der Submucosa auch Venengeflechte einfacherer Bauart vor: Zwischen zwei parallel verlaufenden und häufig eine Arterie zwischen sich fassenden „größeren Venen von etwa 35 bis 50 μ Dicke sind eine Anzahl breiter Queranastomosen sowie Inselbildungen eingeschaltet, in welche arterio-venöse Anastomosen einmünden. Die die Anastomose herstellende Arterie entspringt aus einer kleinen Verdickung und trägt in ihrer ersten Hälfte ringförmige Muskelfasern; die zweite Hälfte zeigt nur die Endothelbegrenzung und mündet unter plötzlicher Erweiterung in die 40 μ dicken Venen" (SPANNER).

Die bei den Fleischfressern und Huftieren in der Submucosa des Dünndarmes vorhandenen arterio-venösen Anastomosen stellen zusammen mit den von ihnen gespeisten Venengeflechten und Venennestern Einrichtungen für die Regulation der Durchblutung der Mucosa dar (vgl. SPANNER 1932, 1940): Sind die arterio-venösen Anastomosen gesperrt, dann wird die Schleimhaut in vollem Umfange durch-

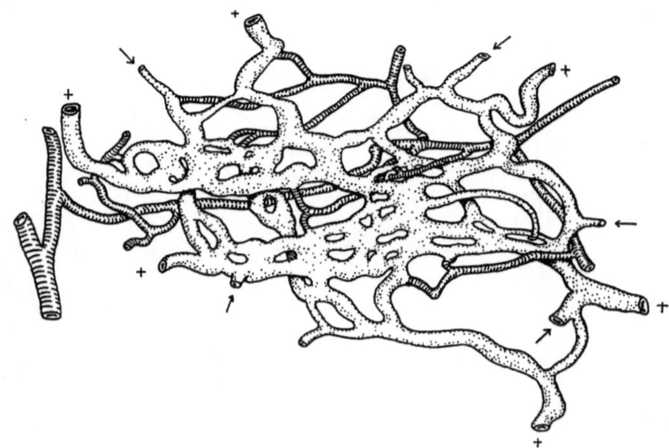

Abb. 52. Venennest aus dem Dünndarm des Hundes mit arterio-venösen Anastomosen. Arterien gestrichelt, Abflußbahnen zu den Venen der Submucosa durch Kreuze und Zuflußbahnen zu dem Venennest durch Pfeile gekennzeichnet. (Nach SPANNER 1932)

strömt (Verdauung), sind sie geöffnet, dann strömt arterielles Blut unter Umgehung der Schleimhaut unmittelbar in die dehnungsfähigen Venennetze und -nester (Hunger). Auf diesem Wege erhält die Leber mit dem venösen eine gewisse Menge arteriellen Blutes und zugleich wird der Blutdruck in der Pfortader auch während des Hungers höher gehalten als in anderen großen Venen, da infolge der Ausschaltung des Kapillarkreislaufes der Widerstand viel geringer ist.

Die lakunenartig erweiterten Venen der Venennester können beträchtliche Blutmengen aufnehmen; damit findet auch der bei diesen Tierarten unter bestimmten Bedingungen, z. B. im Histaminschock, auslösbare Abfall des peripheren Blutdruckes eine Erklärung (SPANNER 1932).

Der venöse Abstrom aus den Venennestern und -geflechten erfolgt in größere, ebenfalls noch in der Submucosa gelegene Sammelvenen, welche — ähnlich wie die sie aufnehmenden großen Submucosavenen — typische Drosselvenen mit starken Muskelsphincteren und dazwischen gelegenen muskelfreien, ampullenartig erweiterten Abschnitten darstellen, in denen vorübergehend eine beträchtliche Blutmenge aufgenommen und gespeichert werden kann. Je nach der Tätigkeit der Drosselvenen ist der venöse Abfluß aus der Darmwand klein oder groß. „Bei Kontraktion der Sphincteren füllen sich die Zwischenstücke und werden zu großen erweiterungsfähigen Venensäcken. Wenn die Venennester und die Drosselvenen bei Kontraktion der Sphincteren vollaufen, können sie unzweifelhaft eine große Blutmenge aufnehmen und zurückhalten"; sie stellen also in ihrer Gesamtheit einen Blutspeicher in der Wand des Dünndarmes dar.

Bei den Nagetieren und bei der Fledermaus sind in der Submucosa des Dünndarmes keine arterio-venösen Anastomosen vorhanden.

Arterio-venöse Randschlingen in den *Zotten* des Dünndarmes sind bei den Nagetieren (Kaninchen, Ratte und Maus) und bei der Fledermaus, nicht dagegen bei Carnivoren (Hund und Katze) und Ungulaten (Pferd und Schwein) ausgebildet (SPANNER 1931, 1932). In Bestätigung dieser Angaben haben JACOBSON und NOER (1952) das Vorkommen derartiger Kurzschlüsse beim Kaninchen (Pflanzenfresser) und das Fehlen von solchen beim Hund (Fleischfresser) sowie beim Opossum (Allesfresser) festgestellt.

Beim *Kaninchen* verlaufen die in der Ein- oder Zweizahl vorhandenen Arterien unverästelt bis zur Zottenspitze und gabeln sich erst daselbst in zwei Äste, von denen der schwächere unter schneller Aufteilung in das Kapillarnetz übergeht, während der stärkere sich als arterio-venöse Randschlinge direkt in die bereits an der Zottenspitze beginnende Venenwurzel fortsetzt (SPANNER 1932, JACOBSON und NOER 1952). Ein großer Teil des arteriellen Blutes kann daher „durch die breite Strombahn der arterio-venösen Randschlingen direkt in die Vene abfließen, während das für das Kapillarnetz bestimmte Blut unter anderem besonders durch Vermittlung der Randkapillaren von der Zottenkuppe nach abwärts (und nicht umgekehrt!) bis zur Zottenmitte strömt, wo der Hauptzufluß zur Vene stattfindet. Durch diese Randkapillaren ist für eine ausgedehnte und schnelle, nicht abwegige Versorgung des Kapillarnetzes gesorgt" (SPANNER).

Während das Blut dieser Kapillaren durch ihre nahen Beziehungen zu der Arterie noch sehr sauerstoffreich ist, strömt zu den Kapillaren des basalen Drittels der Zotten kohlensäurehaltiges Blut aus der Schicht der GALEAZZI-LIEBERKÜHNschen Krypten, welches dann in der Mitte der Zotten ebenfalls von der Zottenvene aufgenommen wird.

Bei der *Maus* besitzen die Dünndarmzotten in der Regel nur eine Arterie, welche mit einer leichten Windung in die Basis der Zotte eintritt und in der Nähe der Achse ohne Abgabe von Ästen bis zu der Zottenkuppe aufsteigt, um daselbst, direkt dem Epithel anliegend, sich im wesentlichen in zwei Äste zu teilen: Ein Ast speist das Kapillarnetz, der andere bildet eine dicke Randschlinge, „die direkt in den Anfang der Vene übergeht, ohne an der Speisung des Kapillarnetzes stärkeren Anteil zu haben. Diese Randschlinge verläuft bogenförmig in der freien Kante der Zotte, direkt unter dem Epithel bis annähernd zur Zottenmitte, woselbst die Einmündung in den Hauptstamm der Vene stattfindet".

Bei der *Ratte* bieten die zungenförmigen Zotten des Jejunums noch übersichtlichere und eindeutigere Verhältnisse als bei der Maus: „Die Arterie zieht in der Regel unverästelt bis zur Zottenkuppe, daselbst gibt sie den hauptsächlich das Kapillarnetz versorgenden Ast ab und geht, ohne an Kaliber abzunehmen, als breiter Gefäßbogen direkt in die an der Zottenspitze beginnende Vene über."

Bei der *Fledermaus* geht die Arterie überhaupt nicht mehr in das Kapillarnetz über, sondern in zwei starke Randvenen, zwischen denen das Kapillarnetz ausgespannt ist.

Dieses Verhalten scheint eine besonders zweckmäßige Anpassung an die Ernährungsweise dieses Tieres zu sein; während der langen Hungerperiode des Winterschlafes kann das Blut unter Umgehung aller Kapillaren direkt durch die beiden Randvenen zur Submucosa abfließen, während in der Ernährungsperiode das Blut in der oberen Zottenhälfte von der Vene in das Kapillarnetz günstig einströmen und basal zu den Randvenen wieder abfließen kann.

Das Vorhandensein der arterio-venösen Randschlinge bei der vollinjizierten Zotte, ihre dem Kapillarnetz vorauseilende Füllung bei der Teilinjektion sowie ihre immer gleichmäßige Durchströmung im Hunger- und Verdauungszustand teilen ihr die Bedeutung eines Abkürzungskreislaufes zu, durch den „nicht nur im Hunger das Kapillarnetz umgangen werden kann", sondern dem „neben der Sauerstoffanreicherung des Blutes in der V. portae, welche der Leber zugute kommt, hohe Bedeutung für den Kreislauf in der Bauchhöhle überhaupt zukommt. Durch die Umgehung des Zottenkapillarnetzes unterbleibt der übliche Druckabfall von Arterie zu Vene; er ist gewissermaßen nach der Venenwurzel hin verschoben, so daß ein Druckanstieg in den Pfortaderwurzeln die nötige Folge ist, wodurch neben der Erhöhung der Durchströmungsgeschwindigkeit eine Förderung des venösen Rückstromes in der Pfortader zustande kommt" (Spanner 1940).

Die arterio-venösen Randschlingen werden, wie Spanner (1932) bei der Lebendbeobachtung des Kreislaufes in der Darmzotte von Ratte und Maus festgestellt hat, im Gegensatz zu den Kapillaren immer von Blut durchströmt, so daß an der Zottenspitze stets arterielles Blut in die hier beginnende Vene gelangt. Das Kapillarnetz der Zotten hingegen wird nur in der Resorptionsphase voll vom Blute durchflossen, während es in der Ruhepause bzw. im Hungerzustand durch die arterio-venöse Randschlinge umgangen werden kann; es muß demnach eine Regulationseinrichtung vorhanden sein, durch welche in der Ruhephase bzw. im Hungerzustand entweder der für die Versorgung des Kapillarnetzes bestimmte Arterienzweig gedrosselt oder aber die Zottenarterie selbst so verengert werden kann, daß der Druck zur Überwindung des größeren Widerstandes im Kapillarnetz nicht mehr ausreicht. Wie allerdings im einzelnen die Steuerung des Kreislaufes sich abspielt, ist zur Zeit noch nicht bekannt.

Spanner (1940) glaubt, daß die arterio-venöse Randschlinge „normalerweise wegen der Mächtigkeit der Gesamtoberfläche des zu durchströmenden Zottenkapillarnetzes zum Druckausgleich zwischen arteriellem und venösem System immer durchströmt wird und daß erst im pathologischen Geschehen ihr Kreislauf versiegt, sonst könnte man sich den normalerweise höheren Druck in der V. mesenterica bzw. V. portae, der bei weitem höher ist als der gleich großer anderer Körpervenen, kaum erklären". Jacobson und Noer (1952) bemerken, sie hätten sich zwar beim Kaninchen von der Existenz der arterio-venösen Randschlingen überzeugt, könnten aber für ihre Funktion keinen Beweis beibringen; der eigentliche Zweck dieser Gefäßverbindungen müsse bis auf weiteres nur ein Gegenstand von Vermutungen bleiben.

Beim Hund erfolgt die arterielle Versorgung der Zotten nach Jacobson und Noer (1952) durch ein weites gewundenes Gefäß, welches von dem submukösen Plexus zu der Spitze der Zotten zieht und hier, ohne eine präkapilläre arterio-venöse Anastomose zu bilden, sich in ein Kapillarnetz auflöst; der venöse Abfluß wird von ein oder zwei Venen besorgt, die an der Zottenkuppe beginnen und in den submukösen Plexus einmünden, in den basalen Zottenabschnitten können nicht selten noch zusätzliche Venen vorhanden sein. Beim Opossum splittern sich die in der Zweizahl vorhandenen Arterien in der oberen Hälfte der Zotten in das Kapillarnetz auf, ohne eine arterio-venöse Randschlinge zu bilden. Die Ableitung des Blutes aus dem Kapillarnetz erfolgt durch zwei weite Venen, welche stets entlang den Zottenrändern ziehen und auf ihrem ganzen Verlauf, am zahlreichsten aber im oberen Drittel Zuflüsse erhalten.

d) Dickdarm einschließlich Mesocolon

Mensch

Arterio-venöse Anastomosen der gleichen Art wie im Mesostenium und in der Submucosa des Dünndarmes sind von SPANNER (1940) und THAMM (1940) mit dem Injektionsverfahren auch im Mesocolon und in der Submucosa des Dickdarmes beim Menschen dargestellt worden.

In dem Processus vermiformis des Menschen kommen nach den Angaben von PUENTE DOMINGUEZ, LLOPIS REY und CALZADILLA MARTIN (1953) arterio-venöse Anastomosen in der Submucosa und vereinzelt auch in der Mucosa vor.

C. Große Mundspeicheldrüsen und Bauchspeicheldrüse

a) Große Mundspeicheldrüsen

Nach den klassischen Untersuchungen von CLAUDE BERNARD (1858) wird das bei der ruhenden Glandula submandibularis schwarz abfließende Venenblut bei Reizung der Chorda tympani fast unmittelbar am Anfang der Sekretion hellrot, fließt gleichzeitig in vermehrter Menge aus der Vena submandibularis ab und zeigt schließlich richtige, mit dem arteriellen Puls synchrone Pulsationen. „Les observations sur la glande sousmaxillaire montrent donc que sa sang veineux est alternativement noir ou rouge et que ces alternatives de coloration du sang veineux correspondent exactement à l'intermittence des fonctions de la glande." — Später (1865) hat der große französische Physiologe ganz allgemein für die Drüsen zwei verschiedene und voneinander unabhängige Kreisläufe angenommen, einen funktionellen Kreislauf und einen mechanischen. „A côté de la circulation capillaire, locale, qui a ses périodes d'activité et de lenteur, les voies anastomotiques établissent une circulation directe, destinée à assurer le passage du sang quand la glande est à l'état de repos physiologique . . . Dans l'état de repos fonctionel le sang circule pas ces voies plus directes, comparable au mouvement d'une foule qui parcourt les rues sans entrer dans les maisons. De ces deux circulations, l'une est continue, la circulation par les voies directes, circulation méchanique, l'autre, la circulation capillaire, circulation fonctionelle, est intermittente. Ou, c'est sur cette dernière qu'agit sur tout le système nerveux." — KOWALSKI (1885) hat gelegentlich von Injektionsversuchen in der Glandula submandibularis zwei Gefäßsysteme mit ungleichem Widerstand festgestellt; nach seinen Angaben besitzt das Gefäßsystem in der Umgebung der Ausführungsgänge einen geringeren Widerstand als das Gefäßnetz um die Drüsenendstücke.

VASTARINI-CRESI (1903) ist es niemals gelungen, in der Glandula submandibularis bei Mensch, Hund, Katze und Kaninchen arterio-venöse Anastomosen aufzufinden; er hat diese allerdings hauptsächlich in der Bindegewebskapsel und in den bindegewebigen Scheidewänden der Drüse gesucht.

Die Beobachtungen von CLAUDE BERNARD sind von den Physiologen vielfach bestätigt worden. In neuerer Zeit haben insbesondere die Untersuchungen von HOLZLÖHNER und NIESSING (1936) eine Bestätigung und Erweiterung der Beobachtung von CLAUDE BERNARD erbracht: Eine elektrische Reizung der Chorda tympani bewirkt nach den Beobachtungen dieser Autoren ein deutliches Stocken des Blutstromes in verschiedenen größeren Kapillargebieten und führt gelegentlich sogar zu einer vorübergehenden Umkehr des Blutstromes und zu einem Leerwerden der Kapillaren, während in den kleinen Venen im Gegensatz zu den Kapillaren ein beschleunigter Blutstrom besteht, der erst mit dem Aufhören der Stauung in den Kapillaren langsamer wird; unter der Wirkung von Pilocarpin ist bei der sehr starken Sekretförderung die Kapillardrosselung nicht nur noch ausgeprägter, sondern es ist hier neben der Strombeschleunigung in den Venen sogar gelegentlich ein pulsierender Rhythmus im venösen Strom zu erkennen. „Wenn trotz der Kapillardrosselung eine so erhebliche Vermehrung des Blutstromes eintritt, ... so bleibt keine andere Möglichkeit einer Erklärung als die Annahme, daß kürzere Verbindungen zwischen Arterien und Venen wirksam werden."

Wenn auch die Beobachtung, daß die bei Reizung der Chorda tympani ein-

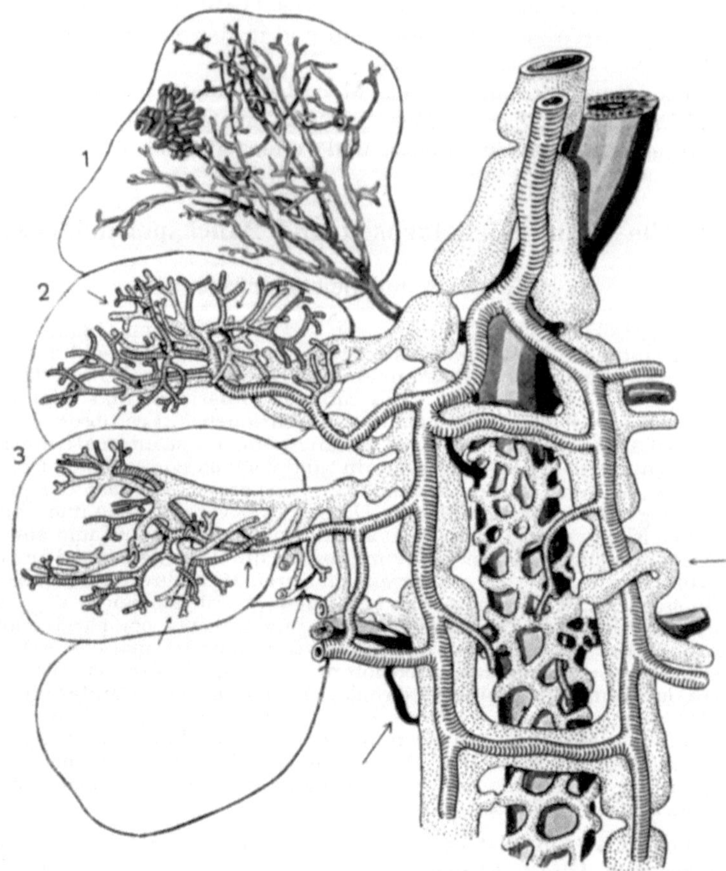

Abb. 53. Schema vom Bau und Kreislauf der Glandula submandibularis. Arterien gestrichelt, Venen grau, Anastomosen schwarz. *1.* Mikrokorrosion eines Läppchens vom
Meerschweinchen; links ist ein überzeichnetes Photo des Überganges der Schaltstücke in
einem Komplex von 33 Endstücken eingefügt. *2.* Mikrokorrosion eines Läppchens vom
Meerschweinchen. Die drei Pfeile weisen auf drei Anastomosen hin, welche größere Abschnitte des Läppchens kurzschließen; rechts unten eine arterio-venöse Anastomose kurz
vor dem Übergang in das Kapillarnetz. Blutabfluß durch zwei breite Venen, deren rechte
schon innerhalb des Läppchens eine Ringanastomose bildet (,,Knopflochvene"). *3.* Mikrokorrosion eines Läppchens vom Meerschweinchen. Die abführende Läppchenvene ist eine
Drosselvene (kontrahiert: tiefe Einschnürung). Der Venenplexus des Ausführungsganges ist
nicht in der ganzen Ausdehnung dargestellt. Der Pfeil rechts zeigt auf den Anschluß des
Venenplexus des Ausführungsganges an das Ringvenennetz des Hilus durch eine Drosselvene
(kontrahiert). (Nach SPANNER 1937 aus CLARA 1938)

setzende Steigerung der Durchblutung mit einer Drosselung des Blutstromes im Kapillarnetz um die Endstücke verbunden ist, das Vorhandensein von besonderen Einrichtungen im Blutgefäßsystem, insbesondere auch von arterio-venösen Anastomosen wahrscheinlich macht, so sind doch die anatomischen Grundlagen als die unerläßliche Voraussetzung für eine wirklich gesicherte Erklärung der von den Physiologen festgestellten Erscheinungen erst durch die eingehenden Untersuchungen von SPANNER (1936, 1937) beigebracht worden, welche mit Hilfe von Injektionen in der Glandula submandibularis von Mensch, Hund, Katze, Kaninchen und Meerschweinchen das Vorhandensein von zahlreichen arterio-venösen Anastomosen in den Drüsenläppchen und im Hilus der Drüse nahe der Läppchenpforte sowie von Einrichtungen der Blutstromregulation am venösen Strombett aufgedeckt haben.

Die die Glandula submandibularis speisenden Arterien stammen aus der A. facialis und A. submentalis. Die aus der Aufteilung des Hauptstammes entstehenden Äste sind nach SPANNER vor Abgabe von Zweigen an die einzelnen Läppchen durch ringförmige Anastomosen zu einem breit unter sich zusammenhängenden System zusammengeschlossen. „Das Ringanastomosensystem eines größeren Arterienastes kann von zwei Seiten gespeist werden, so daß für die Blutzufuhr zu den einzelnen Läppchen ähnliche günstige Verhältnisse vorliegen, wie sie für die Darmwand, speziell für die Zotten einer Darmschlinge durch Vermittlung der Darmarkaden gegeben sind." Die an der Läppchenpforte ein- bzw. austretenden Arterien und Venen folgen unter dichotomer Aufzweigung im großen und ganzen den Verästelungen des Gangbaumes und versorgen dabei das Kapillarnetz um die Streifenstücke, Schaltstücke und Endstücke.

An den Stellen, an denen die kleinen Arterien kurz vor ihrem Übergang in das Endstückkapillarnetz sich noch mehrere Male in stark divergierende Zweige teilen, finden sich an der Abgangsstelle dieser Zweige arterio-venöse Anastomosen, „die somit einen ganzen distal dieser Stelle gelegenen Arterienbaum, also auch — wenn man die dichotomische Aufzweigung der Arterien berücksichtigt — einen beträchtlichen Teil des Läppchenkapillarnetzes kurzschließen können". Die Anastomosen, bei denen eine stärkere Schlängelung nicht vorhanden ist, pflegen, wenn nicht direkt in den Astwinkel der Vene, so doch in unmittelbarer Nähe der Aufzweigung der Vene einzumünden. Neben diesen mehr proximal gelegenen arterio-venösen Anastomosen gibt es im Innern der Läppchen auch noch weiter distal gelegene Anastomosen, welche in Form von kurzen Querbügeln die Endzweige der Arterien kurz vor ihrem Übergang in das Kapillarnetz direkt mit ihrer Begleitvene verbinden und somit kleinere Kapillarbezirke kurzschließen können. Schließlich finden sich auch noch an der Basis der Drüsenläppchen arterio-venöse Anastomosen, durch welche das Kapillarnetz eines ganzen Läppchens vorübergehend aus dem Kreislauf ausgeschaltet werden kann (Abb. 53).

Die Venen, welche das Blut aus dem Kapillarnetz der Drüsenläppchen abführen, stehen innerhalb der Läppchen durch Gefäßringe, in welche kleinere Venen aus verschiedenen Läppchenbezirken münden, untereinander in Verbindung; sie zeigen ferner die Eigentümlichkeit, daß von der Hauptstrombahn ein Seitenarm abzweigt und wieder in sie einmündet („Knopflochvenen", Abb. 53). Diese Nebengeleise stellen wahrscheinlich Depots dar, in denen Blut gespeichert werden kann. Der Abfluß aus dem intralobulären Venengeflecht erfolgt regelmäßig durch zwei Läppchenstammvenen in den am Hilus befindlichen, aus größeren Venen gebildeten Plexus, wobei die beiden Venen in die gleiche Hilusvene (Abb. 54 h und i) oder in verschiedene Hilusvenen (Abb. 54 b und l) einmünden können; der doppelte Abfluß nach dem Hilus kann auch durch kurze (Abb. 54 f) oder längere (Abb. 54 b und l) Queranastomosen zwischen den abführenden Venen zweier verschiedener Läppchen vermittelt werden. „Das Vorhandensein eines so breiten Venenstrombettes", welches einen beschleunigten Blutabfluß aus jedem Läppchen ermöglicht, „ist wohl für die Funktion der Drüse ein direktes Erfordernis".

Fast alle aus den Drüsenläppchen herausführenden Venen besitzen vor ihrer Einmündung in die Hilusvenen Drosselvorrichtungen, so daß eine Anstauung des Blutes in dem vorgeschalteten Venenbaum eines einzelnen Läppchens einschließlich seines Kapillarnetzes herbeigeführt werden kann.

Die im Bereich des Hilus gelegenen Venen sind ähnlich wie die Venen im Innern der Läppchen durch ringförmige Anastomosen zu einem Netz verbunden, welches das von den Läppchen kommende Blut an den verschiedensten Stellen aufnimmt.

Bestimmte Abschnitte des Hilusvenennetzes können als Blutspeicher wirken, indem in den sackartigen Erweiterungen der Venen mit dazwischen gelegenen, durch Sphincter bedingten Schnürringen ein beträchtliches Blutdepot zurückgehalten und zeitweise dem Kreislauf entzogen werden kann; in dem in Abb. 54 dargestellten Hilusfeld sind, wenn man von den durch die Abpräparation der bedeckenden Läppchen entfernten Venen gleichen Charakters absieht, 60 solcher Venensäcke vorhanden. In der Ableitung des venösen Blutes aus der Unterkieferdrüse sind demnach zwei abflußregulierende, durch ihre Rückwirkung auf die vorgeschalteten Kapillarnetze für die Funktion der Drüse höchst bedeutsame Einrichtungen vorhanden, die Drosselvenen an der Basis der Läppchen, welche eine Anstauung des Blutes in einzelnen

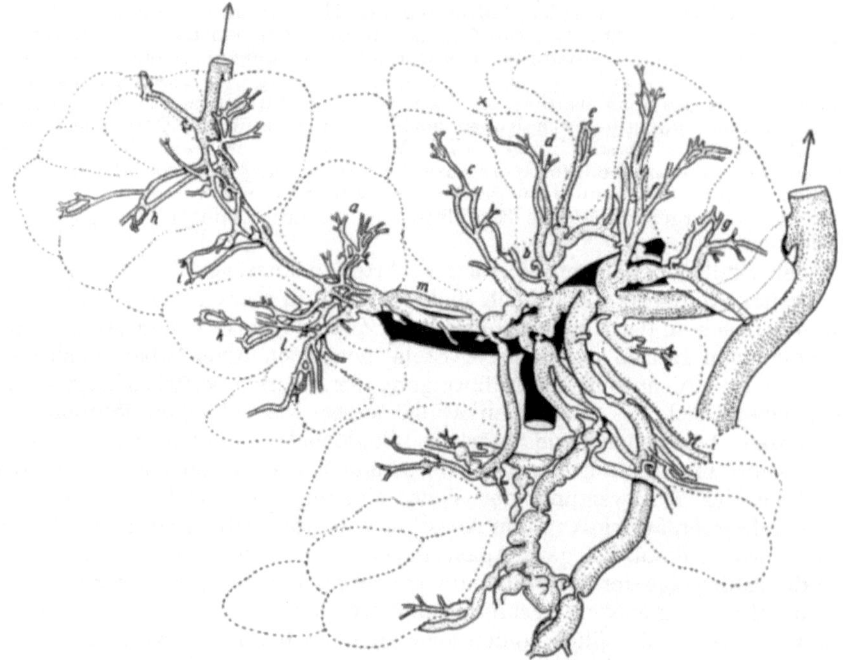

Abb. 54. Hilusfeld der Glandula submandibularis vom Menschen, durch Abtragung der bedeckenden Läppchen freigelegt. Deckweiß-Gelatine-Injektion der Venen. Der venöse Abfluß geschieht außer durch die Vena submandibularis (rechter Pfeil) noch durch eine zweite kleinere Vene (linker Pfeil). Alle übrigen als Querschnitt wiedergegebenen Gefäße entsprechen den rückführenden Gefäßen der abgeschnittenen Läppchen, die zusammen mit den aus der Tiefe hervortretenden Venen überlagerter Läppchen in das Hilusnetz einmünden. Die größeren Venen sind ähnlich wie im Inneren der Läppchen durch ringförmige Anastomosen zu einem unregelmäßigen Netz verbunden; es sind 14 größere Ringanastomosen sichtbar. Der Venenplexus des gegabelten Hauptausführungsganges (schwarz) steht bei *m* durch zwei Drosselvenen mit der Hauptstrombahn in Verbindung. Die beiden oberen Pfeile kennzeichnen die durchgehende Hauptstrombahn des Hilus. (Aus SPANNER 1937)

Läppchen ermöglichen, und die Drosselvenen des Hilusgeflechtes, die, abgesehen von ihrer Depotfunktion, eine Anschoppung in einer größeren Zahl von Läppchen bewirken können.

Der Abfluß aus diesem Venenlabyrinth des Hilusfeldes erfolgt durch zwei größere Venen, die V. submandibularis (Abb. 54, rechter Pfeil) und daneben eine zweite kleinere Vene (Abb. 54, linker Pfeil); eine immer gleichmäßig eingehaltene Richtung ist demnach in dem Hilusvenennetz schwer vorstellbar.

Das ausführende Gangsystem einschließlich des größeren Teils der Streifenstücke wird von Zweigen der großen Hilusarterien versorgt und bekommt gleichzeitig vom Ringarteriennetz des Hilus Zuflüsse. Eine Anzahl Arterienzweige geht unmittelbar, ohne mit dem Kapillarnetz in Verbindung zu treten, in Venen über; häufiger kommt es aber vor, daß die arterio-venösen Anastomosen als kurze

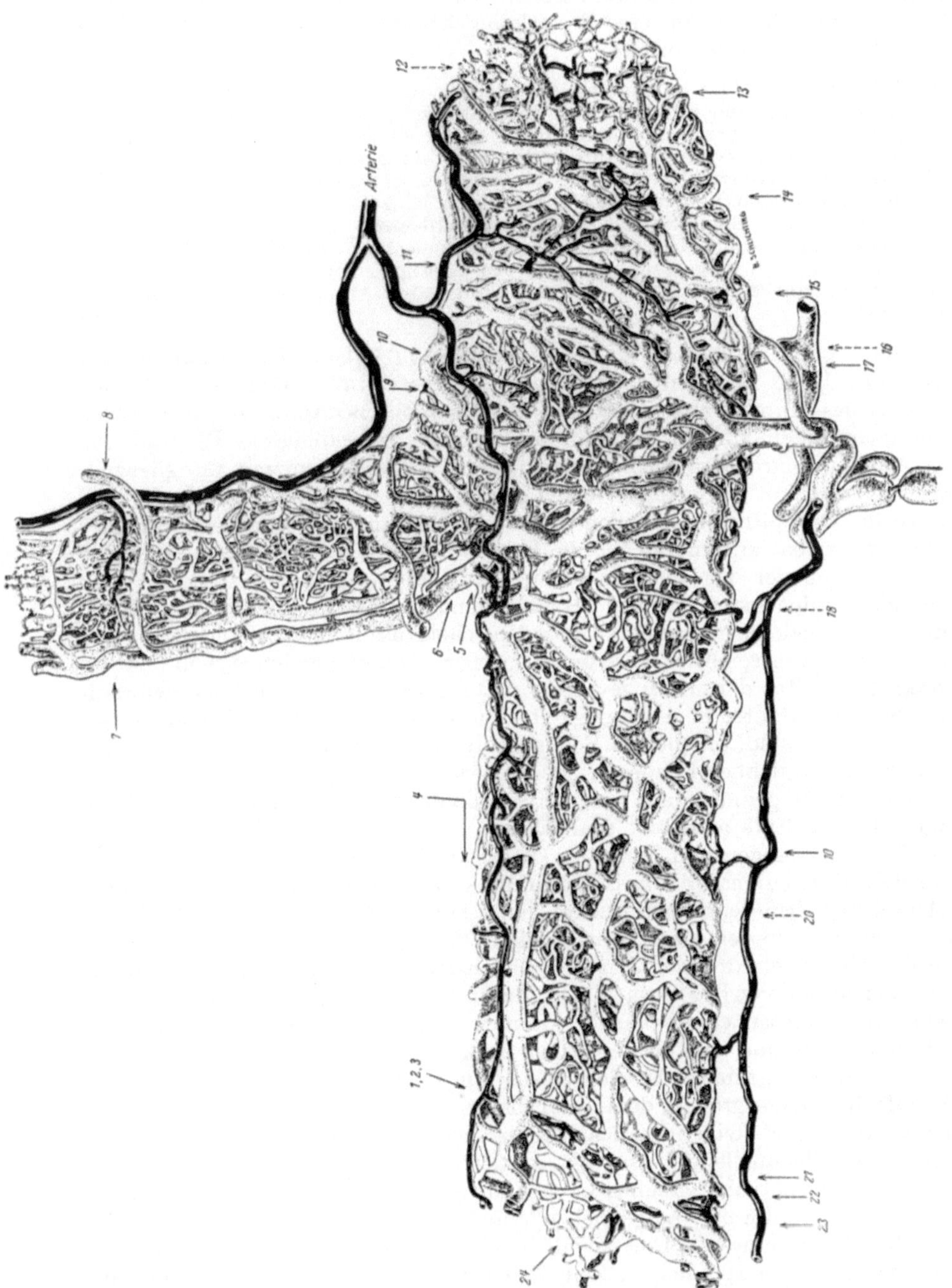

Abb. 55. Gefäßplexus eines Ausführungsganges der Submandibularis eines Meerschweinchens. Arterien schwarz, Venen punktiert, Kapillaren schraffiert. Die ausgezogenen bezifferten Pfeile geben die Lage vorn gelegener arterio-venöser Anastomosen an, die punktierten Pfeile *12, 16, 18, 20* deuten auf rückwärts gelegene Anastomosen. Die in das Ringnetz des Hilus abführende Drosselvene entspricht den gleichen Gefäßen wie *m* in Abb. 54. (Aus SPANNER 1937)

Seitenzweige von den Arterien kurz vor deren Übergang in das Kapillarnetz abgehen und mit einer mäßigen Verbreiterung in eine größere Vene einmünden (Abb. 55).

Beim Meerschweinchen entfallen nach den Berechnungen von SPANNER nicht weniger als etwa 900 derartige Verbindungen auf 1 cm²; diese große Zahl scheint zur Förderung des venösen Blutabflusses bei Öffnung (Erschlaffung) der Drosselvenen geradezu geboten, um eine Beseitigung der der Öffnung vorausgehenden Stauung des Blutes herbeizuführen.

Das Kapillarnetz bildet im Bereich der Ausführungsgänge weite Maschen, welche nach kurzem Verlauf schon wieder mit Venenwurzeln in Verbindung treten. Die Venen bilden in der Wand der Ausführungsgänge einen außerordentlich dichten Plexus, dessen Fassungsvermögen durch die Ausbildung sackartiger Erweiterungen und kleiner Drosselvenen eine weitere bedeutende Steigerung erfährt (Abb. 55). Den Abfluß aus diesem Venenmantel übernehmen Einzelvenen, die durch Drosselvenen an die Ringvenennetze des Hilus angeschlossen sind; durch Beteiligung dieser Drosselvenen kann das Blut in dem Blutspeicher des Gangsystems sowie dessen Kapillarnetzen angestaut werden. An histologischen Schnitten ist eigenartigerweise die starke Ausbildung des das Gangsystem umhüllenden Plexus nicht zu erkennen.

Während SPANNER (1937) über den histologischen Aufbau der arterio-venösen Anastomosen keine Angaben macht, hat v. SCHUMACHER (1938) in der Unterkieferdrüse des Hundes anastomotische Gefäße mit ausgesprochen epitheloider Wandung auffinden können; sie sind meistens im interlobulären Bindegewebe in der Nähe von größeren Ausführungsgängen, Nervenästen und Ganglienzellgruppen anzutreffen, zeigen meist einen geschlängelten Verlauf und können sich auch gabeln. Die epitheloiden Zellen liegen dem Endothel gewöhnlich in einfacher Schicht unmittelbar auf und stellen die Fortsetzung der glatten Muskelzellen der Arterie dar, von der das anastomotische Gefäß abzweigt.

Ich habe in der ersten Auflage der vorliegenden Monographie die Vermutung geäußert, daß auch für die anderen Mundspeicheldrüsen das Vorhandensein von arterio-venösen Anastomosen als so gut wie sicher anzunehmen ist. Schon CLAUDE BERNARD (1858) hat darauf hingewiesen, daß die Beobachtungen über Arterialisierung des Venenblutes in Abhängigkeit von den Funktionen „sicher keine isolierten Tatsachen sind, die gleiche Beobachtung wird man ohne Zweifel auch auf andere Drüsen ausdehnen können"; „des expériences que j'ai commencées sur la parotide et sur les glandes de la partie abdominale du tube digestif m'ont fourni jusqu'ici des résultats généraux semblables".

Die Untersuchungen von SPANNER (1942) an den drei großen Mundspeicheldrüsen (Glandula submandibularis, Glandula sublingualis und Glandula parotis) des Menschen haben denn auch gezeigt, daß „neben Arterien von gewöhnlichem Bau bestimmte Arterien einen epitheloiden Wandbau besitzen".

In der Unterkieferdrüse finden sich „hochgradig epitheloid modifizierte Arterien", welche den von SPANNER früher „durch Injektion nachgewiesenen arterio-venösen Anastomosen entsprechen", „immer in unmittelbarer Nachbarschaft" der Streifenstücke und Ausführungsgänge zusammen mit auffallend dünnwandigen großen Venen; „zumeist handelt es sich um muskelfreie Gefäße, die nur von einer einfachen Lage großer, dem Endothel anliegender epitheloider Zellen begrenzt werden" und keine Elastica interna besitzen. „Die epitheloiden Zellen bilden große, aufgequollene, blasse Blasen, deren Plasma glasartig homogen ist"; sie sind in ihrer Mehrzahl „länglich kurzspindelig bzw. an einem Ende, in dem der Kern liegt, keulenförmig aufgetrieben" und „führen oft zu einer bizarren Ineinanderschachtelung". „Die ziemlich chromatinarmen Kerne sind rund und erinnern in den spindeligen Zellen, wo sie plump aufgetrieben sind, zum Teil noch an die Form von Muskelfaserkernen, jedoch zeigen sie tiefe Einschnürungen, so daß man eine ganze Formenreihe bis zur doppelkernigen Zelle aufstellen kann."

Die in dem interlobulären Bindegewebe der Unterkieferdrüse eingelagerten mittelgroßen Arterien zeigen streckenweise ein besonderes Verhalten, indem sie, „einwärts weniger myofibrillenreicher Muskellagen hier und dort unregelmäßig auf die Gefäßwand verteilt, einige außergewöhnlich große epitheloide Zellen besitzen", welche wegen ihrer außergewöhnlichen Größe schon in geringer Zahl einen kleinen Intimapolster zu bilden vermögen; diese Arterien haben eine gut kenntliche Elastica interna.

In der Unterzungendrüse finden sich in der Nachbarschaft der Ausführungsgänge und ihrer Fortsetzung in die Streifenstücke oft kleine „muskelfreie Arterien vom selben epitheloiden Bau, wie sie für arterio-venöse Anastomosen charakteristisch sind".

In der Ohrspeicheldrüse kommen im interlobulären Bindegewebe neben dem „einschichtigen Typ von epitheloid modifizierten Gefäßen", wie er in den beiden anderen Mundspeicheldrüsen angetroffen worden ist, auch arterio-venöse Anastomosen „mit vielschichtigem epitheloidem Zellmantel" vor; „bestimmte muskuläre Arterien der Parotis besitzen den Bau von Polsterarterien, deren Intimawülste große, gequollene epitheloide Zellen enthalten".

SPANNER erwähnt schließlich, daß er in der Glandula parotis „eine Vene mit trichterförmigem Einsatz" beobachtet habe, welche mit ihrer regelmäßigen konzentrischen Anordnung der Muskulatur fast an eine Arterie erinnere, doch fehle „die Elastica interna außerhalb des sehr regelmäßigen Endothelbelages". „Fast das ganze Venenlumen wird ausgefüllt von einem zweiten dickwandigen, mit Lumen ausgestatteten Querschnitt, der selbst wie ein der Vene eingelagerter Gefäßquerschnitt aussieht."

Die funktionelle Bedeutung der arterio-venösen Anastomosen in den großen Mundspeicheldrüsen ist allem Anschein nach darin zu erblicken, daß bei Öffnung der Anastomosen und Verschluß der Drosselvenen ein Druckanstieg in dem den Venen vorgeschalteten Kapillarnetz und gleichzeitig eine Einschränkung der Strömung sich einstellt (SPANNER), wodurch der für die Sekretion erforderliche Flüssigkeitsaustritt aus den Kapillaren in die Gewebsspalten begünstigt wird. Die von HOLZLÖHNER und NIESSING beobachtete Drosselung des Blutstromes in dem die Endstücke umspinnenden Kapillarnetz bei Chordareizung und Pilocarpineinwirkung findet durch diese Tatsachen ihre Bestätigung, sie ist gleichzeitig ein Beispiel dafür, daß auch die Strömungsverlangsamung, also Stauung des Blutes, einem physiologischen Zweck, nämlich der Flüssigkeitsabgabe für die Speichelbereitung, dienstbar gemacht werden kann, ähnlich wie wir es für den Vorgang der Erektion (s. S. 146) kennen. — Mit dem Abklingen der Sekretionstätigkeit erschlaffen offenbar zuerst die Venensphincteren, während die arterio-venösen Anastomosen zunächst noch offenbleiben und dadurch eine rasche Ausschwemmung des Blutes aus den Säcken der Drosselvenen begünstigen. Während der Sekretionsruhe versieht das Kapillarsystem der Drüse den Dienst der Vasa privata, welche das Parenchym ernähren und beatmen, während der Absonderung den der Vasa publica (HAVLICEK, SPANNER).

Der nahezu um das Fünffache gesteigerte Blutabfluß aus der Vene während der Sekretion — zu einem Zeitpunkt, in welchem der Blutabstrom aus den Drüsenläppchen durch die Drosselvenen gesperrt ist — beruht auf einer Entleerung des Hilusblutspeichers, dessen Drosselvorrichtungen erschlaffen, während sich gleichzeitig die zahlreichen arterio-venösen Anastomosen im Bereiche der Ausführungsgänge und des Hilus öffnen, wodurch es nicht nur zu einer Arterialisierung des aus der V. submandibularis abfließenden Blutes, sondern auch zu dem Auftreten von synchronen Pulsationen in der Vene kommt.

b) Bauchspeicheldrüse

Die Blutversorgung des Pankreasparenchyms zeigt nach den von Ferner (1952) und Thiel (1954) an aufgehellten Injektionspräparaten, an Schnittserien mit und ohne Injektion sowie an Hand graphischer Rekonstruktionen durchgeführten Untersuchungen folgendes, im grundsätzlichen für das Pankreas des Menschen wie auch der Säugetiere allgemeingültiges Bild.

Die im interlobulären Bindegewebe verlaufenden Arterien zeigen beim Menschen wie auch bei allen untersuchten Säugetieren an den Abgangsstellen der Läppchenarterien häufig ringförmig angeordnete glatte Muskelzellen, welche offensichtlich als Sperrwülste funktionieren können. Beim Menschen können an solchen Stellen gelegentlich auch Gruppen von epitheloiden Zellen angetroffen werden (Ferner 1942 a); ganz ähnliche Bilder habe ich beim Rind beobachtet. Intimapolster, die aus mehreren großen epitheloiden Zellen bestehen und „knopfförmig in das Lumen vorspringen", sind von Spanner (1942) in den interlobulären Arterien beobachtet worden. — Die in die einzelnen Läppchen (Primärlobuli) eintretenden kleinen Arterienzweige teilen sich innerhalb derselben in mehrere Ästchen auf, von denen einige direkt das exokrine periacinäre Kapillarnetz speisen, während andere gleichen Kalibers „als ziemlich gerade Stämmchen entweder direkt und astlos" einer Insel zustreben oder aber vor Erreichen einer solchen sich spitzwinkelig in zwei Äste teilen; der eine Ast gelangt als „Vas afferens" zur Insel, „während sich der andere in das exokrine Kapillarsystem ergießt".

Arterio-venöse Anastomosen sind bislang nur von Dal Zotto (1949 a und b) in den Bauchspeicheldrüsen von Mensch, Hund und Meerschweinchen beschrieben worden; sie sollen in den interlobulären, seltener auch in den intralobulären Scheidewänden vorkommen und kurze, mehr oder weniger gerade verlaufende Gefäßabschnitte darstellen, deren Wand in der Regel keine epitheloiden Zellen besitzt.

D. Leber

Mensch

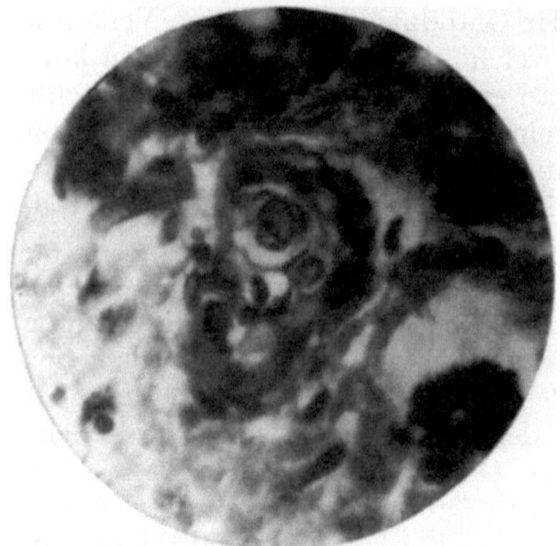

Abb. 56. Epitheloidzelliger Polster einer Arteriole mit großkerniger Wabenzelle in dem periportalen Feld der Leber eines 76jährigen Mannes. (Präparat und Mikrophoto von Prof. Dr. C. Coronini)

Die Zweige der A. hepatica besitzen beim Menschen relativ gut ausgebildete Intimapolster aus längsverlaufenden glatten Muskelbündeln (Pfuhl 1932, Märk 1941. Conti 1947); an den Verzweigungsstellen der kleineren Arterienäste in den periportalen Feldern können epitheloidzellige Polster und Knospen ausgebildet sein (Märk 1941, Coronini 1944, Bargmann 1951). Diese Einrichtungen spielen wahrscheinlich eine Rolle bei der Regulation des Blutzustromes zu größeren Gefäßprovinzen (Abb. 56).

Unmittelbare Verbindungen (arterio-portale Anastomosen) zwischen den Endverästelungen der Leberarterie und Pfortader in der perilobulären (Gerandel) oder septalen (Pfuhl) Grenzscheide sind auf Grund von Injektionsergebnissen von Mall (1906), Mann, Wakim und Baggenstoss (1953) sowie Montagnani (1953) beschrieben worden; es ist indessen mehr als zweifelhaft, ob diese Verbindungen als arterio-venöse Anastomosen im eigentlichen Sinne bezeichnet werden dürfen, da die entsprechenden Zweige der A. hepatica kleine Gefäße von präkapillärem Charakter sind, die beim Menschen keine Muscularis besitzen, sondern nur aus einem Endothelrohr bestehen, das in eine spärliche, aber doch stets vorhandene Adventitia eingebettet ist (Pfuhl 1932).

Arterio-venöse Anastomosen zwischen Zweigen der A. hepatica und solchen der V. portae sind von FREERKSEN (1943) beschrieben worden; sie „scheinen im wesentlichen auf den Leberrand beschränkt zu sein" und finden sich hier „in den

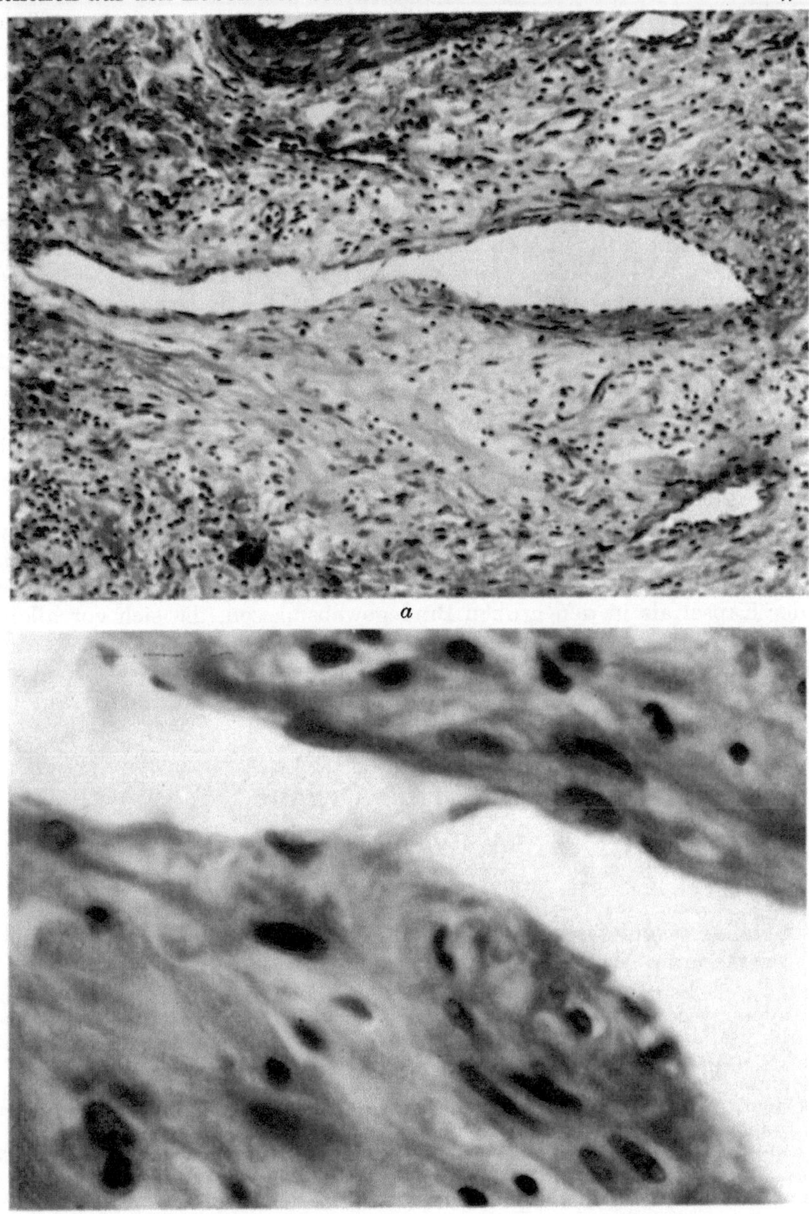

Abb. 57. Arterio-venöse Anastomose in einer cholecystitisch veränderten Gallenblase. *a* Übersicht, Mikrophoto, Vergr. 50fach. *b* Epitheloidzelliger Verschlußpolster am Übergang vom arteriellen in den venösen Schenkel. Mikrophoto, Vergr. 360fach. (Präparat und Mikrophoto von Prof. Dr. C. CORONINI)

tieferen Lagen der Organkapsel, zum Teil aber auch in den bindegewebigen Zapfen, die sich von der Kapsel aus in das Parenchym einsenken". Diese Angaben sind indessen nicht unbedingt beweiskräftig, da sie sich nicht auf Rekonstruktionen stützen.

Eine arterio-venöse Arterie in der Wand einer cholecystitisch veränderten Gallenblase ist von Frau Prof. Dr. C. Coronini beobachtet worden, welche mir liebenswürdigerweise die Mikrophotos dieses unveröffentlichten Befundes zur Reproduktion überlassen hat (Abb. 57).

Säugetiere

Arterio-portale Verbindungen sind in der Leber von Nagetieren (Kaninchen, Meerschweinchen, Ratte und Maus) von Wakim und Mann (1942), Knisely, Block und Warner (1945, 1947), Deakins und Sugiura (1949) sowie Irvin und McDonald (1953) beschrieben worden; sie finden sich nach Wakim und Mann insbesondere unmittelbar vor der Einmündung der Pfortaderzweige in die Sinusoide, gelegentlich aber auch als leitersprossenartige Verbindungen in den interlobulären Grenzscheiden, und können, wie Knisely, Block und Warner (1947) sowie Irvin und McDonald (1953) angeben, allem Anschein nach sich in kurzen Zeitabständen kontrahieren und erweitern. Hinsichtlich der Berechtigung, diese Verbindungen als arterio-venöse Anastomosen zu kennzeichnen, gelten die gleichen Bedenken, wie sie bereits für die Verhältnisse in der menschlichen Leber geltend gemacht worden sind.

In der Leberkapsel hat Freerksen (1943) bei Schaf, Katze und Kaninchen keine arterio-venösen Anastomosen auffinden können, dagegen hat er sie in schöner Ausbildung in der Leber des Schweines angetroffen, „hier allerdings weniger unter der Kapsel als in den groben Bindegewebsmassen, die sich vor allem um die größeren Gefäße herum finden".

Anastomosen zwischen der A. hepatica und der V. hepatica haben Andrew und Maegaik (1953) bei Kaninchen, Meerschweinchen und Ratten auf Grund von Korrosionspräparaten beschrieben.

8. Endokrine Organe

A. Hypophyse

Mensch

Die Gefäßversorgung der menschlichen Hypophyse ist noch nicht in einer allgemein anerkannten Weise geklärt.

Der arterielle Blutzustrom erfolgt aus den oberen und unteren Hypophysenarterien: Die Aa. hypophyseos superiores entspringen aus den Aa. carotis int. nach deren Durchtritt durch die Dura mater und teilen sich in je einen zur vorderen und zur hinteren Fläche des Hypophysenstieles ziehenden Ast; von den zahlreichen, aus diesen häufig untereinander anastomosierenden Ästen abgehenden Zweigen ziehen einige zum Chiasma opticum, Tractus opticus und Tuber cinereum, die übrigen als Rr. infundibulares zum Hypophysenstiel, in den sie in verschiedenen Höhen eindringen.

Romeis (1940) hat angegeben, daß „stets mehrere (vier bis sechs), recht kräftige Arteriolen, deren jede in erweitertem Zustand einen Durchmesser von 80 bis 100 μ aufweisen kann, ferner zehn bis fünfzehn kleine Arteriolen" in der Pars infundibularis der Adenohypophyse zu dem Vorderlappen ziehen. Nach McConell (1953) und Xuereb, Prichard und Daniel (1954 a) entspringt aus jeder oberen Hypophysenarterie nur eine Arterie, die zu dem Vorderlappen zieht; diese beiden Arterien, welche auch von Romeis (1940) erwähnt werden, steigen bald dicht dem Trichterlappen anliegend, bald in einem größeren oder kleineren Abstand von diesem (Xuereb, Prichard und Daniel) frei in dem Spatium leptomeningicum ab, treten durch die Öffnung des Diaphragmas und dringen von oben her in den Vorderlappen ein. Die von McConell wegen ihrer Ähnlichkeit mit einem Zügelpaar als „loral arteries" bezeichneten Gefäße haben einen Durchmesser von 100 bis 120 μ (Romeis), verlaufen innerhalb des

Vorderlappens, ohne Äste an denselben abzugeben, im seitlichen Bindegewebs-Gefäßstrang (Fasciculus lateralis hypophyseos Fuchs 1924), weshalb sie von Xuereb, Prichard und Daniel „arteries of the trabecula" genannt worden sind; unter zunehmender Aufknäuelung zerfallen sie an der Grenze gegen den Hinterlappen in zahlreiche parallel angeordnete Äste, die in den unteren Hypophysenstiel eintreten („obere Arterien des unteren Hypophysenstieles").

Die Aa. hypophyseos inferiores, welche innerhalb des Sinus cavernosus aus der rechten und linken A. carotis int. entspringen, verlaufen mehr oder weniger stark geschlängelt durch den Sinus cavernosus schräg nach innen, durchqueren die innere Wand desselben und ziehen im Stratum vasculosum der Hypophysenkapsel über dem Sellaboden zu der zwischen Hinterlappen und Vorderlappen befindlichen Furche. Nach Abgabe kleinerer Zweige, die sich auf dem Stratum fibrosum der Kapsel ausbreiten und dann in den Hinterlappen eintreten (Romeis 1940), teilt sich jede untere Hypophysenarterie in je einen medialen und lateralen Ast (Xuereb, Prichard und Daniel 1954); der mediale behält die Verlaufsrichtung des Stammes bei und anastomosiert an der Unterfläche der Hypophyse gewöhnlich mit dem der anderen Seite, während der laterale in oder nahe der Grenzfurche zwischen Hinter- und Vorderlappen aufwärts zieht und hinter dem Hypophysenstiel mit dem der Gegenseite in Verbindung tritt. Die medialen und lateralen Äste der beiden unteren Hypophysenarterien bilden so einen den Hinterlappen umgebenden Ring (Benda 1927, 1932, Romeis 1940, Morin 1941, McConell 1953, Xuereb, Prichard und Daniel 1954), aus dem weitere Zweige für den Hinterlappen und den angrenzenden Teil des Hypophysenstieles sowie auch für die bindegewebsreiche Zwischenzone zwischen Hinterlappen und Vorderlappen entspringen; die in die Pars intermedia eintretenden Zweige bilden in dieser ein Netzwerk (Fuchs 1924, Romeis 1940), welches durch Kollateralen auch mit Ästen der Aa. hypophyseos superiores in Verbindung steht und zusammen mit den ebenfalls plexusartig verbundenen rückläufigen Venen den Plexus intermedius (Benda) bildet.

Das System der unteren Hypophysenarterien gibt einen großen, als „untere Arterie des unteren Hypophysenstieles" bezeichneten Ast zum unteren Hypophysenstiel ab, der zum Teil den Hinterlappen und die Zwischenzone mit kleinen Zweigen speist und schließlich in die für den ganzen unteren Hypophysenstiel bezeichnenden gestreckt verlaufenden Parallelgefäße sich aufsplittert (Xuereb, Prichard und Daniel 1954).

Der Abfluß des venösen Blutes erfolgt sowohl aus den Sinusoiden des Vorderlappens als auch aus dem Kapillarnetz des Hinterlappens in das das Organ allseitig umgebende System der dünnwandigen weiten, mit sackartigen Ausbuchtungen versehenen Kapselvenen, deren Wand auf lange Strecken muskelfrei ist und nur stellenweise von einem schmalen Ring glatter Muskelzellen verstärkt wird. Die Kapselvenen münden in den Sinus circularis unter dem Diaphragma, in den Sinus cavernosus sowie in die Bluträume des Knochenmarkes des Keilbeines (Romeis 1940).

Die im Plexus intermedius verlaufenden arteriellen Gefäße und ebenso auch die von diesem in den Hinterlappen eindringenden Zweige zeigen nach Romeis häufig eine epitheloidzellige Wandung, „während die von der Kapsel her in die Neurohypophyse eintretenden Äste der Aa. hypophyseos inferiores die gewöhnliche Bauart aufweisen". „Sehr merkwürdig ist, daß die gleichen Gefäße, die in der einen Hypophyse überaus deutlich ihren Aufbau aus epitheloiden Zellen erkennen lassen, in anderen wieder das Aussehen gewöhnlicher Arterien und Arteriolen zeigen; ob diesem differenten Verhalten konstitutionelle oder funktionelle Unterschiede zugrunde liegen", vermag Romeis nicht zu entscheiden. Das Vorkommen von epitheloidzelligen Gefäßen wird weiterhin auch von Winterstein (1938/39) sowie von Mathis (1938/39), Collin (1939) und Collin und Florentin (1939) erwähnt, während Xuereb, Prichard und Daniel (1954) es nicht möglich gewesen ist, Gefäße mit epitheloiden Zellen aufzufinden.

Arterio-venöse Anastomosen mit epitheloidzelliger Wandung in der Pars intermedia und im angrenzenden Hinterlappen sind von Spanner (1939, 1952) und von Romeis (1940) beschrieben worden (Abb. 58).

Von den im Plexus intermedius verlaufenden größeren arteriellen Gefäßen mit epitheloidzelliger Wandung „führt eine lückenlose Reihe von Übergängen zu kleineren, die das typische Aussehen arterio-venöser Anastomosen bieten"

(ROMEIS), wie sie auch tatsächlich im Bereiche der Zwischenzone und im angrenzenden Hinterlappen nachweisbar seien; XUEREB, PRICHARD und DANIEL (1954 a) haben in dieser Region zwar manchmal in der Nachbarschaft der meist gewöhnlich deutlich gewundenen interarteriellen Anastomosen Venen gesehen, niemals aber unmittelbare Verbindungen zwischen Arterien und Venen feststellen können.

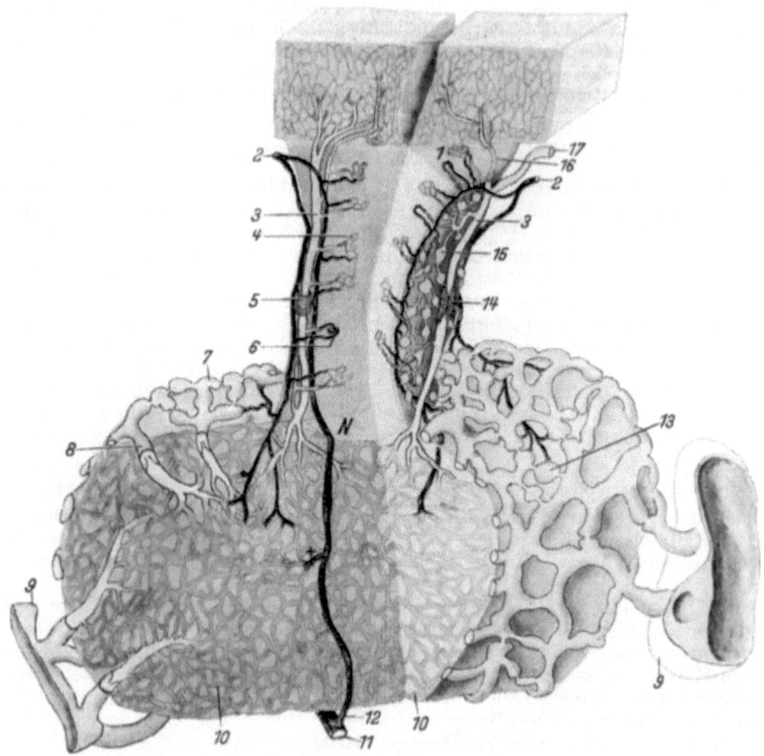

Abb. 58. Schema zur Erläuterung der Blutströmungsmöglichkeiten zwischen Hypophyse und Hypothalamus. Frontalschnitt durch Hypothalamus und rechte Hälfte von Stiel und Vorderlappen; aus diesen ist durch Medianschnitt ein Sektor herausgeschnitten. Oberer Ansatz der linken Stielhälfte horizontal durchtrennt; Ansicht von ventral. *1* Kapillarbäumchen (Spezialgefäß) mit spärlichen Verbindungen zum Hypothalamuskapillarnetz; *2* obere Hypophysenarterie; *3* Hypophysenpfortader; *4* aus dem Mantelplexus der Pars tuberalis in den Neuralstiel senkrecht eindringendes Kapillarbäumchen (Spezialgefäß); *5* Gefäßscheide einer Pfortader mit glatten Muskelfasern; *6* sogenannte „Kapillarbäumchen", nur eine arterio-venöse Anastomose bildend; *7* Stratum vasculare (Hypophysenkapselvenen); *8* klappentragende abführende Vene aus dem Kapillarnetz der Adenohypophyse; *9* Sinus cavernosus; *10* Sinuskapillaren des Vorderlappens; *11* untere Hypophysenarterie; *12* direkte interparenchymatöse Anastomose zwischen oberer und unterer Hypophysenarterie mit einzigem Ast zum Mittelpunkt des Vorderlappenkapillarnetzes plus *13* Drosselvenen des Stratum vasculare mit arterio-venösen Anastomosen; *14* Sperrgürtel einer Pfortader mit Quellzellen (epitheloide Zellen); *15* Drosselvenen des Mantelplexus der Pars tuberalis mit arterio-venösen Anastomosen; *16* Übergang der Pfortader in das Hypothalamuskapillarnetz; *17* Basilarvene mit Pfortader zusammenhängend. *N* Anschnitt der Neurohypophyse. (Aus SPANNER 1952)

SPANNER (1952) hat außerdem in dem mächtigen Kranzvenengeflecht, welches im Verlaufe des Sinus circularis die ganze subselläre Hypophysenperipherie umgibt, auf einer Fläche von 3 mm² 30 arterio-venöse Anastomosen gefunden; „durch sie kann ein Teil des für die Kapillarnetze des Vorder- und Hinterlappens bestimmten Blutes zeitweise vermittels des Kranzvenengeflechtes direkt zum Sinus cavernosus abgeleitet werden". Auch in den mächtigen, mit Drosselvenen versehenen „Venenseen" des Hypophysenstieles sind nach SPANNER arterio-venöse Anastomosen in großer Massierung (zehn arterio-venöse Anastomosen auf einer Fläche von 0,5 mm²) vorhanden. SPANNER bemerkt, daß gerade „die Öffnung bzw. Schließung dieser Stielanastomosen für die Druckverhältnisse in den mit den Venennetzen verbundenen Pfortadern bedeutungsvoll, ja für ihre Blutstromrichtung hypothalamus- bzw. hypophysenwärts mitbestimmend sich auswirken muß".

Die gewundenen und zum Teil knäuelartig verschlungenen „infundibularen Spezialgefäße" (NOWAKOWSKI 1951) des Hypophysenstieles, welche seit LUSCHKA (1860) von zahlreichen Autoren (WISLOCKI und KING 1936, MORIN 1939, 1941, MORIN und BÖTNER 1941, BRUZZONE 1941, 1948, FUMAGALLI 1941, 1942, NOWAKOWSKI 1951, SPATZ 1951, 1952, 1953, PFEIFER 1951, McCONELL 1953, XUEREB, PRICHARD und DANIEL 1954 u. a.) beschrieben worden sind, unterscheiden sich „durch ihre dichten Gitterfaserhüllen, ihr grobes Kaliber und ihr weites sinusartiges Lumen von den benachbarten Hirnkapillaren" (SPATZ 1952). BRUZZONE (1948) und SPANNER (1952) halten die Kennzeichnung dieser Gefäße als Kapillaren oder Sinusoide nicht für zutreffend. BRUZZONE gibt an, daß die aus der Aufteilung des Arterienstämmchens hervorgehenden zahlreichen Gefäße zum Teil große Zellen mit hellem Cytoplasma besitzen, welche in ihrem ganzen Aussehen an epitheloide Zellen erinnern und manchmal einen gegen die Lichtung vorspringenden Zapfen bilden. Ebenso betont SPANNER, daß „sowohl der arterielle wie der venöse Schenkel dieser Gefäßbäumchen teilweise epitheloiden Wandbau besitzen" können.

Arterio-venöse Anastomosen der Gefäßbüschel sind von BRUZZONE beschrieben worden; in einem besonders günstigen Falle habe er beobachten können, wie von der Arterie, welche das Gefäßbüschel bildet, ein Gefäßchen abgeht, das sich nicht an der Bildung der Kapillaren des Büschels beteiligt, sondern nach kurzem Verlauf in das mit zahlreichen längsverlaufenden Muskelzellen ausgestattete portale Gefäß mündet, während an seiner Einmündung epitheloide Zellen eine Vorragung in der Gefäßlichtung bilden. SPANNER erklärt ebenfalls, daß die „Kapillarbäumchen oder -büschel oder Penetrationsplexus" „zum Teil nur aus einem direkt ineinander übergehenden arteriellen und venösen Schenkel mit glattmuskeliger Wand (einfache arterio-venöse Anastomosen)" bestehen und betont, daß die Spezialgefäße nicht, wie NOWAKOWSKI vermutet habe, „nur ‚doch offenbar Kapillaren darstellen', sondern auch als direkte arterio-venöse Anastomosen oder als mit regulierbarem zu- und abführendem Schenkel versehene Kapillarbüschel auftreten".

Eigene Beobachtungen (vgl. CLARA 1951) sprechen zugunsten der von SPATZ und seinen Mitarbeitern vertretenen Auffassung der infundibularen Spezialgefäße. Die Verfolgung des Gefäßverlaufes ist bei der Kompliziertheit der Gefäßbüschel auch in einer lückenlosen Schnittreihe häufig nicht ohne weiteres möglich, in günstigen Fällen läßt sich aber die kapillare Natur der terminalen Gefäßschlingen einwandfrei erkennen.

Säugetiere

COLLIN (1939) sowie COLLIN und FLORENTIN (1939) haben bei verschiedenen Säugetieren (Meerschweinchen, Hund und Katze) in der Gegend der Hypophyse und des Sinus cavernosus modifizierte Gefäßknäuel aufgefunden, die sie mit den Glomerula digitalia vergleichen.

B. Schilddrüse

Die in den interlobulären Scheidewänden sich aufzweigenden Arterienstämme zeigen bei Mensch, Hund und Katze zwei Formen muskulärer Drosselvorrichtungen, „einerseits Polster im gebräuchlichen Sinne des Wortes, anderseits lippenförmige oder sphincterartige Ringmuskelwülste an den Abgangsstellen kleinerer Arterienäste aus größeren Stämmen" (KUX 1935). Die aus Bündeln längsverlaufender glatter Muskelzellen aufgebauten Polster finden sich häufig, wenn auch nicht regelmäßig, im Arterienstamm *vor* dem Abgang eines kleinen Astes; ihnen komme vielleicht die Bedeu-

tung von „Stromrichtern" zu, die dem Blutstrom des Gefäßstammes gegen den Ast-
abgang ableiten. Die ringförmigen Muskelwülste sind hingegen direkt *am* Abgang
eines kleinen Arterienastes aus einem größeren Stamm ausgebildet; sie „scheinen der
Ringmuskulatur des Astes zu entstammen und sind gewissermaßen in den Stamm vorgeschoben", so daß sie „sphincter- oder lippenartig die Abgangsstelle des Astes" decken.
Die Zellen dieser Wülste unterscheiden sich im Verhalten des Kernes und des Cytoplasmas manchmal von gewöhnlichen glatten Muskelzellen und erinnern dann an epitheloide Zellen.

Die kleineren Arterienzweige besitzen, „beginnend mit den Stämmchen in den interlobulären Bindegewebssepten, die gelegentlich an jeder Abzweigung mit Sperren versehen sind", bis in ihre Verzweigungen innerhalb der Läppchen in bestimmten Abständen
„Zellknospen" zwischen Endothel und Elastica interna, welche sich „fast ohne Ausnahme" am Abgang von Seitenästen erheben und nur zu einem kleinen Teil „unzwei-
felhafte" Muskelzellen, zum größeren Teil aber epitheloide Zellen enthalten (M. B.
Schmidt 1894, 1941).

Die Arterienknospen haben zu einem Teil möglicherweise die Funktion von
selbständigen Stromreglern, an vielen Stellen scheint ihre Ausbildung aber mit
dem Vorkommen von arterio-venösen Anastomosen in unmittelbarer Beziehung
zu stehen.

Die venöse Strombahn der Schilddrüse zeichnet sich nach Spanner (1938) durch
den Besitz von zwei besonderen Venentypen aus. Der eine Typus ist durch Venen repräsentiert, welche schon makroskopisch streckenweise starke Ausbuchtungen mit sich
regelmäßig wiederholenden tiefen Einschnürungen aufweisen, wie sie von den Drosselvenen (vgl. S. 74 und 111) bekannt sind, bei denen muskelarme Strecken und mit
Sphincteren versehene Abschnitte abwechseln. Der zweite Typus umfaßt Venen mit
großen windkesselartigen Erweiterungen kurz vor dem Zusammenfluß zu größeren
Stämmchen; dieselben zeigen sich als seitlich ausgebuchtete Kammern des Venen-
rohres, die meist durch eine besonders verkleinerte Mündungsöffnung mit letzterem
in Verbindung stehen, aber im Gegensatz zur muskelarmen Aussackung der Drosselvenen von Muskel faserbündeln umsponnen sind, so daß die Entleerung dieser Säcke
aktiv von der Venenwand bewerkstelligt wird. Die genannten Venentypen können,
wenn auch auf verschiedene Weise, zeitweilig ein gewisses Blutdepot aus der Hauptstrombahn zurückbehalten und so als Blutspeicher wirken.

Venensperren sind in der menschlichen Schilddrüse auch von M. B. Schmidt (1941)
und von Watzka (1941) beschrieben worden. Nach Schmidt finden sich diese „wenn
auch nicht häufig, an der Stelle, wo eine kleine Vene ein Drüsenläppchen verläßt
und in das interlobuläre Gefäß eintritt, direkt vor der Einmündung als circuläres
Muskelbündel in der sonst muskelfreien Wand". Watzka hat dagegen an kleinen
Venen stark entwickelte Längsmuskelwülste der Intima beobachtet; bei Drosselung
ihrer Lichtung kommt es in dem vorgeschalteten Kapillargebiet „zu einer Blutüber-
füllung und erheblichen Stauung, die infolge der besseren Ausnützung des Blutes
von funktioneller Bedeutung erscheint" und eine beträchtliche Größenzunahme der
Schilddrüse verursachen kann.

Arterio-venöse Anastomosen sind zuerst von Modell (1933) in der Schilddrüse des Hundes, dann von Spanner (1938) und von M. B. Schmidt (1941) auch
in der Schilddrüse des Menschen beschrieben worden.

Spanner hat das Originalphoto einer Arterie gezeigt, welche eine größere
Strecke unverzweigt verläuft und dann plötzlich an drei Stellen mit größeren Venen
anastomosiert; vor der jeweiligen Abgabe der Anastomose geht aus der Arterie
ein das Kapillarnetz speisender Zweig ab. Eine der gemessenen Anastomosen
besitzt einen lichten Durchmesser von 30,4 μ.

Nach M. B. Schmidt (1941) „sind offenbar nicht ganz selten" arterio-venöse
Anastomosen in der Schilddrüse des Menschen anzutreffen. „Das vollständige
Bild der direkten Verbindung einer Arterie und Vene durch ein Zwischenstück"
kann einen verschiedenen Bau zeigen: „In einem Fall gibt die kräftige interlobuläre Arterie einen Seitenast ab, welcher zunächst zwei gegenüberliegende Knospen
enthält, deren Ende von einem schmalen Muskelring umgeben ist und welcher in
ein aus einer Zellschicht bestehendes Rohr vom Aussehen einer kräftigen Kapillare oder einer kleinsten Vene übergeht, das in eine muskelfreie Vene mündet."

C. Nebennieren

Die für die Versorgung der Nebennieren bestimmten Arterien (Äste der A. phrenica abdom., A. suprarenalis und A. renalis) bilden mit ihren Zweigen innerhalb der bindegewebigen Kapsel ein Netz; „durch diese Ringanastomosen wird von zwei Seiten her die doppelte kollaterale Versorgung der mit der Speisung der einzelnen Kapillarbezirke betrauten Arterien ermöglicht" (SPANNER 1940). Die in der Kapsel verlaufenden Arterienzweige, welche sowohl beim Menschen (SPANNER 1940, eigene Beobachtungen) als auch bei manchen Säugetieren (BACHMANN 1941, 1954, MÄRK 1941) eine epitheloid-

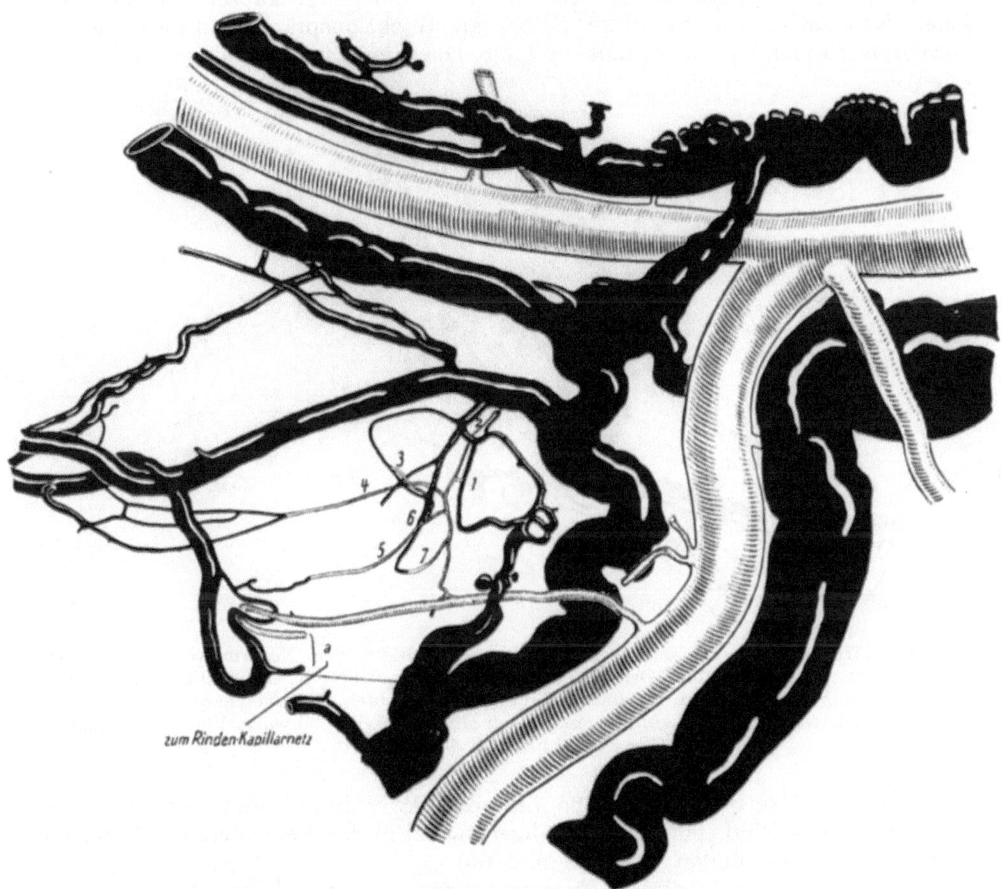

Abb. 59. Arterio-venöse Anastomosen (*1* bis *7*) und Drosselvenen aus der Nebennierenkapsel eines 23jährigen Mannes. Tuscheinjektion; Original-Photopause. Vergr. 29fach. Arterien gestrichelt, Venen schwarz. (Aus SPANNER 1940)

zellige Media besitzen können, speisen die Rindenkapillaren, welche die ganze Dicke der Rindensubstanz durchsetzen und in die Sinusoide der Marksubstanz einmünden; nur vereinzelte Arterienzweige (Aa. perforantes oder Aa. medullares propriae KOHN 1930) durchsetzen die Rinde und versorgen unmittelbar das im übrigen an die Rindenkapillaren angeschlossene System der Sinusoide in der Marksubstanz.

Der venöse Abfluß erfolgt einerseits über kleinere Venen in die größeren Markvenen, welche verschieden stark entwickelte Bündel längsverlaufender glatter Muskelzellen besitzen und dadurch offenbar den Blutabfluß zu drosseln vermögen (MARESCH 1921), anderseits aber auch über das in der kapillararmen Kapsel gelegene Venennetz (SPANNER 1940), womit die von ARNOLD (1866) geäußerte Vermutung, daß nicht das gesamte arterielle Blut, welches der Nebenniere zugeführt wird, diese auch tatsächlich durchströmen müsse, sondern über die Rinde allein, ohne mit dem Mark in Berührung zu kommen, in die an der Oberfläche der Nebennieren zum Vorschein kommenden Venen abfließen könne, wenigstens bis zu einem gewissen Grade ihre Bestätigung gefunden hat. Die durch breite Queranastomosen zu strickleiterartigen Plexus verbundenen Venen haben vielfach den Charakter von Blutspeichern, indem sie „stellenweise mehrere aufeinanderfolgende, mächtige ampullenartige Aussackungen und dazwischen gelegene tiefe Einschnürungen der Gefäßwand" aufweisen (SPANNER) (Abb. 59).

Arterio-venöse Anastomosen sind in der Bindegewebskapsel der menschlichen Nebenniere von SPANNER (1940) an Injektionspräparaten beschrieben worden; es handelt sich dabei teils um kurze Querbügel, teils um lange, so gut wie

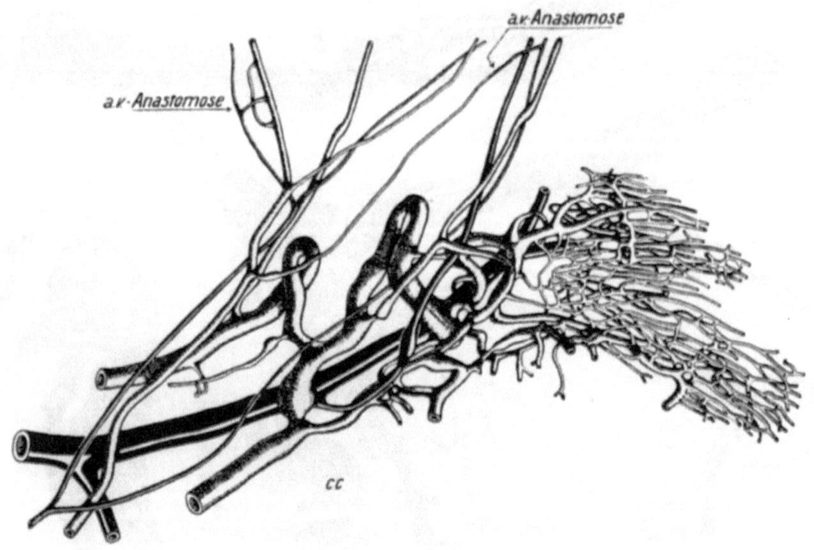

Abb. 60. Arterio-venöse Anastomosen in dem Gefäßnetz der Nebennierenkapsel eines Erwachsenen. Tuscheinjektion; Original-Photopause. Vergr. 42fach. Das Rindenkapillarnetz hängt mit den Kapselvenen zusammen, die hier zu einem Ringvenensystem mit eingeschalteten Drosselvenen zusammengeschlossen sind. Arterien schwarz, Venen gestrichelt.
(Aus SPANNER 1940)

immer gestreckt verlaufende Gefäße, die von relativ dünnen Arterien vor deren Übergang in das Rindenkapillarnetz abgehen und in das Venennetz der kapillararmen Kapsel einmünden (Abb. 59 und 60).

SPANNER erwähnt in diesem Zusammenhang, daß die kleinen Arterien kurz vor ihrer Endaufteilung in das Kapillarnetz der Rinde alle Merkmale aufweisen, „die wir als typisch für den Wandbau der arterio-venösen Anastomosen ansehen: charakteristisch ineinandergeschachtelte epitheloide Zellen ... und wie fast bei allen arterio-venösen Anastomosen" ein Fehlen der Elastica interna. Ob SPANNER diese epitheloidzelligen Gefäße als arterio-venöse Anastomosen ansieht, ist aus dem Text nicht eindeutig zu ersehen; da er aber an anderer Stelle bemerkt, daß in den zwischen den Faltungen der Organoberfläche gelegenen Kapseleinsenkungen, in denen er mikro-makroskopisch die arterio-venösen Anastomosen nachgewiesen habe, „einige der kleinen Arterien ein von den benachbarten Gefäßen der gewöhnlichen Bauart völlig abweichendes Verhalten" zeigen, indem die ganze Media aus großen epitheloiden Zellen besteht, bringt er diese Arterien vermutlich mit arterio-venösen Anastomosen in Beziehung.

Bachmann (1941) hat in der Nebennierenkapsel des Rindes einen von einer Arterie mit typischem Wandbau abgehenden, stark gewundenen epitheloidzelligen Gefäßast beobachtet, bei dem die Membrana elastica interna im Schwinden begriffen ist und „gerade noch angedeutet vorkommt"; er läßt es unentschieden, ob es sich um eine arterio-venöse Anastomose handelt.

Velican (1947) will im Bereich der sich zurückbildenden „androgenen X-Zone" die Bildung arterio-venöser Anastomosen während der ersten drei Lebensjahre beobachtet haben.

In der Marksubstanz der Nebenniere von Rhinoceros unicornis hat Kolmer (1918) stellenweise Bilder beobachtet, „die geradezu an arterio-venöse Anastomosen denken lassen".

D. Epithelkörperchen

Die im Parenchym verlaufenden Arterien zeigen zum Unterschied von den an die Organkapsel herantretenden Arterien oft nicht den typischen Wandbau, indem „nicht nur die Elastica interna fehlt, sondern die ganze Gefäßwand auch mehr oder weniger aufgelockert erscheint, so daß es oft schwerfällt, sie gegen das benachbarte Bindegewebe abzugrenzen"; die Wand enthält zwar manchmal typische, aber spärliche glatte Muskelzellen, häufig aber keine und besteht dann „aus einer ein- bis höchstens zweischichtigen Lage epitheloider Zellen" (Spanner 1939).

Spanner hält es „aus den geschilderten Befunden und ihrem Vergleich mit ähnlichen Einrichtungen anderer Organe für naheliegend, daß man auch in den Epithelkörperchen Kurzschlußeinrichtungen in Form von arterio-venösen Anastomosen annehmen darf, die das Kapillarnetz von der Durchströmung zeitweise ausschließen".

9. Harnorgane
A. Niere

Die größeren Äste der Nierenarterie (Aa. renculares, Aa. subcorticales und Aa. corticales) besitzen als normale Bildungen an ihren Aufteilungs- und Verzweigungsstellen Sperreinrichtungen in Form von Polstern aus elastischen Lamellen und eingelagerten glatten Muskelzellen (Rotter 1952, Müller 1954); bei diesen Intimapolstern, welche sich vorzugsweise, aber keineswegs ausschließlich an Gefäßabgängen finden, „handelt es sich um ein System, das der Blutströmungs- und Druckregulierung sowie der ökonomischen Blutverteilung dient und das mit den arterio-venösen Anastomosen und Sperrvenen zu einem übergeordneten System vereinigt ist" (Rotter 1952). — Pompeiano und Cavalli (1951, 1952) haben beim Menschen an den in der bindegewebigen Umhüllung der Calices majores, des Pelvis renalis und des Ureters verlaufenden Arterien sphincterartige Muskelringe am Abgang von kleineren Seitenzweigen, Intimapolster, welche aus glatten Muskelbündeln, manchmal auch aus epitheloiden Zellen bestehen, in Arterien mit einem Kaliber von 150 bis 200 μ sowie gestielte („polypoide") Bildungen in Arterien in einem Durchmesser von 250 bis 300 μ beobachtet.

Arterio-venöse Anastomosen sind in der Niere bereits von Gross (1868) beschrieben worden: „Gegen die Papille zu beobachtet man oft, daß eine gerade Arterie sich direkt in eine gerade Vene fortsetzt; es entstehen so Gefäßschlingen, mit welchen einige Autoren die Henleschen Schleifen verwechselt haben." Leider macht Gross keine näheren Angaben. — Sucquet (1868) bemerkt nebenbei, er habe neben den nutritiven und funktionellen Gefäßen auch derivative Gefäße in der Niere beobachtet. Steinbach (1884), der sich eingehender mit der Frage des Vorkommens von arterio-venösen Nebenschlüssen in der Niere beschäftigt, hat aus den Ergebnissen von Injektionsversuchen mit Lycopodiumsporen, die infolge ihrer Größe die Glomeruli und das Kapillarnetz nicht passieren können, geschlossen, daß gröbere Anastomosen zwischen Arterien und Venen bestehen müssen; ein anatomischer Nachweis ist von Steinach indessen nicht erbracht worden. — Geberg (1885) beschreibt das Vorkommen von arterio-venösen Anastomosen in der Nierenkapsel des *Hundes*; der Übergang von der Arterie in die Vene erfolgt auf zweierlei Art: Die Arterie geht entweder mittels kurzer Endäste in die nächstliegenden Venen über, wobei sämtliche oder nur ein Teil der Endäste direkt in Venen übergehen, während die anderen Endzweige zu den Kapillaren ziehen, oder gibt einen lateralen Ast ab, welcher entweder direkt in eine Vene mündet oder auch noch Teilungsäste zum Kapillarnetz abgibt. „Meist behält der laterale Ast eine Strecke noch seine arterielle Struktur bei . . . die weitere Fortsetzung des besagten Astes nimmt sich dagegen als ein ‚präkapillares‘ Gefäß aus:

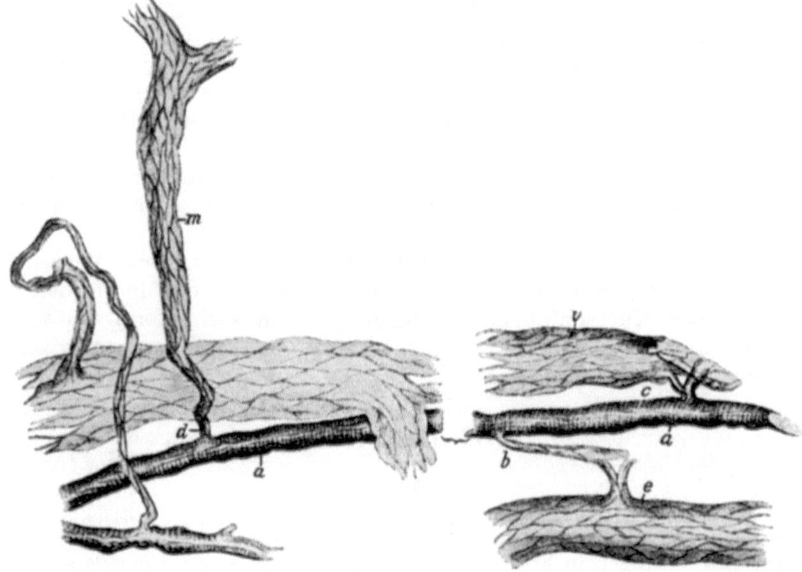

Abb. 61. Arterio-venöse Anastomosen in einer Plica corticalis der Niere eines 3jährigen Kindes. Injektion mit Silbernitratlösung. Die Arterie (*a*) ist ein einheitliches Stämmchen und nur zur Raumersparnis getrennt abgebildet. (Aus Golubew 1893)

es sind keine Muskelzellen mehr an demselben nachzuweisen“ und das Endothel trägt den Charakter des Venenendothels. „Was diesen präkapillaren Gefäßen insgesamt zukommt, ist der kurze und dabei meist stark, bisweilen knäuelförmig gewundene Verlauf.“ — Golubew (1893), der die Technik und Beweisführung von Steinach bemängelt, kommt auf Grund von Injektionsversuchen doch auch zur Annahme von solchen Verbindungen. Nach seinen Angaben finden sich arterio-venöse Anastomosen „in der Grenzschicht der Niere, in den Columnae Bertini und an der Befestigungsstelle der Nierenkelche an dem Hals der Pyramidenwarze, wo auch die Nierenkapsel hingelangt“ und „tragen den Charakter von präkapillaren Gefäßen“; sie „erscheinen zum Teil als Seitenäste einer Arterie und ergießen sich nach sehr kurzem Verlaufe in die der Arterie zugewandte Seite einer größeren Vena concomitans“ oder aber sie nehmen nach dem Abgang von der Arterie rasch an Dicke zu und gewinnen den Charakter von venösen Gefäßen (Abb. 61).

Vastarini-Cresi (1902) bezeichnet das Vorkommen von arterio-venösen Anastomosen in Nierenkapsel und -parenchym als sehr wahrscheinlich, wenn auch nicht sicher nachgewiesen. Dehoff (1920) erwähnt das Vorhandensein von arterio-venösen Anastomosen in der Mark-Rinden-Grenze, ohne aber näher darauf einzugehen. Langley (1925) versucht — ähnlich wie 40 Jahre vorher Steinach — durch Injektion von Reisstärkekörnern das Vorhandensein von arterio-venösen Verbindungen nachzuweisen, ohne jedoch einen Erfolg zu haben. Auch Moore

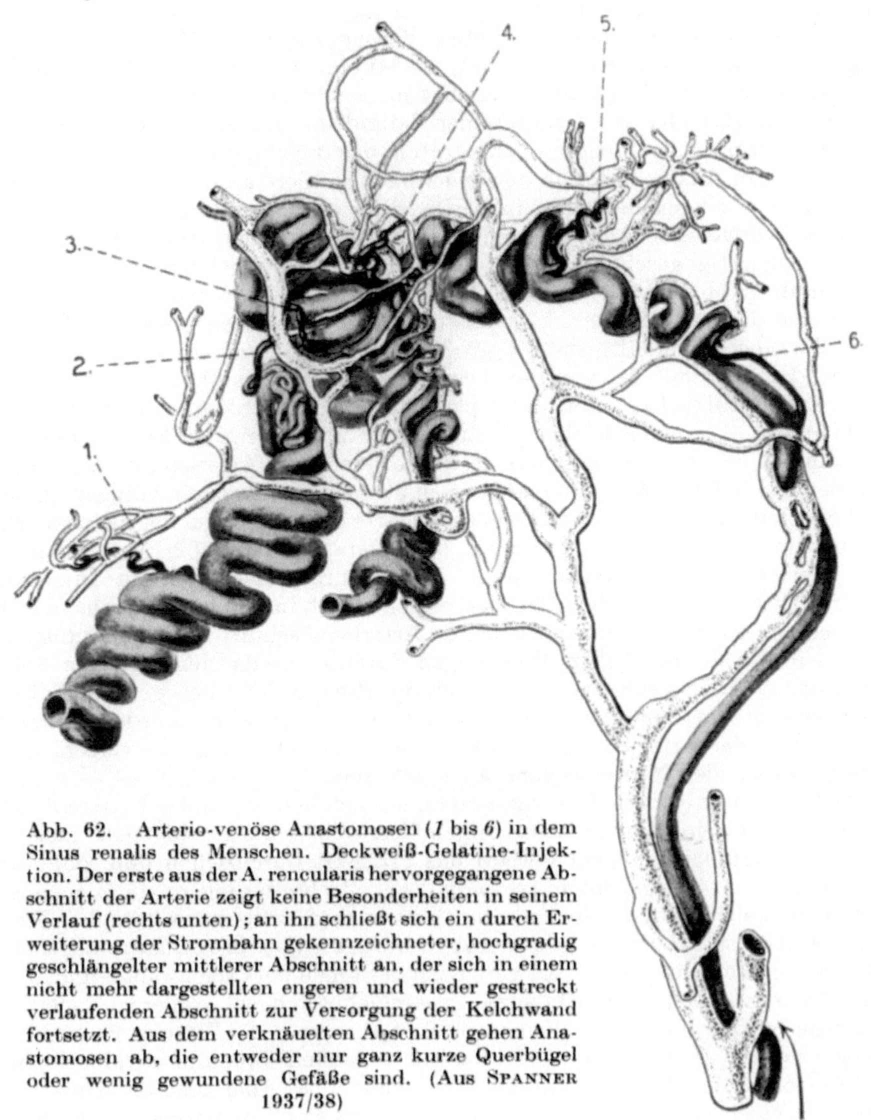

Abb. 62. Arterio-venöse Anastomosen (*1* bis *6*) in dem Sinus renalis des Menschen. Deckweiß-Gelatine-Injektion. Der erste aus der A. rencularis hervorgegangene Abschnitt der Arterie zeigt keine Besonderheiten in seinem Verlauf (rechts unten); an ihn schließt sich ein durch Erweiterung der Strombahn gekennzeichneter, hochgradig geschlängelter mittlerer Abschnitt an, der sich in einem nicht mehr dargestellten engeren und wieder gestreckt verlaufenden Abschnitt zur Versorgung der Kelchwand fortsetzt. Aus dem verknäuelten Abschnitt gehen Anastomosen ab, die entweder nur ganz kurze Querbügel oder wenig gewundene Gefäße sind. (Aus Spanner 1937/38)

(1928) und Hou-Jensen (1930) ist es nicht gelungen, solche Verbindungen nachzuweisen. v. Möllendorf (1930) gibt ohne Zweifel der bei der Mehrzahl der Anatomen herrschenden Überzeugung Ausdruck, wenn er schreibt: Wenn man die Befunde von arterio-venösen Anastomosen „als richtig zugeben will, so deutet ihr Vorkommen an der Mark-Rinden-Grenze als der Zone größten Umbaues darauf hin, daß es sich um Anomalien oder vielleicht auch um Abirrungen im Nierenaufbau handelt, denen . . . eine grundsätzliche Bedeutung nicht zuzusprechen ist." Auch GÄNSSLEN (1932) möchte in keinem Falle behaupten, solche Anastomosen sicher gesehen zu haben; wenn Kurzschlüsse zwischen Arterien und Venen in der Grenzschichte überhaupt vorhanden sind, so könne ihnen jedenfalls keine Bedeutung für den Kreislauf zugesprochen werden. VITARELLI (1934) behauptet dagegen das Vorkommen von arterio-venösen Anastomosen in der Niere, ohne allerdings einen konkreten Beweis für seine Behauptung beizubringen. VITARELLI und SESTINI (1934) wollen eine direkte Verbindung zwischen einer Arteriola recta und einer V. arciformis beobachtet haben.

SPANNER (1937) hat auf Grund seiner Befunde an den mit einer meisterhaften Injektionstechnik angefertigten Präparaten das regelmäßige Vorkommen von arterio-venösen Anastomosen in der menschlichen Niere an drei Stellen, im Sinus renalis, in der Nierenrinde und in der Nierenkapsel, beschrieben.

Die arterio-venösen Anastomosen im Sinus renalis gehen von verhältnismäßig dicken, eigenartig geschlängelten und zum Teil richtiggehend aufgeknäuelten Arterien ab (Abb. 62); die auf eine kurze Strecke zusammengedrängten breiten Windungen des verknäuelten Abschnittes stellen nach SPANNER einen Zustromregler dar, der unverhältnismäßig große Blutmengen aufnehmen kann und in mancher Hinsicht mit der von ihm beschriebenen Blutausschüttungsvorrichtung des „Reserveschlauches" der utero-placentaren Arterienknäuel (s. S. 154) vergleichbar ist. Aus einer solchen Knäuelarterie gehen etwa sechs arterio-venöse Anastomosen hervor, die meist nur als kurze Querbügel Arterien und Venen miteinander verbinden, gelegentlich aber auch etwas gewunden sein können; manchmal können die die Anastomosen liefernden Arterienzweige von der gleich starken Aufknäuelung wie die Hauptarterien betroffen sein (Abb. 62, Anastomose 2).

Die arterio-venösen Anastomosen, deren Durchmesser sich im Injektionspräparat zwischen 45 und 90 μ bewegt, ergießen sich in den Venenplexus, der den die Anastomosen liefernden verknäuelten Arterienabschnitt nicht nur umspinnt, sondern ihn auch nach allen Richtungen durchsetzt; da demnach die Spiraltouren der Arterien gewissermaßen durch die Ringglieder einer wenig dehnbaren Venenkette geführt und dadurch nahe aneinander gehalten werden, kann die Schlängelung der Arterien nicht ausschließlich der Dehnung bei verschiedenen Füllungsgraden des Nierenbeckens angepaßt sein.

Weitere arterio-venöse Anastomosen finden sich in der Wand der Nierenkelche. Sie werden von sehr dünnen Arterien gebildet, welche nie geschlängelt, meist gestreckt, in auffallend langem Verlauf das Präparat durchziehen und, ohne seitliche Kapillaren abzugeben, unter plötzlicher Verbreiterung in die Venennetze übergehen, welche die Kelchwände umspinnen; auf einer 5 mm² großen Fläche sind 18 derartige Anastomosen gezählt worden, was pro Quadratzentimeter 360 Anastomosen entspricht. An vereinzelten Stellen der Kelchwände finden sich statt der regelmäßigen Venennetze Zusammenballungen größerer Venen mit komplizierten Verbindungen, die den in der Submucosa des Darmes vorhandenen „Venennestern" (s. S. 105) vergleichbar sind; sie sind zwar nur vereinzelt anzutreffen, stellen aber Orte dar, an denen arterio-venöse Anastomosen gehäuft auftreten. In einem 2 mm² großen Bezirk hat SPANNER 23 Anastomosen gezählt. — Die die Arterienknäuel umspinnenden Venengeflechte münden nach der Darstellung von SPANNER in das kapillararme Venennetz des Sinus renalis, welches auch das Blut aus den Venennetzen der Kelchwände aufnimmt und im Verhältnis zu der Größe des Plexus eine auffallend weite und starke Entfaltung seiner Strombahn zeigt; aus ihm wird das Blut in die Vv. renculares (Vv. interlobares der alten Bezeichnung) abgeleitet, wobei es allerdings noch eine Schleuse in Form von Drosselvenen passieren muß, deren besonders weite Aussackungen hier vereinzelt geradezu zu Staubecken ausgebildet sind. „Alles in allem haben wir also im Sinus renalis eine Schaltstätte mit besonderen Kurzschlußeinrichtungen, die es unter Ausschaltung der Kapillarnetze ermöglichen, daß bei der Öffnung der Drossel-venen große Mengen arteriellen Blutes, bevor sie überhaupt in die Nierenrinde ge-langen, von den Terminalarterien direkt in die Terminalvenen umgeleitet werden können" (SPANNER).

In der Nierenrinde sind nach den Angaben von SPANNER arterio-venöse Ana-stomosen zwischen den Aa. corticales und den entsprechenden Venen in allen Höhen, von der Rinden-Mark-Grenze bis zum Cortex corticis, anzutreffen. Der von einer Aa. corticalis meist rechtwinkelig abzweigende arterielle Schenkel der Anastomose hat ein Kaliber, welches sich zwischen 28 und 36 µ bewegt, windet sich zwischen den gewundenen Harnkanälchen hindurch, um nach einer etwa 120 bis 140 µ langen Verlaufsstrecke unmittelbar in eine etwas weitere Vene über-zugehen, die in bogenförmigem Verlauf in eine V. corticalis einmündet. — Ge-legentlich geht die Anastomose auch als Zweig der Endverästelung einer A. corti-calis ab, in diesem Falle sind die übrigen Zweige zuführende Arteriolen für die am oberflächlichsten gelegenen Glomeruli.

In der Nierenkapsel enthält das weitmaschige, kapillararme Gefäßnetz, das sowohl mit den Gefäßen der Fettkapsel als auch mit den Gefäßen der Nieren-rinde in ausgedehntem Zusammenhang steht, auf einen Quadratzentimeter 264 arterio-venöse Anastomosen, welche das arterielle Blut direkt in die Venen und damit in die Wurzeln der Vv. stellatae bzw. Vv. corticales überleiten; das Kaliber dieser Anastomosen beträgt 36 bis 54 µ.

SPRINGORUM (1939) hat bei seinen experimentellen Untersuchungen (Sympatol, Veritol, Histamin, reflektorische Anurie) „eine Umschaltung auf arterio-venöse Kurzschlüsse, die zu einem Druckanstieg im venösen Schenkel führen müßten, nicht beobachtet". „Während zahlreicher Kreislaufreaktionen herrschte zwischen Nierendurchblutung und Nierenvenendruck eine weitgehende Übereinstimmung. Bei Drosselung der Durchblutung kommt es immer zu einem Absinken des Nie-renvenendruckes. Dementsprechend bleibt bei unveränderter Durchblutung auch bei erhöhtem arteriellem Druck der Nierenvenendruck unbeeinflußt." Das gleiche Ergebnis ist auch bei der reflektorischen Anurie festzustellen: „Während dieser Diuresehemmung wird bei konstanter Durchblutung der Nierenvenendruck nicht verändert. Auch für diese Reaktion kommt den arterio-venösen Anastomosen keine funktionelle Bedeutung zu."

NUZZI (1939) glaubt sich auf Grund von Korrosionspräparaten, welche er von Nieren von menschlichen Neugeborenen sowie von Hund, Schwein und Ziege angefertigt hat, zu der Feststellung berechtigt, „daß in dem Nierenparenchym unbestreitbar direkte Übergänge von Arterien in Venen an zwei Stellen, einer peripheren (Hilus renalis) und einer zentralen (Rinden-Mark-Grenze), vorkom-men"; könne er in dieser Hinsicht die Angaben von SPANNER bestätigen, so sei es ihm aber nicht möglich gewesen, in der Capsula fibrosa beim Hund und in der Capsula adiposa bei Schwein und Ziege einwandfrei arterio-venöse Anastomosen festzustellen.

LOOMIS und JETT-JACKSON (1944) haben bei einer Untersuchung von 100 Nieren keine arterio-venösen Anastomosen aufgefunden. SHONYO und MANN (1944) haben mit Neopren-Injektionen anastomotische Kurzschlüsse, aber nicht in normalen Nieren verschiedener Tierarten beobachtet.

TRUETA, BARCLAY, DANIEL, FRANKLIN und PRICHARD (1947) geben an, daß die Knäuelarterien immer Arterien miteinander verbinden, wobei sie sowohl in die gleichen Aa. renculares, aus denen sie entspringen, als auch in andere der-artige Gefäße einmünden können; die ebenso stark aufgeknäuelten Seitenzweige münden zum Teil ebenfalls in Aa. renculares, zum Teil stellen sie Verbindungen zwischen benachbarten Knäuelarterien her. Arterio-venöse Anastomosen, welche von den Knäuelarterien abgehen, haben dagegen weder beim Menschen noch bei den untersuchten Säugetieren festgestellt werden können, obwohl die Injektion der Arterien mit einem Druck bis zu 600 mm Hg ausgeführt worden sei; „if such arterio-venous anastomoses were present in the number and situation described by SPANNER they would, when open in evitably deprive the whole kidney of a great past, if not all, of its blood supply, and their functional importance, therefore, could hardly be overrated". — Die von SPANNER in der Rindensubstanz und in der Kapsel der Niere beschriebenen arterio-venösen Anastomosen haben TRUETA und Mitarbeiter ebenfalls nicht beobachten können; falls derartige Verbindungen überhaupt existieren, können sie nicht mehr als „an occasional feature" sein.

TRUETA und Mitarbeiter vermuten, daß SPANNER als arterio-venöse Anastomosen solche Gefäße gedeutet hat, die in Wirklichkeit in verschiedenen Ebenen liegen und unmittelbare Verbindungen zwischen Arterien und Venen nur vortäuschen.

Die Feststellungen von TRUETA, BARCLAY, DANIEL, FRANKLIN und PRICHARD (1947) scheinen die Frage, ob in der Niere arterio-venöse Anastomosen vorkommen oder nicht, endgültig in verneinendem Sinne entschieden zu haben; aber kaum ein Jahr später teilen SIMKIN, BERGMAN, SILVER und PRINZMETAL (1948) mit, Glaskügelchen, deren Größe die Weite der Kapillaren um ein Vielfaches übertrifft, nach Injektion in die Nierenarterie menschlicher Leichen zu einem Teil in den Venen wiedergefunden zu haben, und zwar bei normalen Nieren mit intakter Kapsel solche mit einem Durchmesser zwischen 90 und 440 μ, bei entkapselten Nieren hingegen solche mit einem Durchmesser zwischen 100 und 200 μ. Da ganz entsprechende Befunde auch bei Versuchen an lebenden Tieren zu erheben sind, so sind die Autoren der Meinung, mit Hilfe dieses indirekten Verfahrens die Existenz der von TRUETA und Mitarbeitern abgestrittenen arteriovenösen Anastomosen in der Niere erwiesen zu haben, ohne daß sie freilich über den Sitz und den Bau dieser Verbindungen eine Aussage machen können. Auch BAISI (1949) kommt bei einer Nachprüfung der Versuche von TRUETA und Mitarbeitern im Gegensatz zu deren Befunden zu dem Ergebnis, daß arterio-venöse Anastomosen im Sinus renalis und in der Mark-Rinden-Zone vorhanden sind, ohne allerdings direkte Beweise für seine Behauptung beizubringen. MONTALDO (1946, 1949) hat hingegen in keinem „Punkt der Rinde und nicht einmal in pathologischem Material" arterio-venöse Kurzschlüsse gefunden.

BARRIE, KLEBANOFF und CATES (1950) beschreiben kleine Arterienzweige von der Größe der Arteriolae afferentes, welche in der Mark-Rinden-Zone direkt aus den Aa. subcorticales (Aa. arcuatae) entspringen und in parallel mit diesen verlaufende Muskelbündel eindringen. Nach einer kurzen geraden Verlaufsstrecke beginnen die Arteriolen sich aufzuknäueln, wobei sie gleichzeitig auch ihre Wandstruktur in auffälliger Weise ändern, indem die Schichten verschwinden und die Wand aus locker verbundenen, konzentrisch angeordneten, plumpen hyperchromatischen Zellen aufgebaut erscheint. Die aufgeknäuelten Arteriolen werden von dünnwandigen venösen Sinusoiden umschlossen, welche in ihrer Gesamtheit ein ausgedehntes Schwammwerk innerhalb der Muskelbündel bilden; unmittelbare Verbindungen zwischen den aufgeknäuelten Arteriolen und den Sinusoiden sind „äußerst schwer" nachweisbar, sind aber von den Autoren einige wenige Male beobachtet worden. Nach Verlassen des Knäuels gewinnt die Arteriole ihre normale Struktur zurück, verläuft wieder gestreckt, erfährt aber dann wiederum die gleichen Änderungen und verläßt schließlich das Muskelbündel, um sich in ein Büschel von Gefäßen aufzusplittern, welche den rindennahen Anteil des Markes versorgen. Barrie, Klebanoff und Cates betonen, daß die von ihnen beschriebenen Gefäße bereits von Golubew beobachtet und abgebildet worden seien, der auch schon auf die Schwierigkeit ihres Nachweises aufmerksam gemacht habe.

Ruotolo (1950), der auf Grund von Beobachtungen über einfache Berührungsbeziehungen von arteriellen und venösen Gefäßen die strukturelle Dokumentation der arterio-venösen Anastomosen in den verschiedenen Nierenbezirken beigebracht zu haben glaubt, ist den Beweis für den unmittelbaren Zusammenhang von Arterien und Venen schuldig geblieben.

More und Duff (1951) haben bei der Untersuchung von 36, mit Neopren injizierten menschlichen Nieren die von Spanner beschriebenen arterio-venösen Anastomosen nicht feststellen können; mit Trueta, Barclay, Daniel, Frank-

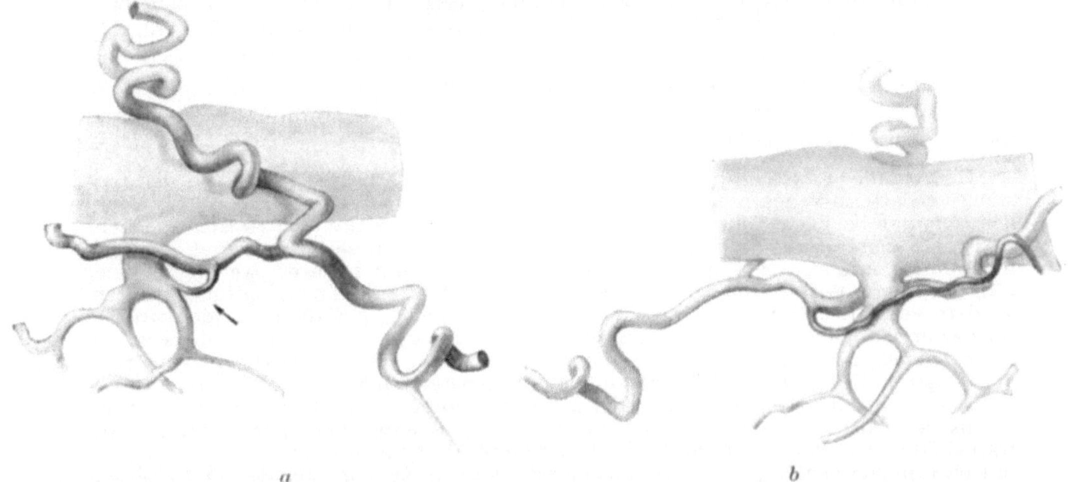

a   b

Abb. 63.   Einfache Gefäßüberschneidung, welche eine arterio-venöse Anastomose vortäuscht. Zeichnungen nach Mikroprojektionen aus einem doppelt (von der A. renalis und der V. renalis aus) injizierten Präparat der Nierenbeckenwand eines Menschen; Vergr. etwa 60fach. *a* Ansicht von der Vorderseite des Präparates; hinter einer sogenannten Knäuelarterie liegt eine größere Vene, in die von unten her eine mehrfach gegabelte Wurzel einmündet. Der Pfeil deutet auf das als arterio-venöse Anastomose erscheinende Arterienästchen. *b* Dieselbe Stelle von der Rückseite. Die fragliche Anastomose erweist sich als eine einfache Gefäßüberschneidung. (Aus Staubesand 1956)

Lin und Prichard (1947) vertreten sie die Meinung, daß das ganze in die Niere einströmende Blut die Glomeruli durchläuft. Daniel, Peabody und Prichard (1951, 1952) unterstreichen unter Beibringung weiterer experimenteller Befunde ihre frühere Feststellung, daß unter normalen Bedingungen der Blutkreislauf der Niere ein rein glomerulärer ist und daß demnach alles Blut, welches die Marksubstanz durchfließt — gleichgültig, ob die Rinde durchblutet oder ischämisch ist —, stets zuerst die Glomeruli in der marknahen Rindenschicht passieren muß. Abgesehen von Nieren, in denen Glomeruli infolge Altersveränderungen oder pathologischen Zuständen degeneriert sind, stellen unmittelbare Verbindungen zwischen arteriellem und venösem System ein seltenes Vorkommnis dar, „if they exist at all".

Kazzaz und Shanklin (1951), welche das Verhalten der oberflächlich gelegenen Nierengefäße bei einer großen Anzahl von Säugetieren untersucht haben, erwähnen das Vorkommen von arterio-venösen Anastomosen in der Nierenkapsel mit keinem Wort.

Doby (1952) hat Nieren von Schweinen mit einer Aufschwemmung von Agarkügelchen bestimmter Größe (180 000 auf 1 ml physiologische Kochsalzlösung) durchspült und bei neun von insgesamt zehn Versuchen in der aus der Vene abfließenden Flüssigkeit Agarkügelchen mit einem Durchmesser von 30 bis 40 μ gefunden; er hält daher die Existenz von unmittelbaren Verbindungen zwischen Arterien und Venen für erwiesen.

Daniel, Prichard und Ward-McQuaid (1954) bestreiten dagegen auf Grund neuerlicher experimenteller Untersuchungen das Vorkommen von arterio-venösen Anastomosen.

Staubesand (1956) ist es in allen Präparaten von sieben injizierten und für diese Zwecke brauchbaren menschlichen Nierenbecken „nicht einmal gelungen, mit Sicherheit direkte Verbindungen zwischen Arterien und Venen aufzufinden"; alle Stellen, an denen arterio-venöse Kurzschlüsse vorhanden zu sein schienen, „haben sich ausnahmslos als Überlagerungen" von Gefäßen herausgestellt (Abb. 63). Da er auch in Rekonstruktionen mehrerer Knäuelarterien und ihrer Äste aus verschiedenen Nierenbecken noch nicht auf arterio-venöse Anastomosen gestoßen ist, bezweifelt er die Anwesenheit von arterio-venösen Anastomosen in der Wand menschlicher Nierenbecken.

Ein Argument, welches vor allem von Havlicek (1929, 1948) zugunsten der Existenz von arterio-venösen Anastomosen in der Niere vorgebracht wird, ist die Beobachtung, daß bei der reflektorischen Anurie es trotz der anhaltenden Harnsperre nicht zu Ernährungsstörungen des Nierenparenchyms kommt; diese Erscheinung lasse sich nur mit der Annahme von arterio-venösen Nebenschlüssen erklären, welche bei einer funktionellen Ausschaltung der Glomeruli nicht nur als Überlaufsvorrichtung eintreten, sondern auch über die Venen dem den Glomeruli nachgeschalteten Rindenkapillarnetz arterielles Blut zuführen. Ein zweites Argument, das für das Vorhandensein von arterio-venösen Anastomosen in der Niere zu sprechen scheint, ist die Beobachtung von Claude Bernard (1858 a, b), daß unter Umständen aus der Nierenvene rotes arterielles Blut ausströmen kann. „Il y a quelques années (en 1845) en faisant sur des chiens des expériences sur l'élimination de quelques substances par le rein, je fus frappé de voir le sang qui sortait de cet organe par la veine être aussi rouge que celui qui entrait par l'artère. Cette coloration rutilante de la veine rénale était d'autant plus facile à constater, qu'elle tranchait nettement sur la couleur noire de la veine cave inférieure dans laquelle elle s'abouche." „Dernièrement (1858)... j'ai repris cette première observation, afin de la poursuivre plus loin. J'ai retrouvé le même phénomène chez la lapin qui m'a offert, comme le chien, des veines rénales contenant un sang rouge venant se mélanger visiblement avec le sang noir de la veine cave inférieure. Les veines lombares qui se déversent près des veines rénales contiennent, par opposition, du sang noir, de même qu'un petite veine musculaire qui se jette dans la veine rénale gauche." Bernard beobachtete im weiteren, „que le sang de la veine rénale ainsi que le tissu du rein étaint parfaitement rutilants pendant que l'urine s'écoulait abondamment ..., mais que cet écoulement cessait, d'avoir lieu sous l'influence des circonstances qui en faisant noircir le sang dans la veine rénale, donnaient en même temps une teinte bleuâtre à l'organe. D'où il semblait resulter, qu'il fallait rattacher la couleur rutilante de la veine rénale à l'état de fonction du rein, et sa couleur noire à son état de repos ou de cessation de fonctions".

Diese zuerst von Vulpian (1875), einem Schüler Bernards, und später von verschiedenen anderen Autoren, unter anderem auch von Franklin und McLachlin (1936), Franklin (1937), Trueta und Mitarbeitern (1947) bestätigte Erscheinung kann indessen ebensowenig wie das Fehlen von Ernährungsstörungen des Nierenparenchyms bei der reflektorischen Anurie als ausreichender Beweis für die Existenz von arterio-venösen Anastomosen gelten, da beide Phänomene möglicherweise auf andere Weise zustandekommen (vgl. Popper und Mandel 1937, Fuchs und Popper 1938, Trueta und Mitarbeiter 1947, Cascao de Anciães 1950, 1951, Kramer 1952).

Der exakte Beweis, daß in der Niere arterio-venöse Anastomosen als regelmäßige Einrichtungen des Kreislaufes vorhanden sind, ist nur durch histologische Untersuchungen zu erbringen; dieser Beweis steht aber bis heute aus.

Elaut (1940), der in diesem Zusammenhang sowohl von Spanner als auch von Pompeiano zitiert wird, hat sich mit dem histologischen Nachweis der von Spanner beschriebenen arterio-venösen Anastomosen überhaupt nicht beschäftigt, sondern lediglich das feinere bauliche Verhalten der aufgeknäuelten („helicoiden") Arterien untersucht. Die einzigen histologischen Angaben über arterio-venöse Anastomosen stammen von Barrie, Klebanoff und Cates (1950) sowie von Pompeiano (1951). Nach der von den erstgenannten Autoren gegebenen Beschreibung sollen von den Aa. subcorticales kleine Arteriolen von der Größe der Arteriolae afferentes abgehen, welche nach einer kurzen, annähernd geraden Verlaufsstrecke unter unvermittelter Änderung ihrer Wandstruktur unmittelbar in das Schwammwerk venöser Sinusoide münden, welches in der Rinden-Mark-Grenze um die kleinen Arterien ausgebildet ist; offene Verbindungen der aufgeknäuelten Arterien mit den Sinusoiden seien „extremely difficult" nachzuweisen gewesen, hätten vereinzelt aber beobachtet werden können. — Pompeiano will arterio-venöse Anastomosen in den verschiedenen Rindenzonen „von der Rinden-Mark-Grenze bis zu dem subkapsulären Sitz" beobachtet haben, welche in der Regel als kurze Gefäßkanäle zwischen Arterie und Vena corticalis eingeschaltet sind. Der arterielle Schenkel der meist rechtwinkelig von einer A. corticalis abgehenden Anastomose besitzt ein Kaliber zwischen 28 und 36 µ und windet sich zwischen den Tubuli contorti hindurch, um nach einem Verlauf von 120 bis 140 µ direkt in ein nur mäßig weiteres Gefäß venöser Struktur überzugehen, welches seinerseits vor seiner Einmündung in eine V. corticalis einen bogenförmigen Verlauf beschreibt; an der Stelle seiner größten Biegung nimmt der venöse Schenkel gewöhnlich eine oder mehrere Venulae auf, welche das Blut aus dem intertubulären Kapillarnetz sammeln. Was die strukturellen Verhältnisse dieser Anastomosen anlangt, so besitzt der arterielle Schenkel meist zwei Lagen von ringförmig angeordneten Muskelzellen, welche gegen den venösen Schenkel auf eine Lage reduziert werden und dann völlig verschwinden; in vereinzelten Fällen können auch, vor allem in der äußeren Lage der Media, epitheloide Zellen vorhanden sein.

Bei meinen eigenen Untersuchungen, für welche ein ausgezeichnet fixiertes Material zur Verfügung gestanden hat, habe ich im histologischen Schnitt die Knäuelarterien einwandfrei zu identifizieren vermocht, aber weder die Befunde von Barrie, Klebanoff und Cates bestätigen noch die von Pompeiano beschriebenen Kurzschlüsse auffinden können.

B. Harnleiter und Harnblase

Mensch

Mathis und Eglitis (1936) haben am Harnleiter des Menschen „an mehreren längsverlaufenden Stämmchen der Adventitia" eine Schicht längsverlaufender Muskelzellen innerhalb einer schwach entwickelten Ringmuskelschicht gesehen. Märk (1941) hat epitheloide Zellen in kleineren Arterien des Harnleiters und der Harnblase beobachtet.

Arterio-venöse Anastomosen in der Harnblasenwand ausgetragener menschlicher Foeten sind von Banki (1939) beschrieben worden; sie finden sich „verstreut in der Submucosa in- und außerhalb der Muskulatur" und stellen aufgeknäuelte Formen mit epitheloidzelligem Wandbau dar.

Hoyt und Messier (1951) haben bei ihren cystoskopischen Untersuchungen der Blasenschleimhaut des Menschen direkte Verbindungen zwischen schmäleren Arterienzweigen und ähnlichen Venenästen beobachtet; diese arterio-venösen Anastomosen scheinen „eine aktive Muskelhülle zu besitzen, da mit dem leichtesten taktilen Reiz regelmäßig ein vollständiger Verschluß der Anastomosen erfolgt".

10. Männliche Geschlechtsorgane

A. Nebenhoden und Samenstrang

Mensch

MATHIS und EGLITIS (1936) haben an kleinen Arterien des Nebenhodens und des Samenstranges Sperreinrichtungen in Form einer geschlossenen Längsmuskelschicht in der Intima beobachtet; das größte, zwischen den Bündeln des M. cremaster aufgefundene Gefäß, welches dieses Verhalten gezeigt hat, besitzt „ungefähr einen äußeren Durchmesser von 350 μ und eine lichte Weite von 110 μ".

Nach SPANNER (1940) können im Nebenhoden zweierlei Gefäße nebeneinander in dem gleichen Schnitt beobachtet werden: Bei der einen Gruppe handelt es sich um stark geschlängelte bzw. verknäuelte, elasticafreie Gefäßabschnitte mit einer engen Lichtung und mit relativ dicker Wand, die „aus zwei bis sechs Lagen von kubischen epitheloiden Zellen in einer plasmareichen, gut färbbaren ‚gedeckten' Form besteht"; diese Gefäße dürfe man für arterio-venöse Anastomosen halten, „obwohl allein die Doppelinjektion der Gefäße den exakten Nachweis von direkten Verbindungen zwischen Arterien und Venen bringen kann". — Neben solchen rein epitheloidzelligen Gefäßen kommen Übergangsbilder zu normalen Gefäßen vor, „in denen nur die Elastica interna nicht die übliche Ausbildung besitzt, die aber wegen ihrer sonstigen Baumerkmale als gewöhnliche Arterien anzusehen sind". Derartige dickwandige Arterien können unmittelbar in eine große, dünnwandige Vene übergehen; die lichte Weite der kommunizierenden Arterie überschreitet 110 μ, „die eigentliche Kommunikationsöffnung ist größer als 44 μ". Eine geschlossene einheitliche Elastica interna fehlt; sie ist in feinste elastische Fäserchen aufgelöst. Die um die Mündungsöffnung etwas dichter gruppierten Muskelzellenquerschnitte glaubt SPANNER „weniger als einen eigentlichen Sphincter als einen Bestandteil der einmündenden Arterienwand ansehen zu dürfen".

Im Samenstrang des Menschen sind knäuelförmige arterio-venöse Anastomosen von BUCCIANTE (1949) und epitheloidzellhaltige Kurzschlüsse von SPANNER (1950) beobachtet worden; sie sind der Gruppe der HOYER-GROSSERschen Organe zuzurechnen (SPANNER 1952).

B. Prostata

Mensch

Sperrarterien und Drosselvenen sind von ZUCKERKANDL (1901) demonstriert worden. Arterien mit hochgradig epitheloidzelliger Wandung sowie Sperrvenen mit mächtigen Längsmuskelwülsten hat SPANNER (1939) beobachtet.

Arterio-venöse Anastomosen in der Kapsel der Prostata sind von BUCCIANTE (1945) beschrieben worden.

C. Penis

Mensch

Die A. penis, welche als Fortsetzung der A. pudendalis im Diaphragma urogenitale nach vorn bis unter das Lig. arcuatum der Schambeinfuge verläuft, tritt zwischen M. ischiocavernosus und M. bulbocavernosus auf den Rücken der Peniswurzel und teilt sich hier in die A. profunda penis und die A. dorsalis penis, nachdem sie gewöhnlich schon im Diaphragma urogenitale die eigentümlich dicke A. bulbi urethrae und die schwächere A. urethralis zum Harnröhrenschwellkörper abgegeben hat.

Die A. bulbi urethrae[1], welche entweder bereits am hinteren Rande des Diaphragma urogenitale oder erst innerhalb desselben von dem Stamme entspringt, dringt nach Ab-

---

[1] Die A. bulbi urethrae kann nicht selten auch als Ast der A. perinealis entspringen.

gabe von Ästen an die im Diaphragma enthaltenen Gebilde (M. transversus perinei profundus, Pars diaphragmatica urethrae und Gdl. bulbourethralis) von hinten in den Bulbus des Corpus cavernosum urethrae ein und teilt sich in diesem in zahlreiche Äste, welche die Schleimhaut der Harnröhre im hinteren Abschnitt des Harnröhrenschwellkörpers versorgen, teils unter starken Windungen unmittelbar in die kavernösen Räume des Schwellgewebes einmünden. — Die A. urethralis, welche manchmal auch von der A. bulbi urethrae entspringen kann, dringt gewöhnlich an der Stelle, an der das Corpus cavernosum urethrae sich an das Corpus cavernosum penis anlagert, von oben her in den Harnröhrenschwellkörper ein und verläuft unterhalb der Harnröhre nach vorn bis zur Eichel; sie gibt in ihrem Anfangsteil zahlreiche stärkere, in ihrem distalen Teil immer dünner werdende Äste ab, welche zum Teil unmittelbar in die kavernösen Räume übergehen, zum Teil das Kapillarnetz in der Tunica propria der Harnröhrenschleimhaut speisen. Die Kapillaren münden in die weiten, muskellosen, nur von Endothel ausgekleideten Räume des die Harnröhre allenthalben umgebenden „submukösen" Schwellkörpers ein, welcher nach außen zu mit den Bluträumen des Harnröhrenschwellkörpers in Verbindung steht.

Die A. profunda penis gibt zunächst einen rückläufigen Ast zu den Schwellkörperschenkeln ab und senkt sich dann im Bereiche des Angulus intercruralis penis von medial in den Rutenschwellkörper ein, den sie in seiner ganzen Länge durchzieht[1], wobei sie dem Schwellgewebe „das Blut sowohl zur Ernährung als zur Erektion zuführt" (MÜLLER 1835); sie entsendet außerdem dorsalwärts am Septum pectiniforme verlaufende, verhältnismäßig dünne Zweige (Arteriae septi LANGER 1862), welche mit solchen der A. dorsalis penis in Verbindung stehen und die Tunica albuginea des Schwellkörpers versorgen helfen, sowie urethralwärts mehrere konstante Zweige in den Harnröhrenschwellkörper.

Die A. dorsalis penis[2], welche etwas schwächer ist als die A. profunda penis, durchsetzt zusammen mit dem gleichnamigen Nerven hinter der Vereinigungsstelle der Penisschenkel die sehnige Ausbreitung des M. bulbocavernosus und tritt zwischen den Penisschenkeln und dem Lig. arcuatum der Symphyse auf den Rücken des Penis, um im Sulcus dorsalis penis von der Fascia penis bedeckt und von der Arterie der anderen Seite nur durch die median gelegene, unpaare V. dorsalis penis getrennt, nach vorne bis zu der Glans penis zu laufen, welche im wesentlichen von ihr versorgt wird. Die A. dorsalis penis gibt auf ihrem Wege zahlreiche Zweige zur Haut und zur Tunica albuginea sowie zum Schwellkörper des Penis ab. Die für den Rutenschwellkörper bestimmten Zweige (Aa. circumflexae) dringen an vielen Stellen, hauptsächlich aber im Bereiche des Sulcus urethralis (STIEVE 1930) durch die Albuginea in das Corpus cavernosum ein und splittern sich in die in der äußersten Lage des Schwellkörpers vorhandenen Kapillarnetze auf, welche entweder in die Bluträume des Schwellkörpers einmünden oder in kleinen Venen der äußeren Schicht sich fortsetzen; kleinere Zweige der A. circumflexae treten auch von außen in den Harnröhrenschwellkörper ein, verzweigen sich unmittelbar unter der Albuginea und münden schließlich in die Schwellkörperräume ein.

Alle Arterien des Penis stehen untereinander in vielfacher Verbindung. Die A. urethralis anastomosiert im hinteren Abschnitt des Harnröhrenschwellkörpers mit Zweigen der A. bulbi urethrae, im vorderen mit solchen der A. dorsalis penis; die A. profunda penis steht sowohl mit der der Gegenseite als auch mit der A. dorsalis penis sowie mit den Arterien des Harnröhrenschwellkörpers in Verbindung. Diese vielseitigen Verbindungen liefern gleichzeitig die Erklärung, daß die einzelnen Arterien sich je nach ihrem Ausbildungsgrad gegenseitig vertreten können; beim Fehlen einer eigenen A. profunda penis können beispielsweise die Äste für das Corpus cavernosum penis auch einzeln von der A. dorsalis penis abgegeben werden (LANGER 1862).

---

[1] Das vordere Ende des Schwellkörpers soll häufig nicht von der A. profunda penis versorgt werden, da diese schon früher aufhört, sondern von größeren Zweigen der A. dorsalis penis. Umgekehrt können manchmal auch Äste der A. profunda penis das vordere Stück der A. dorsalis penis ersetzen, welche in diesem Falle nur bis zur Mitte des Penis verläuft.

[2] Die A. dorsalis penis entspringt nicht selten bereits im Becken und bildet einen „inneren" Ast, der erst unter der Symphyse den Beckenraum verläßt; diese Variante wird durch einen ziemlich konstanten, in seiner Größe allerdings stark wechselnden Anastomosenzweig vermittelt, der unter der Symphyse rückläufig zu den Prostata- und Blasenarterien zieht. — Übrigens kann auch der Stamm der A. pudendalis interna auf der Innenfläche des Beckenbodens verlaufen; dann tritt nur ein Ast der A. pudendalis, nämlich die A. perinealis, durch das Foramen infrapiriforme aus.

Die Arterien zeigen sowohl vor als auch nach ihrem Eintritt in die Schwellkörper polsterartige Verdickungen der Intima, welche aus längsverlaufenden glatten Muskelbündeln mit bald mehr, bald weniger zahlreichen elastischen Fasern be-

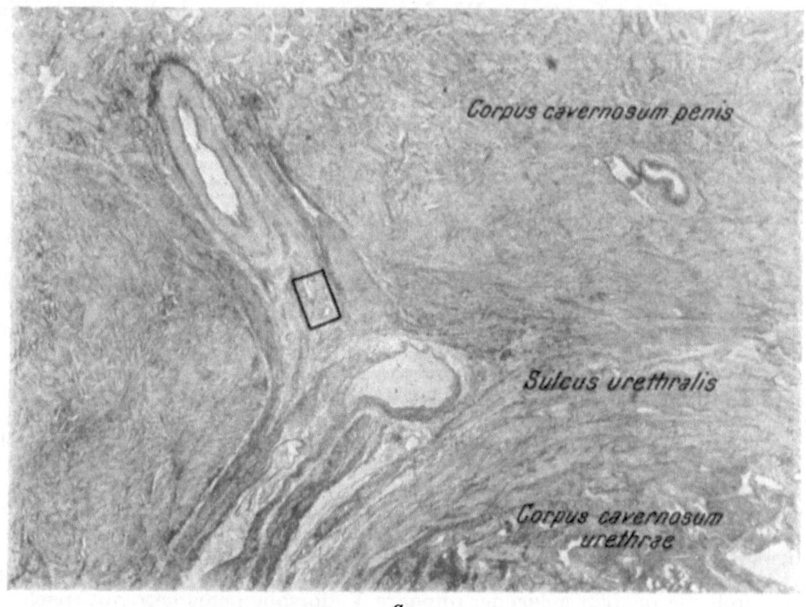

a

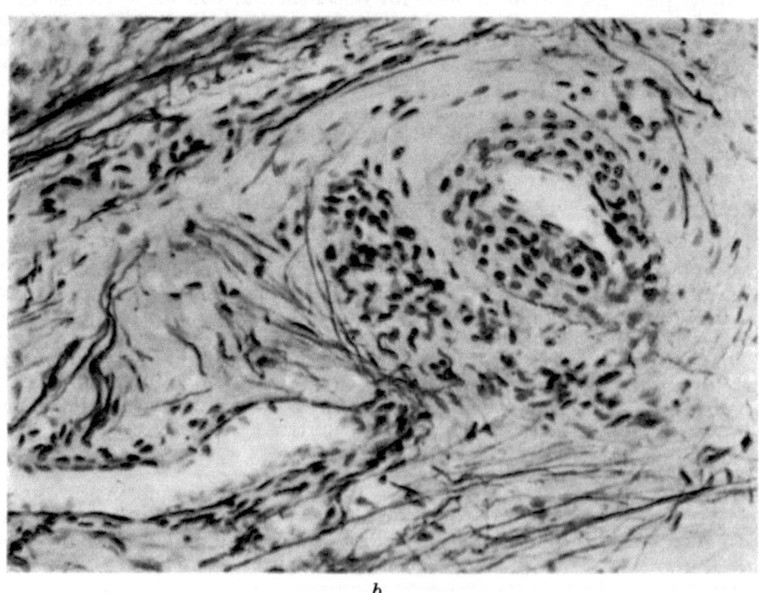

b

Abb. 64.   Arterio-venöse Anastomose aus der Gegend des Sulcus urethralis; Penis eines
erwachsenen Mannes, Orcein-Hämalaun. *a* Übersichtsbild mit Kennzeichnung der Fundstelle;
Mikrophoto, Vergr. etwa 18fach. *b* Detailbild. Rechts epitheloidzelliger Abschnitt mit einzelnen
glatten Muskelzellen; eine Membrana elastica interna fehlt, eine Membrana elastica externa
ist an der Grenze der Media gegen die Adventitia angedeutet. Links dünnwandige Vene,
in welche die anastomotische Gefäßstrecke übergeht. Mikrophoto; Vergr. etwa 260fach

stehen (v. Ebner 1900, Eberth 1904, Kiss 1921, Clara 1927, Sato 1927, Stieve 1930, Bargmann 1934, Conti 1950, 1952, Rotter und Schürmann 1950). Die Membrana elastica interna ist im Bereiche dieser den Zustrom des Blutes zu den Schwellkörpern regelnden Intimapolster regelmäßig in eine unter dem Endothel gelegene Membrana elastica intima und eine an der Grenze gegen die Ringmuskelschicht ausgebildete Membrana elastica limitans (Kiss) aufgespalten (Kiss 1921, Stieve 1930, Rotter und Schürmann 1950); erstere nimmt mit steigendem Alter erheblich an Dicke zu, während die schwächere Membrana elastica limitans auch mit zunehmendem Alter zart bleibt (Rotter und Schürmann 1950).

Conti (1950, 1952) hat in der A. urethralis und A. bulbi urethrae weder Polster noch andere Sperreinrichtungen beobachtet, während Rotter und Schürmann (1950) an der A. urethralis Sperreinrichtungen gefunden haben, die denen der A. dorsalis penis ähneln; „echte v. Ebnersche Polster sind in den Stämmen der A. urethralis seltener anzutreffen". Die Media erreicht bei der A. urethralis „nie dieselbe Stärke wie die der anderen Penisarterien"; in der Adventitia finden sich regelmäßig auffallend starke, im Querschnitt runde bis ovale Muskelsäulen, die in einzelnen Fällen aus der Längsrichtung in Spiralen übergehen, „um dann kontinuierlich in die Ringmuskelschicht der Media einzumünden".

Die von pathologischer Seite (Hirsch 1931) erhobenen Einwände, diese Baueigentümlichkeiten seien keine normalen Strukturen, sondern Produkte krankhafter Prozesse, bestehen für alle jene Fälle sicher zu Unrecht, bei denen die Intimapolster aus glatter Muskulatur bestehen; für diese Strukturen kann es nicht zweifelhaft sein, daß sie normale Bestandteile der Gefäßwand darstellen und eine wichtige funktionelle Bedeutung haben.

Arterio-venöse Anastomosen sind in dem Penis des Menschen sowohl außerhalb als auch innerhalb der Schwellkörper vorhanden.

Außerhalb des Schwellgewebes sind arterio-venöse Anastomosen im Bereiche des Sulcus urethralis (Clara 1939), zwischen Ästen der A. dorsalis penis subfacialis und der gleichnamigen Vene (Pirro 1951) sowie außerhalb der Tunica albuginea in der „couche celluleuse sousdartoique" (Conti 1952) beschrieben worden.

Die Äste der A. profunda penis, welche zum Harnröhrenschwellkörper ziehen, geben während ihres Durchtrittes durch die Tunica albuginea sowie im Bereiche des Sulcus urethralis Zweige ab, die unmittelbar in Venen einmünden (Abb. 64); diese Anastomosen finden sich allem Anschein nach vorzugsweise im hinteren Abschnitt des Penis und auch hier nur in geringer Anzahl.

Die unmittelbaren Verbindungen zwischen den Ästen der A. dorsalis penis subfacialis und der gleichnamigen Vene treten nach Pirro in zwei Formen auf:

Die erste Form findet sich bei größeren Gefäßzweigen und ist dadurch gekennzeichnet, daß die Anastomose den Wandbau einer unmittelbar von der Arterie abgehenden Vene besitzt. Die Arterie enthält in ihrer Intima an verschiedenen Stellen Längsmuskelbündel; der Abgang der Anastomose ist durch Intimaverdickungen eingeengt, während die Vene in ihrem Anfangsabschnitt immer ein sinusartig erweitertes Lumen zeigt. — Die zweite Form, die zwischen kleineren Gefäßzweigen ausgebildet ist, läßt einen dickwandigen, mit einer deutlichen Muskelschicht versehenen anastomotischen Abschnitt erkennen, der rechtwinkelig von der Arterie abgeht und nach gestrecktem, meist nicht sehr langem Verlauf wieder rechtwinkelig in eine Vene einmündet; die Arterie läßt weder vor noch nach dem Abgang der Anastomose und auch nicht an der Abgangsstelle selbst irgendwelche bauliche Besonderheiten erkennen, die als Einrichtungen zur Regelung des Blutstromes in Betracht kommen, während die Ausmündung in die Vene von zwei langen Klappen begleitet wird. Nach Meinung des Autors erzeugen der rechtwinkelige Abgang von der Arterie, die weite Lichtung im Anfangsabschnitt der

Anastomose und die Klappen am Übergang in die Vene zusammen einen Druckabfall im anastomotischen Abschnitt, durch den der Blutstrom veranlaßt wird, seinen Weg über die Anastomosen zu nehmen. — Die der V. dorsalis profunda penis tributpflichtigen Venen besitzen vor allem am Zusammenfluß zweier Venen Intimapolster aus schräg verlaufenden glatten Muskelzellen und zahlreichen elastischen Fasern.

Die von CONTI (1952) in dem Gewebe zwischen Tunica dartos und Tunica albuginea der Schwellkörper festgestellten arterio-venösen Anastomosen stellen kleine knäuelartige Bildungen dar, bei denen das anastomotische Segment eine Reihe von Schlingen bildet, die sich mit dem Ende der zuführenden Arterie und dem Anfang der ableitenden Vene aufknäueln; die Verteilung dieser Anastomosen „muß eine ziemlich allgemeine sein“, weshalb CONTI ihnen die Aufgabe zuschreibt, bei erschlafftem Glied das Blut direkt in die oberflächlichen Venen abzuleiten.

Im Bereiche des Schwellgewebes treten die arterio-venösen Anastomosen in zwei verschiedenen Formen auf: Die erste Form stellen die von STIEVE (1930) in den distalen Abschnitten des Rutenschwellkörpers, in der ganzen Ausdehnung des Harnröhrenschwellkörpers sowie in dem Eichelschwellkörper beschriebenen Anastomosen dar, welche dadurch gekennzeichnet sind, daß kleinere Arterienzweige mit schwach ausgebildeter Muskulatur allmählich in muskellose, weite Gefäße übergehen, die sich ihrerseits in die Bluträume eröffnen.. Die muskelfreien Gefäße erscheinen in leeren Schwellkörpern „nur als lange, von einer Endothellage ausgekleidete Spalten, sie verhalten sich also wie Haargefäße; füllt man den Schwellkörper aber in der gewöhnlichen Weise durch Anstich von den Bluträumen aus“, so werden diese Gefäße im Gegensatz zu den vollkommen leerbleibenden Rankenarterien von den Bluträumen her gefüllt und erscheinen nunmehr als „weite Rohre“. Nachdem diese als kurze Venen aufzufassenden Gefäße „die Verbindung zwischen kleineren Arterien und den größeren Räumen des Schwellkörpers herstellen“, liegen unmittelbare Verbindungen zwischen Arterien und Venen vor, die „das Blut in die weiten Hohlräume des Schwellkörpers überleiten“; diese arterio-venösen Anastomosen nehmen unter allen anderen Anastomosen insofern eine Sonderstellung ein, als ihr eigentlicher anastomotischer Abschnitt eine außerordentlich dünne Wand besitzt. — Die zweite Form wird von den Rankenarterien (Aa. helicinae) dargestellt, welche dadurch gekennzeichnet sind, „daß ihr Ende hornartig gekrümmt ist, indem das Ende einen Halbkreis oder noch mehr von einem Kreise beschreibt“ (JOHANNES MÜLLER 1835); diese Arterienzweige, „welche ohne Zweifel die nächste Ursache der bis auf diesen Tag so geheimnisvollen und allen Erklärungen entzogenen Erektion sind“, haben einen Durchmesser von $^1/_5$ bis $^1/_6$ mm und zeigen „am Ende so wenig als auf ihrer Oberfläche“ erkennbare Öffnungen, „und wenn das Blut, wie es wahrscheinlich ist, bei der Erektion aus ihnen austritt, so muß dies durch unsichtbare Öffnungen geschehen, wenigstens durch Öffnungen, die erst vor einer großen Erweiterung der Arterien größer werden“.

Die Auffassung von JOHANNES MÜLLER, „daß die Gefäße, welche das Blut bei der Erektion ergießen, andere seien als diejenigen, welche bei der gewöhnlichen Zirkulation und Ernährung des Penis, kapillare Netze bildend, in die Venenanfänge übergehen“, und daß die Rankenarterien es sind, welche bei Beginn der Erektion sich öffnen und dadurch an dem Zustandekommen derselben wesentlich beteiligt sind, ist in der Folgezeit zu einem Gegenstand lebhafter Auseinandersetzungen geworden, in deren Verlauf JOHANNES MÜLLER seine ursprüngliche Meinung aus nicht klar ersichtlichen Gründen gerade in den entscheidenden Punkten ändert. VALENTIN (1837), der ebenso wie KRAUSE (1837) der Auffassung von JOHANNES MÜLLER zunächst beigepflichtet hat, bestreitet bereits ein Jahr später (1838) die Existenz der Rankenarterien und erklärt die so bezeichneten Gebilde als lediglich künstlich abgetrennte Balken des kavernösen

Gewebes, welche nur infolge ihrer Elastizität und auch wegen des in ihrem Innern korkzieherartig verlaufenden Gefäßes sich rankenförmig krümmen. HYRTL (1838) schließt sich hingegen der Auffassung von JOHANNES MÜLLER an und JOHANNES MÜLLER (1838) selbst erklärt in einem Anhang zu VALENTINS Abhandlung, er müsse nach wiederholten Versuchen auf seiner Ansicht beharren. In einer Fußnote zu der kurzen Mitteilung von ERDL (1841), in der dieser angibt, sich „durch eigenen Anblick" von der Existenz der Rankenarterie überzeugt zu haben, widerruft JOHANNES MÜLLER (1841) aber seine bisherige Meinung, indem er ohne nähere Begründung erklärt: „Das Wesen der Aa. helicinae scheint auf dem Prinzip der Bildung von Diverticula und Varikositäten zu beruhen"; damit spricht er diesen Gefäßen auch die funktionelle Bedeutung ab, die er ihnen zuerst zuerkannt hat. — KÖLLIKER (1852), der die Existenz der Aa. helicinae bejaht, bezeichnet es als Regel, daß die kolbigen Enden sich in feine, fast kapillare Ausläufer fortsetzen, welche in der Scheide der Rankenarterien eine Strecke weit zurücklaufen, weshalb die blinden Enden nur scheinbar vorhanden seien; es sei allerdings auch möglich, daß MÜLLER auch in dieser Hinsicht noch recht behält. KÖLLIKER glaubt, daß den Aa. helicinae keine wichtigere Funktion zukommt, und hält es für sicher, daß die Erektion nicht von ihnen abhängt. — Eine ähnliche Meinung vertritt auch GERLACH (1854), wenn er erklärt, daß das Ende der Rankenarterien sich in kapillare Ausläufer fortsetzt; in einzelnen Fällen habe er allerdings diese Ausläufer mit den Bluträumen in Verbindung treten gesehen. — Die Mehrzahl der Autoren (KOBELT 1844, WEBER 1846, BÉLARD 1852, SAPPEY 1854, SEGOND 1854, KOHLRAUSCH 1854 und ROUGET 1858) hat sich aber der Auffassung von VALENTIN (1838) angeschlossen, daß die Rankenarterien als Scheinbildungen anzusehen sind. KOBELT bezeichnet die Aa. helicinae als Arteriendivertikel, während KOHLRAUSCH gesteht, daß der Glaube an die Rankenarterien als besondere Gefäße bei ihm schwankend geworden sei. ROUGET erklärt die Aa. helicinae für Kunstprodukte und lehnt auch die vermittelnde Auffassung von KÖLLIKER und GERLACH ab; wenn die gewundenen Arterien sich plötzlich zu kapillaren Ästen zu verjüngen scheinen, so sei dies auf ein teilweises Stocken der Injektionsmasse zurückzuführen, je besser die Injektion gelungen sei, um so feiner sei das Kaliber der Rankenarterien und um so größer ihre Entfernung vom Hauptstamm. ROUGET will die Eigentümlichkeiten des Verlaufes der Arterienzweige in dem Schwellgewebe nur in der starken, spiraligen Aufwindung sehen, welche auch bei vollendeter Erektion nicht völlig ausgeglichen werde, und weist in diesem Zusammenhang auf die Eierstock- und Uterusarterien hin, welche ebenfalls einen stark gewundenen Verlauf zeigen.

LANGER (1862) meint, daß „wenigstens der größte Teil der Aa. helicinae nichts weiter ist als sich deckende Schenkel von mehr oder weniger vollkommen injizierten Arterienschlingen". Wenn demnach „wenigstens ein großer Teil der anscheinend recht charakteristischen Aa. helicinae als Scheinformen direkt nachgewiesen werden kann, das von JOHANNES MÜLLER angegebene Charakteristikum derselben, nämlich das freie Ende, selbst von KÖLLIKER in Abrede gestellt wird, der die Aa. helicinae noch am meisten in Schutz genommen hat, so dürfte sich für die Wesenheit der Aa. helicinae als frei in die Kavernen hineinragende Divertikel der Arterienzweige kaum noch viel sagen lassen; sie haben ferner ihre Bedeutung schon deshalb verloren, weil der Zweck, den sie in der Organisation der Füllorgane erfüllen sollten, nämlich den Weg des arteriellen Blutes in die Schwellräume abzukürzen, unabhängig von dieser Form realisiert ist". Die Frage, ob ein unmittelbarer Übergang besteht, müsse von der Frage nach den Aa. helicinae ganz geschieden werden; es könne „gewiß keinem Zweifel unterliegen, daß nichtkapillare Zweige der Arterien ... direkt in das Schwellnetz übergehen; es geschieht dies aber immerhin durch den feineren, erst mit einer Lupe zugänglichen peripherischen Anteil derselben". „Neben diesem Übergang größerer Arterienzweigchen in die gröbere Rindenschicht besteht an der Peripherie noch eine Übergangsform, welche durch wahre Kapillaren vermittelt wird, nämlich durch das feinere kapillare Rindennetz". Im Gegensatz zu MÜLLER hält LANGER demnach alle Abzweigungen der A. profunda penis im wesentlichen für gleichwertig, „und wenn sich auch ... der Kreislauf im Sinne MÜLLERs verschieden abschließt, so sind es doch nicht diese Formen, welche das verschiedene Verhältnis bezeichnen". „Die Gesamtperipherie des Schwellkörpers ist das Hauptatrium, durch welches das arterielle Blut in das Schwellnetz gelangt; aber nicht ausschließlich, da auch im Innern desselben Übergänge stattfinden, und zwar ... unmittelbare und mit großer Wahrscheinlichkeit ... auch kapillarer Natur." HENLE (1868) muß sich für die Existenz wahrer Aa. helicinae entscheiden, hält sie aber für blind endigende Ausbuchtungen; „sind die Aa. helicinae wirklich Divertikel der Arterien, so können sie kaum zu etwas anderem dienen, als zu Behältern des Arterienblutes während der Erektion, wenn der Rückfluß durch die Venen gehemmt ist und die Arterien durch beständig nachdringendes Blut mehr und mehr ausgedehnt werden".

Einen entscheidenden Fortschritt in der Frage der Rankenarterien bedeuten die Untersuchungen von Hoyer (1877), der „eine direkte Verbindung von arteriellen Zweigen mit den kavernösen Räumen . . . an den Schwellkörpern der männlichen Rute mit Sicherheit zu konstatieren vermocht" hat. „Die Arterienästchen, welche sich unmittelbar in die kavernösen Räume öffnen, finden sich vorzugsweise an der Wurzel der Rute und entsprechen in den Corpora cavernosa penis den sogenannten Aa. helicinae von Johannes Müller; letztere finden sich zahlreich an den seitlich von den Aa. profundae penis abgehenden Ästen, welche innerhalb der Scheidewände der kavernösen Räume oder der sogenannten Balken verlaufen und teils nach der Peripherie der Schwellkörper hinziehen, wo sie sich in Kapillaren auflösen, teils eben jene Zweige abgeben, welche knäuelförmige Wundernetze bilden. Diese kleinen Wundernetze stimmen ihrem Wesen nach mit den am Schwanzende von Tieren und in den Fingerspitzen des Menschen beschriebenen Gefäßknäueln überein; sie geben teils arterielle Ästchen ab, welche sich in Kapillaren auflösen und mehr nach dem Zentrum der Schwellkörper in die venösen Räume sich ergießen, oder auch zur Peripherie ziehen, um erst dort in Kapillaren überzugehen, und andernteils öffnen sich ein oder mehrere arterielle Zweige eines solchen Knäuels mit einer noch im Balken selbst wahrnehmbaren trichterförmigen Erweiterung unmittelbar in die kavernösen Räume. Am Corpus cavernosum urethrae scheinen ähnliche, aber einfacher konstruierte Gefäßbildungen den unmittelbaren Übergang von Arterie in die venösen Maschenräume zu vermitteln".

Scheint die Frage des direkten Überganges von Arterienzweigen in die Räume der männlichen Schwellkörper von Hoyer endgültig in bejahendem Sinne geklärt zu sein, so wird sie von Frey (1880) aufs neue zur Diskussion gestellt. Nach seinen am Penis des Hundes erhobenen Befunden lösen sich alle Arterien sowohl an der Oberfläche des Penis als auch innerhalb der Balken des Schwellgewebes in gewöhnliche Kapillaren auf, die über kurze Venenstämme mit den kavernösen Räumen in Verbindung stehen; von diesen gehen neue venöse Stämme ab, welche unmittelbar oder mittelbar nach Bildung neuer kavernöser Räume in die beiden Vv. dorsales penis einmünden. „Ein direktes Einströmen des Blutes aus den Arterien in die Kavernen muß durchweg in Abrede gestellt werden". Nach Frey „sind die Schwellkörper in den Verlauf der Venen eingeschaltete Apparate und müssen als eine eigentümliche Umbildung des Venennetzes betrachtet werden".

v. Ebner (1900) liefert eine sehr genaue und zutreffende Beschreibung der Rankenarterien. Diese Gefäße, „welche in Form von vielfach gewundenen, knäueloder büschelartigen Arterien von 0,06 bis 0,08 mm Durchmesser in den kavernösen Bluträumen liegen, entbehren des elastischen Gewebes fast vollständig und haben insbesondere keine zusammenhängende elastische Innenhaut"; sie besitzen dagegen „eine kräftige Ringmuskelhaut und zahlreiche, als wulstartige Verdickungen in die Lichtung vorspringende Gruppen von Längsmuskeln . . . Die Zusammenziehung der Längsmuskeln muß wohl auch hier bei gleichzeitiger Kontraktion der Ringmuskeln zum völligen Verschluß der Arterienästchen führen". „Es ist wahrscheinlich, daß nur während der Erektion durch diese Öffnungen reichlich Blut strömt, während im erschlafften Schwellgewebe die zahlreichen Verdickungen der Intima, welche durch Kontraktion der Längsmuskeln an den gleichzeitig durch Zusammenziehen der Ringmuskeln verengten Rankenarterien auftreten, diese fast undurchgängig sind. Der anatomische Bau der Rankenarterien ergibt somit eine neue Stütze für die alte, zuerst von Johannes Müller aufgestellte Ansicht, daß diese Gefäße für das Zustandekommen der Erektion von wesentlicher Bedeutung sind."

GROSSER (1902) weist auf die unverkennbare Ähnlichkeit der anastomotischen Gefäße in den Extremitätenenden (s. S. 15 f.) mit Rankenarterien in allen Hauptpunkten hin.

VASTARINI-CRESI (1903) hat im menschlichen Penis unmittelbare Übergänge von Arterienzweigen in die kavernösen Räume nur in der Peniswurzel und der Harnröhrenzwiebel, also dort, „wo sich gerade die Aa. helicinae finden", beobachtet, während in dem distalen Abschnitt des Gliedes und besonders in der Eichel die Gefäßverhältnisse so sind, wie sie von LANGER zuerst beschrieben und dann von FREY für den ganzen Penis verallgemeinert worden sind; „in diesem Teil des Gliedes erreicht das Blut die Kavernen erst, nachdem es sowohl oberflächliche als auch tiefe, echte Kapillarnetze durchlaufen hat". Was die histologischen Merkmale der Rankenarterien anlangt, so können diese nach VASTARINI-CRESI nicht besser beschrieben werden, als es bereits durch v. EBNER geschehen ist.

Nach KISS (1921) beginnt jede Arterie innerhalb der Tunica albuginea sich bald zu verästeln und reichlich Äste abzugeben, die einen mehr oder minder geschlängelten Verlauf aufweisen. „Die feinsten Äste dieser Arterien sind kleine Gefäße mit sehr engem Lumen und auffallend dicker Media, diese münden in die Kavernen. Sie verlaufen zuerst gerade . . ., bevor sie in die Kavernen münden, beschreiben sie stark gekrümmte Windungen, die mehr Wellenlinien als Schneckenlinien entsprechen; ihr Lumen ist in diesem Abschnitt so eng, daß es zumeist gar nicht sichtbar ist, die Stelle desselben wird nur durch die Kerne des Endothels bezeichnet." Neben diesen Endarterien gehen in den Schwellkörpern auch noch kleine Äste ab, die sich in Kapillaren auflösen und offenbar der Ernährung der Gewebe dienen. Aus diesen sammeln sich dann kleine postkapillare Venen, welche nach kurzem Verlauf in die Kavernen münden.

Ich (CLARA 1922) habe, ausgehend von der Tatsache, daß die Rankenarterien direkte Einmündungen kleinster Arterien in weite Bluträume darstellen, diese Gefäße daraufhin untersucht, ob sie dementsprechend auch einen ähnlichen Bau wie die bisher bekanntgewordenen arterio-venösen Anastomosen aufweisen. Nach meinen Beobachtungen lassen sich in der Tat „neben Bildern, wie sie v. EBNER und GROSSER beschreiben, nämlich Gefäße mit einer kräftigen Ringmuskelschicht und mehreren, als wulstartige Verdickungen in das Lumen vorspringenden Gruppen von Längsmuskelbündeln", in vielen Rankenarterien einwandfrei epitheloide Zellen mit großen chromatinarmen Kernen nachweisen, „die leicht sowohl von den kleinen, dunkel gefärbten Endothelkernen als auch von den länglichen, schwach dunkler gefärbten Kernen der manchmal noch erkennbaren dünnen Ringmuskelschicht unterschieden werden können". Die epitheloide Modifizierung schwankt in den Gefäßen desselben Präparates, so daß man wohl annehmen kann, daß neben individuellen Verschiedenheiten wohl auch der Bau ein und desselben anastomotischen Abschnittes in seinen einzelnen Abschnitten schwankt. Weitere Untersuchungen (CLARA 1927) haben meine erste Beschreibung bestätigt und die wesentlichen Merkmale dieser Gefäßabschnitte (Fehlen der Elastica interna, epitheloide Elemente in der Wandung und starke Aufknäuelung des Gefäßes) aufgezeigt. — STIEVE (1930), dem meine Untersuchungen über diese Frage entgangen sind, gibt an, daß die Muskelzellen der Aa. helicinae sich durch ihre Größe auszeichnen; die beigegebenen Abbildungen, besonders Abb. 225, welche die knopfförmige Einmündung einer Rankenarterie in den Schwellkörperraum im Bereich der Zwiebel des Harnröhrenschwellkörpers darstellt, lassen die epitheloiden Zellen in prächtiger Ausbildung erkennen. — Nach WATZKA (1936) sollen sich die arterio-venösen Anastomosen des Penisschwellkörpers von der Mehrzahl der Anastomosen unterscheiden; sie könnten nicht den epitheloid gebauten Anastomosen gleichgestellt werden, wenngleich auch hier arterio-venöse Anastomosen vom gleichen Bau wie im Glomus coccygicum vorkommen, diese seien indessen selten und fänden sich nur an sehr englumigen Gefäßstrecken. „Die größeren arterio-venösen Anastomosen der Aa. helicinae besitzen einen anderen Bau und können durch die besondere Anordnung der Muskulatur den an sie gestellten Anforderungen genügen." WATZKA erwähnt in

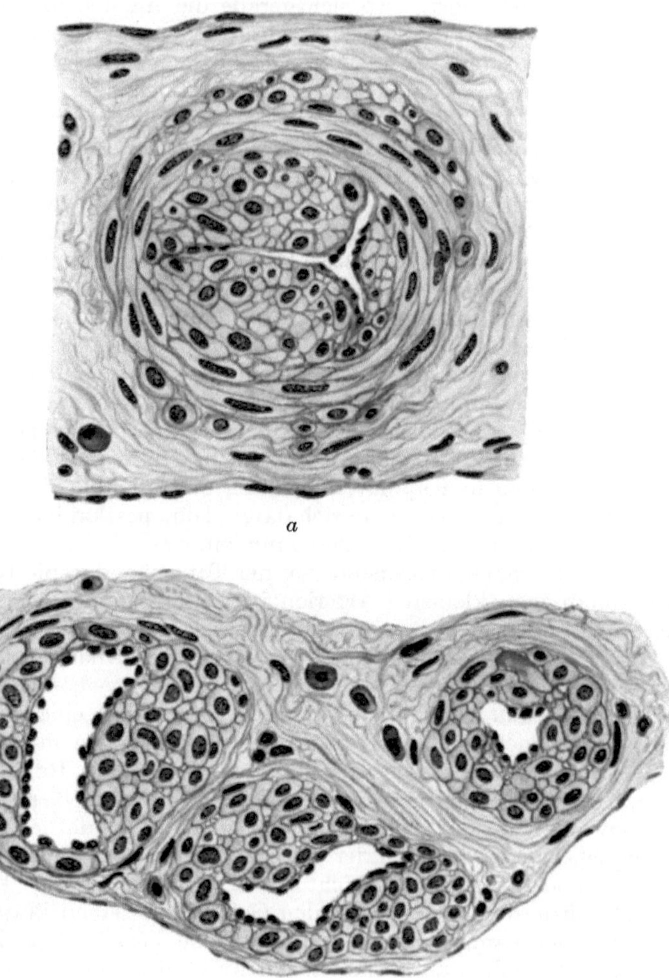

Abb. 65. Rankenarterien aus dem Corpus cavernosum urethrae eines Hingerichteten. *a* Eine Rankenarterie mit längs verlaufenden Muskelzellen außerhalb und innerhalb der Ringmuskelschicht; durch die innen vorspringenden Wülste erscheint die Lichtung sternförmig eingeengt. *b* Eine infolge ihrer Schlängelung mehrfach getroffene Rankenarterie mit völlig epitheloider Wandung

diesem Zusammenhang STIEVE, in dessen Abbildungen aber gerade, wie schon erwähnt, der epitheloide Charakter der Rankenarterien unverkennbar zutage tritt. ROTTER und SCHÜRMANN (1950) stellen auf Grund ihrer an einem umfangreichen Sektionsgut durchgeführten Untersuchungen fest, „daß die Rankenarterien in ihrem eigentlichen anastomotischen Abschnitt bezeichnende arterio-venöse Anastomosen darstellen mit allen Baumerkmalen, die CLARA für solche Gefäßabschnitte fordert; sie nehmen eine Mittelstellung zwischen den beiden von v. SCHUMACHER beschriebenen Typen ein und zeigen bei näherer Analyse weitgehende Analogien zu den organoiden Gefäßknäueln der Finger und Zehen".

Die Rankenarterien, welche den von ihrem Entdecker gegebenen Namen mit Recht tragen, da sie bei nicht gefülltem Schwellkörper stark geschlängelt oder

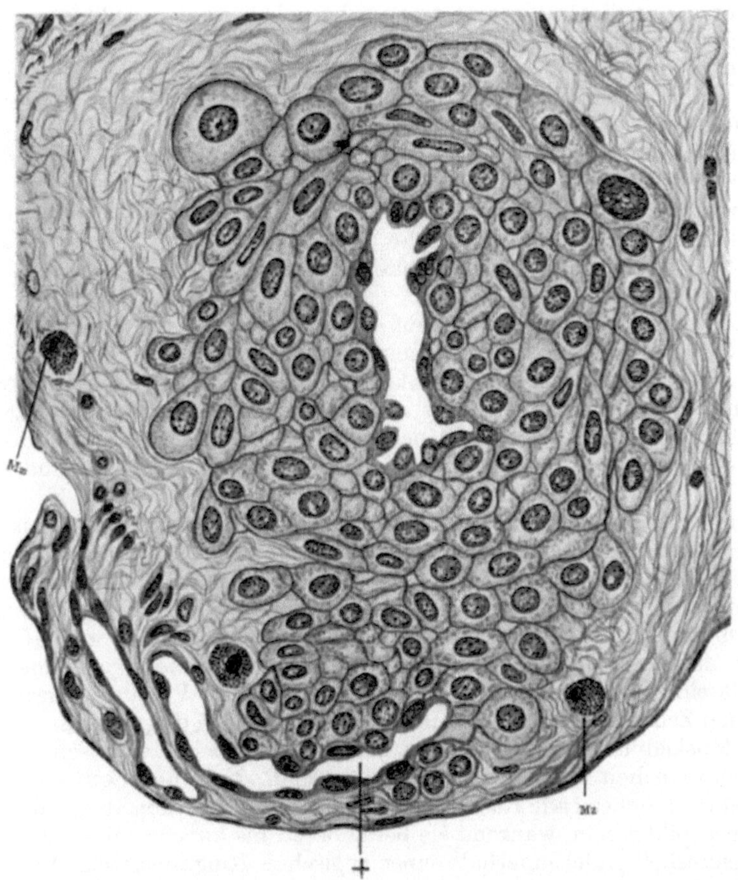

Abb. 66. Arterio-venöse Anastomose mit vollkommen epitheloider Wandung. Mündungsabschnitt einer Rankenarterie aus dem Corpus cavernosum penis. + Übergang in den Blutraum; *Mz* Mastzellen. Man beachte die stellenweise außerordentlich großen epitheloiden Zellen

„schneckenartig" (helicin) gewunden verlaufen und erst bei gefülltem Schwellkörper, wie schon von KOHLRAUSCH (1854) festgestellt worden ist, ihre Windungen mehr oder weniger ausgleichen, finden sich hauptsächlich in dem hinteren Abschnitt des Ruten- und Harnröhrenschwellkörpers, und zwar vorzugsweise in der Nachbarschaft der Hauptstämme, „wo sich infolge der reichen Teilung der nahe zueinander eintretenden Arterienstämme zahlreiche solche kleine Arterien bilden; diese verlaufen in mehr oder minder großen Gruppen, man könnte sagen, in Scharen ihren Ursprungstämmen entlang" (KISS 1921).

Die Rankenarterien fallen im histologischen Schnitt durch ihre im Vergleich zu gleich großen Arterien wesentlich größere Wanddicke und durch die Enge ihrer Lichtung ohne weiteres auf; ihre Dicke „bleibt ziemlich an den meisten dieser Arterien gleich und jedenfalls sind diejenigen, welche von den starken Ästen der A. profunda penis abgehen, nicht dicker als die, welche von ihren feinen Zweigen abgehen" (Johannes Müller 1835). Nach ihrem Abgang von den Arterienästen zeigen sie zunächst die Baumerkmale kleinerer Arterien, die in ihrer Intima kräftige Längsmuskelbündel eingelagert haben (Abb. 65); einzelne kleine Zweige, die von ihnen auf dieser Verlaufsstrecke abgegeben werden, splittern sich in die für die Ernährung des umgebenden Gewebes bestimmten Kapillaren auf, aus welchen das Blut über postkapilläre Venen in die kavernösen Räume abfließt (Rotter und Schürmann 1950). Gegen die Endabschnitte der Rankenarterien verschwinden die in die Lichtung vorspringenden Muskelleisten und an die Stelle der glatten Muskelzellen treten gleichzeitig immer mehr epitheloide Zellen, so daß diese im Bereiche der Einmündung in den Blutraum vielfach allein die beträchtlich verdickte Gefäßwand aufbauen; der epitheloidzellige Abschnitt entbehrt gleichzeitig auch vollkommen des elastischen Gewebes und öffnet sich stets unvermittelt in einen nur von Endothel ausgekleideten kavernösen Raum (Abb. 66).

Die Lichtung kann in dem Verlaufe eines anastomotischen Gefäßes recht erhebliche Unterschiede in der Weite zeigen, derart, daß neben Strecken mit sehr engem Lumen auch solche mit weit klaffender Lichtung angetroffen werden können. Unmittelbare Zusammenhänge zwischen Weite des Lumens und Quellungszustand der epitheloiden Zellen scheinen nicht zu bestehen; „oft ist trotz des Nachweises großer, gequollener Zellen das Lumen der Anastomose weit und klaffend" (Rotter und Schürmann 1950).

Das im vorstehenden geschilderte Verhalten der Rankenarterien ist bei der Mehrzahl derselben zu beobachten und darf demnach als für sie typisch gelten. Es muß indessen bemerkt werden, daß insbesondere die Beteiligung der epitheloiden Zellen an dem Aufbau der Gefäßwand nicht unerheblichen Schwankungen unterliegen kann. Bei ein und demselben Individuum können, worauf ich schon seinerzeit aufmerksam gemacht habe, einzelne Rankenarterien, insbesondere solche mit einem kurzen und nicht stark gewundenen Verlauf, nahezu frei von epitheloiden Zellen sein und bis zu ihrer Einmündung in den Blutraum längsverlaufende Muskelbündel innerhalb der Ringmuskelschicht aufweisen; umgekehrt können bei manchen Individuen, wie auch von Rotter und Schürmann (1950) angegeben wird, nahezu alle Rankenarterien auf lange Strecken als epitheloidzellige Gefäße ausgebildet sein, während sie bei anderen bis kurz vor ihrer Einmündung nur Längsmuskelbündel innerhalb einer typischen Ringmuskelschicht zeigen.

Das Bindegewebe, welches die Rankenarterien umhüllt, steht der als lamellär bezeichneten Form nahe; es enthält offenbar nicht selten größere Mengen von Mucopolysacchariden, da es sich mitunter ähnlich wie Schleim mit Delafieldschem Haematoxylin anfärben läßt.

Der Abfluß des Blutes aus den Schwellkörpern erfolgt über verschiedene Venen. Die Ableitung aus dem Rutenschwellkörper besorgen in der Hauptsache die V. dorsalis penis subfascialis (s. profunda) sowie die Vv. profundae penis: Die V. dorsalis penis subfascialis empfängt die in der Umgebung des Sulcus urethralis in verschiedener Zahl (16 bis 35 nach Stieve 1930) aus dem Penisschwellkörper austretenden Vv. emissariae urethrales, in welche auch zahlreiche aus dem Harnröhrenschwellkörper kommende Venenzweige einmünden, ferner die auf dem Rücken des Penisschwellkörpers in verschiedener Anzahl (9 bis 22 nach Stieve 1930) austretenden Vv. emissariae dorsales sowie die Vv. circumflexae, die das Blut aus dem äußeren Abschnitt des Harnröhrenschwellkörpers ableiten und über die Seitenfläche des Penis zum Rücken desselben aufsteigen. Die Vv. profundae penis treten aus den Schenkeln des Penisschwellkörpers aus, nach LANGER (1862) werden jederseits drei bis vier solcher Venen gefunden, nach STIEVE (1930) gelegentlich auch noch mehr. — Der Abfluß aus dem Harnröhrenschwellkörper[1] erfolgt einerseits durch die bereits erwähnten Vv. circumflexae, andererseits — ganz entsprechend den Vv. profundae penis des Penisschwellkörpers — durch die Vv. bulbi urethrae, welche gewöhnlich an der hinteren oberen Seite aus dem Schwellkörper austreten und ganz nahe an den Ästen der A. bulbi verlaufen. — Eine oberflächliche Hautvene, die V. dorsalis penis subcutanea (oder superficialis) sammelt das Blut hauptsächlich aus der Haut des Gliedes; manchmal kann diese Vene oder einer ihrer Äste auch Venen aufnehmen, die aus dem proximalen Abschnitt des Penis stammen.

Die V. dorsalis penis subfascialis erweist sich in ihrem proximalen Abschnitt als ein verhältnismäßig dickwandiges Gefäß, welches unter der Intima eine stark entwickelte Schicht längsverlaufender glatter Muskelzellen besitzt; „letztere wölbt sich in großen pelottenähnlichen Wülsten von allen Seiten in das Lumen vor und kann es dabei sternförmig einengen". Nach außen folgt wiederum eine schmälere Lage zirkulär angeordneter Muskelzellen. „Die ganze Media ist zusätzlich von starken Zügen elastischer Fasern durchwoben, welche hauptsächlich ringförmig und spiralig verlaufen; eine elastische Innenhaut wie bei den Arterien ist nicht angelegt" (ROTTER und SCHÜRMANN 1950).

An den Einmündungsstellen kleinerer Venen in den Hauptstamm zeigt dessen Wand häufig sphincterartige, aus kräftigen, zirkulär verlaufenden glatten Muskelzellen gebildete Einrichtungen (CONTI 1952).

Alle im vorhergehenden genannten Venen münden schließlich in das Geflecht ein, das sich zwischen den beiden Fascien des Diaphragma urogenitale ausbreitet; in dieses Geflecht münden auch noch verschiedene andere Venen, so solche von der Ventralseite der Blase und aus der Prostata wie auch aus der angrenzenden Muskulatur. Sie bilden das als Plexus venosus diaphragmaticus bezeichnete Geflecht.

Säugetiere

HOYER (1877), der auch an den Ruten von Katze und Kaninchen die Rankenarterien nachgewiesen hat, gibt an, daß an Präparaten, die von der A. pudendalis aus injiziert worden sind, „nur an den Mündungsstellen der anastomotischen Arterienzweige ... kleine, aus den Enden der letzteren in die kavernösen Maschen hineinragende, birnförmige Klümpchen" der Injektionsmasse zu sehen gewesen sind; „es scheint mithin, daß die Gefäßknäuel erst bei bereits teilweise erfolgter Erektion ihre Wirksamkeit entfalten, indem sie infolge der Streckung für den Blutstrom mehr durchgängig werden".

Beim Hund, bei dem, wie von AMANTEA (1914) gezeigt worden ist, hinsichtlich der Erektion besondere Verhältnisse bestehen, öffnen sich die stark gewundenen und im Verhältnis zur Lichtung dickwandigen Rankenarterien direkt in die kavernösen Räume des Ruten- und Harnröhrenschwellkörpers (VAERST 1938, CHRISTENSEN 1954). Die Schwellkörper der Langeichel (Pars longa glandis) und der Eichelzwiebel (Bulbus glandis), welche gegenüber dem Corpus cavernosum penis und dem Corpus cavernosum urethrae völlig unabhängig sind, werden hingegen nur durch venöse Zuflüsse gespeist (v. FREY 1880, VAERST 1938, CHRISTENSEN 1954); sie können demnach mit v. FREY als „in den Verlauf von Venen eingeschaltete Apparate" gekennzeichnet und den „arteriellen Schwellkörpern der Rute und der Harnröhre" als „venöse Schwellkörper" gegenübergestellt werden: Der Schwellkörper der Langeichel erhält sein Blut durch die Venen, welche aus dem von den Endzweigen der A. dorsalis penis gespeisten Kapillarnetz hervorgehen und sich zu kleinen, mit den Bluträumen des Schwellkörpers in Verbindung stehenden Kavernen erweitern; der Schwellkörper der Eichelzwiebel empfängt das venöse Blut aus dem Schwellkörper der Langeichel, sowie über sechs bis zwölf Venen auf jeder Seite aus dem Harnröhrenschwellkörper.

---

[1] Das Blut aus dem Eichelschwellkörper wird durch die V. dorsalis penis profunda selbst abgeleitet.

Bei Kaninchen, Meerschweinchen und Eichhörnchen zeigen die Rankenarterien nach meinen Beobachtungen (CLARA 1922, 1927) die gleichen Baueigentümlichkeiten wie beim Menschen. Beim Eichhörnchen (Sciurus vulgaris), bei dem die Urethra und der Ductus glandulae bulbo-urethralis je einen eigenen, von der A. bulbi versorgten Schwellkörper besitzen (vgl. KRÖLLING 1921), zeigen die Arterienstämme nach ihrem Eintritt in die Schwellkörper innerhalb der aus ringförmig angeordneten glatten Muskelzellen bestehenden Media Bündel von längsverlaufenden Muskelzellen, welche gegen die Lichtung vorspringen und dieselbe mehr oder weniger einengen. Von den Hauptstämmen gehen alsbald kleinere arterielle Äste ab, die zuerst gleichfalls innerhalb der zirkulären Muskelschicht Längsmuskelbündel aufweisen, im weiteren Verlaufe aber in zunehmendem Maße aus epitheloiden Zellen aufgebaut werden, um dann schließlich ziemlich unvermittelt direkt in venöse Räume zu münden.

Wie beim Menschen können auch bei den untersuchten kleinen Säugetieren die Aa. helicinae manchmal nur eine geringe epitheloide Umwandlung ihrer Mediaelemente zeigen oder auch unter Umständen bis zu ihrer Mündung in den Blutraum eine Schichtung von inneren longitudinalen und äußeren zirkulären Muskelzellen aufweisen.

Bei den Fledermäusen ist nach WIMSAT und KALLEN (1952) außer dem Corpus cavernosum penis und dem Corpus cavernosum urethrae noch ein eigenes Corpus cavernosum accessorium ausgebildet, welches den distalen Penis dorsal und seitwärts umfaßt; die kavernösen Räume des Rutenschwellkörpers werden von den Aa. profundae penis, die des Harnröhrenschwellkörpers von den Aa. bulbi urethrae und die des akzessorischen Schwellkörpers unmittelbar von den Aa. dorsales penis gespeist. Nähere Angaben über die Struktur der in die Kavernen sich öffnenden Arterienzweige werden nicht gemacht.

Die Baueigentümlichkeiten der Penisgefäße liefern das morphologische Substrat für den Vorgang der Erektion[1], der dadurch zustande kommt, daß vor allem durch die Rankenarterien in die Bluträume der Schwellkörper größere Blutmengen einströmen, als in der gleichen Zeiteinheit aus den Venen abfließen können.

Bei erschlafftem Glied wird der arterielle Blutstrom durch die Intimapolster gedrosselt, da diese infolge des Tonus der Muskulatur in den zuführenden Arterien gegen die Lichtung vorspringen; da außerdem die Rankenarterien „wahrscheinlich außer der Erektion kein Blut durchgehen lassen", so gelangt „das Blut nur durch die ernährenden Gefäße und also nur in geringem Maße durch die Anfänge der Venen" in die kavernösen Räume (JOHANNES MÜLLER). CONTI (1952) meint, daß der größte Teil des Blutes über die von ihm in der Peripherie der Tunica albuginea beschriebenen arterio-venösen Kurzschlüsse direkt in die oberflächlichen Venen abgeleitet wird.

Mit dem Einsetzen der Erektion läßt unter dem Einfluß nervöser Impulse die Spannung der Muskulatur nach, infolgedessen werden die Gefäße schon durch den normalen Blutdruck erweitert und ihre Intimapolster zurückgedrängt, woraus sich eine Erweiterung der Lichtung fast um das Doppelte ergibt (KISS 1921). Mit der Erschlaffung der Muskulatur in den Gefäßen setzt gleichzeitig auch eine Entspannung der glatten Muskelbündel in den Balken des Schwellgewebes ein.

---

[1] Die Erektion wird bekanntlich hauptsächlich durch zwei Nervenbahnen reguliert, nämlich durch den N. erigens und den N. pudendalis; ersterer bewirkt bei Reizung Erektion, letzterer Erschlaffung. Am anschaulichsten kann ihre Wirkung gezeigt werden, wenn zu gleicher Zeit das Volumen des Penis registriert wird. Die Latenzzeit zwischen der Reizung des N. erigens und dem Beginn der Schwellung beträgt $2^1/_4$ Sekunden — die Zeit, die nötig ist, um die Hohlräume der Schwellkörper mit Blut zu füllen. Die Abschwellung erfolgt bedeutend schneller, $1^1/_4$ Sekunden nach Reizung des N. pudendalis.

Hand in Hand damit vollzieht sich die Öffnung der bis dahin wohl in ihrer Mehrzahl verschlossenen oder zumindest bis auf den Durchmesser eines Haargefäßes verengten Endabschnitte der Aa. helicinae, so daß jetzt beträchtliche Blutmengen in die Buträume einfluten können. Entsprechend dieser gesteigerten Blutzufuhr wird zwar auch der Blutabfluß, verglichen mit der Norm, größer, bleibt aber im Verhältnis doch geringer als die Zufuhr; infolgedessen kommt es zu einer Anstauung des Blutes im Schwellgewebe[1]. Dieser Vorgang der Blutstauung in den Schwellkörpern ist deswegen bemerkenswert, weil es eines der wenigen Beispiele ist, „bei welchem die Strömungsverlangsamung bzw. -stauung einem physiologischen Zweck dienstbar gemacht wird" (CLARA 1936). Die immer stärkere Blutfüllung und der dadurch immer mehr zunehmende Druck in dem Schwellkörper führt zu einer Vergrößerung und Dickenzunahme desselben sowie zu einer Anspannung der Tunica albuginea, deren Dicke sich infolgedessen deutlich vermindert; da aber die Albuginea infolge ihres straffen Baues (vorwiegend kollagene Fasern und viel weniger elastische Fasern) über ein gewisses Maß hinaus nicht dehnungsfähig ist, richtet sich der Schwellkörper auf und wird steif.

Im erigierten Glied gleichen sich, wie schon erwähnt, die Windungen der Rankenarterien aus, welche dadurch sich der Größenzunahme (Verlängerung und Verdickung) des Gliedes anpassen und strecken können, ohne daß ihre Lichtung verengert wird. Es ist hier somit das gleiche Prinzip verwirklicht, wie wir es z. B. auch bei der A. uterina oder bei der A. facialis wiederfinden.

Die Füllung des Corpus cavernosum urethrae erfolgt ebenfalls durch das rasche Einströmen arteriellen Blutes aus den Rankenarterien, die aber weniger zahlreich sind als in dem Corpus cavernosum penis; da der Harnröhrenschwellkörper eine weit schwächer ausgebildete Albuginea sowie einen wesentlich größeren Reichtum an elastischen Fasern aufweist, bleibt er zum Unterschied von dem voll erektilen Rutenschwellkörper während der Erektion kompressibel.

Nach ROTTER und SCHÜRMANN (1950) könne der Harnröhrenschwellkörper mit einem Behälter ohne Boden verglichen werden, bei dem von Anfang an „Zufluß gleich Abfluß" sei und die prallere Füllung lediglich eine Folge der erhöhten Durchströmung sei, während der Rutenschwellkörper mit einem Wassersack zu vergleichen sei, in den Wasser eingegossen wird. Er füllt sich dabei bis zur maximalen Dehnbarkeit seiner Wand; „fließt dann weiterhin in gleichem Strome Wasser nach, so wird er überlaufen, ohne daß der Füllungszustand geringer wird". Im Rutenschwellkörper stellen die Vv. emissariae den Überlauf dar; ist einmal die knorpelharte Füllung erreicht, so halten sich „in der Folge Zufluß und Abfluß" im Gleichgewicht.

Besteht ob der maßgeblichen Rolle der Rankenarterien an dem Vorgang der Erektion in dem modernen Schrifttum weitgehende Übereinstimmung, so wird die Frage, inwieweit an dem Zustandekommen desselben auch eine passive oder aktive Drosselung des Blutabflusses beteiligt ist (vgl. SANTORINI 1775, LANGER 1862, KISS 1921, STIEVE 1930), nach wie vor uneinheitlich beantwortet.

Die von STIEVE (1930) angenommene Drosselung der Vv. emissariae als Folge der starken Anspannung der Albuginea wird von ROTTER und SCHÜRMANN (1950) als wenig wahrscheinlich angesehen, da die Albuginea bei maximaler Spannung eine erhebliche Erweiterung ihres Umfanges erfahre, „wodurch die im rechten Winkel durchtretenden Vv. emissariae nicht zusammengedrückt, sondern im Gegenteil dilatiert werden müssen" (vgl. auch FREERKSEN 1943).

Eine gewisse Behinderung des Abflusses kann aber vielleicht bei den Vv.

---

[1] Da das erigierte Glied sonach mit arteriellem Blut gefüllt ist, ist es wärmer als das erschlaffte.

circumflexae eintreten, wenn sie durch die Querschnittsvergrößerung des Penis
in die Länge gezogen und dadurch in ihrer Lichtung eingeengt werden. Bedeutungsvoll für eine sinnvolle Regelung des Blutabflusses scheint auch noch die
Tatsache zu sein, daß an der Peripherie der Schwellkörper, und zwar besonders
an den Stellen, wo Venen aus dem Schwellkörper austreten, die Bluträume viel
kleiner sind als in dem Zentrum der Schwellkörper; die von KISS (1921) entwickelte
und von verschiedenen anderen Autoren übernommene Vorstellung, daß die oberflächlichen kleinen Bluträume durch die in der Mitte gelegenen prall gefüllten Bluträume zusammengepreßt werden und auf diese Weise einen Blutabfluß verhindern, wird den tatsächlichen Verhältnissen allerdings nicht gerecht, da der Schwellkörper sich, wie auch STIEVE (1930) hervorgehoben hat, in allen seinen Teilen
gleichmäßig füllt, so daß nicht nur die zentral gelegenen großen Bluträume, sondern auch die oberflächlich gelegenen kleinen Bluträume prall mit Blut gefüllt
sind. Immerhin kann die Einschaltung der kleinen Bluträume zwischen die
zentralen Bluträume, in welche sich das arterielle Blut in erster Linie ergießt,
und die abführenden Venen eine Drosselung des Blutabflusses begünstigen.
Schließlich ist auch noch daran zu denken, daß die in allen aus den Schwellkörpern austretenden großen Venen (V. dorsalis penis profunda, Vv. profundae
penis und Vv. bulbi urethrae) vorhandene Polster von längsverlaufenden glatten
Muskelzellen an der Drosselung des Blutabflusses beteiligt sind. ROTTER und
SCHÜRMANN (1950) meinen allerdings, daß die Drosseleinrichtungen der abführenden Venen, besonders der V. dorsalis penis subfascialis „während der Erektion
durch Tonusabnahme ihrer Muskulatur das Lumen weiter werden lassen, um nach
der Erektion sich durch Tonuszunahme wieder auf einen verminderten Blut-
durchfluß" einzustellen.

Das Abklingen der Erektion wird dadurch eingeleitet, daß durch einen vom
N. pudendalis übermittelten Reiz die glatte Muskulatur in den Arterien sich zu
kontrahieren beginnt, wodurch es zu einer Drosselung des Blutstromes aus den
Arterien und im weiteren zu einem Verschluß der Rankenarterien kommt; gleichzeitig beginnen auch die in den Balken des Schwellgewebes vorhandenen glatten
Muskelzellen sich zu kontrahieren und bewirken dadurch einerseits eine Erweiterung der venösen Abflußbahnen, andererseits eine Verengung der Bluträume
und damit ein Auspressen des in ihnen angestauten Blutes. Tatsächlich ist ja
auch bei der Abschwellung ein starker Anstieg des Blutdruckes in den aus-
führenden Venen festgestellt worden. Mit dem Verschwinden der Blutanschop-
pung verliert das Glied seine Steifheit und wird schlaff.

11. Weibliche Geschlechtsorgane

A. Eierstock

Mensch

Die aus der von der A. ovarica und A. uterina gebildeten Arkade entspringenden
Arterienstämmchen sind in dem Hilus ovarii "readly distinguished by their tortuous
or spiral form" (FARRE 1858), wie neuerdings auch DELSON, LUBIN und REYNOLDS
(1948) sowie SPANNER (1951) beobachtet haben; sie teilen sich in dem Grenzgebiet
zwischen Markschicht (Zona vasculosa) und Rindenschicht (Zona parenchymatosa)
in zahlreiche dünnere Zweige auf, die in radiärer Richtung sich ausbreiten und mit
dichten Kapillarnetzen die einzelnen Follikel umspinnen. — Die Venen sammeln
sich in einem reichen, in der Markschicht ausgebildeten Plexus und nehmen im Hilusbereich vielfach den Charakter von Drosselvenen an (DANESINO 1947, SPANNER 1951);
die weiten venösen Räume in dem Hilus münden in den feinen, aber dichten Plexus
ovaricus (s. pampiniformis), der im oberen Teil der Plica lata gelegen ist und mit dem

Plexus uterovaginalis zusammenhängt; aus dem Plexus ovaricus entwickelt sich alsbald in der Plica suspensoria ovarii die V. ovarica.

Die Arterien im Hilusfeld zeigen häufig Intimapolster von längs- oder auch schrägverlaufenden Muskelzellen (PALADINO 1881, WESTPHALEN 1886, BUCURA 1910, MATHIS und EGLITIS 1936, DANESINO 1947, SPANNER 1951); diese Längsmuskelbündel sind manchmal sehr lang, aber nur schwach entwickelt und springen nur wenig weit in die Lichtung vor, so „daß man kaum an die Möglichkeit einer wirkungsvollen Blutmengenregelung durch sie denken darf. Häufig sieht man in der nächsten Nähe der Enden solcher Wülste Gefäßabgänge", weshalb die Möglichkeit nicht von der Hand zu weisen sei, daß diesen Wülsten vielleicht die Aufgabe von „Stromrichtern" zufalle (MATHIS und EGLITIS). DANESINO beschreibt außerdem auch Arterien mit Muskelringen in der Intima sowie mit gestielten Kissen.

Epitheloide Zellen in der Wand der Eierstockarterien haben von MATHIS und EGLITIS nicht mit Sicherheit festgestellt werden können; reichlich kommen sie aber nach DANESINO in den Intimapolstern der Eierstockarterien von Frauen am Ende der Schwangerschaft vor (vgl. dazu auch S. 151).

Arterio-venöse Anastomosen in dem Ovarium des Menschen sind zuerst von SPANNER (1939, 1951) beobachtet worden; sie finden sich im Hilusfeld sowie im Ovarialstroma und zeigen einen epitheloidzelligen Wandbau.

DANESINO (1948), dem für seine Untersuchungen 30 Eierstöcke von Frauen zwischen 15 und 50 Jahren sowie einige Eierstöcke von Frauen am Ende der Schwangerschaft zur Verfügung gestanden sind, hat arterio-venöse Anastomosen in dem Hilus ovarii, in der Markschicht und in der Rindenschicht beschrieben. Die in dem Hilusbereich in großer Zahl vorhandenen arterio-venösen Anastomosen sind durch einen unvermittelten Übergang der Arterie in die Vene gekennzeichnet; die in der Arterie deutlich ausgebildete Elastica interna verschmälert sich und verschwindet an dem Beginn der Vene fast gänzlich. Die arterio-venösen Anastomosen in der Mark- und in der Rindenschicht sind dagegen durch den Besitz eines anastomotischen Abschnittes mit zwei- oder mehrfacher Lage von epitheloiden Zellen ausgezeichnet; die Menge der epitheloiden Zellen zeigt in den Ovarien von Frauen am Ende der Schwangerschaft eine deutliche Zunahme. Innerhalb des anastomotischen Abschnittes ist nicht nur die Anordnung, sondern schon das Vorhandensein der elastischen Anteile ziemlich schwierig festzustellen. In der Rindenschicht finden sich die meist stark gewundenen arterio-venösen Anastomosen hauptsächlich in der unmittelbaren Umgebung der Follikel, weshalb DANESINO die funktionelle Bedeutung dieser Gefäßverbindungen in der Mitbeteiligung an den die Follikelreifung und den Follikelsprung begleitenden Vorgängen sieht.

SAUROMO (1954) hat mit den von ihm benützten Methoden in dem Eierstock keine arterio-venösen Anastomosen nachweisen können.

Säugetiere

In dem Eierstock von Reh und Hund hat WATZKA (1936) arterio-venöse Anastomosen mit mächtiger epitheloidzelliger Wandung „in reichlicher Anzahl und in schönster Ausbildung" aufgefunden (Abb. 67).

Der stark geschlängelt oder spiralig verlaufende anastomotische Abschnitt umschließt eine enge, häufig überhaupt nicht wahrnehmbare Lichtung. „Das Endothel zeigt das gewöhnliche Aussehen, nur seine Kerne springen an manchen Stellen in die Gefäßlichtung hinein vor. Darauf folgt dann nach außen eine mehrfache Schicht rundlicher, heller Zellen, die gewöhnlich ein ausgesprochen polygonales (‚epitheloides') Aussehen, manchmal aber auch die Form von kurzen, gedrungenen Spindeln zeigen. Sie erscheinen aber immer auffallend hell und fast leer, ihre Kerne rundlich und schlecht färbbar. Jede einzelne Zelle ist von einem feinen

Gitterfasernetz umgeben. Außen wird der ganze verdickte Gefäßabschnitt von
einer starken zirkulären Bindegewebslage umhüllt". Der Übergang in die Vene

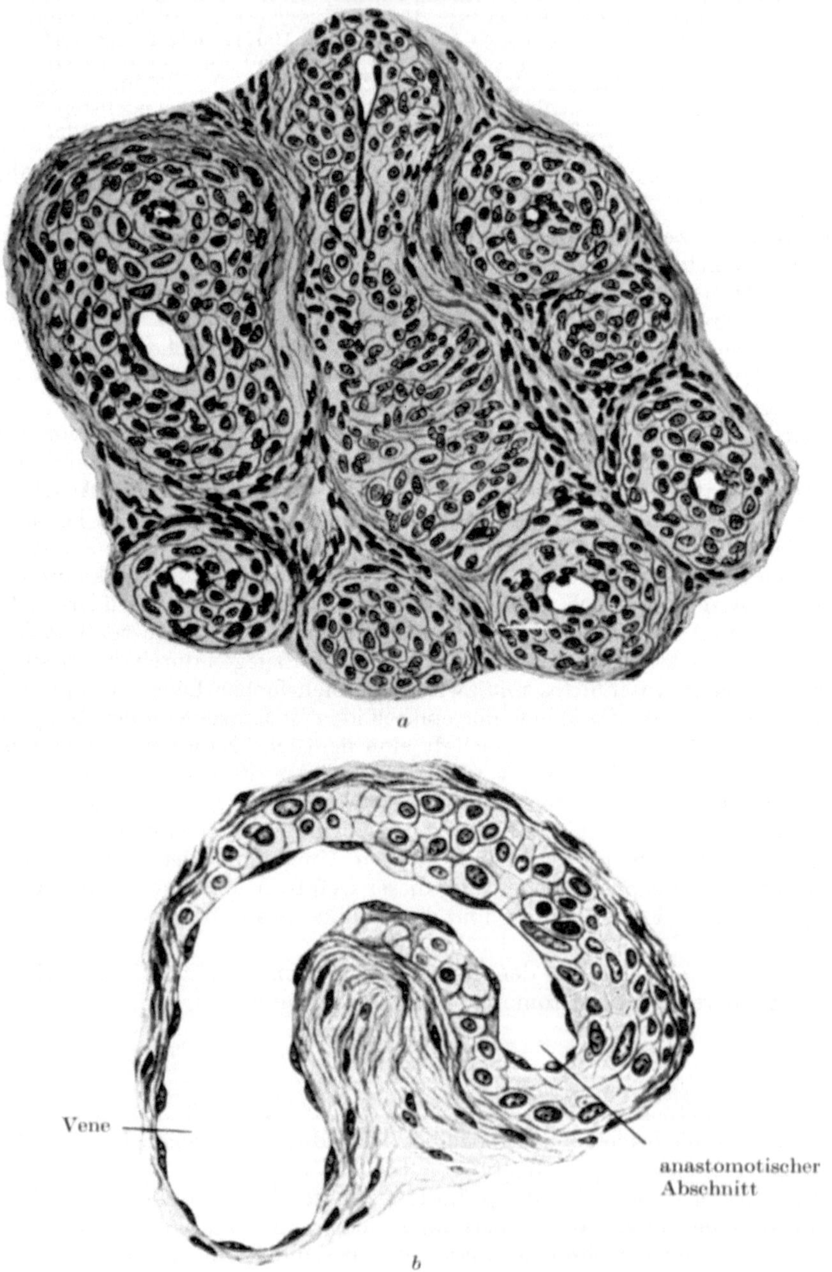

Abb. 67. Arterio-venöse Anastomosen aus der Rindenschicht des Eierstockes eines Rehes
(Capreolus capreolus). *a* Die mächtige epitheloidzellige Gefäßstrecke ist vor dem Übergang
in die Vene stark gewunden und daher mehrmals im Schnitt getroffen. *b* Unvermittelter
Übergang des epitheloidzelligen Abschnittes in eine weitlumige, sehr dünnwandige Vene.
(Aus WATZKA 1936)

„vollzieht sich meist allmählich, mitunter aber auch ganz plötzlich" (Abb. 65 *b*). Die aus den Anastomosen hervorgehenden Venen sind stets außerordentlich dünnwandig.

In der Rinde des Eierstockes des Kaninchens sind epitheloidzellige arteriovenöse Anastomosen in unmittelbarer Nähe des Gelbkörpers von SPANNER (1951) gefunden worden.

Bei trächtigen Katzen sind von MATHIS und EGLITIS (1936) in der Wand von Eierstockarterien an Stelle der glatten Muskelzellen epitheloide Zellen beobachtet worden; dieser Befund verdient in Hinblick auf das reichliche Vorkommen derartiger Elemente in den Eierstockarterien gravider Frauen besonderes Interesse (s. S. 149).

B. Eileiter

Mensch

Die kleinen Arterien „zeigen da und dort wulstartige Verdickungen der Innenhaut" mit Längsmuskelwülsten (v. EBNER 1902, BUCURA 1903, 1910), die Membrana elastica interna zeigt dabei das gleiche Verhalten wie bei den entsprechenden Bildungen des männlichen Geschlechtes (s. S. 136/137).

Vereinzelt habe ich Gefäße beobachtet, die eine teilweise aus epitheloiden Zellen aufgebaute Wand besitzen (Abb. 68) und wahrscheinlich als arterio-venöse Anastomosen anzusprechen sind.

C. Uterus

Mensch

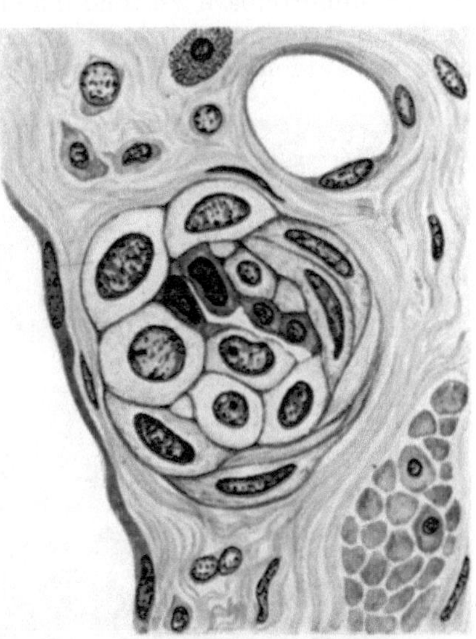

Abb. 68.   Gefäß mit teilweise epitheloidzelliger Wand in dem menschlichen Eileiter unmittelbar post partum. Vergr. 500fach

Die Schleimhaut des Corpus uteri wird entsprechend ihrer Gliederung in eine Zona basalis und eine Zona functionalis von zweierlei Arterienzweigen versorgt, die alle aus den großen, in dem Myometrium befindlichen Stämmen hervorgehen: Die als basale Arterien bezeichneten Äste, welche nach den Angaben von SCHLEGEL (1945) einen Durchmesser von etwa 50 bis 100 μ besitzen, verlaufen parallel der Myometrium-Endometriumgrenze und splittern sich nach mehrmaliger dichotomischer Teilung in ein dichtes Kapillarnetz auf, das die Uterusdrüsen umhüllt und an der Grenze gegen das Myometrium auch mit dessen Kapillaren in Verbindung steht. — Die Spiral- oder Knäuelarterien, welche ein etwas stärkeres Kaliber (100 bis 200 μ, SCHLEGEL) haben, teilen sich in dem Grenzgebiet zwischen Zona basalis und Zona functionalis in drei bis vier Äste auf, welche unter nochmaliger dichotomischer Teilung in den oberen Lagen der Zona functionalis sich astförmig ausbreiten (STRAUSS 1948). Sie durchziehen in zahlreichen Schraubenwindungen, welche bisweilen richtiggehende Aufknäuelungen werden können, die Schleimhaut; sie geben auf ihrem Verlaufe nur spärliche Seitenzweige ab und lösen sich erst unterhalb des Oberflächenepithels ziemlich unvermittelt fontäneartig in das unter dem Oberflächenepithel gelegene engmaschige Kapillarnetz auf (WERTH und GRUSDEW 1898, FREUND 1904, SAITO 1926, BARTHELMEZ 1941, SCHLEGEL 1945).

Basalarterien und Spiralarterien unterscheiden sich nicht nur darin, daß erstere eines elastischen Apparates entbehren, dafür aber in ihrer Media epitheloide Zellen besitzen, während letztere reich an elastischem Gewebe sind, aber keine epitheloide Zellen enthalten, sondern auch darin, daß nur die Spiralarterien, nicht aber die Basalarterien an den zyklischen Veränderungen der Uterusschleimhaut teilnehmen (OKKELS und ENGLE 1938, MARKEE 1940, SCHLEGEL 1945); die Basalarterien dienen der Ernährung der Zona basalis, welche an den Umwandlungsprozessen in der Schleimhaut nicht oder nur geringfügig teilnimmt und den Mutterboden für die Regeneration der bei jeder Menstruation abgestoßenen Schleimhautpartien darstellt, sie können daher gewissermaßen als Vasa publica den von den Spiralarterien repräsentierten Vasa privata des Endometriums gegenübergestellt werden.

Der Abfluß des Blutes aus dem Kapillarsystem erfolgt teils unmittelbar, teils mittelbar über kleine Venen in dünnwandige Venen, welche vielfach sackartige Ausbuchtungen zeigen und dadurch in Injektionspräparaten an „Venenseen" (SCHLEGEL 1945) erinnern.

Arterio-venöse Anastomosen sind von SCHLEGEL (1945) in der Zona functionalis als unmittelbare Verbindungen zwischen kleinen Seitenzweigen (Arteriolen) der Knäuelarterien und den lakunenartig erweiterten Venen („Venenseen") beschrieben worden; sie zeigen keine charakteristischen Baumerkmale und besitzen

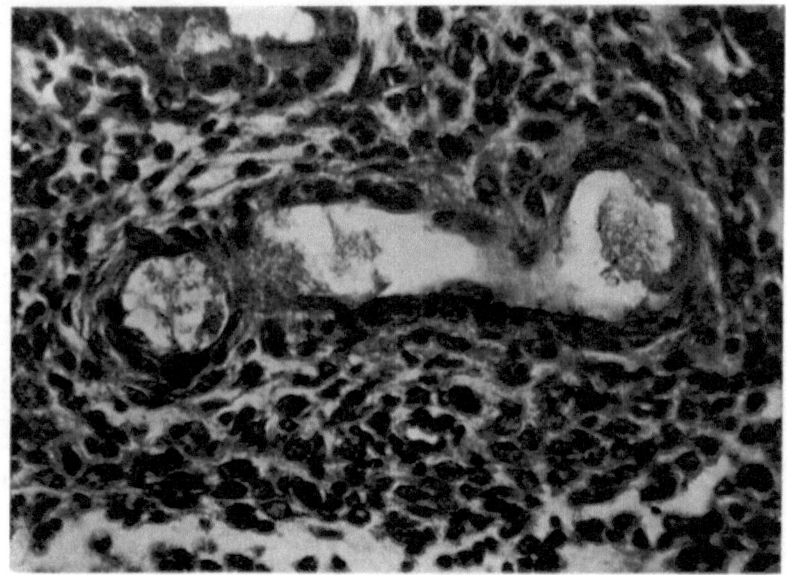

Abb. 69. Arterio-venöse Anastomosen in der Zona spongiosa des Endometriums (Sekretionsphase). Mikrophoto; Vergr. 400fach. (Aus GÜVENER 1951)

insbesondere keine Verschlußeinrichtungen, so daß sie aller Voraussicht nach nur so weit verschlußfähig sind wie alle Arteriolen schlechthin. In der Zona basalis fehlen derartige arterio-venöse Anastomosen.

In der Cervixschleimhaut hat SCHLEGEL allem Anschein nach ebenfalls arterio-venöse Verbindungen von der gleichen Art wie in dem Corpus uteri angenommen, wie seiner Bemerkung zu entnehmen ist, daß trotz des Fehlens von Venenseen und der viel geringeren Stärke der Venenstämmchen an vielen Stellen die rote und blaue Injektionsmasse miteinander in Kontakt tritt.

SCHLEGEL hält es nicht für ausgeschlossen, daß die arterio-venösen Anastomosen während des mensuellen Zyklus „proportional mit der allgemeinen Gefäßentfaltung" eine zahlenmäßige Vermehrung erfahren und infolge der gleichzeitigen Benachteiligung der Blutversorgung des Kapillarnetzes eine Rolle bei dem Menstruationsmechanismus spielen.

DE GIORGI (1949, 1950) hat bei seinen an Serienschnitten durchgeführten Untersuchungen in den an die Schleimhaut des Halskanales und der Portio grenzenden Schichten des Myometriums gewunden verlaufende und mit einer engen Lichtung versehene Arteriolen gefunden, die eine ausschließlich aus epitheloiden Zellen gebildete Wand besitzen und mit ausgeprägten Verengungen ihrer Lichtung unvermittelt in weite Gefäße mit den Merkmalen einer Vene übergehen. Der anastomotische Abschnitt erscheint konstant in der Form des typischen Knäuels und zeigt außer einer beträchtlichen Länge „eine elektiv myoepitheliale Struktur mit äußerster Spärlichkeit der elastischen Komponente"; nicht selten sei genau die Stelle der Einmündung in die Vene durch eine polsterartige Anhäufung epitheloider Zellen gekennzeichnet.

Die von DE GIORGI beobachteten arterio-venösen Anastomosen kommen „mit ausgeprägter Häufigkeit und Deutlichkeit" bei Mehrgebärenden und bei gewissen pathologischen Zuständen (Metritiden des Collum, Anfangsstadien von Portiocarcinomen) vor, während sie zur Zeit der Geburt spärlich und im Greisenalter selten sind.

Arterio-venöse Anastomosen sind in der Zona spongiosa des Endometriums auch von GÜVENER (1951) beschrieben worden (Abb. 69).

Säugetiere

In dem Uterus des Rehes hat WATZKA (1936) arterio-venöse Anastomosen beschrieben; es handelt sich dabei „meist um verhältnismäßig weite Arterien, von denen seitlich kleine Gefäße abgehen, die sich als Venen erweisen"; die Anastomosenöffnung ist meist sehr eng und wird ring- oder wulstförmig von glatten Muskelzellen umgeben, durch die sie offenbar noch beträchtlich verkleinert werden kann. Die Arterien sind nur mit einer mäßig dicken Media ausgestattet, während die sehr dünnwandigen Venen nur wenig oder überhaupt keine Muskelzellen besitzen; nicht selten sind in den anastomosierenden Venen ansehnliche Klappen zu beobachten.

Beim Rhesus-Affen sind von OKKELS und ENGLE (1938) in der Zona basalis des Endometriums Arterien beobachtet worden, deren Wand keine elastischen Elemente enthält, in der Media aber von epitheloiden Zellen durchsetzt ist. Die von SCHLEGEL beim Menschen beschriebenen arterio-venösen Anastomosen kommen nach BARTHELMEZ (1947) beim Rhesus-Affen nicht vor; sie können daher auch für den Menstruationsmechanismus keine Rolle spielen (vgl. auch REYNOLDS 1947).

YOUNG (1955) hat in dem mesometrialen Dreieck des Uterus der Ratte das Vorhandensein von arterio-venösen Anastomosen festgestellt.

D. Vagina

Mensch

Die Arterien in der Wand der Vagina, insbesondere in der Muskelhaut und in der Adventitia, sind durch den Besitz von Intimapolstern ausgezeichnet, die aus längs- oder schräg verlaufenden Muskelzellen sowie aus elastischen Fasern und Membranen bestehen (BUCURA 1903, 1910). DANESINO und PANINI (1951) haben außerdem auch gestielte Intimapolster, ferner Intimapolster, die aus epitheloiden Zellen aufgebaut sind, und aufgeknäuelte Arterien „unabhängig von dem Vorhandensein von arterio-venösen Anastomosen, aber mit allen funktionellen und physiko-chemischen Attributen der Anastomosen", beschrieben.   Die Venen bilden besonders an der Hinterwand der Scheide zwischen Muscularis und Adventitia einen mächtigen Plexus vaginalis und in der unteren Hälfte einen Schwellpolster, der mit den Vorhofschwellkörpern kommuniziert; sie besitzen nach den Befunden von DANESINO und PANINI (1951) Drosseleinrichtungen, die innerhalb der Muskelschicht von Längsmuskelbündeln sowie aus weit in die Lichtung vorspringenden Intimapolstern aus ringförmig und schräg angeordneten Muskelzellen, in der Adventitia hingegen von Muskelringen gebildet werden.

Arterio-venöse Anastomosen in der Vagina von Keimlingen des siebenten Monates sind von PANINI (1951) beschrieben worden; sie gehören zu den arterio-venösen Anastomosen des einfachen Typus und sollen zu diesem Zeitpunkt bereits funktionstüchtig sein.

E. Äußere Geschlechtsorgane

In den kleinen Schamlippen kommen nach SPANNER (1939) einzelne größere und kleinere Arterien vor, deren Intimapolster nicht ausschließlich aus glatten Muskelzellen aufgebaut sind. Zwischen Endothel und Media finden sich vielmehr auffallend große, verhältnismäßig plasmareiche, schwer abgrenzbare polygonale Zellen, „die man als epitheloide Zellen ansehen darf", an anderen Gefäßen sind „die bekannten blassen epitheloiden Zellblasen" auszumachen; „an vielen Gefäßen fehlen glatte Muskelfasern gänzlich", so daß die Media solcher Arterien in völlig epitheloider Umwandlung betroffen wird. Arterio-venösen Anastomosen mit epitheloidzelliger Wandung sind in dem Labium minus von SPANNER (1952) gefunden worden.

Der dem Corpus cavernosum penis homologe Schwellkörper der Clitoris und die einem gespaltenen Harnröhrenschwellkörper des Mannes entsprechenden Vorhofschwellkörper sind im kleinen ebenso beschaffen wie die kavernösen Körper des Mannes (v. EBNER 1902). HOYER (1877) hat gemeint, daß in den Schwellkörpern der Clitoris und des Vorhofes der Übergang von Arterien in den reichen venösen Plexus hauptsächlich durch Kapillaren vermittelt zu werden scheint; die Frage, ob hier auch unmittelbare Übergänge von Arterien in Venen vorkommen, vermöge er „vorläufig weder im bejahenden noch im verneinenden Sinne mit Sicherheit zu beantworten".

Ich habe in den Schwellkörpern des weiblichen Genitales epitheloidzellige Gefäße beobachtet, welche unmittelbar in die Bluträume ausmünden; sie ähneln in ihrem Verhalten den Rankenarterien des männlichen Gliedes, scheinen aber im Vergleich zu diesen weniger stark gewunden zu sein.

F. Placenta

Die in dem graviden Uterus als uteroplacentare Arterien erhalten bleibenden Spiral- oder Knäuelarterien (FREUND 1904, SPANNER 1936, ORTMANN 1938) sind in der Decidua eines graviden Uterus bereits von VIRCHOW (1857) sowie von WALDEYER (1887) beschrieben worden, der die unmittelbare Einmündung der uteroplacentaren Arterien in die intervillösen Räume einwandfrei erwiesen hat; ob aber die uteroplacentaren Gefäßbeziehungen die Kennzeichnung als arterio-venöse Anastomosen verdienen, darf nicht zuletzt in Hinblick auf die besonderen Verhältnisse der intervillösen Räume als zweifelhaft gelten.

In dem graviden Uterus von Centetes und Hemicentetes beginnen nach den Beobachtungen von GOETZ (1936, 1937) die innerhalb der Muskelschicht gestreckt verlaufenden mütterlichen Arterien mit Eintritt in die Schleimhaut sich zu schlängeln und zahlreiche Spiralen zu bilden, deren Lichtung sich „auffallend wechselnd verhält"; die Arterienwand verliert zunächst ihr elastisches Gewebe und gewinnt in der decidualen Schicht dann ein ganz ähnliches Aussehen, wie es für die arterio-venösen Anastomosen beschrieben worden ist.

Während GROSSER (1942) das Vorkommen von arterio-venösen Anastomosen in der Placenta foetalis leugnet, hat DANESINO (1950), der die Gefäßverhältnisse an Serienschnitten von 25 Placenten vom fünften bis zum zehnten Monat untersucht hat, arterio-venöse Anastomosen in dem Bereich des Nabelstrangansatzes sowie an der Basis der großen Zottenstämme beschrieben: Von etwa 70 μ dicken Arterien gehen als Kollateralen Gefäße von deutlich venösem Charakter ab, welche nach kürzerem oder längerem Verlauf in eine Vene größeren Kalibers einmünden. Die Arterie, welche im übrigen keinerlei Besonderheiten zeigt, und im weiteren Verlauf sich in das Kapillarnetz der Zotten auflöst, läßt lediglich an der Abgangsstelle der „venösen Kollaterale" häufig einen von glatter Muskulatur gebildeten Sphincter erkennen, der offenbar durch Enger- oder Weiterstellung seiner Lichtung den Blutabfluß nach der Vene regulieren kann. „Wenn diese Einrichtung fehlt, zeigt die Vene, in welche die venöse Kollaterale der Arterie übergeht, immer ringförmige Verdickungen von glatten Muskelzellen; in diesem Falle ist der Blutstrom nicht mehr von der Arterie reguliert, sondern erst von der Vene, welche den anastomotischen venösen Abschnitt aufnimmt."

LEMTIS (1955) hat in dem fetalen Teil der Placenta große arterio-venöse Anastomosen funktionell nachgewiesen.

12. Nervensystem

A. Nervöses Zentralorgan und seine Hüllen

ECKER (1853) hat, gestützt auf Injektionsergebnisse, direkte Verbindungen zwischen Arterien und Venen in dem Gehirn angenommen, während KADYI (1886) sich hinsichtlich des Vorkommens von arterio-venösen Anastomosen im menschlichen Rückenmark sehr zurückhaltend äußert: „An einigen Stellen sehe ich weitere, zwei- bis dreifach die gewöhnlichen Kapillaren im Durchmesser übertreffende Gefäße, welche arterielle Zweige mit venösen direkt verbinden. Ob solche den von HOYER genau beschriebenen unmittelbaren Einmündungen kleinster Arterien in venöse Gefäße entsprechen oder bloß gewöhnliche, durch Injektionsdruck stark erweiterte Kapillaren vorstellen, konnte ich leider nicht mit Bestimmtheit entscheiden, indem ich nicht in der Lage war, an den betreffenden injizierten Präparaten die Struktur der Gefäßwände zu untersuchen." Während TEDESCHI (1890) behauptet, daß arterio-venöse Anastomosen „sowohl in der Tela chorioidea als auch in der Gehirnsubstanz leicht nachweisbar sind", lehnt VASTARINI-CRESI (1903) für das nervöse Zentralorgan das Vorkommen von arterio-venösen Anastomosen entschieden ab.

PFEIFER (1928) hingegen gibt an, daß in dem Großhirn sich neben den Haargefäßen „noch sehr viel gröbere Verbindungsbrücken" zwischen Arterien und Venen sowohl in der Großhirnrinde als auch im tiefen Mark „unschwer" nachweisen lassen; derartige arterio-venöse Anastomosen sollen in großer Zahl vorhanden und „keine nackten Endothelrohre, sondern mit Muscularis ausgestattet" sein. Die als Beleg für diese Angaben reproduzierte Mikrophotographie eines gefäßinjizierten Sagittalschnittes aus dem Gyrus ectosylvius medius der Katze zeigt „den Gefäßstutzen einer Rindenarterie, der in seiner Form das typische Bild eines Truncus arteriosus bietet. Diese Arterie entsendet eine hirtenstabförmig gebogene — sit venia verbo — Vene nach der Oberfläche des Gehirns zurück" (Abb. 70).

Was das Vorkommen von arterio-venösen Anastomosen in den *Gehirnhäuten* anlangt, so hat SUCQUET (1862) bereits angegeben, daß bei einer Injektion von der A. carotis communis aus die V. meningica media mit großer Leichtigkeit gefüllt werden kann; in der Dura ergießen sich einige Arteriolen in weite Bluträume, die mit großen Venenwurzeln in Zusammenhang stehen.

MICHEL (1872) hat in der Dura des Hundes unmittelbare Übergänge feinster Arterien in größere Venen beschrieben. Die Arterien sollen zum größten Teil auf der äußeren Oberfläche und nur zu einem sehr geringen Teil in der Dura selbst sich in das Kapillarnetz aufsplittern; das Kapillarnetz geht in zwei venöse Netze über, von denen das stärkere auf der Außen-, das schwächere auf der Innenfläche der Dura sich ausbreitet und welche miteinander durch von dem Netz der Innenfläche abgehende und das Gewebe der Dura durchsetzende Äste zusammenhängen.

LANGER (1877) beschreibt die Verhältnisse der harten Hirnhaut des Menschen, „worin allerdings auch zwei Gefäßnetze, ein inneres und ein äußeres vorkommen, deren Zusammenhang mit den zu- und ableitenden Stämmchen sich jedoch in

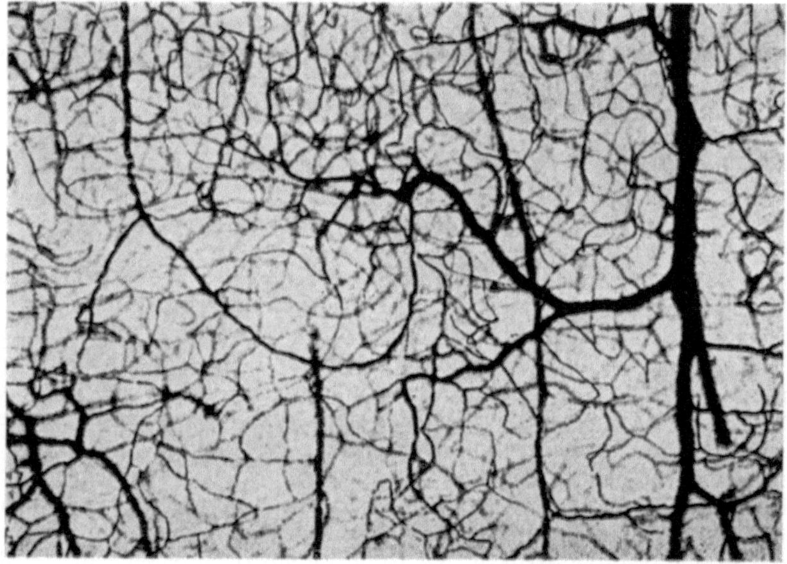

Abb. 70. Ausschnitt aus einem injizierten Sagittalschnitt durch den Gyrus ectosylvius medius der Katze. Ursprung einer arterio-venösen Anastomose aus einer Arterie. (Nach PFEIFER 1928)

anderer Weise dargestellt hat, als aus den vorliegenden, insbesondere den Verhältnissen der Hundedura entnommenen Schilderungen hervorgeht".

Das innere Netz besteht aus Gefäßen, „die bezüglich ihrer Durchmesser keineswegs zu den feineren gehören", und stellt ein zwischen arterielle und venöse Endverzweigungen eingeschaltetes Intermediärnetz dar; es „gehört somit nicht zum venösen Bezirk, sondern besteht aus wahren Übergangsgefäßen". Das äußere Netz hingegen, welches an der Außenfläche der harten Hirnhaut sich ausbreitet, ist venöser Natur und gehört der innersten Schicht des von der Dura dargestellten Periostes an. Dieses Netz wird überlagert von einem grobmaschigen Arteriennetz, welches sowohl mit dem inneren intermediären als auch mit dem äußeren venösen Netz Verbindungen eingeht.

Direkte Verbindungen feiner arterieller Gefäße in Venen „wirklich aufzufinden, gelingt . . . nicht schwer an Präparaten von Doppelinjektionen. Man erkennt, daß es die bald längeren, bald kürzeren zapfenartigen Anhänge der venösen Gefäße sind, welche die feinsten arteriellen Zweige in sich aufnehmen; sie gehen meistens seitlich von einem Venenrohr ab, sind anfangs kaum dünner als die Stammvene und schärfen sich bald langsamer, bald rascher eine Spitze zu, welche den Zusammenhang mit dem arteriellen Zweigchen vermittelt" (Abb. 71). Der-

artige Übergänge sind ziemlich zahlreich vorhanden. „Die Übergangsarterien sind meistens Ausläufer einer Netzpartie, gehen aber auch direkt von einem größeren Stämmchen als unverzweigte wahre Endarterien ab"; manchmal teilt sich auch ein schon feines Gefäß dichotomisch, um „mit einem kurzen Zweig in einen ihm entgegenkommenden Venenzapfen" überzugehen, während der zweite sich an den Zapfen anlehnt und parallel mit ihm weiter verläuft. — „Ganz so geformte, doch nur sehr vereinzelte Verbindungen beider Arterien mit Venenanhängen" hat LANGER auch zwischen den beiden Hauptschichten der Dura beobachtet, „wo sich die gegen die Innenfläche ansteigenden Gefäße zu ramifizieren beginnen und mit Teilen ihrer Astfolge einschalten".

Aus der Gestaltung der direkten Übergänge an den äußeren Schichten der Dura erklärt sich der leichte Übergang der Injektionsflüssigkeit aus der Meningealarterie in die Meningealvenen; durch die großen Zwischengefäße des venösen äußeren Netzes findet der Blutstrom kürzere Wege als durch das feine Netz der inneren Oberfläche. „Damit dürfte in der Tat ... die Möglichkeit geboten sein für rasche Ausgleiche bei Stauungen, insbesondere rücksichtlich der Bahn des inneren Oberflächennetzes, also eine Art Circulation dérivative im Sinne von SUCQUET." Dennoch möchte LANGER „diesen Übergang nicht ohne gewisse Einschränkungen unter den Begriff des bisher sogenannten ‚unmittelbaren Überganges' subsumieren, wie derselbe auf die Schwellkörper, nach SUCQUET und HOYER auch auf die in anderen Organen vorkommende Übergangsweise bezogen wird, wo nämlich in dieselben Venenwurzeln zwei Wege aus den Arterien führen, ein längerer durch die intermediären Gefäße, ein kürzerer direkt von den arteriellen Stämmchen her. In diesen Fällen führt der kürzere Weg durch einen

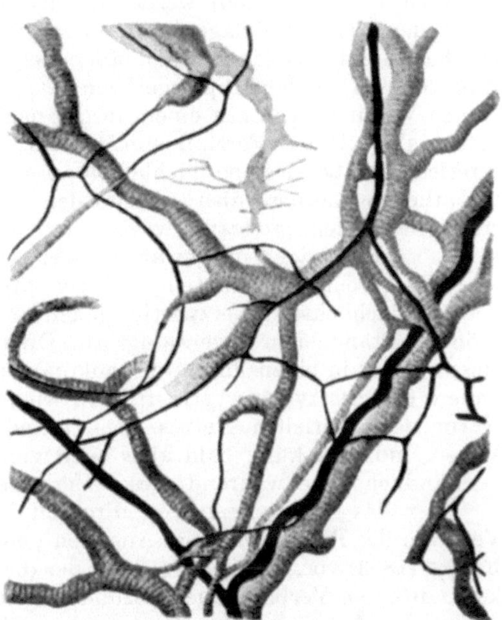

Abb. 71. Dura mater eines 60 Jahre alten Mannes mit doppelter Gefäßinjektion. Teile des venösen Netzes der Außenfläche der Dura mit entsprechenden feinen Aufzweigungen der Arterien und dem unmittelbaren Übergang der feinsten Arterienästchen in konische Zapfen des Venennetzes. In der Mitte der oberen Hälfte des Bildes ist eine von der Innenfläche der Dura kommende Venenwurzel mit gezeichnet. (Nach LANGER 1877)

anderen Bezirk des Organes und in ein anderes venöses Wurzelnetz, wenn auch in demselben Organ, und in weiterer Folge zu denselben venösen Stämmen. In der Meninx aber ist die Wende des Kreislaufes nur eine, und diese bis an die äußerste Peripherie der arteriellen Verteilung verschoben, auch durch arterielle Gefäßröhrchen vermittelt, welche sich bezüglich ihres Durchmessers kaum unterscheiden von denen des intermediären Grenznetzes der inneren Oberfläche. Es unterscheidet sich daher diese Übergangsweise von der gewöhnlichen durch Intermediären vermittelten nur darin, daß der ins Feinste zerfallenden Arterienramifikation keine gleich fein verästelte, venöse Astfolge gegenübergestellt ist." Für die Dura als ganzes Organ „bietet die beschriebene Übergangsweise allerdings

einen zweiten kürzeren Weg zum Abschluß des Kreislaufes dar und damit eine
Möglichkeit zur Derivation des Blutstromes".

VASTARINI-CRESI (1903) ist es trotz wiederholter Untersuchungen nicht
gelungen, in der Dura von Mensch, Hund, Katze und Kaninchen andere Verbindungen zwischen Arterien und Venen aufzufinden als die gewöhnlichen Kapillaren; die Kapillaren zeigen allerdings ein stark wechselndes Kaliber, doch
lassen sie in ihrem Verlauf immer einen engen Anteil erkennen, der als die Grenze
zwischen arteriellem und venösem System angesprochen werden kann und gerade in seinem Kaliber und in seiner Struktur sich nicht von einer typischen Kapillare unterscheidet.

Nach PFEIFER (1930) werden die arteriellen Meningealgefäße und die sie begleitenden Venen überlagert von einem oberflächlichen weitmaschigen Geflecht,
welches direkt aus Meningealgefäßen der Dura und indirekt durch rückläufige
Anastomosen aus den Diploegefäßen gespeist wird; es geht „an allen Ecken und
Enden Verbindungen mit einem in der nächst tieferen Schicht gelegenen Venennetz ein". „Unter Fortfall eines nutritiven Kapillargeflechtes gehen dünnste
arterielle Gefäße (des oberflächlichen arteriellen Netzes) unmittelbar in Venen beträchtlichen Kalibers über, welche den Ankömmlingen zapfenartige Fortsätze
entgegenstrecken. Seltsamerweise münden diese *kapillären Arterien*[1] sehr häufig
in venöse Blindsäcke und zwar von der Seite her ein, so daß dadurch das Bild
eines Entenschnabels entsteht ... Die kapillären Arterien sind meist Ausläufer
der oberflächlichsten Netzpartie, gehen aber manchmal auch direkt von einem
größeren Stämmchen unverzweigt ab. Oft teilen sie sich dichotomisch, gehen mit
einem Zweig in einen ihm entgegenkommenden Venenzapfen über, während der
andere Gabelast weiter verläuft, sich wieder teilt und so fort, entsprechend der
Natur des arteriellen Netzes. Die aufnehmenden zapfenartigen Ansätze der
Venen sind bald kurz, bald aber auch von einer überraschenden Länge, selbstverständlich ohne während dieses Verlaufes irgendeinen Ast abzugeben."

Über das Vorkommen von direkten Verbindungen zwischen Arterien und
Venen in der Pia liegen ältere Angaben von SCHRÖDER VAN DER KOLK sowie von
ECKER (1853) vor. SUCQUET (1862), der diese älteren Angaben nicht kennt, kann
keine direkten Verbindungen auffinden und DURET (1874) lehnt das Vorkommen
von solchen Verbindungen entschieden ab. TESTUT (1891) gibt an, er habe direkte
Verbindungen in der Pia, nachdem er lange vergeblich nach diesen Verbindungen
gesucht habe, endlich bei einer großen Anzahl von erwachsenen Gehirnen beobachten können. „Das Vorkommen der direkten Verbindungen zwischen Arterien und Venen der Pia mater ist heute für mich absolut sicher". Sie sind aber
sehr spärlich vorhanden, so daß man lange suchen muß, bis man eine findet, „gegen
welche man keine Einwendungen machen kann"; am häufigsten scheinen sie noch
in der Tiefe der Furchen zu sein. Hinsichtlich ihrer Bedeutung werden sie als
„einfache morphologische Zufälligkeiten" gewertet. — VASTARINI-CRESI (1903)
hat trotz zahlreicher Untersuchungen weder beim Menschen, noch beim Hund,
bei der Katze und beim Kaninchen derartige Verbindungen in der Pia beobachten
können; er müsse daher bis zum Beweis des Gegenteils energisch das Vorhandensein solcher Anastomosen in der Pia in Abrede stellen. KISS und SATTLER (1954)
haben auf der konvexen Fläche des menschlichen Gehirns arterio-venöse Anastomosen beschrieben, die wegen ihrer Größe beinahe mit bloßem Auge erkennbar sein sollen; „Dicke und Struktur der arteriellen Wand unterscheiden sich
wesentlich von denen der Vene". Nach PFEIFER (1928) ist das in der mittleren
Schicht gelegene venöse Zwischennetz in der Pia der Katze „nicht nur von den

---

[1] In der Urschrift nicht kursiv. (Anm. d. Verf.)

Venen her, sondern auch auf dem Wege arterio-venöser Anastomosen von den pialen
Arterien aus, vor allem unter Überdruck, leicht zu füllen". Ob die arterio-venösen
Anastomosen, welche in großer Zahl vorhanden sind, ständig offen sind oder

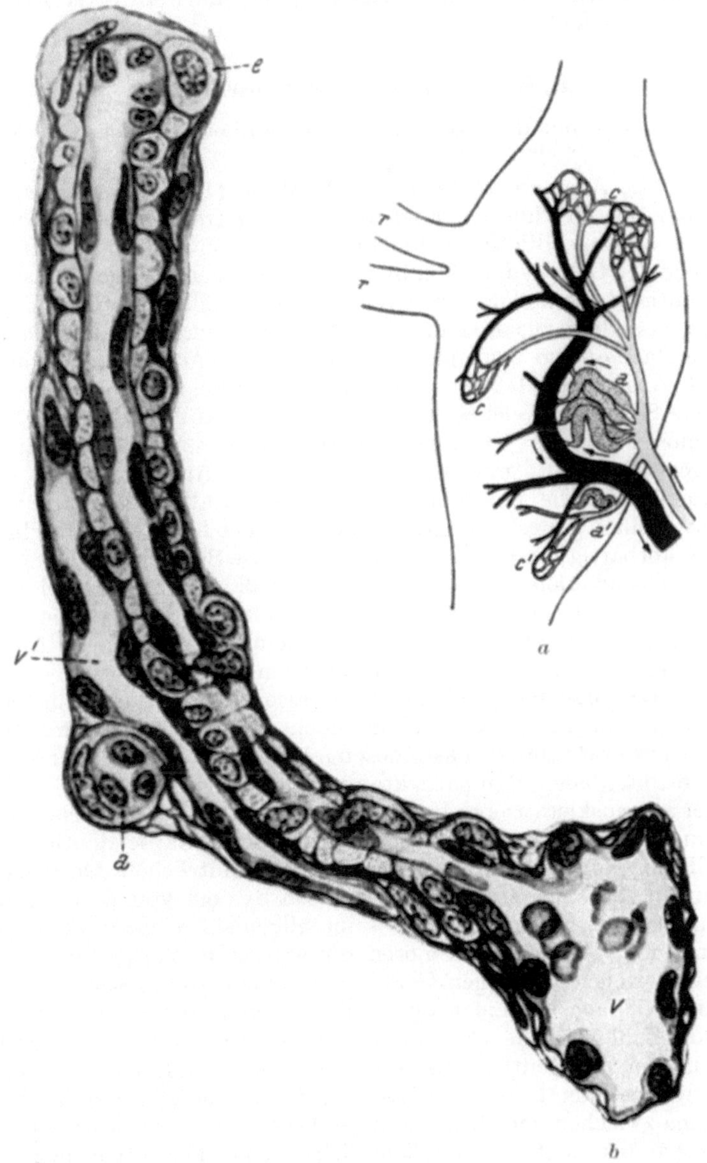

Abb. 72. *a* Schema einer mehrfachen (*a*) und einer einfachen (*a′*) arterio-venösen Anastomose in einem Grenzstrangganglion des Hundes. *c, c′* Kapillarbett; *r* Rami communi-
cantes. *b* Einfache arterio-venöse Anastomose mit einigen vergrößerten glatten Muskelzellen
und einer epitheloiden Zelle (*e*) in ihrer Wand; in der Nachbarschaft der Anastomose eine
Arteriole (*a*) und eine Venule (*v′*). (Aus NONIDEZ 1942)

nur unter bestimmten Druckverhältnissen als Regulatoren in Gebrauch genommen
werden, konnte am Injektionspräparat von PFEIFER nicht entschieden werden.

WENTSLER (1936), ein Schüler von E. R. CLARK, hat bei Untersuchungen der Gefäße in der Pia lebender Kaninchen festgestellt, daß die Arterien und Venen in der Pia in bemerkenswertem Gegensatz zu den Gefäßen im Ohrlöffel keine deutlichen Kaliberschwankungen erkennen lassen und daß arterio-venöse Anastomosen durchaus fehlen.

B. Ganglien des Grenzstranges

MÄRK (1941) erwähnt das Vorkommen von epitheloiden Zellen in Arterien des Ggl. cervicale caud. des Menschen.

Arterio-venöse Anastomosen sind von NONIDEZ (1942) in dem Ganglion stellare und in den oberen Thorakalganglien des Grenzstranges des Hundes als teils einfache, teils multiple Bildungen beschrieben worden (Abb. 72); erstere können an jeder Stelle der Ganglien vorkommen, letztere liegen dagegen meist näher der Peripherie und sind von kollagenem Bindegewebe umhüllt, das mit bindegewebigen Kapseln des Ganglion zusammenhängt. In dem feineren baulichen Verhalten zeigen die einfachen und multiplen arterio-venösen Anastomosen keine Unterschiede: Jede Anastomose läßt zwei deutlich unterscheidbare Segmente erkennen. Das arterielle Segment, welches den am meisten charakteristischen Bestandteil der Anastomosen darstellt, ist mehr oder weniger gewunden und zeigt einen epitheloidzelligen Wandbau; mit dem Übergang des Arterienzweiges in das arterielle Segment wird die Membrana elastica interna allmählich dünner und verschwindet schließlich ganz, während ihre „component fibers" die einzelnen epitheloiden Zellen korbartig umhüllen sollen. Das venöse Segment, welches immer unvermittelt an das arterielle Segment sich anschließt, ist in der Regel kurz, dünnwandig und eng, es besitzt weder glatte Muskelzellen noch epitheloide Zellen.

Beim Rhesus-Affen hat NONIDEZ dagegen keine arterio-venösen Anastomosen in den thoracalen Grenzstrangganglien gefunden.

LATTES (1948) hat bei fünf, nicht an essentieller Hypertonie erkrankten Patienten, weder in dem Ggl. stellare noch in den thoracolumbalen Grenzstrangganglien arterio-venöse Anastomosen feststellen können. Unter dem Material von 95 thoracolumbalen Sympathektomien hat er in neun Fällen mit fortgeschrittener arteriosklerotischer Hypertonie (zwei männliche und sieben weibliche Patienten) in den Grenzstrangganglien oder nahe deren Kapsel deutlich begrenzte, meist rundliche Körperchen mit einem durchschnittlichen Durchmesser von 250 μ gefunden, die aus einem komplizierten System von engen gewundenen Blutgefäßen bestehen und mit einer — im allgemeinen stark sklerotischen — Arteriole und mit ableitenden venösen Sinusoiden in Verbindung stehen. Die Endothelzellen, welche die engen Gefäße auskleiden, sind geschwollen und verlegen dadurch vielfach die Lichtung. In dem Stroma der Gefäßkörperchen sind in wechselnder Zahl längliche oder rundliche Zellen mit rundem, bläschenförmigem Kern und hellem, gelegentlich kleine eosinophile Granula enthaltendem Zelleib vorhanden, welche zum Teil die Gefäße umgeben, zum Teil aber auch verstreut in dem Stroma zwischen den Gefäßschlingen liegen; sie seien nicht als epitheloide Zellen, sondern als „extraendotheliale Zellen vom Pericytentypus" zu kennzeichnen. Gegen die Deutung der Gefäßkomplexe als Glomusorgane spricht auch die fehlende reiche Nervenversorgung.

C. Glomus caroticum (Paraganglion caroticum)

Das Glomus caroticum (oder Paraganglion caroticum) zeichnet sich durch einen Gefäß- und Kapillarreichtum aus, der nicht nur „weit über das übliche Maß" hinausgeht (WATZKA 1943), sondern offenbar überhaupt von keinem anderen Organ übertroffen wird (De Castro 1951, Daly, Lambertsen und Schweitzer 1954); Arnold (1865), der die Blutgefäße für den wesentlichen Bestandteil des Organes angesehen hat, hat wegen der knäuelartigen Gefäßanordnung geradezu von einem Glomerulus arteriosus intercaroticus gesprochen.

Das Gefäßlabyrinth, welches beim Menschen hauptsächlich von einem Zweig der A. carotis int. gespeist wird, durchzieht das ganze Organ und geht schließlich in weite venöse Gefäße über, welche vor allem an der Oberfläche gelegen sind (Watzka 1943).

Arterio-venöse Anastomosen in der Umgebung des Glomus caroticum sind zuerst von Goormaghtigh und Pannier (1939) erwähnt worden; sie haben dann bei Pferd und Kalb durch De Boissezon (1943, 1944) sowie bei der Katze durch

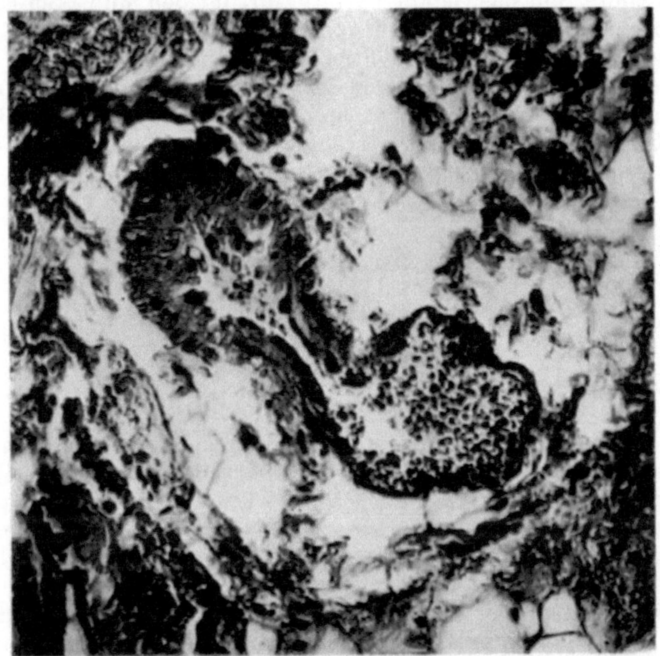

Abb. 73.   Arterio-venöse Anastomose aus der Umgebung des Glomus caroticum der Katze.
(Aus Celestino da Costa 1944)

Celestino da Costa (1944 a, b) eine genauere Beschreibung erfahren und sind neuerdings von De Castro (1951) an der lebenden Katze untersucht worden.

Celestino da Costa gibt an, daß die arterio-venösen Anastomosen in dem umgebenden Bindegewebe (Abb. 73) und auch am Eintritt in das Glomus caroticum anzutreffen sind; er erwähnt weiter das Vorkommen von kleinen epitheloidzelligen Arterien, welche zum Teil in das Glomus eindringen, betont aber gleichzeitig, daß deren helle Zellen sich sehr deutlich von den eigentlichen Organzellen unterscheiden und nicht mit diesen verwechselt werden können.

De Castro (1951) hat festgestellt, daß die arterio-venösen Anastomosen von den Seitenzweigen größerer, das Kapillarnetz des Glomus caroticum speisender Arterien abgehen und daher nicht, wie Goormaghtigh und Pannier angegeben haben, nichts mit dem eigentlichen Glomus zu tun haben. Die Anastomosen zeigen eine enge Lichtung, welche „von einer dicken Tunica interna mit hellen longitudinalen Muskelzellen" begrenzt wird; nach außen von dieser unter dem Endothel gelegenen Schicht folgt die Schicht der zirkulären Muskelzellen mit reichlichen Myofibrillen sowie eine dicke Adventitia, in welcher die Endausbreitungen pressorezeptorischer Nerven liegen.

Die Rolle, welche den arterio-venösen Anastomosen des Glomus caroticum zukommt, ist durch die Lebendbeobachtungen DE CASTROS an dem frei präparierten Organ der Katze dahingehend geklärt worden, daß ihr funktioneller Mechanismus in unmittelbarem Zusammenhang mit dem Erregungszustand der Chemorezeptoren (s. S. 244) steht, während er von Änderungen des allgemeinen Blutdruckes, wie sie experimentell durch Kompression der Aorta oder durch Drosselung der A. carotis com. erzeugt werden können, nicht beeinflußt wird: Bei Reizung der Pressorezeptoren bleiben die arterio-venösen Anastomosen geschlossen, so daß das gesamte Blut das Gefäßlabyrinth durchfließen muß. Bei Erregung der Chemorezeptoren durch künstliche Hyperkapnie (Einatmung von Kohlenoxyd) oder Hypoxaemie (Einatmung von Stickstoff) öffnen sich dagegen die arteriovenösen Anastomosen und lassen einen Teil des Blutes unmittelbar in die oberflächlich gelegenen Venen abfließen; infolgedessen erfährt der Blutstrom in diesen eine starke Beschleunigung, während gleichzeitig das Volumen des Glomus caroticum um ein Fünftel bis ein Sechstel abnimmt.

13. Sinnesorgane

A. Sehorgan

a) Augapfel

Mensch

BRÜCKE (1847) will einen unmittelbaren Übergang der Aa. ciliares posteriores breves in Venen gesehen haben; diese Angabe hat jedoch LEBER (1874) als irrtümlich widerlegt und ebenso hat sich auch HOYER (1877) gegen die Existenz von arterio-venösen Anastomosen ausgesprochen, ,,obschon die Resultate der Schellackinjektion ursprünglich die Existenz derselben ... als sehr wahrscheinlich erscheinen ließen''.

LOEWENSTEIN (1949) hat in dem hinteren Abschnitt der menschlichen Aderhaut epitheloide Zellen an großen und mittleren Arterien beschrieben; er glaubt offenbar aus diesem Befund auf das Vorhandensein von arterio-venösen Verbindungen schließen zu dürfen, gibt aber gleichzeitig zu, daß es ihm bis jetzt nicht gelungen sei, ,,den Verlauf von arterio-venösen Anastomosen von Arterie zu Vene zu rekonstruieren''.

Säugetiere

VASTARINI-CRESI (1903) kommt bei der Untersuchung der verschiedenen Abschnitte der Uvea (Iris, Corpus ciliare und Chorioides) in dem Auge des Kaninchens zu dem Ergebnis, daß keine arterio-venösen Anastomosen vorhanden sind.

VILSTRUP (1952) erwähnt in ihren ,,Untersuchungen über den Chorioideakreislauf'' arterio-venöse Anastomosen überhaupt nicht.

Die sogenannten Traubenkörner (Granula iridis), die bei den Haussäugetieren (Pferd, Rind, Schaf, Ziege), aber auch bei Kamel, Lama usw. an dem Pupillarrand der Regenbogenhaut ausgebildet sind, zeichnen sich nach ROHEN (1952) bei Schaf und Ziege durch ein Kapillarsystem aus, das innerhalb der Traubenkörner charakteristische Knäuel bildet; an der Basis dieser ,,Glomeruloide'' finden sich gelegentlich kapillare Kurzschlüsse zwischen zuführendem und abführendem Gefäß, während arterio-venöse Anastomosen mit epitheloidzelligen oder muskulären Wandveränderungen nicht nachzuweisen sind.

Vögel

ROHEN (1953) hat bei Vögeln am Sehnervenaustritt und in der Orbita direkte arterio-venöse Anastomosen, epitheloidzellige arterio-venöse Anastomosen sowie epitheloidzellige Gefäßstrecken ohne Anastomosencharakter, Sperrarterien und Arterienwülste beschrieben.

b) Augenlider

Mensch

SUCQUET (1866) hat nach Injektion der Kopfarterien die Venen am freien Lidrand häufig mit Injektionsmasse gefüllt gefunden und aus dieser Beobachtung ohne weiteres auf die Existenz von derivativen Verbindungen geschlossen.

Nachdem auch andere lange Zeit angezweifelte Angaben von SUCQUET durch neuere Beobachtungen bestätigt worden sind, verdienen die SUCQUETschen Befunde trotz der fast durchwegs negativen Ergebnisse von HOYER (1877), VASTA-RINI-CRESI (1903) u. a. eine nochmalige Nachprüfung.

Säugetiere

HOYER (1877), der bei verschiedenen Säugetieren ebenfalls eine Füllung der Venen in den Augenlidern beobachtet hat, hat beim Kaninchen festgestellt, daß an den Augenlidern, insbesondere in der Umgebung der Ausführungsgänge der MEIBOMschen Drüsen, verhältnismäßig sehr weite Kapillaren vorhanden sind, „welche eine Mittelstufe bilden zwischen den weiten . . . venösen Kanälen einzelner Körperteile . . . und den gewöhnlichen engen Kapillaren, wie sie sich auch an der Oberfläche der Conjunctiva beim Kaninchen als dichtes Netz ausbreiten. Jene weiten Kapillaren werden nun auch von der Schellackmasse angefüllt und lassen dieselbe bis in die abführenden Venenstämme passieren".

Vögel

MÄRK (1952) hat bei einer auf 40 Arten sich erstreckenden histologischen Untersuchung der an Arterienverzweigungen vorkommenden Arterienwülste arterio-venöse Anastomosen in dem Augenlid vom Auerhuhn (Tetrao u. urogallus), Sperber (Accipiter n. nisus), Mauersegler (Micropus a. apus), Gartenrotschwanz (Phoenicurus p. phoenicurus), Amsel (Turdus m. merula), Saatkrähe (Corvus f. frugilegus) und Gimpel (Pyrrhula p. coccinea) festgestellt. „Die Seitenäste sozusagen letzter Ordnung, in erster Linie die mit Arterienwülsten ausgestatteten, waren es, die, vor allem im Augenlid, aber auch an anderen Stellen, durch ihren gewundenen, oft geradezu knäuelartigen Verlauf, durch ihre verhältnismäßig dicke, meist aus mehreren Schichten epithelähnlich angeordneter Quellzellen aufgebaute Wand sowie durch die oft geschlossene Lichtung auffielen und sofort an arterio-venöse Anastomosen denken ließen. Tatsächlich konnte an einer Reihe dieser Gebilde einwandfrei verfolgt werden, wie die dicken arteriellen Abschnitte gewöhnlich nach zwei, drei Krümmungen sich unmittelbar in dünnwandige größere Venen fortsetzten." Bei manchen Arten, wie beim Zaunkönig (Troglotydes t. troglotydes), Haussperling (Passer d. domesticus) und Kanarienvogel (Serinus canaria), ist „infolge ungünstiger Schnittrichtung oder vorzeitigen Aufhörens der Schnittreihe der unmittelbare Übergang in Venen" nicht zu erweisen gewesen, „nach der ganzen Anordnung und dem kennzeichnenden Bau" muß es sich „aber auch hier mit allergrößter Wahrscheinlichkeit um arterio-venöse Anastomosen handeln".

MÄRK betont, daß „keinesfalls alle gefundenen arterio-venösen Anastomosen an ihren Abgängen mit Arterienwülsten" entspringen; es sind vielmehr, „wenn auch weniger oft, Anastomosen anzutreffen, die ohne oder nur mit Andeutungen von Wulstbildungen abgehen". Als wulstfrei haben sich auffälligerweise meist nur solche Anastomosen erwiesen, bei denen einerseits schon die Stammarterie, anderseits aber dann vor allem der anastomotische Abschnitt selbst durch einen besonderen Reichtum an epitheloiden Zellen hervorstechen; darüber hinaus zeigen die wulstlosen Anastomosen „vielfach an ihren Abgängen eine sphincterartige Anordnung der Muskulatur, so daß in diesen Fällen also hinreichend Regulationsmöglichkeiten bestehen und Arterienwülste entbehrlich erscheinen".

c) Tränendrüse

In der Tränendrüse des Menschen sind von PRETO PARVIS (1950) verschiedene Formen von Regulationseinrichtungen an den kleinen Arterien sowie arteriovenöse Anastomosen beschrieben worden.

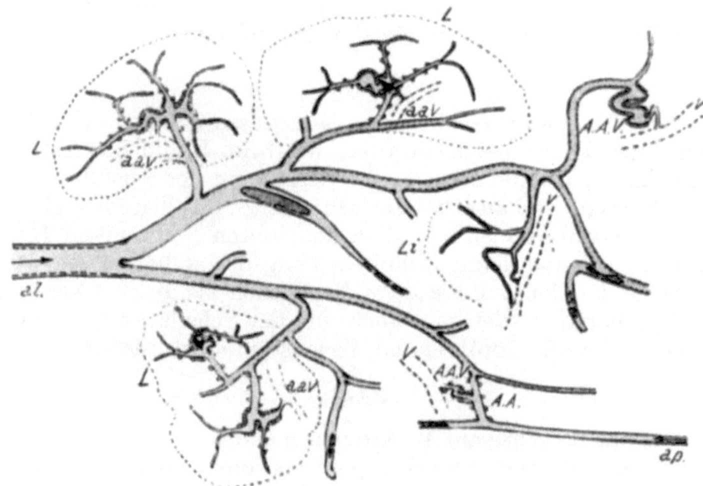

Abb. 74. Schematische Darstellung der Verteilung der arterio-venösen Anastomosen in der menschlichen Tränendrüse. Die arterio-venösen Anastomosen innerhalb der Lappen sind mit *a. a. v.* und in dem periglandulären Bindegewebe mit *A. A. V.* bezeichnet. *al* ein Hauptast der A. lacrimalis; *ap* Zweig einer A. palpebralis; *v* Vene; *L* floride Lappen; *Li* zum Teil rückgebildeter Lappen. (Aus PRETO PARVIS 1950)

Die für die Versorgung der Tränendrüse bestimmten Äste der A. lacrimalis entsenden in beträchtlicher Zahl kleinere, gewunden verlaufende Zweige mit einem Kaliber von 100 bis 300 µ in das die Drüsen umgebende Bindegewebe und zerfallen innerhalb der Drüse in ihre Endäste, von denen ein Teil für die einzelnen Drüsenlappen, ein anderer für das intralobäre Bindegewebe bestimmt ist.

Die Arterien zeigen in ihrer Intima eine Längsmuskelschicht, die nahezu kontinuierlich von den Hauptstämmen (mit einem Durchmesser von etwa 500 µ) bis zu den innerhalb der Drüsenläppchen verlaufenden Zweigen (mit einem Kaliber von 30 bis 40 µ) ausgebildet ist. Die in dem intralobären und periglandulären Bindegewebe verlaufenden Äste zeigen regelmäßig, bei den einzelnen Individuen aber mit wechselnder Häufigkeit intraarterielle „polypoide" Bildungen, welche meist an solchen Stellen liegen, an denen sich die Verlaufsrichtung der Gefäße unvermittelt ändert.

Arterio-venöse Anastomosen mit mehr oder weniger langem und gewundenem Verlauf kommen nach Angaben der Autorin in der bindegewebigen Umhüllung der Tränendrüse vor (Abb. 74); sie zeigen alle im großen und ganzen ein gleiches Verhalten: Auf einen arteriellen Abschnitt mit spärlicher Muskulatur in der Intima, zarter Elastica interna und teilweise epitheloidzelliger Media folgt ein kürzerer oder längerer Abschnitt mit im wesentlichen epitheloidzelliger Wandung und meist enger Lichtung, an den sich ein ebenfalls gewundener Abschnitt mit weiter Lichtung anschließt; dieser geht über in einen dünnwandigen Abschnitt, der — immer in einer wenig ersichtlichen Weise — mit einer Vene in Verbindung steht. Außer diesen arterio-venösen Anastomosen ist bei einem 45jährigen und einem 73jährigen Individuum in dem die Drüsen umgebenden Bindegewebe je ein arterio-venöser Komplex gefunden worden, der sich in mehrfacher Hinsicht von einer einfachen arterio-venösen Anastomose unterscheidet. In beiden Fällen sind zwei, verhältnismäßig große und annähernd parallel verlaufende Arterien durch einen querverlaufenden, an epitheloiden Zellen besonders reichen Zweig miteinander verbunden, von dem eine arterio-venöse Anastomose abzweigt.

Die einzelnen Drüsenlappen werden von Ästen mit einem Kaliber zwischen 80 und 100 µ versorgt, die unmittelbar von den Hauptstämmen der A. lacrimalis abgehen. Diese Äste geben jeweils mehrere, etwa 40 bis 50 µ starke Zweige ab, von denen mindestens einer regelmäßig charakteristische Eigentümlichkeiten aufweist: Diese Zweige verlaufen zuerst gerade und besitzen eine Intima mit einer sehr zarten Längsmuskelschicht sowie eine hauptsächlich aus epitheloiden („myoepitheliale") Zellen aufgebaute Media; sie setzen sich in einem mehr oder weniger stark gewundenen, ebenfalls epitheloidzelligen Abschnitt fort, der sich ziemlich unvermittelt in eine Anzahl von etwa 30 µ dicken Ästen aufteilt. Diese Äste, welche nach weiterer Aufteilung das Kapillarnetz um die Endstücke speisen, haben eine Wandung, die außer von dem Endothel und einer zarten Elastica interna von einer einfachen Lage größtenteils epitheloider Zellen gebildet wird. Der gewundene Verlauf, die epitheloidzellige Wandung und die Dichte der Adventitia sowie die konstante intime Beziehung des gewundenen Gefäßabschnittes zu einer kleinen Vene lassen diese Gefäßabschnitte den in der Glandula submandibularis beschriebenen arterio-venösen Anastomosen sehr ähnlich erscheinen, wenn auch der unmittelbare Übergang der Arterien in die Venen „schwierig nachzuweisen" sei.

B. Gehörorgan

a) Innenohr

Direkte Verbindungen zwischen arteriellen und venösen Gefäßen sind von SIEBENMANN (1894) auf Tafel IX abgebildet worden, werden aber im Text nicht erwähnt.

SCUDERI und DEL BO (1952) beschreiben in dem Ligamentum spirale der menschlichen Schnecke arterio-venöse Arkaden als Verbindungen zwischen den Gefäßbezirken der Scala vestibuli und der Scala tympani; sie lassen es dabei unentschieden, ob diese Gefäße, deren Kaliber im allgemeinen größer sei als das der Kapillaren, unmittelbare Veränderungen zwischen arteriellen und venösen Gefäßen darstellen, halten aber die Beibehaltung der Bezeichnung für zweckmäßig, schon um damit zum Ausdruck zu bringen, daß durch die Vermittlung dieser Arkaden „eine direkte Verbindung zwischen dem vorwiegend arteriellen Gefäßnetz der Scala vestibuli und dem der Scala tympani hergestellt wird, welches nach dem Urteil der Mehrheit aus venösen Gefäßen besteht".

b) Mittelohr

PRUSSAK (1868) hat bei der Untersuchung der Gefäßverhältnisse der Paukenhöhle des Hundes gefunden, daß die Arterien der Innenwand der Paukenhöhle und insbesondere die auf dem Promunturium verlaufenden Aa. caroticotympanicae aus der A. carotis int. sich in Zweige teilen, deren Kaliber im Verhältnis zu ihrem Stamm besonders groß ist. „Die letzten Arterienäste laufen öfter weithin, ohne sich zu verzweigen; geschieht dieses, so gehen die entstandenen Zweige sehr rasch in Venen über, so daß von einer Kapillarbildung kaum die Rede ist. Sehr häufig stößt sogar unvermittelt ein Gefäß mit arterieller Struktur an ein solches mit venöser."

BRUNNER (1870), der menschliche Präparate untersucht hat, scheint nach MÄRK (1941) selbst keine arterio-venösen Anastomosen gesehen zu haben, sondern bezieht sich lediglich auf PRUSSAK.

VASTARINI-CRESI (1903), der die Verhältnisse nur bei einer Katze untersucht hat, ist es nicht möglich gewesen, arterio-venöse Anastomosen zu sehen.

c) Äußeres Ohr (Ohrmuschel)

Mensch

Das äußere Ohr des Menschen gehört nach SUCQUET (1866) zu den Körperbezirken, in denen der Übertritt der Injektionsmasse von den Arterien in die Venen besonders leicht festzustellen sei. „La peau du bord des oreilles est noire d'injection. Les artères qui se distribuent dans son intérieur, et quelques rameaux arborisés sur les cartilages, ont versé leur solution résineuse dans le tronc de la veine temporale ... Les veines auriculaires injectées surpassent en volume les origines de la veine faciale, même dans le nez."

HOYER (1877) hat am Ohr des Menschen „stets nur negative Resultate" erhalten, obschon bei allen von ihm untersuchten Köpfen (Kopf eines Erwachsenen sowie eine Anzahl Köpfe von Kindern im Alter von einigen Tagen bis zu einem Jahr) „die Anfüllung der arteriellen Äste ... eine vollständige war". — VASTARINI-CRESI (1903) hat bei der Untersuchung eines injizierten Kopfes vom Erwachsenen die Venen an der medialen Fläche der Ohrmuschel teilweise mit der Injektionsmasse gefüllt gefunden, hat aber den positiven Ausfall dieses indirekten Nachweises mit den direkten Methoden bei dem Kopf zweier anderer Erwachsener und eines Fötus von neun Monaten nicht zu bestätigen vermocht; er glaubt indessen aus diesen negativen Befunden noch nicht das Vorkommen von arterio-venösen Anastomosen in der menschlichen Ohrmuschel ausschließen zu sollen, da bei den für die anatomische Untersuchung zur Verfügung stehenden Leichen die Venen des Kopfes oft von sehr festhaftenden Blutgerinnseln verschlossen sind, welche für die Injektionsmasse „unüberwindliche Hindernisse" darstellen.

SPANNER (1951) hat einen epitheloidzelligen anastomotischen Abschnitt mit seiner Einmündung in eine Vene aus dem Ohrläppchen eines erwachsenen Mannes demonstriert.

PRICHARD und DANIEL (1956) haben in der Ohrmuschel des Menschen arterio-venöse Anastomosen in außerordentlich großer Anzahl nachzuweisen vermocht. Nach ihren, durch ausgezeichnete Mikrophotos belegten Beobachtungen finden sich die Anastomosen, welche in der Regel nicht einen stark gewundenen, sondern einen S-förmigen bis haarnadelähnlichen, häufig sogar einen mehr oder weniger gestreckten Verlauf zeigen, teils an oder in dem Perichondrium, teils in dem subkutanen Fettgewebe und den tieferen Schichten des Corium; sie fallen in den histologischen Schnitten nicht ohne weiteres auf, weil ihre aus epitheloiden Zellen und glatten Muskelzellen bestehende Media im allgemeinen nur eine geringe (10 μ) Dicke besitzt. Epitheloide Zellen kommen auch in den gestreckt verlaufenden Anastomosen zumindest vereinzelt vor. Eine Membrana elastica interna fehlt; ob das Endothel überall eine kontinuierliche Lage bildet, ist fraglich.

Säugetiere

Das Vorkommen von arterio-venösen Anastomosen in der Ohrmuschel ist bei Rhesus-Affe (DANIEL und PRICHARD 1956), Hund (HOYER 1877, DANIEL und PRICHARD 1956), Katze (HOYER 1877, VASTARINI-CRESI 1903, DANIEL und PRICHARD 1956), Rind (FINDLAY und GOODALL 1953, GOODALL 1955), Pferd (DANIEL und PRICHARD 1956), Schaf (DANIEL und PRICHARD 1956), Ziege (DANIEL und PRICHARD 1956), Hausschwein (DANIEL und PRICHARD 1956),

Meerschweinchen (DANIEL und PRICHARD 1956) und vor allem beim Kaninchen nachgewiesen worden, bei dem, wie schon HOYER (1877) angegeben hat, sie besonders zahlreich und „verhältnismäßig am leichtesten wahrnehmbar" sind.

Die arterio-venösen Nebenschlüsse in dem Ohrlöffel des *Kaninchens* haben eine besonders große Bedeutung erlangt, da sie bis jetzt die einzigen derartigen Gefäßverbindungen sind, welche bei Anwendung einer geeigneten Methodik (s. S. 210) schon am lebenden Tier beobachtet und in ihrem Verhalten gegenüber den verschiedensten Einflüssen untersucht werden können (vgl. GRANT 1930, GRANT, BLAND und CAMP 1932, CLARK und CLARK 1934 a, b, CURTILLET 1939, SONOMOTO 1953, TISCHENDORF und CURRI 1954).

Der Ohrlöffel des Kaninchens wird von der A. auricularis ant. und A. auricularis post. versorgt; erstere verzweigt sich hauptsächlich an den an der Vorderfläche befindlichen Muskeln, letztere teilt sich in drei Äste, von denen je einer entlang dem freien Rande, der dritte nahe der Mittellinie verläuft und sich in der Ohrspitze in mehrere Äste spaltet, die zum Teil mit den Randgefäßen anastomosieren. — Die Venen, welche ebenfalls an der Ohrspitze untereinander in Verbindung stehen, folgen dem Verlauf der Arterien und sammeln sich an der Wurzel des Ohrlöffels in dem schwächeren Stamm der V. auricularis ant. und in dem stärkeren Stamm der V. auricularis post.

„Von den einander begleitenden Arterien und Venen wenden sich zahlreiche Ästchen in der Richtung zum Rande des Ohres, wo sie teils den Knorpel durchbohren, um auf die innere Oberfläche des Ohres überzutreten, teils in Kapillaren der Haut und des Perichondriums sich aufzulösen. Nahe der Durchtrittsstelle durch den Knorpel geben die Arterien mehr oder weniger zahlreiche Zweige ab, welche unmittelbar in die benachbarten Venen einmünden. Außerdem finden sich zahlreiche derartige Anastomosen auch an solchen Zweigen der Randgefäße, welche in der Richtung nach der Mitte des Ohres zu verlaufen, und ebenso auch zwischen Zweigen, welche von den medialen Gefäßen entspringen. Der Verlauf der anastomotischen Arterienzweige ist ein sehr mannigfaltiger; selten trifft man einen zwischen Arterie und Vene gerade ausgespannten Verbindungskanal . . . meist verlaufen die anastomotischen Zweige mehr oder weniger geschlängelt, zeigen Neigung zur Bildung von Knäueln . . ., teilen sich zuweilen in zwei Arme, geben in ihrem Verlaufe meist mehrfache Zweige ab, welche entweder mit anderen Arterienzweigen anastomosieren, oder in Kapillaren zerfallen, oder gleich an ihrem Ursprung schon kapillare Struktur zeigen" (HOYER 1877).

BERLINERBLAU (1875) kommt zu einer Bestätigung der HOYERschen Angaben, findet aber die von diesem beobachteten Baueigentümlichkeiten der arteriovenösen Anastomosen nicht wieder, sondern meint, „es versteht sich wohl von selbst, daß die Umformung von Arterien in Venen ganz allmählich erfolgt und daß es unmöglich ist, zwischen beiden eine scharfe Grenze aufzustellen". VASTARINI-CRESI (1903) hat ebenfalls im Ohrlöffel des Kaninchens arterio-venöse Anastomosen gefunden, von denen er eine sehr genaue Beschreibung ihres Verhaltens gibt. Nach seinen Beobachtungen kommen diese Verbindungen fast ausschließlich in dem medialen Anteil des Ohrlöffels vor, wobei sie vor allem in dem subcutanen Bindegewebe, und nicht, wie HOYER angegeben hatte, in dem Perichondrium liegen.

Ausbreitung der größeren Gefäße sowie Menge, Verteilung und Verlauf der arteriovenösen Anastomosen können an Häutchenpräparaten sehr gut untersucht werden. Derartige Präparate werden in der Weise gewonnen, daß nach der Fixierung die Haut vom Knorpel so abgezogen wird, daß die dem Knorpel unmittelbar aufliegende gefäßführende Schicht auf diesem liegenbleibt; diese Schicht wird dann vorsichtig von dem Knorpel abgelöst, und nach entsprechender Färbung (z. B. Haemalaun-Orzein) in Balsam eingeschlossen (Abb. 75).

Der in Abb. 75 dargestellte Bezirk mißt 14 mm^2 und enthält 78 arterio-venöse Nebenschlüsse. SONOMOTO (1953) hat in einem Feld von etwa 2 cm^2 eines derartigen Häutchenpräparates sogar 282 arterio-venöse Anastomosen gezählt.

Es ist vielleicht nicht überflüssig, zu bemerken, daß aus solchen Feldauszählungen die Gesamtzahl der arterio-venösen Anastomosen in einem Kaninchenlöffel nicht errechnet werden kann, weil diese nicht gleichmäßig über den

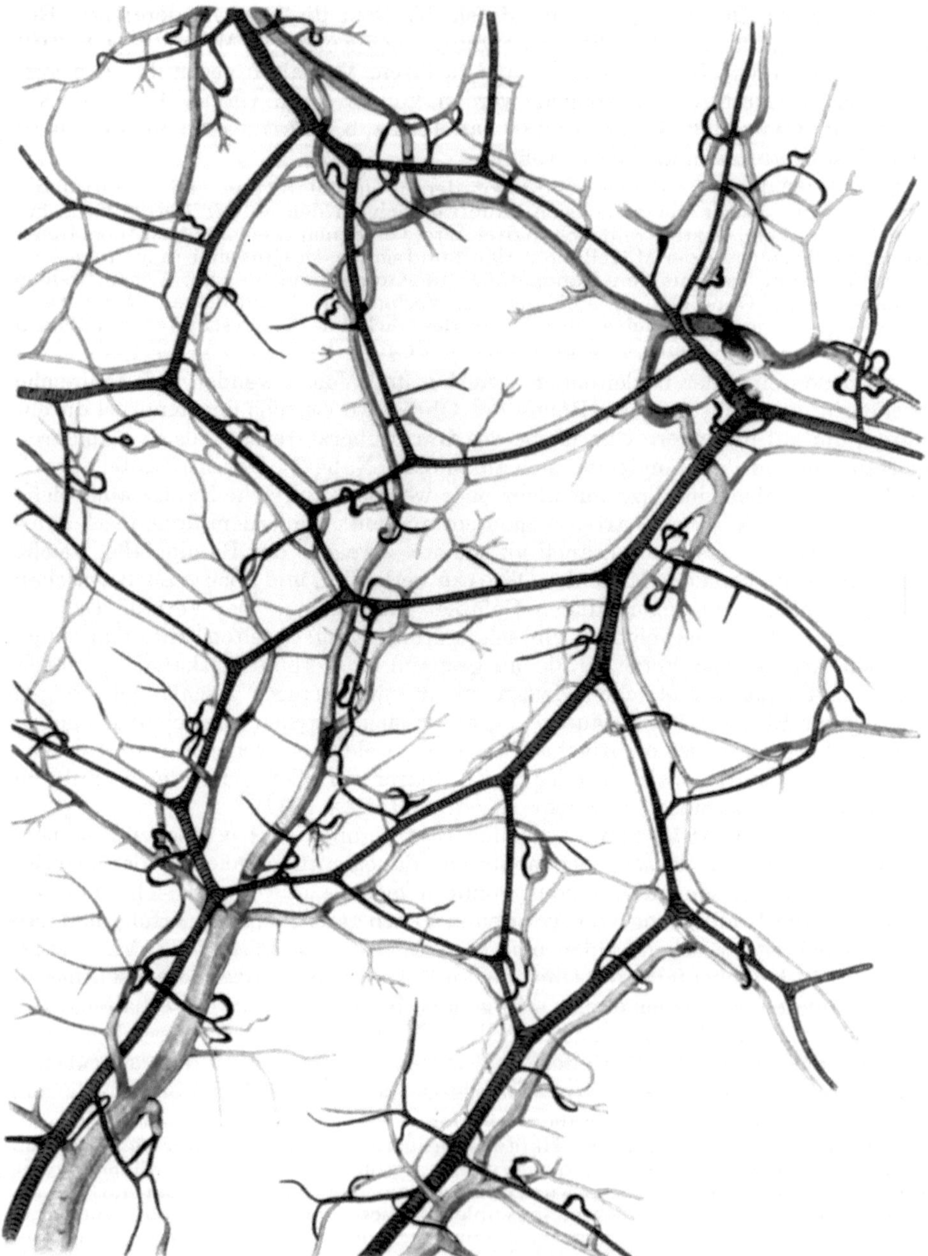

Abb. 75. Übersicht über die Verteilung und den Verlauf der arterio-venösen Anastomosen in dem Ohrlöffel des Kaninchens. Häutchenpräparat; Lupenvergrößerung. Arterien gestrichelt, Venen grau, Anastomosen schwarz. (Aus CLARA 1938)

ganzen Ohrlöffel verteilt sind, sondern fast stets in dicht beisammenliegenden
Gruppen auftreten und in den dazwischen befindlichen Bezirken fehlen; immerhin
glaube ich mit v. Schumacher (1938) sagen zu können, daß in einem Kanin-

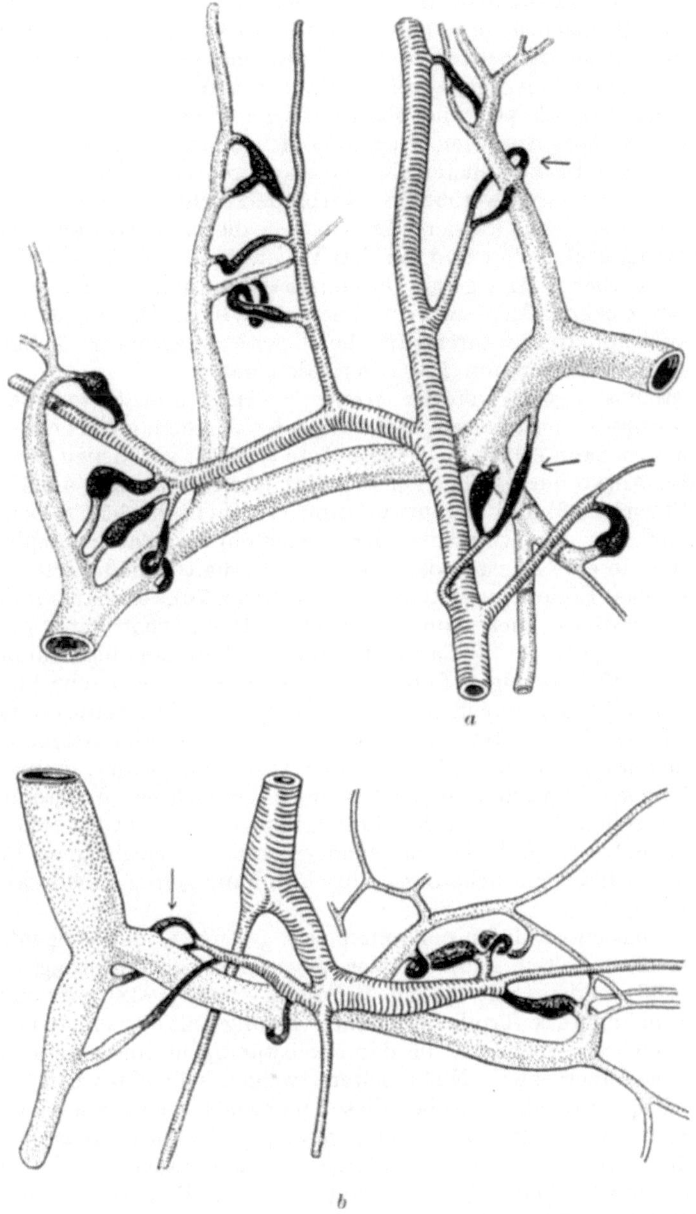

Abb. 76 *a* und *b*. Arterio-venöse Anastomosen aus dem Ohrlöffel des Kaninchens bei
stärkerer Vergrößerung. Technik und Darstellung wie in Abb. 74. Die Pfeile weisen auf
gerade verlaufende dünnkalibrige Anastomosen, welche das Ende von Arterienzweigen
bilden. Die übrigen Anastomosen besitzen ein wesentlich dickeres Kaliber und sind viel
stärker gewunden. (Aus Clara 1938)

chenlöffel mindestens mehrere Hundert arterio-venöse Anastomosen vorhanden sind.

Die Zahl der bei Lebendbeobachtung erkennbaren arterio-venösen Anastomosen schwankt in einem Feld von etwa 16 bis 17 mm Durchmesser zwischen 25 und 55 (CLARK und CLARK) bzw. um etwa 40 herum (CURTILLET); sie erweist sich dabei nach den Beobachtungen von CLARK und CLARK nicht nur von dem Alter, sondern auch von der Konstitution der Tiere abhängig, jüngere und lebhaftere Tiere zeigen im allgemeinen eine größere Zahl von Anastomosen und auch eine lebhaftere Zirkulation als alte und phlegmatische Tiere.

Die arterio-venösen Anastomosen finden sich häufiger an der Außenseite als an der Innenseite, am zahlreichsten sind sie im oberen Drittel der medialen Kante (STAUBESAND und GENSCHOW 1952). Sie verbinden nicht die größten Arterien und Venen, sondern erst deren kleinere Äste, welche bei den Arterien einen Durchmesser von weniger als 150 μ und bei den Venen von weniger als 300 μ besitzen (v. SCHUMACHER 1938); ihr eigener Durchmesser schwankt je nach dem Füllungsgrad und beträgt bei der Mehrzahl von ihnen etwa 40 μ. Die dünnsten sind nicht viel dicker als Kapillaren, während für die dickste Anastomose v. SCHUMACHER einen Gesamtdurchmesser von 100 μ gefunden hat.

Die Anastomosen gehen von der Arterie gewöhnlich als Seitenäste ab, wobei nicht selten mehrere Anastomosen hintereinander von dem gleichen Hauptstamm abgehen, der sich dann selbst in kleinere Äste auflöst, von denen ebenfalls noch arterio-venöse Anastomosen abgehen können; häufig teilt sich auch, wie schon VASTARINI-CRESI (1903) und v. SCHUMACHER (1938) beobachtet haben, eine kleinere Arterie in zwei Äste, von denen der eine sich in Kapillaren aufsplittert, während der andere in eine Anastomose übergeht. Verhältnismäßig selten bilden die Anastomosen das Ende eines Arterienastes (Abb. 76), es handelt sich dabei dann, wie neuerdings auch von SONOMOTO (1953) beobachtet worden ist, meist um mehr gestreckt verlaufende und verhältnismäßig dünne Anastomosen. An den Venenzweigen finden sich die Anastomosen sehr häufig knapp vor ihrer Einmündung in einen größeren Venenstamm (v. SCHUMACHER), wobei die Klappen in den Venen stets proximal von der Einmündungsstelle der arteriovenösen Anastomosen liegen (STAUBESAND und GENSCHOW); wenn von einer Arterie in kurzem Abstand zwei oder sehr selten mehrere Anastomosen abgegeben werden, sollen diese nach den Feststellungen von STAUBESAND und GENSCHOW „niemals in ein und dieselbe, sondern stets in verschiedene Venen" einmünden, was ich indessen nicht ohne Einschränkung gelten lassen kann (vgl. die Abb. 75 und 76).

Die Anastomosen verlaufen nur selten ganz gestreckt, meist bogenförmig oder geschlängelt, nicht selten auch stärker gewunden oder S-förmig geschlungen (Abb. 76 und 77), bilden aber, wie mit v. SCHUMACHER (1938) hervorgehoben sei, höchstens ausnahmsweise förmliche Knäuel. Häufig teilt sich ein anastomotischer Abschnitt in mehrere Schenkel, die dann selbständig in eine entsprechende Anzahl von Venen übergehen. Nicht selten zweigen von einer epitheloidzelligen Anastomose Kapillaren ab. — Neben diesen mehr oder weniger stark gewundenen Formen können aber immer auch mehr gerade verlaufende Anastomosen beobachtet werden. „Diese gerade verlaufenden Anastomosen sind im allgemeinen ziemlich kurz und können ... die charakteristischen Baueigentümlichkeiten der Anastomosen nur mehr andeutungsweise aufweisen; so ist z. B. ganz besonders eine epitheloide Modifizierung der Muskelzellen in diesen Anastomosen fast nie zu beobachten" (CLARA 1927). Wie schon früher erwähnt, finden sich derartige gestreckt verlaufende Anastomosen mit ziemlicher Regelmäßigkeit besonders dann, wenn die Anastomose das Ende der Arterie bildet.

Die meisten arterio-venösen Anastomosen lassen eine Gliederung in einen arteriellen Schenkel, ein dickwandiges anastomotisches Segment im engeren Sinne und einen dünnwandigen venösen Schenkel mit weiter Lichtung erkennen. Nach den Messungen von CURTILLET kann der arterielle Schenkel sehr kurz oder auch bis zu mehreren Millimetern lang sein, während der venöse Schenkel durchwegs kurz ist; das anastomotische Mittelstück besitzt im allgemeinen eine Länge von 200 μ. Das Kaliber schwankt bei dem arteriellen Schenkel in der Mehrzahl der Fälle zwischen 50 und 60 μ und 200 μ, bei dem anastomotischen Segment zwischen 30 und 35 und maximal 62 μ; bei dem venösen Schenkel, unabhängig von dem Kaliber des Mittelstückes, ziemlich einheitlich zwischen 100 und 120 μ.

Die Baueigentümlichkeiten dieser arteriovenösen Anastomosen im Kaninchenohr sind durch das Verhalten der Media sowie durch das Fehlen einer typischen Elastica interna gekennzeichnet.

Während HOYER (1877) noch gemeint hat, die Anastomosen würden keine wesentlichen Unterschiede gegenüber den kleinen Arterien erkennen lassen, unterscheidet VASTARINI-CRESI (1903) bereits drei verschiedene Abschnitte in dem Gesamtverlauf eines anastomotischen Gefäßes, einen arteriellen Abschnitt, der in seinem Bau mit dem der Abgangsarterie im großen und ganzen übereinstimmt, einen venösen Abschnitt, der durch das Fehlen von zirkulären Muskelzellen ausgezeichnet ist, während längsverlaufende Muskelzellen, die sich auf die benachbarte Vene fortsetzen, vorhanden sind, und ein Zwischensegment, das sich sowohl vom arteriellen als auch venösen Abschnitt und ebenso auch von den gewöhnlichen Arterien und Venen durch den Besitz einer dicken, aus mehreren Lagen von glatten Muskelzellen gebildeten Media unterscheidet; im einzelnen bestehe die Media aus einer inneren Ringmuskelschicht und aus einer äußeren Schicht, in der die Muskelzellen allmählich von innen nach außen ihre Verlaufsrichtung ändern, um schließlich eine longitudinale Anordnung zu zeigen. Durch diese Anordnung der Muskelzellen erhalte der eigentliche anastomotische Abschnitt („Zwischensegment") den Charakter eines wahren, „kontraktilen Bulbus" oder Sphincters.

Die von STAUBESAND und GENSCHOW als Brückenanastomosen bezeichneten Nebenschlüsse sind dadurch gekennzeichnet, daß sie meist von größeren Arterien

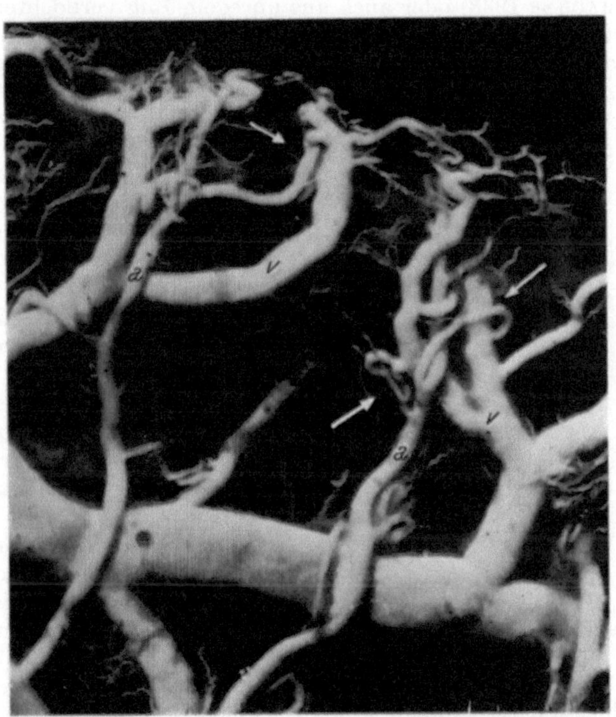

Abb. 77. Arterio-venöse Anastomose aus dem Rand des Ohrlöffels des Kaninchens. Korrosionspräparate der mit Neopren injizierten Gefäße. Vergr. etwa 23fach. (Aus ROSSATTI 1955)

abzweigen, sich niemals gabeln und keine Äste abgeben; sie „haben eine Länge von ¼ bis höchstens ½ mm und zeigen im Schnittbild das Aussehen dickwandiger Arterien mit relativ enger Lichtung. Manchmal kann man unter einer Ringmuskelschicht einzelne Bündel von Längsmuskelzellen unterscheiden, an anderen Stellen scheinen sich die glatten Muskelzellen unregelmäßig zu verflechten" (STAUBESAND und GENSCHOW). Bei den mehr gestreckt verlaufenden Anastomosen kann die Media des eigentlichen anastomotischen Abschnittes nach meinen Beobachtungen nur aus ringförmig angeordneten Muskelzellen bestehen, bei etwas stärker gewundenen kann sie innerhalb der Ringmuskelschicht einzelne oder zu Bündeln geordnete längsverlaufende Muskelzellen aufweisen (CLARA 1927, v. SCHUMACHER 1938) oder auch aus unregelmäßig verflochtenen Muskelzellen aufgebaut sein (STAUBESAND und GENSCHOW 1952). In anderen, gleichfalls stärker gewundenen Anastomosen ist eine epitheloidzellige Media ausgebildet (CLARA 1927, STOL-

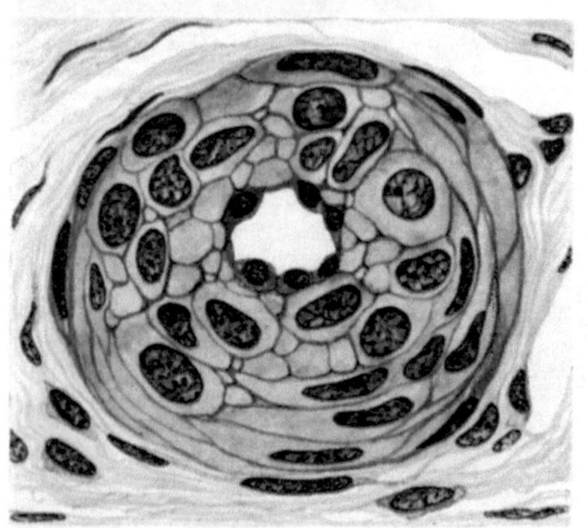

ZENBURG 1938, v. SCHUMACHER 1938, STAUBESAND und GENSCHOW 1952, SONOMOTO 1953, TISCHENDORF und CURRI 1954); die Wand dieser Anastomosen ist meist beträchtlich dicker als die der Brückenanastomosen, was deswegen besonders auffällig erscheint, „weil Brückenanastomosen meist von größeren Arterien abzweigen als epitheloidzellige Anastomosen, die weiter peripher gelegene Gefäße der arteriellen und venösen Strombahn miteinander verbinden" (STAUBESAND und GENSCHOW).

Die Wand der epitheloidzelligen Anastomosen besitzt stets auch einzelne glatte Muskelzellen (Abb. 78); diese können gelegentlich in dem Anfangsabschnitt des anastomotischen Gefäßes ziemlich zahlreich vorhanden sein, werden aber

Abb. 78. Querschnitt durch eine arterio-venöse Anastomose mit typischen epitheloiden Zellen und ringförmig angeordneten glatten Muskelzellen. (Aus STOLZENBURG 1937)

hier nur ausnahmsweise so reichlich, daß man von einem „arteriellen Segment" sprechen kann (STAUBESAND und GENSCHOW). Nicht selten bilden glatte Muskelzellen, besonders am arteriellen und venösen Ende der Anastomosen, eine ringförmige Lage an der Grenze zwischen Media und Adventitia. Der Übergang der anastomotischen Gefäßstrecke in Venen erfolgt vielfach plötzlich (Abb. 79 a), kann sich aber auch allmählich vollziehen (Abb. 79 b).

Die anastomotischen Gefäße lassen in ihrem Verlaufe oft stellenweise Verengungen und spindelförmige Erweiterungen erkennen, was wohl in dem Sinne zu deuten ist, „daß die Anastomosen nicht gleichzeitig in allen ihren Abschnitten sich erweitern oder verengern" (v. SCHUMACHER 1938).

Das Endothel besteht in den Anastomosen ähnlich wie in den Arterien aus langgestreckten, ziemlich glattrandigen Zellen und unterscheidet sich dadurch deutlich von den breiten, polygonalen Endothelzellen mit stark gewellten Zellgrenzen in dem venösen Abschnitt (VASTARINI-CRESI); in den epitheloidzelligen Anastomosen scheint es indessen nicht überall eine geschlossene Lage zu bilden, so daß man vielfach den Eindruck gewinnt, es würden die epitheloiden Zellen frei an die Lichtung grenzen (STAUBESAND und GENSCHOW).

STAUBESAND und GENSCHOW (1952) haben komplizierte epitheloidzellige Anastomosen („Glomusorgane") beschrieben, welche „mitunter durch ihre kapselartige Bindegewebshülle organartigen Charakter" zeigen; nach ihren Feststellungen ist es für diese verwickelten Gefäßkonvolute charakteristisch, daß sie aus arteriellen Endästen entstehen (Abb. 79 b). „In manchen Fällen splittert sich eine Arterie plötzlich in eine Reihe von dicht nebeneinanderliegenden kurzen, dickwandigen epitheloidzelligen Gefäßen auf, die nach vielfältigen Kommuni-

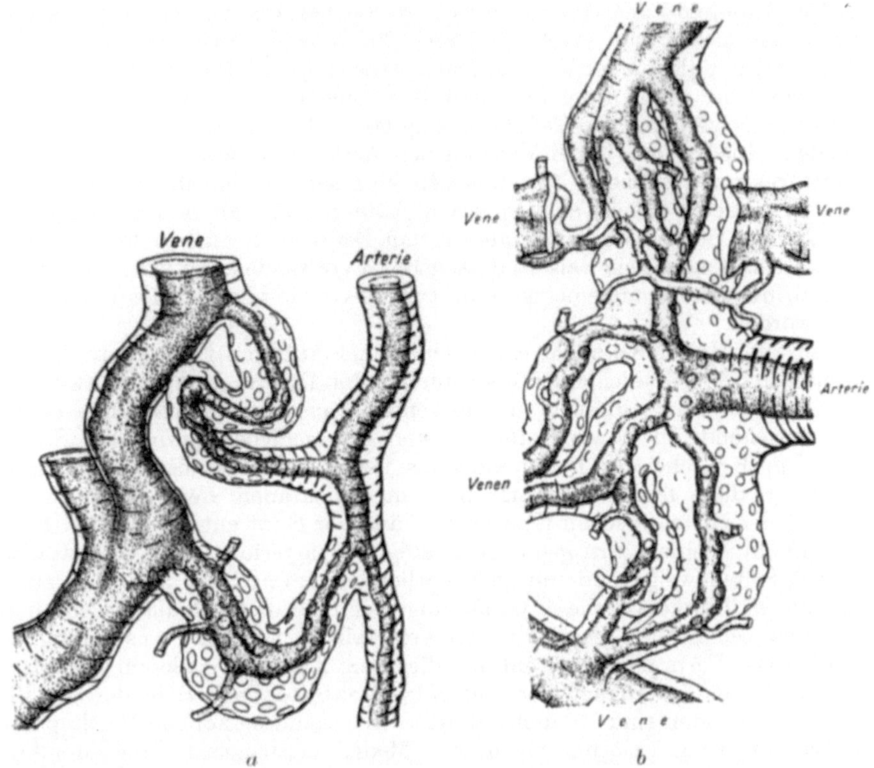

Abb. 79.   Graphische Rekonstruktionen von arterio-venösen Anastomosen in dem Ohrlöffel des Kaninchens. *a* Einfache epitheloidzellige arterio-venöse Anastomosen, die eine kleine Arterie strickleiterartig mit einer Vene verbinden; die untere Anastomose gibt drei Kapillaren ab. *b* Organartiger Anastomosenkomplex. Arterien stark, Venen schwach konturiert, Anastomosen dort, wo ihre Wand überwiegend aus epitheloiden Zellen besteht, durch kleine Kreise markiert, Endothelschicht punktiert. (Aus STAUBESAND und GENSCHOW 1952)

kationen in Venen übergehen (Abb. 79 b); in anderen ziehen sich fünf bis zehn epitheloidzellige Gefäße aus einem Arterienabschnitt stärker auseinander, verbreiten sich fächerförmig und erreichen erst nach längerem Verlauf Venen" (Abb. 83 b, S. 193). „Die Anastomosen dieses komplizierten Typs geben stets reichlich kapillarartige Äste ab, die als feinstes und engmaschiges Röhrchennetz die ganze Region durchziehen."

Aufgeknäuelte epitheloidzellige Anastomosen, wie sie aus dem Bereiche des Glomus coccygicum bekannt sind, haben STAUBESAND und GENSCHOW „im Kaninchenlöffel ebensowenig angetroffen wie Glomusorgane, deren efferente Gefäße, von arteriolen- und kapillarartigen Ästen abgesehen, nicht direkt in Venen einmünden".

Bei dem *Ayrshire-Kalb* sind von FINDLAY und GOODALL (1953) arterio-venöse Anastomosen in dem Perichondrium und in der Haut der Ohrmuschel aufgefunden worden. Die arterio-venösen Anastomosen in dem Perichondrium haben einen äußeren Durchmesser zwischen 15 und 90 μ und gehen von den ersten oder zweiten Ästen eines der vier hier verlaufenden Arterienstämme ab; die arterio-venösen Anastomosen in der Haut haben ein etwas kleineres Kaliber und finden sich in dem zweiten Gefäßplexus der Haut.

Nach GOODALL (1955) kommen in dem Perichondrium, dessen Blutgefäße dem ersten Gefäßkomplex der Haut zugerechnet werden können, zahlreiche arterio-venöse Anastomosen mit einem äußeren Durchmesser zwischen 15 und 90 μ vor; sie stellen teils kurze Verbindungen zwischen Arterien und Venen, teils mehr gewundene, in mehrere Schenkel sich teilende und nach kurzem Verlauf sich wieder vereinigende Gefäßstrecken dar, welche in eine gemeinsame Vene einmünden. Die meist gruppenweise an den Ästen und zweiten Ästen einer der Hauptarterie anzutreffenden Anastomosen kommen sowohl an der äußeren als auch an der inneren Fläche des Ohres vor, häufiger aber an ersterer; sie sind an dem Rand des Ohres zahlreicher als in dem Zentrum desselben und gegen die Spitze des Ohres zahlreicher als an dessen Basis vorhanden. In jedem Viertel des Perichondrium sind im allgemeinen nur etwa 40 arterio-venöse Anastomosen festgestellt worden.

Rhesusaffe, Hund, Katze, Meerschweinchen, Pferd, Schaf, Ziege und Schwein besitzen nach den gründlichen Untersuchungen von DANIEL und PRICHARD (1956) in dem äußeren Ohr zahlreiche arterio-venöse Anastomosen, vor allem an oder in dem Perichondrium sowie in den tiefsten Hautschichten; nur beim Schwein kommen im Bereiche des Perichondriums keine arterio-venösen Anastomosen vor, sondern diese finden sich erst in dem subcutanen Fettgewebe in einer annähernd der Mitte zwischen Knorpel und äußerer Haut entsprechenden Ebene.

Die oft in kleinen Gruppen anzutreffenden arterio-venösen Anastomosen sind meist Seitenzweige und nur gelegentlich Endzweige der Arterien; sie besitzen eine für Blutgefäße dieser Größe ungewöhnlich dicke Media, welche neben epitheloiden Zellen auch glatte Muskelzellen, teils in typischer Ausbildung, teils in modifizierter Form mit kürzerem und dickerem Kern und hellerem Cytoplasma enthält sowie eine im allgemeinen gut entwickelte Adventitia, in der oft Blutkapillaren vorhanden sind. In dickwandigen Anastomosen können Blutkapillaren nach Art von Vasa vasorum bis in die Media vordringen. Eine Membrana elastica interna fehlt.

Von den die verschiedenen untersuchten Arten betreffenden Einzelbefunden von DANIEL und PRICHARD (1956) mögen folgende Angaben erwähnt sein.

Beim Schaf entfallen nach den Feststellungen von DANIEL und PRICHARD (1956) in der distalen Hälfte des äußeren Ohres auf einen Quadratzentimeter etwa 180 arterio-venöse Anastomosen; die anastomotischen Abschnitte, welche zum Teil ziemlich stark aufgeknäuelt sein können, besitzen teilweise eine sehr weite (über 100 μ) Lichtung und eine dicke (60 bis 140 μ) Wandung. Die Media läßt in der Verteilung ihrer Baubestandteile gewöhnlich ein bestimmtes Muster erkennen, indem sie in ihren äußeren Lagen typische und modifizierte glatte Muskelzellen in ringförmiger Anordnung, in den innersten Lagen längs oder schräg verlaufende modifizierte glatte Muskelzellen und in den mittleren Lagen epitheloide Zellen sowie modifizierte glatte Muskelzellen aufweist. — Bei der Ziege zeigen die arterio-venösen Anastomosen ein ähnliches Verhalten wie beim Schaf, erweisen sich aber nicht so stark gewunden und nicht so dickwandig; in der Media treten modifizierte glatte Muskelzellen viel stärker in Erscheinung als epitheloide Zellen.

Beim Schwein, bei dem HOYER (1877) „zu keinem entscheidenden Resultat gelangt ist", sind die arterio-venösen Anastomosen teilweise richtiggehend aufgeknäuelt; sie besitzen eine dicke Adventitia und eine etwa 70 μ messende Media, deren äußere Lagen von zirkulär angeordneten glatten Muskelzellen gebildet werden, während in den inneren Lagen die Zellen in Aussehen und Anordnung ein sehr ähnliches Verhalten wie beim Schaf zeigen. Die Lichtung der offenen Anastomosen hat eine Weite von etwa 50 μ.

Beim Pferd sind die arterio-venösen Anastomosen sehr zahlreich, wenn auch nicht so reichlich vorhanden wie bei Schaf, Ziege und Schwein; ihre charakteristische Form ist eine einfache spiralige Schlinge. Die Wand der anastomotischen Gefäßabschnitte ist zwischen 15 und 40 μ, meist etwa 20 bis 25 μ dick, erweist sich aber infolge der dichten Zusammenlagerung der Zellen als außerordentlich zellreich; sie besteht zu einem großen Prozentsatz aus epitheloiden Zellen, in den äußeren Lagen vorzugsweise aus modifizierten glatten Muskelzellen.

Bei der Katze bilden die arterio-venösen Anastomosen S-förmige Schlingen; ihre aus dicht nebeneinanderliegenden epitheloiden Zellen und modifizierten glatten Muskelzellen bestehenden Wandungen haben eine Dicke, die zwischen 7 bis 20 μ schwankt, meist aber etwa 15 μ beträgt, und umschließen bei den offenen Formen eine Lichtung von 12 bis 25 μ, bei einigen sogar bis zu 50 μ. — Beim Hund verlaufen die arterio-venösen Anastomosen mehr oder weniger gestreckt und nur vereinzelt S-förmig. Die Wand hat bei der Mehrzahl derselben eine Dicke von 17 μ, bei manchen auch weniger als 10 μ oder mehr als 28 μ; sie wird in einem hohen Prozentsatz von epitheloiden Zellen aufgebaut. Die Lichtung beträgt bei den meisten 20 bis 30 μ, bei einigen bis zu 50 μ.

Beim Rhesus-Affen treten die arterio-venösen Anastomosen unter dem Bilde einfacher Formen auf. In baulicher Hinsicht gleichen sie denen des Hundes; die Dicke ihrer Wand schwankt zwischen 12 und 30 μ, erreicht aber bei der Mehrzahl von ihnen einen Wert von 18 μ.

Beim Meerschweinchen ist die Wand der arterio-venösen Anastomosen verhältnismäßig dünn (etwa 10 μ), sie enthält sowohl epitheloide Zellen als auch modifizierte glatte Muskelzellen. Offene Anastomosen haben eine 12 bis 25 μ weite Lichtung.

III. Morphobiologie
der arterio-venösen Anastomosen

Der Begriff der arterio-venösen Anastomosen steht und fällt mit der Beantwortbarkeit der Frage, inwieweit diese dem Kapillarnetz vorgeschalteten unmittelbaren Verbindungen zwischen der arteriellen Hochdruck- und der venösen Niederdruckleitung auch morphologisch als Sondereinrichtungen des Kreislaufes gekennzeichnet sind; denn im weitesten Sinne des Wortes kann letztlich auch jede Kapillare mit ihrem „arteriellen" und „venösen" Schenkel als eine arterio-venöse Anastomose angesprochen werden. Wenn man zudem bedenkt, daß eine eindeutige Grenzziehung zwischen den einzelnen Teilstücken der „terminalen Strombahn" (RICKER) nicht durchführbar ist, weil der Übergang sowohl der präkapillaren Arterien (Arteriolen) in die Kapillaren als auch der Kapillaren in die postkapillaren Venen (Venülen) in der Regel unter ganz allmählichen Änderungen des Wandbaues erfolgt, so wird man ohne Zweifel zugeben müssen, daß das Schwergewicht der ganzen Betrachtung und Bewertung der arterio-venösen Anastomosen auf den morphologischen Merkmalen ruhen muß, wenn der Begriff dieser Nebenschlüsse nicht eine solche Ausweitung erfahren soll, daß die Problematik der arterio-venösen Anastomosen sich in einem alle Grenzen verwischenden Nebel verlieren soll.

Die morphologischen Methoden zum Nachweis von arterio-venösen Anastomosen lassen sich mit VASTARINI-CRESI (1903) in zwei Kategorien einordnen:

Die sogenannten indirekten Verfahren bedienen sich der Gefäßinjektion, wobei zur Gefäßfüllung entweder alkoholische Lösungen von Schellack (HOYER) bzw. Siegellack (VASTARINI-CRESI) oder grobkörnige Suspensionen (HOYER, HYRTL, KULCZYCKI) benutzt werden, welche erfahrungsgemäß wohl die kleinsten arteriellen Zweige, nicht aber die Haargefäße zur Darstellung bringen lassen. Zu diesen Methoden, welche heute verlassen sind, gehört auch die auf VULPIAN (1875) zurückgehende Methode der intraarteriellen Injektion von Bärlappsporen, welche mit einem Durchmesser von 28 bis 32 μ die lichte Weite der Haargefäße übertreffen und daher Kapillaren nicht zu passieren vermögen; dieses Verfahren wird neuerdings in verschiedenen Abwandlungen auch für Durchströmungsversuche in vivo benutzt (s. S. 208).

Zum Unterschied von den indirekten Methoden, welche das Vorhandensein von unmittelbaren Verbindungen zwischen Arterien und Venen lediglich wahrscheinlich zu machen erlauben, ermöglichen die direkten Methoden eine unmittelbare Sichtbarmachung der arterio-venösen Anastomosen, teils durch Anwendung einfacher und doppelter Gefäßinjektionen mit nachfolgender Präparation (Sucquet, Bourceret), Aufhellung (Hoyer, Berlinerblau, v. Schumacher, Spanner) oder Korrosion (Spanner, Schummer, Dawes und Prichard, Prichard und Daniel, Rossatti), neuerdings auch durch radiographische Darstellung (Röhrl, Barclay sowie Barlow, Bentley und Walder), teils durch histologische Untersuchung entsprechend behandelter Präparate (Hoyer, Grosser, Vastarini-Cresi).

Abgesehen von der Möglichkeit, daß in injizierten und aufgehellten Totalpräparaten Gefäßüberschneidungen auch einem kritisch eingestellten Beobachter das Vorhandensein von arterio-venösen Anastomosen vortäuschen können, wie kürzlich Staubesand (1956) gezeigt hat, haben auch die schönsten Injektionspräparate den Nachteil, daß ohne gleichzeitige histologische Kontrolle der Charakter der Gefäße nicht immer mit völliger Sicherheit feststellbar ist; dies gilt in ganz besonderem Maße für die Auswertung solcher Präparate, bei denen die Gefäßinjektion mit den neuerdings viel benutzten Kunstharzen ausgeführt worden ist, da man hier diagnostisch fast ausschließlich auf den Verlauf und das Kaliber der betreffenden Gefäßausgüsse angewiesen ist. Nachdem „die Unmöglichkeit einer histologischen Diagnose an solchen Präparaten gleichbedeutend ist mit der Unmöglichkeit einer Kontrolle der so gewonnenen Befunde (Staubesand 1954), so muß für den eindeutigen Beweis, daß es sich bei einer bestimmten Gefäßverbindung um eine arterio-venöse Anastomose handelt, verlangt werden, daß zumindest eine Nachfärbung der Zellkerne an injizierten Schnitten vorgenommen wird, wie es seinerzeit von Vastarini-Cresi und v. Schumacher, neuerdings von Dawes und Prichard sowie Prichard und Daniel gemacht worden ist, denn andernfalls lassen sich einzelne Kapillaren, welche während und infolge ihrer Füllung mit der Injektionsmasse mehr oder weniger stark übergedehnt worden sind, im aufgehellten Injektionspräparat weder von den Stromkapillaren bzw. Präkapillaren und Postkapillaren noch von den echten arterio-venösen Anastomosen mit Sicherheit unterscheiden.

Eine Darstellung von arterio-venösen Anastomosen mit der in der medizinischen Diagnostik üblichen Röntgentechnik gelingt mit hinreichender Sicherheit nicht (Röhrl 1951). Bei normalen oder annähernd normalen Kreislaufverhältnissen lassen sich „mit freiem Auge direkt sichtbare arterio-venöse Anastomosen" nicht zur Darstellung bringen, können aber indirekt nachgewiesen werden; bei der Arteriographie „werden Venen, meist Begleitvenen der mittleren und kleinen arteriellen Gefäße, so vorzeitig schon in der arteriellen Phase gefüllt, daß es unwahrscheinlich ist, daß die Füllung derselben über die kapillare Phase vor sich geht" (Vogler 1953).

Nach den Feststellungen von Röhrl (1951) läßt die mikroradiographische Technik zwar eine Abbildung von Kapillaren zu, erlaubt aber nicht ohne weiteres eine exakte Bestimmung der Zugehörigkeit der einzeln dargestellten feinen Gefäßabschnitte; erst durch Verwendung einerseits von kapillargängigen Kontrastmitteln und anderseits von Kontrastmitteln mit beigemengten Lycopodiumsamen oder Kontrastmitteln verschiedener Korngröße läßt sich eine abgestufte Füllung der einzelnen Gefäße erreichen, so daß es möglich wird, „Gefäße des präkapillaren und kapillaren Systems radiographisch abzubilden und zu bestimmen". Mit dieser Methodik ist es Röhrl gelungen, arteriovenöse Anastomosen in dem Ohrlöffel des Kaninchens röntgenologisch darzustellen und als solche zu identifizieren.

Einen Überblick über die Gefäßverhältnisse in einem ausgedehnten Bezirk bei gleichzeitiger Möglichkeit einer einwandfreien Identifizierung der arterio-venösen Anastomosen vermitteln in geeigneten Fällen entsprechend gefärbte Häutchenpräparate (vgl. Abb. 75, S. 168); für die genauere Strukturanalyse der arterio-venösen Anastomosen erweisen sie sich aber weniger geeignet.

Die exakteste und verläßlichste Methode für die sichere Konstatierung von arteriovenösen Anastomosen und die Klärung ihres Baues ist und bleibt unbestritten die Auswertung von Schnittserien mit nachfolgender plastischer oder graphischer Rekonstruktion; es kann Staubesand und Andres (1953) nur vorbehaltlos zugestimmt werden, wenn sie betonen, daß keineswegs alle arterio-venösen Anastomosen schon im Einzelschnitt diagnostizierbar sind und daß insbesondere die Differentialdiagnose zwischen kleinsten Arterien und Venen oder arterio-venösen Anastomosen im allgemeinen nur durch die Durchmusterung einer Schnittserie erreicht werden kann. Die Behauptung von Spanner (1940), daß „allein die Doppelinjektion der Gefäße den exakten Nachweis von direkten Verbindungen zwischen Arterien und Venen bringen kann", kann die eben getroffenen Feststellungen nicht abschwächen, denn ungeachtet der großen Leistungsfähigkeit der Injektionsmethoden in der Hand eines Meisters wie Spanner bleibt die Verfolgung lückenloser Schnittreihen, gerade für die besonders kompliziert gelagerten Fälle, die an Sicherheit allen anderen Verfahren überlegene Methode.

Wenn Bucciante (1945) bemerkt, daß „der nahezu immer negative Befund der direkten Einmündung von Arterie in Vene von der beträchtlichen Schwierigkeit abhänge, in dem Schnitt die ziemlich umschriebene Stelle wahrzunehmen, in dem diese stattfinde", so wird er gewiß keinem Widerspruch begegnen; gerade dieser Umstand macht es eben unerläßlich, das tatsächliche Vorliegen einer arterio-venösen Anastomose durch das genaue Verfolgen einer lückenlosen Schnittreihe sicherzustellen. Bei manchen Veröffentlichungen, die in den letzten Jahren erschienen sind, kann man sich aber nicht des Eindruckes erwehren, daß die unmittelbare Verbindung zwischen einer Arterie und einer Vene mehr postuliert als wirklich demonstriert worden ist.

Aus der im vorstehenden gegebenen Kritik der Leistungsfähigkeit der verschiedenen Methoden für die Feststellung von arterio-venösen Anastomosen ergibt sich, daß insbesondere alle Aussagen, die sich lediglich auf die Auswertung aufgehellter oder korrodierter Injektionspräparate stützen, nicht aber auch durch histologische Untersuchungen gesichert sind, in ihrer Beweiskraft für die Feststellung von arterio-venösen Anastomosen nicht zu hoch veranschlagt werden dürfen; denn bleibt auch die Darstellung des Gefäßmusters im Injektionspräparat unübertroffen, so findet sie eben doch „ihre natürlichen Grenzen in der Verhüllung der Gefäßwandhistologie" (Pfeifer 1951). Der zwingende Beweis für das Vorhandensein von arterio-venösen Anastomosen kann daher auch dann nicht als erbracht gelten, wenn bei einer Doppelinjektion mit dickflüssigen Injektionsmassen, die das Kapillarnetz nicht passieren können, die in die Arterie injizierte Masse distal von der angenommenen Anastomose in den Venenwurzeln angetroffen wird, ohne daß das Kapillarnetz sich als gefüllt erweist.

Das Argument, so dargestellte Gefäßverbindungen seien schon deswegen als arterio-venöse Anastomosen zu deuten, weil ihr Durchmesser das Kaliber von Kapillaren und Präkapillaren bei weitem übertreffe, vermag den Einwand durchaus nicht zu entkräften, daß es sich lediglich um weite, unter Umständen sogar erst infolge der Füllung mit der Injektionsmasse mehr oder weniger stark gedehnte Kapillaren handelt; denn es muß mehr als fraglich gelten, ob aus der Weite eines Gefäßes allein eine sichere Angabe über den Charakter dieses Gefäßes gemacht werden kann. Wenn auch im allgemeinen als Durchmesser der präkapillaren Arteriolen Werte von 10 bis 15 μ angegeben werden, so kann doch auf der anderen Seite nicht übersehen werden, daß an nicht wenigen Orten die Kapillaren wesentlich größere Durchmesserwerte aufweisen können wie beispielsweise in der äußeren Haut (s. S. 12), in den Zotten der Gelenkinnenhaut (s. S. 42), in der Pleura (s. S. 81), in dem Hypophysenstiel (s. S. 121) usw.

Wie wichtig die morphologischen Kriterien für die Differentialdiagnose zwischen arterio-venösen Anastomosen und anderen Gefäßen gleichen Kalibers sind, wird zunächst schon durch die Tatsache hinreichend beleuchtet, daß an verschiedenen Orten (Flughaut der Fledermaus, Hill 1921, äußere Haut des Menschen, Heimberger 1926, 1930, Wollheim 1927, Mesenterium der Maus, Zweifach 1927, Appendixmesenterium der Ratte und Omentum des Hundes, Chambers und Zweifach 1944) im Bereiche der terminalen Strombahn direkte kapillare Verbindungen zwischen Arteriolen und Venenwurzeln beschrieben worden sind, die sich von den eigentlichen („echten") Kapillaren („Netzkapillaren") durch eine größere Weite und eine besser entwickelte Adventitia unterscheiden; da diese weiten Kapillaren ständig vom Blut durchströmt sind, bzw. bei Herabsetzung des arteriellen Stromes „die Zirkulation, wenn auch nur in bescheidenem Umfang, doch für lange Zeit, noch aufrecht erhalten", haben sie die Bezeichnung „Strom-kapillaren" (JACOBY 1920), erhalten.

Derartige, auch arterio-venous bridges, „Durchlaßkanäle" (thoroughfare channels), Zentralkanäle (CHAMBERS und ZWEIFACH) oder preferential channels (ZWEIFACH) genannte Stromkapillaren sind verschiedentlich als arterio-venöse Anastomosen gedeutet worden.

Die „sicheren Übergänge von den Arterien in die Venen", welche NUSSBAUM (1912) in dem Perikard festgestellt hat, sind nach seinen eigenen Angaben er-weiterte, die kleinsten gefüllten Muskelkapillaren um das Doppelte und mehr übertreffende Kapillaren, deren Wand nur aus einem einfachen Endothel be-steht. — Nicht als arterio-venöse Anastomosen, sondern als Stromkapillaren anzu-sprechen sind auch die arterio-venösen Randschlingen in den Darmzotten (s. S. 102), welche „im Gegensatz zu den Kapillaren immer durchströmt" sind; der von SPANNER (1932, 1940) hervorgehobene Umstand, daß „die Strombahn der Randschlinge im Leben meist beträchtlich weiter ist als die Kapillaren", ist für ihre Kennzeichnung als arterio-venöse Anastomose nicht ausreichend. Ähnliche Vorbehalte gegen die Kennzeichnung als arterio-venöse Anastomosen sind wahr- scheinlich auch für die Kurzschlüsse anzumelden, die G. DABELOW (1951) in den Papillae filiformes der Hundezunge und SCHUMMER (1951) in den Zotten des Pferdehufes beobachtet haben, zumal die Ähnlichkeit mit den arterio-venösen Randschlingen in den Darmzotten von beiden Autoren hervor-gehoben wird.

Die von KATZ und v. STRENGE (1938) in dem Mesenterium des Kaninchens be-schriebenen arterio-venösen Anastomosen sind mindestens zu einem Teil eben-falls den Stromkapillaren zuzurechnen, nicht nur weil sie von den Autoren selbst verschiedentlich als Kapillaren bezeichnet werden, sondern auch weil sie als „im-mer geöffnet" und „nur manchmal nicht durchströmt" geschildert werden; sie greifen weder bei normalem noch bei krankhaftem Kreislauf aktiv durch Öffnung oder Verschluß ein.

Die relativ sehr weiten Kapillaren in dem Stratum synoviale, welche nach den Befunden von LANG eine „zum großen Teil im venösen kapillaren Schenkel liegende eigenartige Aufknäuelung" zeigen, sind, wie ein Vergleich der Abbil-dungen sehr wahrscheinlich macht, die gleichen Strukturen, welche von MURATORI als präkapillare arterio-venöse Anastomosen angesprochen worden sind (s. S. 42).

Ähnliche Verhältnisse scheinen übrigens auch bei den infundibularen Spezial-gefäßen des Hypophysenstieles zu bestehen; die Angabe von SPANNER, daß sie „zum Teil nur aus einem direkt ineinander übergehenden arteriellen und venösen Schenkel mit glattmuskeliger Wand" bestehen sollen, findet in meinen histolo-gischen Schnitten keine Bestätigung. SPANNER schränkt übrigens seine Aussage selbst ein, indem er erklärt, es sei „anzunehmen, daß diese . . . Spezialgefäße . . . nicht nur . . . Kapillaren darstellen, sondern auch als direkte arterio-venöse Ana-stomosen oder als mit regulierbarem zu- und abführendem Schenkel versehene Kapillarbüschel auftreten".

Die von GEBERG (1885) und GOLUBEW (1893) in der Niere als arterio-venöse Anastomosen gedeuteten Gefäßverbindungen sind offenbar keine Anastomosen im strengen Sinne, sondern zeigen nach der ausdrücklichen Aussage beider Au-toren den Charakter von präkapillären Gefäßen, an denen keine Muskelzellen mehr nachzuweisen sind.

Schließt sich eine Ausdehnung des Begriffes der arterio-venösen Anastomosen auf Gefäße, deren kapillare Natur teils durch die ausdrückliche Bezeichnung, teils durch die gegebene Beschreibung sichergestellt erscheint, von selbst aus, da zu den wesentlichen Merkmalen der echten arterio-venösen Anastomosen der Besitz einer sekundären Wand gehört (vgl. Tischendorf und Curri 1954), so kann anderseits auch für unmittelbare Verbindungen zwischen Arteriolen und Venülen die Kennzeichnung als arterio-venöse Anastomosen nicht ohne weiteres anerkannt werden; soweit Gefäße dieser Art nicht auch histologisch einwandfrei zu identifizieren sind, ist es zweifellos empfehlenswert, nicht voreilig von arterio-venösen Anastomosen zu sprechen, sondern die nichts präjudizierende Bezeichnung präkapillare Kurzschlüsse zu gebrauchen.

Zu solchen präkapillaren Kurzschlüssen sind die von v. Hayek in der Gaumenmandel beschriebenen „kapillaren Kurzschlüsse" (s. S. 63), ferner die von Pfeifer in dem Gehirn dargestellten Anastomosen (s. S. 155) sowie die „arterio-venösen Kurzschlüsse" zu rechnen, die Lang in besonders eindeutiger Weise zwischen Arteriolen und Venülen in den Zotten der Gelenkinnenhaut nachgewiesen hat (s. S. 43); in allen diesen Fällen wird die Verbindung zwischen arterieller und venöser Strombahn durch ein kapillarartiges Gefäß hergestellt.

Unmittelbare Verbindungen zwischen Metarteriolen und Venülen sind von Zweifach (1949) in dem Kapillarbett aller Organe mit einem starken Durchblutungswechsel (Haut, Skeletmuskulatur, Drüsen, Darm und Mesenterien) beschrieben und als arterio-venöse Anastomosen bezeichnet worden; die Angaben von Zweifach sind von Schroeder (1952) übernommen worden, der meint, daß derartige Anastomosen „zum Bauplan jeder terminalen Strombahn und jedes Kapillarbettes gehören" und somit den Hauptteil aller Anastomosen darstellen dürften"[1].

Stein (1954) hat arterio-venöse Querverbindungen, welche etwa wie Leitersprossen als kurze, dicke, motorisch aktive, d. h. normalerweise spastisch verschlossene, experimentell erweiterbare Gefäße zwischen paarweise verlaufenden Strecken der arteriellen und venösen Strombahn liegen und diese kurzschließen, nicht beobachtet. Die von Chambers und Zweifach in den Vordergrund der peripheren Kreislaufregulierung gestellten Metarteriolen kommen bei gesunden Kaninchen in dem Mesenterium sehr selten, dagegen bei kranken (mit entzündetem Mesenterium) recht häufig vor, dann jedoch mit verschiedensten anderen architektonischen Abweichungen vom normalen Aufbau des Gefäßbaumes; Stein hat sich im Gegensatz zu Chambers und Zweifach von einer besonderen motorischen Aktivität dieser Gefäßstrecken nicht überzeugen können.

Eigene Untersuchungen an dem Mesenterium des Kaninchens, der Ratte und des Goldhamsters haben Gefäße, die als direkte Verbindungen zwischen Arteriolen bzw. Metarteriolen und Venülen anzusprechen sind, nicht feststellen können; wenn solche Verbindungen überhaupt als normale Einrichtungen vorkommen, können sie, wie auch Stein gefunden hat, nur sehr selten sein. Manche verdächtige Stellen haben sich bei einer genauen Analyse immer als Überlagerungen erweisen lassen.

Vorbehalte gegen eine generelle Bezeichnung als arterio-venöse Anastomosen scheinen schließlich auch bei manchen der von Spanner in nahezu allen menschlichen Organen mit seiner meisterhaften Injektionstechnik sichtbar gemachten Verbindungen zwischen arteriellem und venösem System angezeigt zu sein (vgl. S. 176).

---

[1] Schröder, der in seinen bisherigen Veröffentlichungen die Bezeichnungsweise von Zweifach angewendet hat, hat mir brieflich mitgeteilt, daß er diese Verbindungen jetzt nicht mehr als arterio-venöse Anastomosen, sondern als arterio-venöse Kurzschlüsse bezeichnet.

1. Einteilung der arterio-venösen Anastomosen

> *„Wir sollten, dünkt mich, immer*
> *mehr beobachten, worin sich Dinge, zu*
> *deren Erkenntnis wir gelangen mögen,*
> *voneinander unterscheiden, als wodurch*
> *sie einander gleichen . . . Fängt man*
> *damit an, die Sachen gleich oder ähn-*
> *lich zu finden, so kommt man leicht in*
> *den Fall, seiner Hypothese oder seiner*
> *Vorstellungsart zulieb Bestimmungen zu*
> *übersehen, wodurch sich die Dinge sehr*
> *voneinander unterscheiden".*
>
> (Goethe, Naturlehre, 1789)

Die unmittelbaren Verbindungen zwischen Arterien und Venen sind nicht, wie es zunächst den Anschein gehabt hat, durch eine Reihe gemeinsamer Baumerkmale gekennzeichnet, sondern weisen „einen jeweils wechselnden, aber für ihren Standort typischen Wandbau und Verlauf" (STAUBESAND 1949, 1950) auf; die Ausbildung so unterschiedlicher Bauformen weist zweifellos auf die Vielfalt ihrer funktionellen Aufgaben hin, läßt aber gleichzeitig — vor allem in Hinblick auf die Befunde bei den sogenannten Glomusorganen (vgl. S. 184 f.) — auch die Frage auftauchen, inwieweit ihre Zusammenfassung unter dem Sammelbegriff der arterio-venösen Anastomosen überhaupt noch berechtigt ist.

v. SCHUMACHER (1938) und in der neueren Zeit TISCHENDORF (1948) haben zwei, nach Verlauf, Wandbau und Funktion verschiedene Formen von arterio-venösen Anastomosen unterschieden: Die eine Form ist morphologisch durch einen mehr gestreckten Verlauf, durch das Vorhandensein von Längsmuskelbündeln innerhalb der aus glatten Muskelzellen bestehenden Media sowie durch ein gegen den venösen Schenkel gleichmäßig zunehmendes Kaliber und funktionell durch eine rein mechanische Leistung gekennzeichnet; die andere Form zeigt einen geschlängelten bis aufgeknäuelten Verlauf, eine epitheloidzellige Beschaffenheit der Media sowie Kaliberschwankungen in dem Verlauf, „die den Eindruck einer über die Anastomosen hinweglaufenden peristaltischen Welle erwecken" (TISCHENDORF), und besitzt neben der mechanischen auch eine chemische Funktion. Zwischen diesen beiden Extremen bestehen fließende Übergänge, „wobei der Grad der epitheloiden Modifikation der Media der Stärke der Schlängelung proportional ist" (TISCHENDORF).

v. MÖLLENDORFF (1940) unterscheidet drei Gruppen von arterio-venösen Anastomosen, „einfache" Anastomosen mit normalem Gefäßwandbau, Anastomosen mit epitheloid veränderten Muskelzellen und Anastomosen mit spezifischem Organaufbau (HOYER-GROSSERsche Organe, Glomus coccygicum und Glomerula caudalia).

v. HAYEK (1942) hat ebenfalls die bis zu diesem Zeitpunkt in menschlichen Organen beschriebenen arterio-venösen Anastomosen in drei Gruppen zusammengefaßt; zu der Gruppe A rechnet er die durch das Vorhandensein einer verschlußfähigen Arterie (v. SCHUMACHER) oder Sperrarterie (WATZKA) gekennzeichneten „Spezialanastomosen", zu der Gruppe B die „direkten Anastomosen" (oder „Syntresis"), bei denen eine Vene direkt ohne besonderes Zwischenstück an eine typische Arterie angeschlossen ist, und zu der Gruppe C endlich die „kapillaren Kurzschlüsse" (oder „Brachyodos"), bei welchen die Verbindung durch ein kapillarartiges Gefäß gebildet wird.

CONTI (1947) unterscheidet nach der Art des Überganges von der Arterie in die Vene zwei Typen von Anastomosen: bei dem ersten Typus geht die Vene unmittelbar von der Arterie ab; abgesehen von dem Schwinden der in der Arterie deutlich ausgebildeten Elastica interna an der Stelle, an welcher der venöse Seitenast abgeht, sind sonstige bauliche Besonderheiten nicht vorhanden, weshalb eine sichere Feststellung von Anastomosen des ersten Typus nur möglich ist, wenn der Abgang der dünnwandigen Vene von der Arterie im Schnitt getroffen ist. — Bei dem zweiten Typus ist hingegen immer zwischen dem arteriellen und venösen Segment ein eigentlicher anastomotischer Abschnitt eingeschaltet, der wegen seiner strukturellen Merkmale eine sichere Diagnose erlaubt.

BUCCIANTE (1949) hat die arterio-venösen Anastomosen des zweiten Typus von CONTI in Hinblick auf die nicht unerheblichen Unterschiede, welche das eigentliche anstomotische Segment in Verlaufsart und Wandstruktur an den verschiedenen Fundstellen aufweist, in zwei Gruppen aufgeteilt: Bei der Gruppe A verläuft der anastomotische Abschnitt gestreckt oder leicht gebogen und besitzt innerhalb der Ringmuskelschicht längsverlaufende Muskelbündel sowie deutlich erkennbare elastische Wandbestandteile; der Gruppe A sollen auch jene Anastomosen zugerechnet werden, bei denen die Wand nicht ausschließlich von glatten Muskelzellen, sondern zum Teil auch von epitheloiden Zellen gebildet wird. — In die Gruppe B werden die Anastomosen eingereiht, deren anastomotisches Segment mehr oder weniger kompliziert aufgeknäuelt erscheint und eine ausschließlich aus epitheloiden Zellen aufgebaute Wand mit fehlender Elastica interna besitzt; die Anastomosen dieser Gruppe werden von kleinen Venen oder venösen Räumen umgeben und zeigen oft eine kapselartige bindegewebige Umhüllung.

BUCCIANTE hat mit Nachdruck darauf hingewiesen, daß die verschiedenen Typen nicht immer deutlich gegeneinander abzugrenzen sind; so wie es Anastomosen des Typus II A gäbe, die sich dem Typus I nähern, weil die anastomotische Gefäßstrecke kurz sei und in ihrem strukturellen Verhalten sich kaum von dem der zuführenden Arterie unterscheide, so fänden sich umgekehrt auch Anastomosen des Typus II A, bei denen der anastomotische Abschnitt zwar nicht gerade aufgeknäuelt, aber doch in mehr oder weniger zahlreichen, teilweise sogar dicht einander anliegenden Windungen gelegt sei, so daß diese Anastomosen sich dem Typus II B nähern, zumal wenn in ihren Wandungen epitheloide Zellen in großer Zahl vorhanden sind und eine Art Kapsel zur Ausbildung kommt.

STAUBESAND (1950, 1951) unterscheidet drei verschiedene Anastomosentypen, welche er als Brückenanastomosen, arterio-venöse Verbindungen und Glomusorgane näher kennzeichnet: Die Brückenanastomosen besitzen einen aktiven (arteriellen) und einen passiven (venösen) Schenkel, die ohne deutliche Grenze ineinander übergehen; weder der arterielle noch der venöse Schenkel zeigen strukturelle Merkmale, welche am einzelnen Schnitt eine sichere Unterscheidung „zwischen gewöhnlichen Arterien oder Venen einerseits und den Anteilen einer Brückenanastomose anderseits" ermöglichen würden. — Die arterio-venösen Verbindungen, welche in der Regel keinen Unterschied zwischen einem arteriellen und einem venösen Abschnitt erkennen lassen, haben als typische Merkmale, daß ihre Media „vom Ursprung aus der Arterie bis zur Einmündung in die Vene" aus epitheloiden Zellen besteht. — Die Glomusorgane endlich werden als epitheloidzellige Gefäßknäuel charakterisiert, die zwar durch eine Reihe von Übergangsformen mit den arterio-venösen Verbindungen zusammenhängen, von diesen sich aber durch den längeren knäuelartig gewundenen Verlauf sowie durch den Besitz einer Bindegewebskapsel unterscheiden.

STAUBESAND will mit dem in Anlehnung an die von v. SCHUMACHER (1938) für kompliziert gebaute Anastomosenformen vorgeschlagene Sammelbezeichnung Glomus bzw. Glomerulum geprägten Begriff der Glomusorgane vorwiegend den verwickelten Verlauf organartig zusammengeschlossener epitheloidzelliger Gefäßschlingen betonen, der sowohl „für typisch gebaute, d. h. epitheloidzellige Knäuelanastomosen" als auch für „massiv epitheloidzellige Gefäßstrecken" der präkapillaren arteriellen Strombahn Geltung hat.

Spanner (1952), der auf Grund seiner „sehr ausgedehnten Materialkenntnis" vor einer zu starren Einteilung der arterio-venösen Anastomosen warnen zu müssen glaubt, unterscheidet einfacher und komplizierter gestaltete arteriovenöse Anastomosen: Die einfacheren Formen, die von Spanner zu einem nicht geringen Teil lediglich mit Hilfe von Injektionsmethoden nachgewiesen worden sind, treten als kurze, Arterie und Vene verbindende Querbügel (Submucosa des Darmes, Lymphknotenhilus, Speicheldrüsen, Niere und Pleura), als kleine, wenig gewundene Schlingen (Mesenterium, Mesocolon und Schilddrüse) oder als auffallend lange, nicht geschlängelt, meist gestreckt verlaufende, sehr dünne, von einem Muskelmantel umgebene Arterien (kapillararme Bezirke der Nieren- und Nebennierenkapsel, Hilus des Ovarium, Schilddrüse sowie Wand der Nierenkelche) auf. — Die kompliziert gebauten Formen umfassen außer den in den Fingern und Zehen vorkommenden sogenannten Hoyer-Grosserschen Organen, in denen Seitenzweige der zu den Hauptkapillaren aufsteigenden Arterien „mit einigen kurzen, dickwandigen und gewundenen Anastomosen in das sie einhüllende Venengeflecht übergehen", die von Märk und von Patzelt nachgewiesenen arteriovenösen Anastomosen des Nasenvorhofes sowie die von ihm selbst in dem Samenstrang des Menschen gefundenen epitheloidzellhaltigen Kurzschlüsse, ferner die nur selten anzutreffenden echten anastomotischen Knäuel, wie sie nach der Meinung von Spanner bei einigen Anastomosen in dem Sinus renalis und in der Synovialschicht des Pulvinar acetabuli vorkommen sollen. Das Glomus coccygicum und die von Watzka in der Rindenschicht des Reheierstockes beschriebenen Anastomosen sind nach Spanner in eine besondere Gruppe einzuordnen, „weil die auffallend enge Einbettung der epitheloiden anastomotischen Strecken in das aus fibrillärem Bindegewebe bestehende Stroma, das die Schlingen untereinander" und beim Steißknötchen auch mit der derben Kapsel des Organs verknüpft, die Anastomosen „zu einem starren, wenig elastischen Röhrensystem macht, dem die regulierenden Kräfte einer peripheren kleinen Arterie fehlen und ihm eine gewisse Bewegungseinschränkung aufzwingt und vor allem eine Herabsetzung der Druckströmungsgeschwindigkeit, die wieder ein längeres Verweilen des Blutes in den Gefäßschlingen bedingt".

Überblickt man das vielgestaltige Erscheinungsbild der arterio-venösen Anastomosen, dann kommt man kaum um die Feststellung herum, daß keiner der bislang bekanntgewordenen Einteilungsversuche ganz zu befriedigen vermag; sind bei dem einen Vorschlag morphologisch sehr wohl auseinanderzuhaltende Anastomosentypen in die gleiche Gruppe eingeordnet, so erweisen sich bei dem anderen die benutzten Unterscheidungsmerkmale für die Abgrenzung einer bestimmten Anastomosenform als nicht ausreichend. Die besonderen Schwierigkeiten ergeben sich aber aus dem Vorhandensein von „Übergangsformen" zwischen verschiedenen Anastomosentypen, da deren Zuordnung zu dem einen oder anderen Typus immer eine Sache des subjektiven Urteiles bleibt; dies gilt insbesondere für alle jene Anastomosen, bei denen epitheloide Zellen an dem Aufbau der Wand beteiligt sind. In manchen Anastomosen sind nur an Stelle der inneren längsverlaufenden glatten Muskelzellen epitheloide Zellen vorhanden, während die Media aus bezeichnenden glatten Muskelzellen aufgebaut erscheint; in anderen Anastomosen finden sich in der Media epitheloide Zellen und glatte Muskelzellen nebeneinander und nur in den „typischen" epitheloidzelligen Anastomosen beherrschen die epitheloiden Zellen das Bild der Gefäßwand.

Unter teilweiser Benutzung bereits vorliegender Schemata sollen folgende Haupttypen von arterio-venösen Anastomosen unterschieden werden:

Einen morphologisch verhältnismäßig gut charakterisierten Typus stellen die als communications directes (WODZICKI), direkte Anastomosen (v. HAYEK) oder arterio-venöse Anastomosen des Typus I (CONTI, BUCCIANTE) beschriebenen Nebenschlüsse dar; bei ihnen erfolgt der Übergang von der Arterie in die Vene in der Weise, daß von der Arterie seitlich kleine Gefäße abgehen, welche die Merkmale kleiner Venen besitzen und nach kürzerem oder längerem Verlauf in Venen größeren Kalibers einmünden.

Die direkten arterio-venösen Anastomosen zeigen keine besonderen morphologischen Kennzeichen, es sei denn das Merkmal, daß sie meist an Arterien eines gewissen Kalibers (etwa 100 μ und mehr) und nur verhältnismäßig selten auch an solchen kleineren Kalibers ausgebildet sind. Die Arterien selbst zeigen den typischen Bau, besitzen eine deutliche Elastica interna, die an dem Übergang in die Vene aufhört, und splittern sich nach Abgabe der kollateralen Venenzweige schließlich in dem allgemeinen Kapillarnetz auf; die Venen sind dünnwandig, besitzen nur spärliche oder gar keine glatten Muskelzellen und zeichnen sich nicht selten durch den Besitz von Klappen aus.

Zu den direkten Anastomosen sind arterio-venöse Anastomosen in der Submucosa des Magens (WATZKA, SPANNER), in dem Myokard (CONTI), in dem Uterus (GASPARINI) sowie in der Haut der Regio axillaris und Regio analis (CAVAZZANA) beim Menschen, in dem Hilus der pankreo-intestinalen Lymphknoten beim Rind (WATZKA) sowie in dem Hahnenkamm (WODZICKI) zu rechnen.

Die Regelung der Durchströmung wird bei den direkten Anastomosen auf verschiedene Weise ermöglicht: Bei den Anastomosen des menschlichen Magens (WATZKA), des menschlichen Myokard (CONTI) sowie des Uterus vom Reh (WATZKA) besitzt die Arterie einen sphincterartigen Muskelring an der Abgangsstelle des venösen Seitenastes. Bei den Anastomosen in dem Hilus der pankreo-intestinalen Lymphknoten des Rindes (WATZKA) fehlt eine Sperreinrichtung an der Abgangsstelle der Vene, dafür sind in der Arterie regelmäßig vor und hinter der Anastomosenöffnung Polster aus längsverlaufenden Muskelbündeln in der Intima und in der Vene kräftige Muskelringe in Abständen ausgebildet, „deren Kontraktion die Lichtung der Venen vollständig zu verschließen imstande sein dürfte"; in diesem Falle erscheinen demnach die Verschlußeinrichtungen in die zuführende Arterie und die ableitende Vene verlegt, während die eigentliche anastomotische Öffnung nicht verschlußfähig ist.

Als eine zweite Gruppe können die arterio-venösen Anastomosen vom Typus der STAUBESANDschen Brückenanastomosen bzw. vom Typus II A der Einteilung von BUCCIANTE zusammengefaßt werden; in diese Gruppe einzureihen sind auch die einfacheren Anastomosen von SPANNER, soweit diese ein eigenes anastomotisches Segment ohne epitheloidzellige Wandung besitzen.

Die zwischen Arterie und Vene eingeschalteten anastomotischen Abschnitte der Brückenanastomosen sind so gut wie immer astlos und stellen teils kurze Querbügel (z. B. Speicheldrüsen [s. S. 111], Lymphknotenhilus [s. S. 65], Submucosa des Darmes [s. S. 100]) oder nur wenig gewundene Schlingen (z. B. Schilddrüse [s. S. 122], Mesenterium [s. S. 100] und Mesocolon [s. S. 109]), teils lange, gestreckt verlaufende Gefäßstrecken (z. B. Schilddrüse [s. S. 122], kapillararme Bezirke der Nieren- und Nebennierenkapsel [s. S. 129 und 124], Hilus des Ovarium [s. S. 149]) dar, welche in baulicher Hinsicht sich allem Anschein nach nicht wesentlich von Arterien gleichen Kalibers unterscheiden; soweit die Struktur der in diese Gruppe einzureihenden Nebenschlüsse bekannt ist, erscheint sie dadurch

gekennzeichnet, daß in der Intima des oft verhältnismäßig dickwandigen
arteriellen Schenkels schräg — oder längsverlaufende glatte Muskelzellen vorhanden sind. Von den Formen mit spärlichen und zarten Längsmuskelbündeln,
wie sie z. B. in der Submucosa des Darmes bei den Fleischfressern, bei Schwein
und Pferd von SPANNER (1932) beschrieben worden sind, führt eine fließende
Reihe zu den Anastomosen, bei denen die Längsmuskulatur eine geschlossene
Lage innerhalb der Ringmuskelschicht bildet (arterio-venöse Anastomosen in der
Adventitia von Aorta, A. pulmonalis und V. cava cran. [CONTI], arterio-venöse
Anastomosen in dem Samenstrang [BUCCIANTE]); meist sind aber die längsverlau-
fenden Muskelzellen nicht in der ganzen Länge, sondern jeweils nur in einzelnen
Strecken des anastomotischen Segmentes ausgebildet.

Die in die Intima eingelagerte Längsmuskulatur hat die Funktion von Sperreinrichtungen und ermöglicht eine genau abgestimmte Stromregelung; Sperreinrichtungen dieser Art finden sich auch sonst an vielen Stellen des Arterien-
systems (s. S. 187).

Für einen Teil der zu den Brückenanastomosen zu rechnenden arterio-venösen
Nebenschlüssen scheint es weiterhin bezeichnend zu sein, daß die Venenstämme,
welche das aus dem Kapillarnetz sowie aus den Anastomosen abfließende Blut
aufnehmen, Drosselvorrichtungen in Form von Muskelringen mit dazwischen
gelegenen sackartigen Erweiterungen (z. B. Venen der Gdl. submandibularis, der
Submucosa des Darmes) oder in Form von Kissen aus längsverlaufenden Muskelbündeln (z. B. Venen in dem Unterhautgewebe der Achselhöhle, Venen der Schilddrüse, Venen in der Adventitia mancher Gefäße usw.) besitzen, so daß der Abstrom des Blutes reguliert werden kann. Bei starker Drosselung des Blutstromes
können in den venösen Staubecken beträchtliche Blutmengen zurückgehalten
werden, die bei Öffnung der Sperrvorrichtungen aus den Blutspeichern wieder
ausgeschüttet werden können.

Ein nicht kleiner Teil der den Brückenanastomosen zuzurechnenden Nebenschlüsse ist bislang nur an Injektionspräparaten dargestellt worden; die Möglichkeit, daß sich unter ihnen auch präkapillare Gefäße befinden, kann in Ermanglung ihrer strukturellen Merkmale keineswegs von vorneherein als ausgeschlossen
gelten (vgl. S. 179).

Eine dritte Gruppe bilden die von STAUBESAND als arterio-venöse Verbindungen bezeichneten Formen, deren anastomotische Abschnitte durch einen bald
mehr, bald weniger geschlängelten Verlauf, eine epitheloidzellige Wandung sowie
eine reduzierte bzw. fehlende Elastica interna gekennzeichnet sind.

Die epitheloidzelligen Anastomosen in der Nasenspitze (s. S. 68) und in
den Nasenmuscheln (s. S. 73), die Rankenarterien (s. S. 143), ferner die arterio-
venösen Anastomosen in der Peripherie der Tunica albuginea des Penis (CONTI)
und in der Kapsel der Prostata (BUCCIANTE) sowie zum Teil auch Anastomosen
des BUCCIANTEschen Typus II B und der kompliziert gebauten Anastomosen von
SPANNER gehören zu dieser Gruppe.

Eine letzte Gruppe umfaßt die Glomusorgane (STAUBESAND), bei denen die
epitheloidzelligen Gefäßstrecken entweder infolge ihrer Einbettung in eine gemeinsame Gefäßscheide oder aber infolge ihrer „Verschmelzung" zu einem einheitlichen Komplex den Eindruck von organhaften Bildungen entstehen lassen;
die bei den Glomusorganen der verschiedenen Fundorte festzustellenden Unterschiede betreffen im wesentlichen einerseits deren Abgrenzung gegen die Umgebung und anderseits das Verhalten ihrer epitheloidzelligen Gefäße.

Die Abgrenzung der Glomusorgane gegen das umgebende Gewebe ist in der
Regel durch die Ausbildung einer bindegewebigen Kapsel gegeben, in einzelnen
Glomusorganen wie beispielsweise in den Glomerula digitalia des Nagelbettes ist

eine kapselartige Abgrenzung allerdings kaum angedeutet; das Vorhandensein oder Fehlen einer solchen bindegewebigen Kapsel ist wohl mit Recht nur als ein sekundäres Merkmal der Glomusorgane zu bewerten.

Die epitheloidzelligen Gefäßstrecken können teils gerade oder einfach gewunden, wie z. B. in den Glomerula digitalia (s. S. 15), teils aber auch verwickelt, gewunden und aufgeknäuelt verlaufen, wie z. B. in dem Glomus coccygicum und den Glomerula caudalia (s. S. 54 f.); da zwischen beiden Extremen sich unschwer Übergangsformen ausfindig machen lassen, sind die Unterschiede nur gradueller, nicht aber grundsätzlicher Natur.

SPANNER (1952) will das Glomus coccygicum und mit ihm auch die arterio-venösen Anastomosen in der Rindenschicht vom Eierstock des Rehes (s. S. 149) in einer besonderen Gruppe den HOYER-GROSSERschen Organen gegenüberstellen, „weil die auffallend enge Einbettung der epitheloiden anastomotischen Strecken in das aus fibrillärem Bindegewebe bestehende Stroma . . . das Glomus coccygicum zu einem starren, wenig elastischen Röhrensystem macht, dem die regulierenden Kräfte einer peripheren, kleinen Arterie fehlen und ihm eine gewisse Bewegungseinschränkung aufzwingt und vor allem eine Herabsetzung der Durchströmungsgeschwindigkeit, die wieder ein längeres Verweilen des Blutes in den Gefäßschlingen bedingt", während die eigentlichen Anastomosen in den HOYER-GROSSERschen Organen „nur kurze, dickwandig aufgetriebene, höchsten einmal geteilte Gefäßrohre" sind, „die gerade oder einfach gewunden verlaufen und deshalb weit günstigere Durchströmungsbedingungen als das Glomus coccygicum oder die Ovarialanastomosen beim Reh bieten".

Die Argumentation von SPANNER vermag ich nicht als überzeugend anzusehen; denn wenn es auch richtig ist, daß das Komplizierte an der Gestalt der HOYER-GROSSERschen Organe „nicht die Anastomosen, sondern die sie umgebenden und oft nach allen Richtungen durchsetzenden Venen" sind, so kann doch auch nicht bestritten werden, daß neben gerade verlaufenden auch S-förmig gewundene sowie auch noch stärker gekrümmte Anastomosen in denselben vorkommen und daß ihre Lichtung im allgemeinen eng ist, in ein und demselben Gefäß aber stellenweise Erweiterungen aufweisen kann (vgl. auch SCHORN 1955), weshalb die Durchströmungsbedingungen hier kaum wesentlich günstiger sind als in dem Glomus coccygicum.

Die Glomusorgane dokumentieren ihre Sonderstellung schließlich noch durch die Besonderheiten ihres Einbaues in das präterminale Gefäßnetz, indem ihre epitheloidzelligen Abschnitte, wie von STAUBESAND aufgezeigt worden ist, sowohl direkt in Venen als auch in Arterien, Arteriolen oder Kapillaren übergehen können; die epitheloidzelligen Gefäßstrecken der Glomusorgane erweisen sich demnach nur zu einem Teil als Anteile typischer arterio-venöser Anastomosen, zu einem Teil aber als präkapillare Abschnitte der arteriellen Strombahn.

Wenn trotz dieses Unterschiedes die beiden Formen der Glomusorgane in eine gemeinsame Gruppe eingereiht werden, so erscheint dies durch den Umstand gerechtfertigt, daß der Charakter der ableitenden Gefäße in einer gewissen Abhängigkeit von der Größe des Organs steht; „je ausgedehnter und verwickelter ein Glomusorgan ist, um so mehr hat das epitheloidzellige Gefäß die Tendenz in eine Vene einzumünden, je kleiner es ist, desto wahrscheinlicher löst es sich in ein Kapillarnetz auf" (STAUBESAND 1951).

Übergänge epitheloidzelliger Arterienzweige in Kapillaren sind auch sonst beobachtet worden: M. B. SCHMIDT (1941) hat in der menschlichen Schilddrüse Übergänge epitheloidzelliger Sperrarterien in Kapillaren beschrieben. MÄRK (1941) hat epitheloidzellige Gefäßknäuel in dem Zahnfleisch und dem Unterkiefer des Menschen gefunden, bei denen keine direkte Einmündung eines arteriellen Astes in eine Vene nachzuweisen ist, und Conti (1945) erwähnt kleine gewundene Arterien in dem Myokard, die durch den Besitz einer epitheloidzelligen Wandung ausgezeichnet sind, aber nicht in Venen übergehen, sondern allmählich die epitheloiden Zellen verlieren und so wieder den gewöhnlichen Gefäßwandbau gewinnen.

Glomusorgane sind außer den Glomera digitalia (s. S. 15 f.), dem Glomus coccygicum mit seinen Nebenknötchen (s. S. 52 f.) und den Glomerula caudalia (s. S. 56), die aufgeknäuelten epitheloidzelligen arterio-venösen Anastomosen in dem Eierstock des Rehes (s. S. 149), in dem Samenstrang des Menschen (s. S. 134) sowie in dem Kamm des Hahnes (s. S. 34).

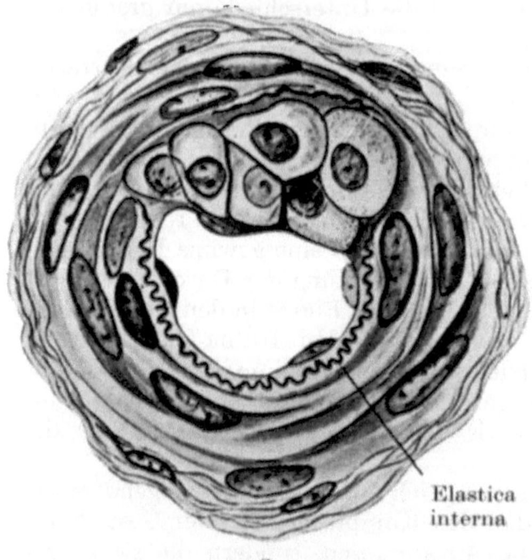

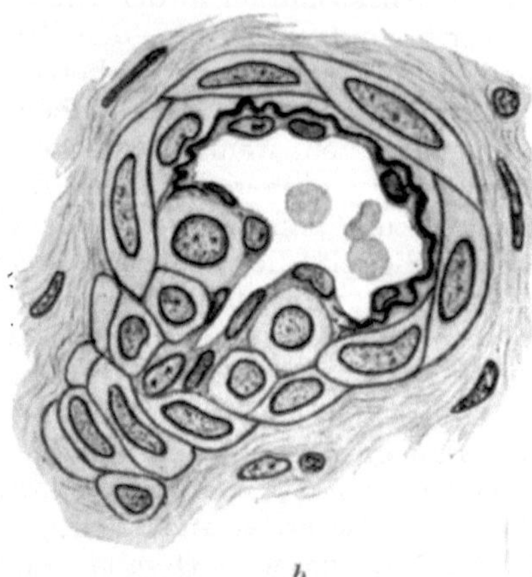

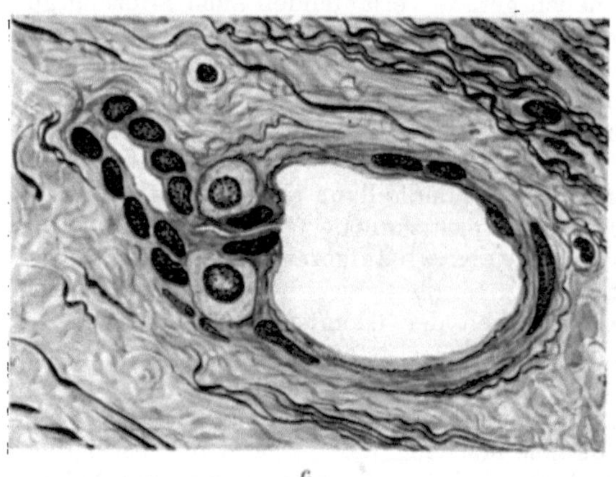

Abb. 80. *a* Querschnitt durch ein kleines Arterienästchen aus der Rindenschicht des Eierstockes vom Reh, mit einem aus großen, hellen epitheloiden Zellen ausgebauten Intimapolster. (Nach Watzka 1936.) *b* Wulstbildung mit epitheloiden Zellen am Abgang einer kleinen Arterie aus der Schleimhaut der mittleren Nasenmuschel eines 39jährigen Mannes. Vergr. etwa 600fach. (Zeichnung von Märk.) *c* Von einem dünnwandigen Gefäß in der Adventitia der Aorta ascendens abzweigender Ast, an dessen Mündungs- bzw. Abgangsstelle zwei einander direkt gegenüberliegende epitheloide Zellen liegen. Vergr. etwa 750fach. (Aus Voss und Herschel 1952)

2. Morphobiologie der epitheloiden Zellen

Die epitheloiden Zellen, welche von v. Schumacher (1907) zuerst in dem von ihm als Gruppe arterio-venöser Anastomosen erkannten Glomus coccygicum des Menschen und in den gleichwertigen Glomerula caudalia der Säugetiere, in der Folgezeit (1915) auch in den arterio-venösen Anastomosen der Vogelzehen beschrieben worden sind, bilden in vielen, wenn auch keineswegs in allen arteriovenösen Anastomosen über längere Strecken hin das bedeutendste Bauelement der

Gefäßwand; sie sind indessen — wie schon hier vorweg bemerkt sein soll — keineswegs nur auf die arterio-venösen Anastomosen beschränkt, sondern kommen unabhängig von solchen weit verbreitet in der terminalen Strombahn, vor allem in kleinen Arterien (Abb. 79 a) und insbesondere an dem Abgang der Arteriolen bzw. Präkapillaren (Abb. 79 b und c) sowie selbst in manchen Venen (FREERKSEN 1937, SPANNER 1939, 1952, v. MÖLLENDORF 1940, MÄRK 1941, CAVAZZANA 1945, 1946) vor.

Besonders typische epitheloide Zellen sind in der Wand der Arteriolae afferentes der Niere aufgefunden worden (RUYTER 1925, GOORMAGHTIGH 1932,

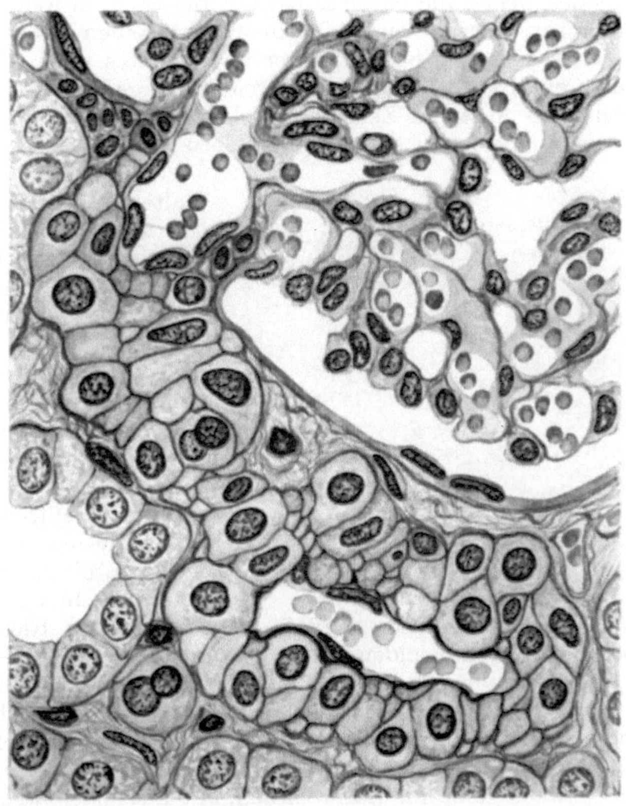

Abb. 81. Arteriola afferens einer menschlichen Niere mit völlig epitheloider Wandung; nur am Gefäßpol des Glomerulus sind einige glatte Muskelzellen zu erkennen. (Aus CLARA 1938)

ZIMMERMANN 1933, MATHIS 1934, BECHER 1936, CLARA 1936, 1938, REMOTTI 1936, APPELT 1939, FEYRTER 1940, EDWARDS 1940, KAUFMANN 1940, GRAEF 1940, POLICARD 1942, SCHLOSS 1945 usw.) (Abb. 81); sie können in diesen Gefäßen bis zu deren Abgang von der A. corticalis und vereinzelt sogar in der Wand der Aa. corticales selbst (CLARA 1938) sowie auch in den Arteriolae efferentes (GOORMAGHTIGH 1932) ausgebildet sein. Meist finden sie sich gehäuft unmittelbar vor der Aufzweigung der Arteriolae afferentes in die Kapillarschlingen der Glomeruli, wobei sie vielfach nicht gleichmäßig um die Gefäßlichtung angeordnet, sondern an einer Stelle am Glomerulusstiel in Form eines sogenannten Polkissens (ZIMMERMANN 1933) zusammengeballt sind.

Der Vorschlag von Bailey (1935), den Ausdruck „epitheloide Zellen" ganz allgemein durch die Bezeichnung „Glomuszellen" zu ersetzen, ist dadurch von selbst gegenstandslos geworden, wie denn auch die weitere Begründung, die Bezeichnung epitheloide Zellen habe außerdem zu der irrigen Vorstellung geführt, daß diese Zellen etwas mit endokrinen Elementen zu tun hätten, durch die seitherigen Forschungsergebnisse überholt ist.

Die epitheloiden Zellen sind bei typischer Ausbildung verhältnismäßig große, rundliche, kurz-ellipsoide oder polygonale Elemente mit hellem, mehr oder weniger homogen-glasig erscheinendem Zelleib (Abb. 20, 78, 80 und 81).

Der Zellkern der epitheloiden Zellen erscheint in der Regel als ein großes, rundliches bis ovales, helles und chromatinarmes Bläschen, in welchem ein deutliches Kernkörperchen sichtbar ist; in kleinen epitheloiden Zellen mit trübem Cytoplasma ist er kleiner und etwas stärker färbbar, was offensichtlich nur zu Unrecht im Sinne eines größeren Chromatinreichtums gedeutet worden ist. Er liegt nicht immer in der Mitte des Zelleibes, infolgedessen können einzelne größere oder kleinere kernlose Felder in den Schnittbildern zu beobachten sein.

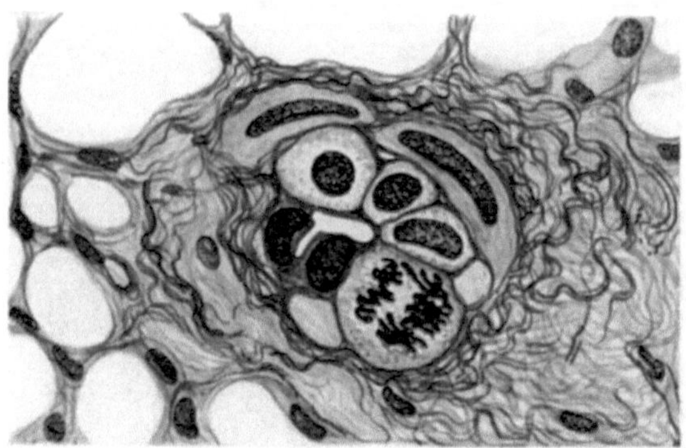

Abb. 82. Epitheloide Zelle in Mitose. Vergr. etwa 750fach. (Aus Voss und Herschel 1952)

Die epitheloiden Zellen enthalten in der Regel nur einen Kern, doch sind auch zweikernige Zellen (Elaut 1940, Märk 1941, Spanner 1942) sowie großkernige Zellen (Abb. 66) gefunden worden. Ob die Zweikernigkeit einem amitotischen oder einem gehemmten mitotischen Vorgang ihre Entstehung verdankt, läßt sich wohl kaum mit Sicherheit entscheiden; selbst Beobachtung von einwandfreien mitotischen Bildern (Abb. 82) in epitheloiden Zellen (Märk 1941, Voss und Herschel 1952) beweist in dieser Richtung nichts.

Das Cytoplasma der epitheloiden Zellen erweist sich, wie bereits v. Schumacher (1907) hervorgehoben hat, als außerordentlich empfindlich, so daß es „nur bei sehr guter Konservierung seine normale Beschaffenheit bewahrt"; in solchen einwandfrei fixierten Präparaten zeigt es ein blasses, im allgemeinen mehr oder weniger glasartiges und nur gelegentlich trübes Aussehen. Es färbt sich mit van Gieson schwach gelb, mit Eosin rötlich, mit Eisenhaematoxylin grau (v. Schumacher 1907), wobei das Cytoplasma der kleinen Zellen in der Regel dunkler getönt erscheint als das der großen Zellen, welches nicht selten überhaupt keine Farbe annimmt. Gelegentlich sind in dem Cytoplasma kleine Vakuolen erkennbar, deren Inhalt färberisch nicht darstellbar ist; manchmal sind feine Körnchen auszumachen, die sich mit basischen Farbstoffen färben und bei Anwendung gewisser Verfahren versilbern lassen. Märk (1941) hat in dem homogenen Cytoplasma gelegentlich „wolkig-schollige" Einlagerungen sowie „kleine, aber recht stark gefärbte Tüpfelchen" beobachtet, während Nonidez (1942) schwach fuchsinophile Granula von unregelmäßiger Größe und Form gesehen hat.

Unter pathologischen Kreislaufverhältnissen können die epitheloiden Zellen Einlagerungen verschiedener Art zeigen. Schorn (1955) hat in den epitheloiden Zellen der Hoyer-Grosserschen Organe bei Fällen von chronischer Glomerulonephritis feintropfige Fettablagerungen und bei einem Fall von allgemeiner Haemochromatose mit Pigmentcirrhose von Leber und Pankreas eine fast elektive Beladung mit feinkörnigem Pigment beobachtet.

Myofibrillen sind in dem Cytoplasma der epitheloiden Zellen nicht vorhanden; nur ausnahmsweise sind solche in spärlicher Zahl beobachtet worden (vgl. CLARA 1927, MASSON 1937, GOORMAGHTIGH 1940). v. SCHUMACHER (1938) und GOORMAGHTIGH (1940) haben auf die Ähnlichkeit der epitheloiden Elemente mit den Myocardbestandteilen und insbesondere mit den PURKINJESchen Muskelfasern hingewiesen; man könnte die PURKINJESchen Fasern, welche den höchsten Grad des Sarkoplasmareichtums und gleichzeitig der Fibrillenarmut erreichen, „im Vergleich mit den epitheloiden glatten Muskelzellen geradezu als epitheloide Herzmuskelzellen bezeichnen" (v. SCHUMACHER).

Die Konturen der epitheloiden Zellen sind zart, infolgedessen treten die Zellgrenzen auch „bei gut konservierten Präparaten nach Haematoxylin-Eosin- oder Eisenhaematoxylin-Färbung keineswegs sehr deutlich hervor, hingegen erscheinen die Zellen bei schlechter Konservierung deutlich durch homogene Häutchen voneinander abgegrenzt, so daß die ganze epitheloide Gefäßwand den Eindruck eines Wabenwerkes macht" (v. SCHUMACHER 1907).

Nach MASSON (1937) sollen die epitheloiden Zellen durch cytoplasmatische Fortsätze untereinander zusammenhängen; die Wand des epitheloidzelligen Anastomosenabschnittes bestehe „nicht aus einer Ansammlung von unabhängigen Zellen, sondern aus einem syncytialen kontraktilen dreidimensionalen Netz, welches von ungleichmäßig verteilten Fibrillen durchzogen wird", ein Verhalten, welches nicht ohne Analogie zu dem des Myocards sei. Auch SCHORN (1955) behauptet, daß die epitheloiden Zellen „in verschiedensten Richtungen zarte plasmatische Ausläufer entsenden, womit die Zellen untereinander in netzförmiger Verbindung stehen".

Die Auffassung, daß die epitheloiden Zellen ein syncytiales Netz bilden, vermag ich nicht zu teilen; ich bin nach wie vor der Meinung, daß es sich bei den beschriebenen netzförmig zusammenhängenden Plasmaausläufern um Kunstprodukte bzw. um postmortale Zustände handelt. SCHORN meint zwar, er habe den syncytialen Zellenzusammenhang auch in Gefrierschnittserien nach schonender Fixierung kleiner Stücke, die alsbald nach dem Tode entnommen worden sind, regelmäßig nachweisen können, gibt aber dann selber zu, daß in diesen Fällen die Plasmabrücken sehr dicht aneinander grenzen und nicht so deutlich abzugrenzen seien wie nach Paraffineinbettung.

Wenn auch selbst bei optimalen Fixierungsbedingungen die Zellgrenzen mit den üblichen Färbemethoden nicht in hervorstechender Weise sichtbar gemacht werden können, so zeichnen sie sich doch bei Anwendung geeigneter Verfahren so eindrucksvoll ab, daß an ihrer Existenz füglich nicht gezweifelt werden kann. Die epitheloiden Zellen erscheinen nämlich in den Anastomosen gegeneinander durch ganz dünne Grundsubstanzschichten abgegrenzt, in welche zarte Netze feiner argyrophiler Fibrillen (Gitterfasern) eingelagert sind (CLARA 1939, SPANNER 1939, MÄRK 1941, NONIDEZ 1942 u. a.); es bestehen somit recht ähnliche Verhältnisse wie bei den glatten Muskelzellen in den Gefäßwänden[1]. In das Netz der Gitterfasern können manchmal auch vereinzelte elastische Fasern eingewoben sein; in Präparaten, bei denen eine der üblichen Methoden zur Darstellung der elastischen Elemente in Anwendung gekommen ist, können die Grundsubstanzschichten, welche die einzelnen epitheloiden Zellen umhüllen, manchmal als verhältnismäßig intensiv gefärbte „Membranen" in Erscheinung treten (v. SCHUMACHER 1907, eigene Beobachtungen), in wirklich elektiver Weise lassen sie sich mit der HOTCHKISS-MCMANUSschen Überjodsäure-Leukofuchsin-Reaktion sichtbar machen.

---

[1] SPANNER (1939 a) hat in dem Schlußwort zu seinem Vortrag erwähnt, daß sein Schüler HOHMANN das Verhalten der Gitterfasern an den epitheloiden Zellen der arterio-venösen Anastomosen des Menschen untersucht; soweit ich das Schrifttum übersehe, scheinen die Ergebnisse dieser Untersuchungen nicht veröffentlicht worden zu sein.

Der die epitheloiden Zellen umhüllende Korb von argyrophilen Fibrillen (Gitterfasern) ist bei jungen Individuen zart und wird mit zunehmendem Alter immer robuster; im Greisenalter nimmt er vielfach den Charakter einer sklerotischen Struktur an (CAVAZZANA 1946, eigene Beobachtungen).

STAUBESAND (1951) ist es durch Anwendung der vitalen bzw. supravitalen Methylenblaufärbung „in der von MEIJLING angegebenen Modifikation und eigenen Abwandlungen" gelungen, die epitheloidzelligen Gefäßstrecken der Glomerula caudalia von Hunden, Katzen und Ratten elektiv tiefblau gefärbt zur Darstellung zu bringen. „Mit stärkerer und stärkster Optik sieht man in gut gelungenen Präparaten, daß sich zwischen den epitheloiden Zellen, und zwar vom Endothel bis in die Adventitia hinein ein ungemein dichtes Netz blau bis violettblau gefärbter feinster Faserstrukturen befindet. An manchen Stellen lösen sich die Fäserchen in allerfeinste perlschnurartige Gebilde auf. Die Wand von Gefäßen, welche aus typischen glatten Muskelzellen bestehen, bleibt meist völlig ungefärbt, nur in ihrer Adventitia finden sich einzelne blau gefärbte Reiserchen, die sich in der Weise verhalten, wie es von Silberpräparaten her bekannt ist." STAUBESAND „will keinesfalls schon jetzt die Behauptung aufstellen, daß es sich bei den geschilderten Bildern um nervöse Strukturen handelt, zumal die durch Versilberungen gewonnenen Befunde von MASSON, BROWN sowie HETT" von seinen Methylenblaupräparaten deutlich abweichen. „Sicher ist aber bereits heute, daß wir in der vitalen Methylenblaufärbung eine Methode in der Hand haben, die es erlaubt, diejenigen Gefäßstrecken, welche epitheloid modifiziert sind, deutlich herauszuheben."

Was die Natur und Herkunft der epitheloiden Zellen anbetrifft, so hat sich bereits v. SCHUMACHER (1907, 1915) dahin ausgesprochen, daß sie als die unmittelbare Fortsetzung der glatten Muskelzellen der Arterienmedia erscheinen. „Verfolgt man den Übergang in ein anastomotisches Gefäß, so sieht man, wie die Muskelzellen immer kürzer und zugleich dicker werden, der Kern sich mehr und mehr abrundet, chromatinärmer wird und die Myofibrillen verschwinden, so daß die Anastomose schließlich einen mehrschichtigen Mantel von polyedrischen Zellen erhält, die in ihrer Form, dem Reichtum des hell erscheinenden Cytoplasma um den chromatinarmen Kern den Epithelzellen außerordentlich ähneln" (v. SCHUMACHER 1907), weshalb sie von ihrem Entdecker den Namen „epitheloid modifizierte Muskelzellen" oder kurz „epitheloide Zellen" erhalten haben; v. SCHUMACHER hat dabei ausdrücklich betont, er glaube nicht, „daß die epitheloiden Zellen durch eine Metaplasie aus ausgebildeten typischen glatten Muskelzellen hervorgegangen sind, sondern daß jene embryonalen Zellen, die an anderer Stelle sich zu typischen glatten Muskelzellen der Arterie ausbilden, hier von Anfang an einen anderen Entwicklungsgang einschlagen und allmählich ihre epitheloide Beschaffenheit annehmen".

Die epitheloiden Zellen stammen demnach von den gleichen Mutterzellen wie die glatten Muskelzellen ab, haben aber ihre besondere Entwicklung, die schon früh ihre Unterscheidung von diesen erlaubt; die immer wieder zu beobachtenden Zwischenformen („Übergangsbilder") zwischen typischen glatten Muskelzellen und epitheloiden Zellen sind nicht das Ergebnis einer wirklichen Umwandlung von fertig entwickelten glatten Muskelzellen zu epitheloiden Zellen, wie RUYTER (1925) und GOORMAGHTIGH (1932) angenommen haben, sondern sind, wie vor allem MATHIS (1934) betont hat, „der Ausdruck der verschieden weitgegangenen Entwicklung von Mediazellen", „deren eine Endform die glatte Muskelzelle, deren andere Endform die epitheloide Zelle ist", wobei die Ausbildung des einen oder anderen Endzustandes offenbar örtlich beeinflußt wird. Die gleiche Auffassung von der Natur der epitheloiden Zellen wird auch von ZIMMERMANN (1933), BECHER (1936), SPANNER (1939, 1950, 1952), MÄRK (1941, 1942), STAUBESAND (1950) u. a. vertreten.

Nach WATZKA (1936) sind dagegen die epitheloiden Elemente der Gefäßwand „richtiger nicht als modifizierte, sondern als unentwickelte" Muskelzellen (Myoblasten) anzusehen", die „mangels einer genügenden Inanspruchnahme ihrer Kontraktilität nicht" ausgereift sind. Aus offenbar ähnlichen Überlegungen hat GOORMAGHTIGH (1937) den Namen Leiomyoblasten in Vorschlag gebracht. Auch SCHUMACHER (1955) sieht in den epitheloiden Zellen die unreife Form der glatten Muskelzellen, während SCHLOSS (1948) die Frage aufwirft, ob es sich bei diesen Zellen um eine funktionslose Degenerationsform von glatten Muskelzellen handelt.

KROMPECHER (1932, 1940) will in den epitheloiden Zellen „postembryonale Angioblasten" sehen, die in dem Glomus coccygicum auch nach der Geburt auf jener Stufe des embryonalen Zustandes verharren, in der sie andernorts eben im Begriff seien, sich zu Elastoblasten zu differenzieren; die epitheloiden Zellen würden ihrem „morphologischen Aussehen, ihrer Herkunft, Lage und histochemischen Beschaffenheit nach" vollkommen mit den „jungen Elastoblasten, die eben erst im Begriffe sind, elastische Elemente zu bilden", übereinstimmen. Wenn KROMPECHER (1932, 1940) „zur Widerlegung der Auffassung, daß die in Rede stehenden Zellen als epitheloide glatte Muskelzellen anzusehen wären, darauf hinweist, daß sie ontogenetisch niemals glatte Muskelzellen waren und daher „aus dem, was sie niemals gewesen sind" nicht zu etwas anderem sich umgewandelt haben können, so bekämpft er eine Meinung, die außer von RUYTER (1925) und GOORMAGHTIGH (1932) von niemandem vertreten worden ist.

Die Frage, ob unter bestimmten physiologischen Bedingungen eine Neubildung von epitheloiden Zellen auch beim Erwachsenen stattfinden kann, hat bislang keine systematische Bearbeitung gefunden; es ist aber jedenfalls höchst bemerkenswert, daß MATHIS und EGLITIS (1936) in der Wand von Eierstockarterien trächtiger Katzen an Stelle der glatten Muskelzellen epitheloide Zellen beobachtet haben und daß auch DANESINO (1946) bei graviden Frauen ein reichliches Vorkommen derartiger Zellen in den Eierstockarterien festgestellt hat.

Unter pathologischen Bedingungen hat SCHORN (1950, 1955) bei hypertonischen Zuständen nicht nur eine Hypertrophie, sondern auch eine Hyperplasie der epitheloiden Zellen in den Glomusorganen der Zehen und Finger festgestellt (s. S. 249).

Dieser Befund hat sein Gegenstück in der Vermehrung der epitheloiden Polkissenzellen, wie sie bei benigner und maligner Nephrosklerose, bei der diffusen Glomerulonephritis und dem crush-syndrom beschrieben (GOORMAGHTIGH 1936, GRAEF 1940, 1945, KAUFMANN 1941, 1942, McMANUS 1942, DES PREZ 1948 usw.) und im Tierversuch bei experimentell erzeugter Hypertonie (ELAUT 1934, 1936, GOORMAGHTIGH 1939, 1940, 1941, GOORMAGHTIGH und GRINSON 1939, GRAEF 1940, DUNIHUE und CANDON 1940, DUNIHUE 1941 usw.), aber auch bei lokaler renaler Hypotonie sowie bei Senkung des allgemeinen arteriellen Blutdruckes (BOHLE und TOMSCHE 1953) beobachtet worden ist.

LÖWENSTEIN (1949b) hat bei Hypertonien und anderen Kreislaufstörungen eine Vergrößerung und Vermehrung der epitheloiden Zellen in der Wand der in der mittleren Augenhaut des Menschen verlaufenden Arterien gesehen, während PANNIER (1952) in den terminalen Arteriolen des Myokards von Kaninchen eine im Gefolge des experimentellen renalen Drosselungshochdruckes erfolgende „afibrilläre" Umwandlung der glatten Muskelzellen beschrieben hat.

Die auf v. SCHUMACHER zurückgehende Ansicht von der Natur der epitheloiden Gefäßwandzellen wird nicht von allen Autoren geteilt. Während STOUT (1935) mit der Ableitung dieser Zellen von Pericyten sich nicht sehr wesentlich von der v. SCHUMACHERschen Deutung entfernt, vertreten vor allem Pathologen wie FEYRTER (1938, 1942, 1948), ROTTER (1950, 1951), THIES und GLOGGENGIESSER (1953) und SCHORN (1955) sowie SUNDER-PLASSMANN (1950) eine neurogene Herkunft der epitheloiden Zellen.

FEYRTER verdächtigt, gestützt auf die von KOHN und WATZKA vertretene Auffassung der neurogenen Natur der spezifischen Zellen des Glomus caroticum, „auch die epitheloide Gefäßwandzelle auf neurogene Herkunft" und rechnet sie zu den intercalären Elementen des gefäßeigenen neuralen Beigewebes (Angioneurium), dem „eine besondere Form geschwulstiger Entfaltung, die vasculäre

Neurofibromatose, vor allem im Rahmen der v. RECKLINGHAUSENschen Neurofibromatose eignet". Da in manchen Fällen diese vasculäre Neurofibromatose eine rein epitheloidzellige Erscheinungsform mit Entwicklung glomusartiger Bildungen zeigen kann, will FEYRTER die epitheloiden Zellen als Abkömmlinge eines „neuromesodermalen, vielleicht auch neuroektodermalen, jedoch nicht SCHWANNschen Gewebes" ansehen. Hingegen sieht ROTTER in der epitheloidzelligen Media der anastomotischen Abschnitte in den Glomera digitalia „ein ektodermales neurogenes Plasmodium", „ein spezifisch modifiziertes SCHWANNsches Plasmodium, vielleicht auch ein besonderes, bisher nicht bekanntes System neurogener Nebenzellen". SUNDER-PLASSMANN (1943) betrachtet die epitheloiden Zellen als polyvalente Elemente mit neuroplastischen Fähigkeiten, d. h. als Zellen, die sich u. a. in nervöser Richtung ausdifferenzieren können, und rechnet sie zu den neurohormonalen Zellen.

Die bislang für die neurogene Natur der epitheloiden Zellen beigebrachten Argumente vermögen nicht zu überzeugen. Die immer wieder zu beobachtenden „Übergangsbilder" zwischen epitheloiden Zellen und typischen glatten Muskelzellen nicht nur in epitheloidzelligen Anastomosen, sondern auch in den Arteriolae afferentes der Nierenkörperchen sprechen vielmehr eindeutig für die Abstammung beider Zellarten von den mesenchymalen Mutterzellen der sekundären Gefäßwand; gegen eine genetische Beziehung zwischen epitheloiden Zellen und Nervengewebe bzw. peripherer Glia spricht, worauf STAUBESAND (1953) mit Recht hingewiesen hat, das Vorkommen epitheloider Zellen in den kleinen Gefäßen der Chorionzotten der bekanntlich als nervenlos geltenden menschlichen Placenta (MÄRK 1941, LUCKNER und STAUBESAND 1951).

Das Problem der funktionellen Bedeutung der epitheloiden Zellen ist von der Frage nach der Funktion der von ihnen gebildeten Gefäßstrecken nicht zu trennen und soll daher, um unnötige Wiederholungen zu vermeiden, erst in einem späteren Abschnitt (s. S. 233) zur Erörterung kommen; hier mag aber schon festgestellt sein, daß die epitheloiden Zellen keinesfalls nur die Rolle eines „plastischen Füllmateriales" spielen, wie KROMPECHER (1932) gemeint hat.

3. Innervation der arterio-venösen Anastomosen

Die Angaben im Schrifttum über die Innervation der arterio-venösen Anastomosen beziehen sich im wesentlichen auf die epitheloidzelligen Anastomosen in den Fingern und Zehen des Menschen (MASSON 1935, 1936, 1937, POPOFF 1935, HETT 1943, SCHORN 1955), in der Zunge des Hundes (BROWN 1937) und des Schafes (PRICHARD und DANIEL 1954), in dem Glomus caroticum der Katze (DE CASTRO 1951) sowie in der Schwimmhaut der Gans (PALUMBI 1942).

Die zwischen epitheloidzelligen arterio-venösen Anastomosen und Nerven bestehenden sehr engen topographischen Beziehungen sind von zahlreichen Forschern (POPOFF 1934, 1936, MASSON 1936, 1937, 1948, BROWN 1937, STOLZENBERG 1937, TISCHENDORF 1938, MÄRK 1942, PALUMBI 1942, STAUBESAND 1952, STAUBESAND und GENSCHOW 1952, PRICHARD und DANIEL 1954 b) hervorgehoben worden. TISCHENDORF (1938) bemerkt beispielsweise, daß in dem Ohrlöffel des Kaninchens die arterio-venösen Anastomosen, „die meist in Gruppen zu mehreren in der Umgebung einer Arterie oder Vene liegen, sehr häufig auch in unmittelbarer Nähe eines Nervenbündels anzutreffen sind". Nach MÄRK (1942) gehören benachbarte Nervenbündel sozusagen zum Bilde der Anastomosen; in den aufgeknäuelten arterio-venösen Anastomosen seien nicht selten die anastomotischen Abschnitte, insbesondere solche mit dicker epitheloidzelliger Wand, „von Nervenfasern geradezu umwickelt". STAUBESAND und GENSCHOW (1952) haben ebenfalls beobachtet, daß in dem Ohrlöffel des Kaninchens manche der komplizierteren Anastomosenkonvolute von kleineren und größeren Nervenfaserbündeln durchzogen werden (Abb. 83 *a*); vielfach werden in solchen Fällen die Nerven von Kapillarnetzen aus den epitheloidzelligen Gefäßen umsponnen (Abb. 83 *b*). „Bei einer ganzen Reihe verwickelt gebauter Anastomosenbildungen" haben sie allerdings mit den angewandten Färbungen keine topographischen Beziehungen zu Nervenfaserbündeln nachweisen können.

STAUBESAND (1952, 1953) hat darauf aufmerksam gemacht, daß man das Verhältnis zwischen epitheloidzelligen Gefäßen und peripherem Nervengewebe nicht

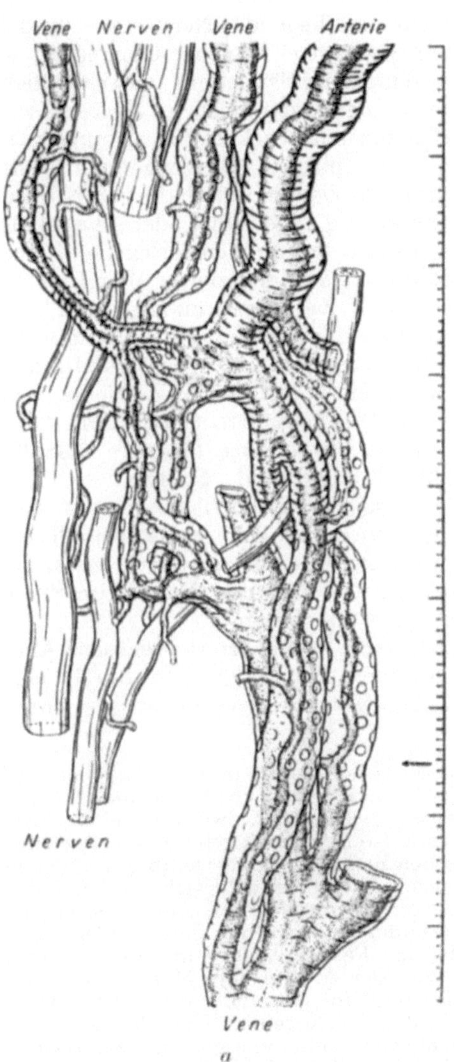

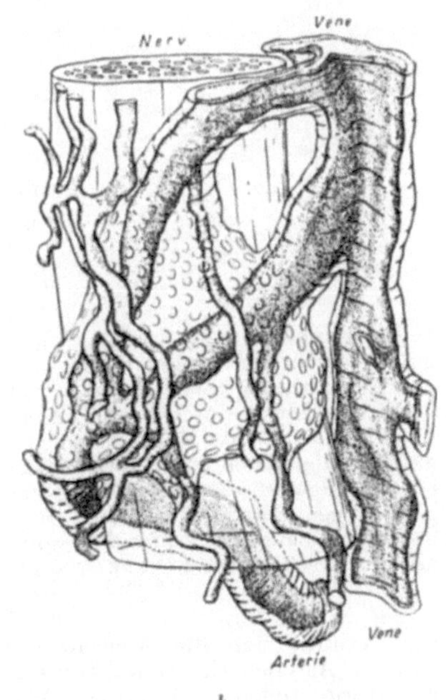

Abb. 83. Graphische Rekonstruktion einer Gruppe von epitheloidzelligen Anastomosen und der zwischen ihnen verlaufenden Nervenbündel (*a*) und einer gegabelten epitheloidzelligen Anastomose, die spiralig einem Nerven aufgelagert ist (*b*). In *a* teilt sich der Endast der Arterie (rechts oben) fächerförmig in mehrere Anastomosen auf, die teilweise miteinander kommunizieren. Markierung der Gefäße wie in Abb. 79. (Aus STAUBESAND und GENSCHOW 1952)

ausschließlich im Hinblick auf die Funktion der modifizierten Gefäßstrecken beurteilen dürfe (s. S. 233 f.), sondern auch an einen umgekehrten Weg der Beeinflussung denken müsse; verschiedene morphologische Befunde sprächen nämlich dafür, daß Stoffe, die von den epitheloiden Zellen an das Blut abgegeben werden, mit dem Blutstrom auch zu peri- oder endoneuralen Gefäßen gelangen und damit die Vorgänge in den Nervenfasern selbst beeinflussen. Die von STAUBESAND ausgeführten graphischen Rekonstruktionen haben den Nachweis ermöglicht, daß nicht nur in dem Ohrlöffel des Kaninchens aus epitheloidzelligen arterio-venösen Anastomosen „feinste Gefäße entspringen, die neben anderen Versorgungsgebieten auch epineurale Kapillarnetze dicht daneben liegender Nervenfaserbündel speisen können", sondern daß die efferenten Stromwege mancher Glomusorgane aus dem Bereiche der Glomerula caudalia verschiedener Säugetiere „ausschließlich zu engmaschigen Gefäßplexus werden, die kleinere oder größere Nervenfaserbündel umspinnen" (Abb. 84). Den auffälligsten Ausdruck der Beziehung zwischen epitheloidzelligen Gefäßstrecken und peripherem Nervengewebe sieht STAUBESAND in den Fällen, in denen „modifizierte Gefäße innerhalb von Nerven gelegen sind; sie sind dort entweder glomerulumartig angeordnet oder sie sind als gestreckte, zentral im Nerven gelegene kleine Arterien mit epitheloid modifizierter Wand bis zu ihrer Auflösung in Kapillaren zu verfolgen".

Das Vorkommen epitheloidzelliger Gefäße in den thoracalen Grenzstrangganglien bei Hunden (NONIDEZ 1942), in dem Glomus caroticum (DE BOISSEZON 1943, 1944, CELESTINO DA COSTA 1944 a, b) und in der Hypophyse (MATHIS 1938/39, COLLIN 1939, COLLIN und FLORENTIN 1939, ROMEIS 1940) ist, wie auch TISCHENDORF und CURRI (1954) meinen, möglicherweise ebenfalls als Ausdruck wechselseitiger Beziehungen zwischen epitheloidzelligen Gefäßen und Nerven im Sinne von STAUBESAND zu deuten.

Die epitheloidzelligen arterio-venösen Anastomosen scheinen ganz allgemein durch eine besonders reiche Nervenversorgung ausgezeichnet zu sein.

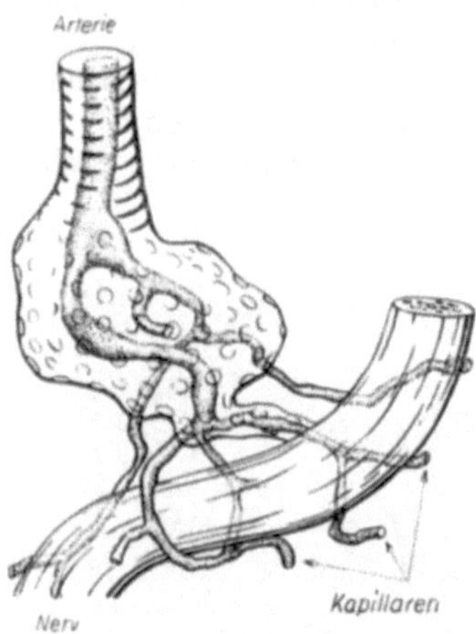

Abb. 84. Graphische Rekonstruktion eines Glomerulum caudale der Katze. Der epitheloid modifizierte Abschnitt der Arterie durch kleine Kreise markiert. Gefäßlichtungen punktiert. Die efferenten Gefäße des Glomusorgans erreichen einen kapillarartigen Gefäßplexus, der sich entlang eines Nervenfaserbündels erstreckt. (Aus STAUBE-SAND 1952)

DOGIEL (1904) hat bereits in dem Nagelbett des Menschen das Vorhandensein von feinen und gröberen Arterienzweigen beobachtet, welche „eine dicke Muskelschicht aufweisen, stark gebogen und reich mit Nerven versehen sind"; zu diesen Gefäßen, mit denen er offensichtlich die hier zahlreich vorhandenen epitheloidzelligen arterio-venösen Anastomosen beschreibt, „verlaufen nicht nur marklose, sondern auch viele markhaltige Fasern, welche in einer gewissen Entfernung von der Arterie ihre Markscheide verlieren, worauf sich ihr Achsenzylinder teilt und in Gestalt verschieden dicker markloser Ästchen die Gefäßwand erreicht. In der äußeren und mittleren Schicht der Arterie teilen sich diese Ästchen mehrfach und endigen in zahlreichen feinen Endverzweigungen", welche „aller Wahrscheinlichkeit nach den Endigungen sensibler Fasern" angehören.

MASSON (1935, 1936, 1937), der als erster auf die auffällig innige Beziehung der epitheloidzelligen Anastomosen in den Fingern und Zehen des Menschen zu den perivasculären Nervengeflechten hingewiesen hat, gibt an, daß in den bindegewebigen Gefäßscheiden dichte Nervengeflechte vorhanden sind, welche vor allem um die epitheloidzelligen Gefäßstrecken einen förmlichen „Muff" bilden; MASSON betrachtet ebenso wie POPOFF diesen nervös-bindegewebigen Apparat als einen integrierenden Bestandteil der Glomerula digitalia und bezeichnet diese deswegen als glomus neurovasculaires.

Die nervösen Geflechte werden von marklosen vegetativen Nervenfasern, aber auch von markhaltigen Nervenfasern gebildet; erstere stellen die unmittelbaren Fortsetzungen der periarteriellen Plexus dar, letztere stammen aus den Nervengeflechten der Haut.

Nach MASSON sind an dem Aufbau der Geflechte im Bereiche der anastomotischen Knäuel sowohl afferente als auch efferente Fasern beteiligt: Die afferenten Fasern, welche den Hautnerven entstammen, sind zunächst markhaltig, verlieren aber beim Eintritt in das Glomus ihre Markscheide; sie verzweigen sich vorzugsweise in der äußeren Schicht des „manchon nerveux" und endigen teils in dieser, teils an der Oberfläche der epitheloidzelligen Gefäßabschnitte mit keulenförmigen Auftreibungen, welche bei Erweiterungen der anastomotischen Abschnitte erregt werden sollen. Die afferenten Fasern aus den adventitiellen Geflechten nehmen die inneren Schichten der perivasculären Plexus ein und dringen in die Media ein, um in dieser mit kleinen Knöpfen frei zwischen den epitheloiden Zellen zu endigen: ihre Endausbreitungen sollen bei den Kontraktionen der anastomotischen Gefäße erregt werden. Alle afferenten Fasern, gleichgültig, ob sie aus den Geflechten der Haut oder aus denen der Arterien und Venen stammen, haben ihre zugehörigen Nervenzellen in den Spinalganglien. — Die efferenten Fasern, welche durchwegs zarter als die afferenten sind, gehören höchst wahrscheinlich in der Hauptsache den vegetativen Geflechten in der Adventitia der Arterien und Venen an; möglicherweise stammen einzelne Fibrillenbündel aber auch aus den Nervengeflechten der Haut. Die zahlreichen Zweige, welche innerhalb der perivasculären Plexus von ihnen abgegeben werden, bilden in der Media ein zartes Netz, das die epitheloiden Zellen umspinnt und nach Art des STÖHRschen Terminalreticulum schließlich in dem Cytoplasma dieser Zellen sich verliert.

Nach HETT (1943) lösen sich in dem lockeren adventitiellen Bindegewebe der Gefäßknäuel in der Fingerbeere des Menschen die mit der Arterie eintretenden Fasern in ein äußerst feines Netz auf, „so daß man hier nur sehr selten auf gröbere Nerven stößt, die dann zuweilen in ihrem Verlauf spindelige Auftreibungen ihres Neurofibrillengefüges aufweisen, sich aber schließlich auch in das allgemeine Netz aufteilen"; dieses Netz, welches alle Merkmale des STÖHRschen Terminalreticulum besitzt, „umgibt die Media der anastomotischen Abschnitte mit einem dichten und gleichmäßigen Mantel, läßt aber keine freien Endigungen erkennen".

Die Frage nach dem Verhalten des Terminalreticulum in der Wand der „Zwischenstücke" ist nach HETT „sehr schwierig und vorläufig noch nicht zu beantworten"; „zweifellos dringen Teile des Endreticulum in den äußeren Ring" der epitheloidzelligen Media ein, dann aber werde die Beobachtung dadurch sehr erschwert, „daß sich durch die Silberbehandlung die Zellgrenzen der epitheloiden Zellen sehr deutlich abzeichnen und so gelegentlich feinste Nervenstrukturen vortäuschen können".

Auch SCHORN (1955) findet in dem lockeren lamellären Gewebe, welches die epitheloidzelligen Schenkel der HOYER-GROSSERschen Organe umhüllt, reichlich Neurofibrillen; er spricht daher von einer neuroreticulären Zone. Diese neuroreticuläre Zone endet mit dem epitheloidzelligen Segment, „nachdem sie sich bereits in seinem distalen Abschnitt deutlich verjüngt hat", und greift nicht auf die Vene über; trotzdem ist deren Wand „nicht frei von Nervenfasern, denn es setzt sich über das Ende der neuroreticulären Zone ein zartes neurofibrilläres Netz weiter fort". SCHORN betrachtet mit MASSON das adventitiale Bindegewebe und den nervösen Apparat als „eine Einheit, die sich vielleicht am besten als Angioneurium im Sinne FEYRTERS ... charakterisieren läßt".

Die Neurofibrillen umziehen die einzelnen anastomotischen Schenkel in Form einer weiteren Spirale, „die vorwiegend in der mittleren, teils sogar der äußeren Schicht der neuroretikulären Zone gelegen ist"; „aus einer spiraligen Umwindung

lösen sich in wechselnden Abständen einzelne Nervenfasern und treten nahe an
den epitheloidzelligen Schenkel heran". Die Neurofibrillen dringen aber nicht
in die Gefäßwand ein, sondern legen sich lediglich tangential an diese an „und führen dann wieder in die umgebende Spirale der Neurofibrillen zurück". Besonders
strukturierte Nervenendigungen in Form von Endplatten und Endkolben haben
so selten nachgewiesen werden können, daß „sogar die Frage berechtigt erscheint,
ob in ihnen obligat vorkommende normal-anatomische Einheiten zu sehen sind".

Was die Funktion dieser von POPOFF als Substrat eines „neuro-muskulären
Mechanismus" bezeichneten nervösen Geflechte anlangt, so hat MASSON angenommen, „que les distensions vasculaires perçues par les fibres sensorielles extra-
vasculaires puissent être l'origine d'un réflexe moteur et, que les contractions ex-
trêmes perçues par les terminaisons intrapariétales puissent être l'origine d'un

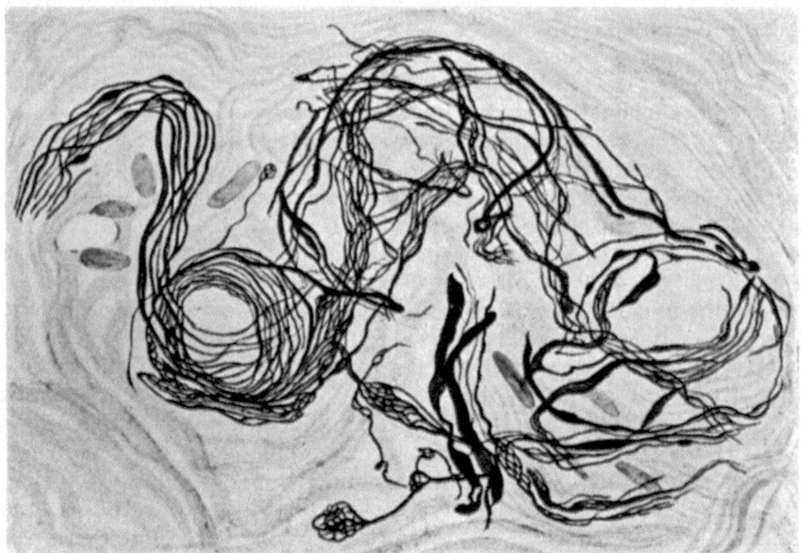

Abb. 85.   Arterio-venöse Anastomose aus der Zunge des Hundes. Darstellung des Nervengeflechtes. (Aus BROWN 1937)

réflexe inhibiteur: ainsi se comprendraient les alternances rythmiques des systoles
et diastoles glomiques. On peut penser aussi les pressions perçues par les corpus-
cules tactiles dermiques puissent, elle aussi, être l'origine de réflexes contractiles
inhibiteur glomo-glomique".

BROWN (1937) hat an den arterio-venösen Anastomosen in der Zunge des
Hundes ein reiches Nervengeflecht festgestellt, welches manchmal so dicht sein
kann, daß es die Gefäße geradezu verdeckt. Nach ihren Beobachtungen wird das
Geflecht von dickeren markhaltigen und von dünneren markarmen Fasern gebildet (Abb. 85); erstere finden sich hauptsächlich in der Adventitia der Anastomosen und bilden in dieser oder in deren unmittelbarer Umgebung massive Endausbreitungen, letztere umkreisen zunächst die anastomotischen Abschnitte und
endigen dann in der Media derselben.

BROWN meint, daß die Endigungen der markhaltigen Fasern nicht sensible
Endigungen, wie MASSON angenommen hat, sondern vorzugsweise Mechano-
receptoren sind, welche durch die Kontraktion der quergestreiften Zungenmuskeln
erregt werden; es sei möglich, daß die Zweige der afferenten Fasern dadurch erregt

werden, daß bei der Öffnung der Anastomosen das Blut von der Arterie in die Vene einströmt und es sei daher naheliegend, daß die Nervenendigungen der markhaltigen Fasern Empfangseinrichtungen („receptor mechanism") darstellen, welche in erster Linie mit den Gefäßreflexen in Beziehung stehen. Die dünnen marklosen Fasern, welche in der epitheloidzelligen Media der anastomotischen Abschnitte endigen, werden dagegen als Vasokonstriktoren angesprochen, denen die Aufgabe zukommt, die arterio-venösen Anastomosen in Tätigkeit zu setzen.

PRICHARD und DANIEL (1954 b) haben an den arterio-venösen Anastomosen in der Zunge von Schaf und Ziege zahlreiche markhaltige und in spärlicherer Menge auch dünne marklose Nervenfasern feststellen können; erstere finden sich vor allem in der Adventitia und an der Oberfläche der Anastomosen, letztere kommen hingegen vor allem in der äußeren Schicht der Media vor, dringen aber nicht in die epitheloidzellige Schicht ein. Im Gegensatz zu MASSON und BROWN haben die beiden Autoren die einzelnen Nervenfasern nicht als motorisch oder sensibel zu identifizieren vermocht; in Anbetracht der reichen Nervenversorgung sei es aber wohl klar, daß die Nervenfasern entweder Kaliberveränderungen der Anastomosen signalisieren oder veranlassen können.

DANIEL und PRICHARD (1956) haben an Methylenblaupräparaten die arterio-venösen Anastomosen in dem äußeren Ohr des Schafes von vorwiegend ganz dünnen und allem Anschein nach marklosen Nervenfasern umwickelt gefunden, welche von kleinen Nervenstämmen der unmittelbaren Nachbarschaft abgehen und sich hauptsächlich in der Adventitia der anastomotischen Abschnitte ausbreiten, vereinzelt aber auch zwischen die Zellen der Media vordringen; spezifische Formen von Endausbreitungen sind nicht zu beobachten gewesen.

NONIDEZ (1942) ist der Meinung, daß die Nervenfasern, welche im Bereiche der epitheloidzelligen arterio-venösen Anastomosen in den thoracalen Grenzstrangganglien des Hundes vorhanden sind, ausschließlich afferenter Natur sind, da sie nach Unterbrechung der präganglionären Fasern (Durchschneidung der ventralen Wurzeln) und der afferenten Fasern (Exstirpation der entsprechenden Spinalganglien) nicht mehr nachweisbar sind.

DE CASTRO (1951), der die Endausbreitungen afferenter Nervenfasern von pressoreceptorischem Charakter in der Adventitia des arteriellen Schenkels der arterio-venösen Anastomosen in der Kapsel des Glomus caroticum der Katze schon in seinen früheren Arbeiten dargestellt hat, bemerkt, daß er nicht sagen könne, ob die epitheloiden Zellen in dem arteriellen Schenkel dieser Anastomosen eine spezifische Innervation besitzen oder nicht.

PALUMBI (1942) findet bei seinen Untersuchungen über die Innervation der arterio-venösen Anastomosen in der Schwimmhaut der Gans im großen und ganzen die Angaben von MASSON und BROWN bestätigt, wobei auch er das Vorhandensein einer doppelten Innervation, einer afferenten und einer efferenten, annimmt. Die komplizierten Gefäßknäuel sind oft von einem weitmaschigen Nervengeflecht umgeben, das von markhaltigen Fasern verschiedener Stärke und von dünnen marklosen Fasern gebildet wird; die Fasern stammen teils von den Nervenbündeln, welche die Arterienzweige begleiten, teils von Nervenstämmen, die in verschiedener Richtung in deren Nachbarschaft verlaufen. Ein Teil der markhaltigen Fasern bilden typische sensible Endausbreitungen, die manchmal sehr umfangreich und eingekapselt sein können und an deren Bildung auch feine und anscheinend marklose Fasern teilzunehmen scheinen; diese Endausbreitungen legen sich manchmal unmittelbar den arteriellen Schenkeln der Anastomosen an, manchmal liegen sie aber in dem periglomerulären Bindegewebe.

Von dem peripheren Geflecht ziehen Fasern, die zum Teil noch eine zarte Markschicht besitzen, zu dem eigentlichen anastomotischen Abschnitt, um mit ganz feinen Fäden ein zartes nervöses Netzwerk in direktem Kontakt mit den epitheloiden Zellen zu bilden.

Palumbi hat in dem Verlauf der aus markhaltigen und marklosen Fasern bestehenden Bündel, welche die Arterienzweige begleiten, vor allem aber in Nachbarschaft der von den arterio-venösen Anastomosen eingenommenen Bezirke, multipolare vegetative Nervenzellen gefunden, die manchmal unmittelbar dem arteriellen Schenkel anliegen.

Marley und Soldati (1951) haben bei den arterio-venösen Anastomosen in dem Eierstock der Katze eine doppelte Innervation beschrieben: Afferente markhaltige Fasern bilden zusammen mit dünnen marklosen Fasern „höchstwahrscheinlich sympathischer Natur" um die Anastomosen mehr oder weniger dichte Geflechte, deren Endigungen im Bereiche der arteriellen Schenkel und der intermediären Abschnitte der Anastomosen manchmal nur einfache Schlingen, manchmal aber auch bald mehr, bald weniger komplizierte Apparate bilden. — Efferente Fasern, welche stets sehr dünn sind, dringen aus dem adventitiellen Geflecht in die Gefäßwand und zwischen die epitheloiden Zellen ein.

Nachdem von den nervösen Geflechten um die Anastomosen zarte Zweige abgehen, welche teils an der Versorgung des interstitiellen Gewebes, teils an der der Follikelwand beteiligt sind, ist nach Meinung der Autoren damit das morphologische Substrat für die von physiologischer und klinischer Seite angenommenen neuro-vasculär-hormonalen Korrelationen gegeben.

Luschka (1866) hat in dem Glomus coccygicum zarte Sympathicusästchen beschrieben, „welche die sehr verdünnte Fortsetzung des Stammes der A. sacralis media begleiten" und sich in der bindegewebigen Hülle des Glomus coccygicum in Geflechte aufsplittern; er will das Glomus coccygicum „mit dem Vorbehalte, es für einen integrierenden Bestandteil des sympathischen Nervensystems zu erklären, einstweilen gewisser äußerer Qualitäten wegen in die sehr gemischte Gesellschaft der Drüsen ohne Ausführungsgang eingereiht" wissen. — Jacobsson (1899) gibt ebenfalls an, daß „der dicht vorbeiziehende Sympathicus" an das Glomus coccygicum mehrere Äste abgibt, „die in mehreren Verästelungen durch die Kapsel zwischen die Parenchymzellen" eindringen, „wo man sie dann als feine, von Eosin schwachrot gefärbte Fibrillen verfolgen kann". Stoerk (1907) hat dagegen „in keinem der untersuchten Fälle ... ein Eintreten von Nervenfasern, weder Remakscher noch markhaltiger, in den Komplex bzw. die Komplexe der epithelähnlichen" Zellen des Glomus coccygicum feststellen können, „wenn auch Nervenfaserbündel in nächster Nachbarschaft ... fast stets sichtbar waren"; er muß auf Grund seiner Befunde „eine innigere Beziehung — und zwar auch im Sinne der Histogenese — zwischen Sympathicus und Steißdrüse entschieden in Abrede stellen".

Ähnlich wie die epitheloidzelligen arterio-venösen Anastomosen zeichnen sich auch die Polkissen der Arteriolae afferentes in der Niere durch eine besonders reiche Nervenversorgung aus (Goormaghtigh), so daß die Annahme naheliegt, daß den epitheloiden Zellen ganz allgemein eine besondere Innervation eigentümlich ist. Wenn diese Vermutung zutrifft, dann stellt sich naturgemäß die Frage nach der besonderen Funktion der Nervengeflechte im Bereiche der epitheloidzelligen Gefäßstrecken; in Ermangelung von experimentellen Untersuchungen kann aber darüber keine begründete Aussage gemacht werden.

4. Morphogenese der arterio-venösen Anastomosen

Die Morphogenese der arterio-venösen Anastomosen harrt noch einer systematischen, auf alle Fundorte sich erstreckenden Bearbeitung; sie ist, was in Hinblick auf die Tatsache, daß nicht wenige dieser Verbindungen bislang nur durch

Injektionsmethoden nachgewiesen sind (s. S. 176 f.), nicht verwunderlich erscheinen kann, nur für die epitheloidzelligen Anastomosen in den Fingern und Zehen, die Rankenarterien des Penis sowie das Glomus coccygicum wenigstens in den Grundzügen geklärt.

VASTARINI-CRESI (1903) hat bei der Untersuchung lückenloser Schnittserien weder in der großen Zehe noch in verschiedenen Bezirken der Fußsohle eines sieben Monate alten menschlichen Keimlings etwas Ähnliches beobachten können,

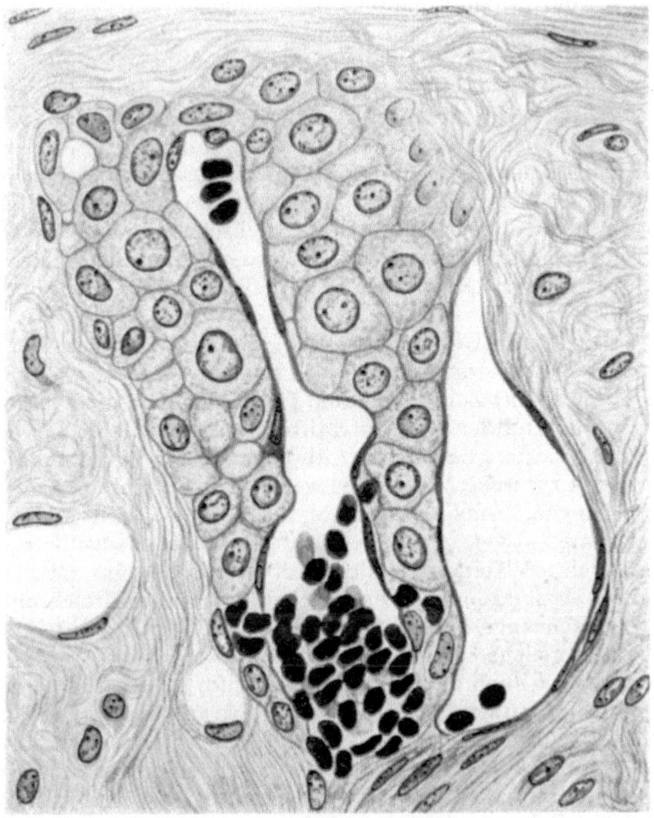

Abb. 86. Arterio-venöse Anastomose mit epitheloidzelliger Wandung aus dem Nagelbett eines 6 Monate alten Keimlings. Der Übergang in die auffallend dünnwandige Vene ist im Schnitt getroffen

„was man mit so großer Leichtigkeit beim Erwachsenen sieht"; da auch in dem Ohrlöffel neugeborener Kaninchen niemals arterio-venöse Anastomosen aufzufinden gewesen sind, glaubt er annehmen zu dürfen, daß derartige Nebenschlüsse ganz allgemein erst während des extrauterinen Lebens sich allmählich ausbilden, um so mehr, als nach der Geburt das Gefäßsystem entsprechend der notwendigen funktionellen Anpassung an die veränderten Umweltsbedingungen noch bedeutende Umformungen erfahre. Auch nach POPOFF (1935) sollen beim Neugeborenen in den Fingern die arterio-venösen Anastomosen noch fehlen, aber kurz nach der Geburt sich zu entwickeln beginnen; vollkommen ausgebildete Anastomosen glaubt POPOFF aber erst bei einem elfjährigen Kind angetroffen zu haben. NUZZI (1939) hat in den Fingern und Zehen eines sechs Monate alten Keimlings niemals Gefäße beobachten können. „die durch ihre Merkmale denen der Gefäßbildungen des glomerulären Typus gleichen würden"; nur in einigen Schnitten durch den Daumen sind an den Stellen, an denen beim Erwachsenen arterio-venöse Anastomosen vorzukommen pflegen, größere und dichtere Kapillaren auszumachen gewesen, die mit großer Wahrscheinlichkeit als in Bildung begriffene arterio-venöse Anastomosen zu deuten sind.

Während nach diesen Angaben arterio-venöse Anastomosen in den Fingern und Zehen bis zur Zeit der Geburt nicht nachzuweisen sein sollen, sind sie nach MASSON (1937) sowohl in der Fingerbeere als auch in dem Nagelbett bereits bei Keimlingen des vierten und fünften Monates vorhanden und an der Dicke ihrer Wand sowie an dem Besitz epitheloider Zellen erkennbar; lediglich in bezug auf ihre Nervenversorgung erweisen sie sich zu diesem Zeitpunkt erst unvollkommen entwickelt, da sie noch des nervösen Mantels entbehren.

Ich selbst habe bei einem sechs Monate alten Keimling sowohl im Nagelbett als auch in der Fingerbeere arterio-venöse Anastomosen mit Sicherheit auffinden können. Ihre Zahl ist allerdings noch wesentlich geringer als beim Erwachsenen und auch der für die Anastomosen des Erwachsenen so bezeichnende komplizierte Verlauf scheint noch nicht vorhanden zu sein; besonders die arterio-venösen Anastomosen im Nagelbett lassen aber in ihrer Wandung sehr schöne epitheloide Zellen erkennen (Abb. 86).

Die von GASPARINI und BUCCIANTE (1950) an einem recht umfangreichen Material durchgeführten Untersuchungen haben ergeben, daß arterio-venöse Anastomosen in den Fingern und Zehen vor dem fünften Monat nicht erkennbar sind, sondern sich erst während der zweiten Hälfte des embryonalen Lebens ausbilden und nicht vor dem vierten Lebensjahr „die Verteilung, Topographie und Zahl, mit einem Wort das typische Verhalten, welches man beim erwachsenen Individuum findet", erlangen. Auch ROTTER und WAGNER (1952) geben an, daß die Entwicklung der arterio-venösen Anastomosen in dem Nagelbett der zweiten Zehe ganz allmählich bei Keimlingen des fünften Monates einsetzt und dann kontinuierlich bis zur Ausbildung der endgültigen Struktur fortschreiten.

Nach den Beobachtungen von GASPARINI und BUCCIANTE kommen die Anastomosen nicht alle gleichzeitig, sondern nacheinander zur Ausbildung, so daß beim Neugeborenen wie auch beim einjährigen Kind, neben Anastomosen, welche bereits die typischen Baumerkmale wie beim Erwachsenen zeigen, auch solche anzutreffen sind, die sich erst in einer Anfangsphase ihrer Entwicklung befinden.

Die Angaben von GASPARINI und BUCCIANTE einerseits und von MASSON anderseits gehen zwar hinsichtlich des Zeitpunktes, zu dem die Anastomosen in den Fingern und Zehen auftreten, auseinander, stimmen aber darin überein, daß die Ausbildung der Anastomosen in dem Nagelbett beträchtlich gegenüber der Entwicklung derselben in den Fingerbeeren vorauseilt. GASPARINI und BUCCIANTE meinen, diese zeitlichen Unterschiede fänden ihre Erklärung wahrscheinlich darin, daß ganz allgemein die Gefäße in dem Nagelbett vor denen in der Fingerbeere die für den erwachsenen Zustand bezeichnende Ausbildung erlangen.

In den Fingerbeeren treten die arterio-venösen Anastomosen zuerst in den tiefen Schichten der Subcutis und zwar regelmäßig in der Nachbarschaft von VATER-PACINIschen Körperchen auf, was nach GASPARINI und BUCCIANTE zugunsten der Meinung spricht, daß zwischen den arterio-venösen Anastomosen und den Lamellenkörperchen eine funktionelle Beziehung bestehe (s. S. 245); diese Auffassung erscheine im weiteren auch noch dadurch gestützt, daß die tiefen, in der Nachbarschaft von Lamellenkörperchen gelegenen Anastomosen sich früher entwickeln als die in der Cutis gelegenen. Erst im vierten Lebensjahr bilden sich die für den Erwachsenen typischen Verhältnisse aus, so daß nunmehr die arterio-venösen Anastomosen in der Cutis zahlreicher sind als in der Subcutis.

Das Glomus coccygicum ist nach v. Schumacher (1907) bereits · bei einem Keimling von 52 mm Scheitel-Steißlänge einwandfrei angelegt, „allerdings nicht etwa als ein sehr augenfälliges, scharf abgegrenztes Gebilde, sondern nur als eine kleine Gruppe von teilweise gewundenen kleinen Zweigen der A. sacralis media und etwas größeren Venen zwischen vorletzter und letzter Steißwirbelanlage und zwar an deren ventraler Seite. Die Arterien zeigen an dieser Stelle — und zwar sowohl die Äste als auch der Stamm der A. sacralis media — eine im Vergleich zur Lichtung und im Vergleich zu weiter proximal gelegenen Abschnitten der Arterie unverhältnismäßig dicke Wandung. Die Zellen der Arterienwand sind etwas in die Länge gestreckt, ziemlich protoplasmaarm, die Kerne im allgemeinen mehr oder weniger oval; zum Teil machen auch hier schon die Zellen, im Vergleich zu den Mediazellen an anderen Stellen der Arterie, einen verquollenen, epitheloiden Eindruck“.

In späteren Stadien wird die Verzweigung und Schlingenbildung der Arterie in der Anlage des Steißknötchens reichlicher. „Die Zellen der Media blähen sich mehr und mehr auf, werden immer deutlicher epitheloid, dabei vermehren sich die Schichten in der Gefäßwand ... Die mächtige Entwicklung der Zellen der Arterienwand bedingt es, daß in späteren Stadien die epitheloiden Wandungen der benachbarten anastomotischen Gefäße immer mehr und mehr zusammenfließen, so daß schließlich keine scharfe Grenze der einzelnen Gefäßwandungen zu erkennen ist.“ Gegen das Ende der Embryonalzeit kommt es infolge der Ausbildung des bindegewebigen Stromas zu einer deutlicheren Abgrenzung der einzelnen mit epitheloider Wand versehenen Gefäße, „immerhin sind auch noch beim Neugeborenen und mitunter noch später stellenweise die Wandungen benachbarter anastomotischer Gefäße miteinander verschmolzen. Mit der Ausbildung des Stromas beginnt auch an der Peripherie des ganzen Knötchens eine scharfe Abgrenzung in Form einer aus konzentrisch verlaufenden Bindegewebsfasern zusammengesetzten Kapsel“.

Krompecher (1932) findet, daß bei menschlichen Keimlingen von 145 bis 170 mm Länge die von der Aorta caudalis abgehenden Gefäßzweige aus einem Endothelrohr und einem mesenchymalen Syncytium bestehen; letzteres bildet in der Folgezeit die epitheloiden Elemente („Angioblasten“). Nach Krompecher behalten im Glomus coccygicum die Angioblasten ihren embryonalen Charakter bei, sie sind gewissermaßen „postembryonale Angioblasten“ (vgl. S. 191).

Rotter (1950 c) gibt an, daß das Glomus coccygicum etwa die gleiche zeitliche Entwicklung wie die Glomera der Zehen zeigt, sowohl was das erste Sichtbarwerden der dickwandigen, als Glomus deutlich erkenntlichen Gefäße als auch den Zeitpunkt der epitheloiden Modifikation betrifft.

Arterio-venöse Anastomosen in der Ohrmuschel des menschlichen Neugeborenen sind von Prichard und Daniel (1956) beobachtet worden.

Die Rankenarterien sollen nach v. Ebner (1900) bei einem elfjährigen Knaben noch nicht ihre baulichen Besonderheiten ausgebildet haben, während nach meinen Beobachtungen diese Gefäße bereits vor der Pubertät, so beispielsweise bei einem zehnjährigen Knaben ohne weiteres zu erkennen sind.

Rotter (1949) sowie Rotter und Wunsch (1949) haben als Rankenarterien anzusprechende Gefäße bereits bei Keimlingen vom Ende des sechsten Monates gesehen; diese Gefäße erweisen sich gegenüber anderen gleichkalibrigen Arterien als auffallend dickwandig, entbehren der elastischen Fasern, zeigen aber noch keinen gewundenen Verlauf. „Die typische Knäuelung ... entwickelt sich erst allmählich, tritt aber zur Zeit der Geburt bereits sehr ausgeprägt in Erscheinung.“ „Die für ihre Funktion ausschlaggebenden Zellen“, die epitheloiden Zellen, treten „aber erst nach der Geburt während des dritten Lebensmonates in größerer Zahl in Erscheinung", „also zu dem gleichen Zeitpunkt, zu dem Sperrarterien im Penis und darüber hinaus auch im weiblichen Genitale nachweisbar werden"; von dem dritten Lebensjahr an sind sie reichlich ausgebildet, was mit der Tatsache in Einklang steht, daß bereits bei kleinen Knaben Erektionen auftreten können. „Bis zur Pubertät und darüber hinaus" können allerdings gelegentlich immer noch Rankenarterien ohne epitheloide Zellen wie in den früheren Entwicklungsstadien beobachtet werden.

Arterio-venöse Anastomosen von charakteristischem Aussehen sind neuerdings von PRICHARD und DANIEL (1954) in der Zunge von Schafembryonen gefunden worden, von denen der jüngste 98 Tage alt gewesen ist. — In dem äußeren Ohr sind bereits bei 90 Tage alten Schafembryonen zahlreiche, an ihrer histologischen Struktur leicht erkennbare arterio-venöse Anastomosen ausgebildet (DANIEL und PRICHARD 1956).

Was die Histogenese der epitheloidzelligen arterio-venösen Anastomosen anlangt, so hat sich bereits VASTARINI-CRESI (1903) dahin ausgesprochen, daß diese Gefäßkurzschlüsse bereits vorhandener Kapillaren in der Weise entstehen, daß um das Endothelrohr mesenchymale Elemente sich ansammeln; dieser Auffassung haben sich in der Folgezeit v. SCHUMACHER (1907, 1915), KROMPECHER (1932), MATHIS (1934), CLARA (1939) sowie GASPARINI und BUCCIANTE (1950) angeschlossen. Die Zellen der mesenchymalen Manschette sind die Stammzellen sowohl für die glatten Muskelzellen als auch für die epitheloiden Zellen; die Differenzierung der letzteren erfolgt in den epitheloidzelligen Anastomosen zur gleichen Zeit wie die der glatten Muskelzellen.

Die Zellen der kleinzelligen Schicht von GROSSER sind von VASTARINI-CRESI (1903) als eine besondere, differenzierte Form der glatten Muskelzellen gedeutet worden, während GASPARINI und BUCCIANTE (1950) sie als eine Übergangsform zwischen den Mesenchymzellen und den Muskelzellen oder den epitheloiden Zellen deuten.

Eine abweichende Auffassung über die Histogenese der epitheloidzelligen Anastomosen ist von ROTTER (1950) zunächst für das Glomus coccygicum und später von ROTTER und WAGNER (1952) für die Anastomosen in den Fingern vertreten worden; darnach soll es sich bei dem Zellmantel um das Grundhäutchen der zu Anastomosen sich entwickelnden Kapillaren in Wirklichkeit um ein Symplasma handeln, „das nirgends Zellgrenzen erkennen läßt und feinste, im VAN-GIESON-Präparat zartrosa gefärbte Fäserchen enthält". Durch eine allmähliche Vakuolisierung des homogenen Symplasma sollen die um die auseinanderweichenden Kerne gelagerten Vakuolen konfluieren, „so daß die Kerne in einer hellen Blase zu schwimmen scheinen"; der Turgor der Blasen presse das Symplasma zu einem zarten, scharf konturierten, linearen Gitterwerk zwischen den Blasen zusammen, das einen epitheloidzelligen Bau der Gefäßwand vortäusche, „in Wirklichkeit liegen auch jetzt die Kerne in einem diffusen Symplasma". „Die epitheloidzellige Modifikation beginnt bei Feten von 27 bis 30 cm Länge" und „prägt sich bis zur Geburt immer stärker aus".

In dem Glomus coccygicum soll sich nach ROTTER (1950) das einheitliche Plasmodium in eine zentrale und eine intermediäre Zone sondern; „die zentrale Zone läßt keinerlei Zellgrenzen erkennen, vielmehr findet sich ein kontinuierliches, von feinsten bindegewebigen Fäserchen durchzogenes Plasmodium", die intermediäre Zone hingegen „gleicht gestaltlich völlig kleinen peripheren Nerven, besteht also aus einem SCHWANNschen Plasmodium, das neben Bindegewebsfibrillen bei Silberimprägnationen massenhaft feine Neurofibrillen enthält". Das Plasmodium „der ohne Zweifel aus nervösem Gewebe bestehenden intermediären Zone" geht nach ROTTER „kontinuierlich ohne jegliche Grenzziehung in das Plasmodium der zentralen Zone" über, was nach Meinung des Autors die Schlußfolgerung sehr wahrscheinlich mache, „daß auch die zentrale, später epitheloid modifizierte Zone ektodermal-neurogenen Ursprungs ist".

5. Regeneration der arterio-venösen Anastomosen

Die Möglichkeit einer Neubildung von arterio-venösen Anastomosen unter bestimmten physiologischen oder pathologischen Bedingungen ist bereits von CLARK und CLARK (1934) experimentell erwiesen worden.

Die Neubildung von arterio-venösen Anastomosen nimmt nach den gründlichen Beobachtungen von CLARK und CLARK (1934 b) an der in den Ohrlöffeln des Kaninchens eingesetzten durchsichtigen Kammer ihren Ausgang von einer Kapillarschlinge, die in dem aussprossenden Gefäßnetz infolge einer unvermittelten Zunahme des Blutstromes in der zuführenden Arteriole sich erweitert und als kürzester und direktester Weg den größten Teil des Blutes von der erweiterten Arteriole in die nächste Vene ableitet, so daß die übrigen Kapillarschlingen vorübergehend weniger durchströmt werden; wenn dieser vermehrte Blutstrom ein bis zwei Tage anhält, nimmt die als Kurzschluß funktionierende erweiterte Kapillarschlinge einen gestreckten Verlauf an und differenziert sich zu einer typischen dickwandigen arterio-venösen Anastomose, indem sich ihrem Endothelrohr Zellen auflagern, die den glatten Muskelzellen in den Arteriolen ähnlich sind.

Die meisten der auf diese Weise entstandenen arterio-venösen Anastomosen sind vorübergehende Bildungen. Mit dem Abklingen des vermehrten Blutzuflusses in dem betreffenden Gefäßbezirk nimmt das Blut seinen Weg auch durch die übrigen Anteile des Gefäßnetzes, so daß nunmehr die arterio-venöse Anastomose weniger stark durchströmt wird; innerhalb der kurzen Zeitspanne von ein bis zwei Tagen wird diese kleiner, verliert ihre bezeichnende Gestalt und ihre dicke Wandung und wird so zu einem unbedeutenden Bestandteil des Kapillarnetzes, soferne sie nicht überhaupt völlig verschwindet.

Sind die meisten der arterio-venösen Anastomosen, welche in der durchsichtigen Kammer immer in großer Zahl neu auftreten, nur vergängliche Bildungen, so bleiben doch einige derselben länger (für einen Monat und mehr) bestehen. Von diesen „permanenten" arterio-venösen Anastomosen werden einige nicht kontraktil, andere hingegen erlangen nach einem längeren Zeitraum (sechs bis neun Monate) die Fähigkeit der aktiven Kontraktilität. Die neugebildeten arterio-venösen Anastomosen, welche nicht kontraktil werden, sind im allgemeinen weiter als die kontraktilen gleicher Größenordnung in derselben Kammer; sie erinnern in ihrem Verhalten an die beim Einsetzen der Kammer geschädigten arterio-venösen Anastomosen, welche ihre Kontraktilität in einigen Fällen innerhalb weniger Tage, in anderen hingegen erst nach einem Zeitraum von mehr als einem Monat wieder erlangt haben (CLARK und CLARK 1932, 1934 a). Die neugebildeten kontraktilen arterio-venösen Anastomosen zeigen im großen und ganzen das gleiche Verhalten wie die bereits beim Einsetzen der durchsichtigen Kammer funktionstüchtig gebliebenen arterio-venösen Anastomosen mit intakter Nervenversorgung und ähnlich wie diese scheinen auch sie sowohl einer zentralen als auch einer lokalen Steuerung unterworfen zu sein. Die Fähigkeit einer aktiven Kontraktilität ist offenbar an die Regeneration der zugehörigen Nervenfasern gebunden.

Die Schnelligkeit, mit der bei einem plötzlichen Ansteigen der Zirkulation sich zwischen Arterien und Venen Querverbindungen nach Art der im Kaninchenlöffel normalerweise vorhandenen arterio-venösen Anastomosen ausbilden können, und die Leichtigkeit, mit der derartige Anastomosen experimentell erzeugt werden können, machen es nach CLARK und CLARK wahrscheinlich, daß sowohl beim Keimling als auch beim Erwachsenen arterio-venöse Anastomosen als Reaktion des Blutgefäßsystems auf plötzlich geänderte Kreislaufbedingungen zu jeder Zeit sich ausbilden können; die unvermittelte Zunahme des Blutstromes spielt dabei offenbar eine wichtige Rolle, denn ein langsames Ansteigen des Blutvolumens führt bei entsprechender Dauer zum Aussprossen neuer Kapillaren (vgl. CLARK, HITSCHLER, SMITH, REX und SMITH 1931). Umgekehrt verschwinden bei der Rückkehr ausgeglichener Durchströmungsverhältnisse die meisten derartigen sporadischen Querverbindungen innerhalb kurzer Zeit wieder.

ROSSATTI (1954) hat nach Resektion kleiner Portionen des Ohrlöffelrandes beim Kaninchen eine lebhafte Regeneration der arterio-venösen Anastomosen festgestellt. Drei Tage nach dem Eingriff sind in der Umgebung des Defektes, abgesehen von den erweiterten Kapillaren, nur äußerst selten zwischen Arterien und Venen Verbindungen nachzuweisen, welche eine weitere Lichtung als die Kapillaren besitzen; nach zwei Wochen sind hingegen bereits neugebildete arterio-venöse Anastomosen vorhanden, welche ganz ähnliche Merkmale zeigen wie die Anastomosen in dem normalen Löffelrand, aber im Zusammenhang mit der infolge der Resektion geänderten Anordnung der arteriellen und venösen Hauptstämme gewisse Modifikationen des Verlaufes, der Form und Länge aufweisen: Die im Vergleich zu den normalen Randbezirken in größerer Zahl neugebildeten arterio-venösen Anastomosen verlaufen stärker gewunden, aufgeknäuelt und zeigen ein kleineres, gleichförmiges Kaliber. Dieses Bild erfährt auch weiterhin (vier und acht Wochen nach der Resektion) keine wesentlichen strukturellen Änderungen mehr.

In dem Kaninchenlöffel kann bei längerer Beobachtungszeit eine Umwandlung der gestreckt verlaufenden in die gewundene Anastomosenform und umgekehrt stattfinden (CLARK und CLARK 1934).

Eine Neubildung von Glomera digitalia als Ersatz für zugrunde gegangene ist von POPOFF (1935) angenommen worden; sie soll von den „präglomischen Arteriolen" ausgehen.

Die Frage, inwieweit es im Gefolge von krankhaften Zuständen zur Neubildung von Anastomosen kommen kann, ist heute wohl noch nicht völlig spruchreif.

FEYRTER (1948) ist der Meinung, daß die von SPANNER mittels Injektion nachgewiesenen arterio-venösen Anastomosen in der Submucosa des Darmes, welche im histologischen Schnitt wegen ihrer unauffälligen Wandbeschaffenheit meist kaum sichtbar sind, unter abwegigen Bedingungen durch hyperplastische Wucherungsvorgänge vornehmlich epitheloidzelliger Natur im Bereiche ihrer Wandung sich zu glomusartigen Formationen umwandeln (vgl. S. 252).

KUCSKO (1949) hat bei einem Fall von kongenitalem Vitium cordis glomusartige Bildungen an arterio-venösen Anastomosen der Lunge beobachtet; diese Strukturen verdanken ihre Entstehung einem die arterio-venösen Anastomosen der Lunge betreffenden proliferativen Prozeß („Anastomositis"), „welcher teils durch degenerative Vorgänge, teils durch entzündliche Infiltration und mesenchymale Wucherung gekennzeichnet wird und als dessen Endergebnis eine Umwegsamkeit der arterio-venösen Anastomosen resultiert". RUTISHAUSER und BLANC (1950) haben in der Lunge eines zweijährigen Kindes mit Syndrom von rechter Insuffizienz und Cyanose multiple glomusartige arterio-venöse Anastomosen gefunden. JUNG (1952) hat einen ähnlichen Fall mit einer systematisierten hyalin-thrombotischen Verlegung bestimmter Gefäßabschnitte mitgeteilt, die als arterio-venöse Anastomosen aufzufassen sind; „an zahlreichen dieser Stellen ist es zur Ausbildung epitheloidzellhaltiger glomusartiger Gefäßknäuel gekommen", welche in Beziehung zu Sperrarterien stehen. MARTINI und STAUBESAND (1953) wollen die im Bereiche der Gefäßspinnen aufgefundenen arterio-venösen Anastomosen vom Typus der Brückenanastomosen als Regulationseinrichtungen aufgefaßt wissen, „die als Folge der veränderten Strömungsbedingungen in den erweiterten Spinnengefäßen entstanden sind" (Abb. 87).

Die Möglichkeit, daß unter bestimmten Bedingungen, wie sie beispielsweise bei manchen chronischen peripheren Kreislaufstörungen gegeben sind, arterio-venöse Anastomosen entstehen können (vgl. SUNDER-PLASSMANN, VOGEL) muß demnach bejaht werden; Untersuchungen über den Wandbau derartiger neuentstandener Anastomosen liegen bis jetzt allerdings nicht vor.

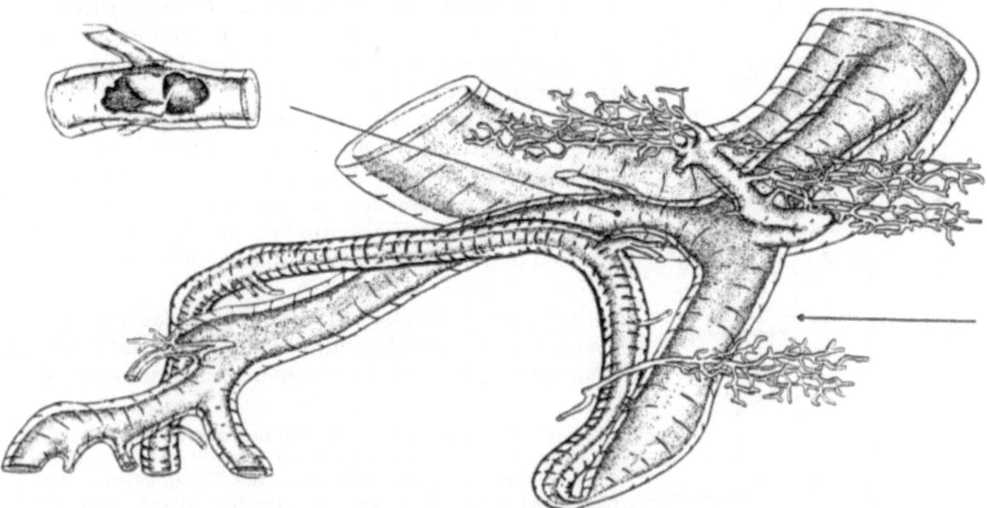

Abb. 87. Graphische Rekonstruktion einer arterio-venösen Anastomose aus der Subcutis einer Gefäßspinne vom Oberarm eines 50jährigen Mannes. Arterie stark, Venen schwach konturiert, Endothelschicht punktiert. Die dargestellten Kapillarnetze sind nicht rekonstruiert, sondern den jeweiligen Schnitten entsprechend frei eingezeichnet. Links oben ist der durch einen Punkt markierte Abschnitt einer Vene in stärkerer Vergrößerung so dargestellt, daß die hier eingebauten Klappen sichtbar werden. (Aus MARTINI und STAUBESAND 1953)

6. Biologie der arterio-venösen Anastomosen

Die Tatsache, daß arterio-venöse Anastomosen als regelmäßige Bestandteile der peripheren Strombahn in vielen Organen und Bezirken des Körpers vorhanden sind, ist an sich schon ein hinlänglicher Beweis, daß diese Nebenschlüsse keineswegs nur anatomische Kuriosa ohne funktionelle Bedeutung sein können, sondern im Gegenteil Einrichtungen mit wichtigen Aufgaben darstellen müssen.

Die Physiologen haben „von dem Geschenk, das die Anatomen mit den arterio-venösen Anastomosen machten", lange Zeit nicht eben viel gehalten „und erst, als dieses Geschenk immer gewichtiger wurde und immer dringender angeboten wurde", haben sie begonnen, „sich damit zögernd und zugleich gehemmt durch die methodischen Schwierigkeiten des Vorhabens zu beschäftigen" (LUCKNER 1955).

Das Problem der funktionellen Bedeutung der arterio-venösen Anastomosen, welches lange Zeit nahezu ausschließlich unter dem Gesichtswinkel eines vermeintlichen gemeinsamen Bauplanes aller derartigen Nebenschlüsse gesehen worden ist, hat unter dem Gewicht der sehr unterschiedlichen Bauformen, welche

bei den arterio-venösen Anastomosen verwirklicht sein können (s. S. 183 f.), die
Fesseln einer allzu einseitigen Betrachtungsweise inzwischen abgestreift, dafür
aber eine um so größere Vielfalt seiner Aspekte eingetauscht; es ist mehr als wahrscheinlich, daß die funktionellen Aufgaben dieser Gefäßverbindungen je nach dem
Orte ihres Vorkommens verschiedene und jeweils besondere sind.

Eine Sonderstellung nehmen die arterio-venösen Anastomosen in der Lunge
ein, da sie zum Unterschied von den übrigen Kurz- und Nebenschlüssen venöses
Blut arteriellem Blut zuführen; die Bezeichnung „arterio-venös" verdienen streng
genommen nur unmittelbare Verbindungen zwi-
schen Ästen der A. bronchialis und solchen der
Vv. bronchiales im eigentlichen Sinne. Direkte
Übergänge von Zweigen der A. pulmonalis in
Bronchialvenen, die dem System der Lungenvenen
angehören, verdienen dagegen diese Bezeichnung
nicht; das gleiche gilt auch für die „veno-venösen"
und „arterio-arteriellen" Anastomosen, wie sie
einerseits für die Verbindungen der A. pulmonalis
mit den Bronchialvenen im eigentlichen Sinne und
anderseits für die Verbindungen der A. bronchialis
mit den in die Lungenvenen ableitenden Bronchialvenen.

Die morphologischen Befunde erlauben nur
insoweit gewisse Rückschlüsse auf die funktionelle
Bedeutung der arterio-venösen Anastomosen, als

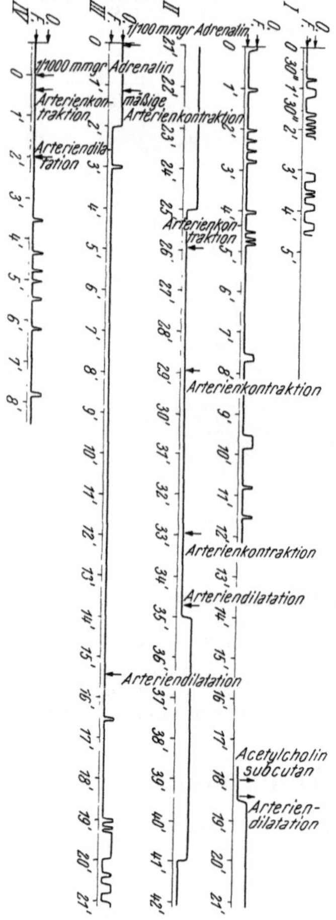

Abb. 88. Kurvenmäßige Darstellung der Rhythmik von
Öffnung (O) und Schließung (F) von arterio-venösen
Anastomosen in dem Ohrlöffel des Kaninchens. Die
Kaliberschwankungen der zuführenden Arterie und der
regionalen kleinen Arterien sind auf den Kurven ebenfalls
eingetragen. I (3. September 1938): Abwechselnde Öffnung
und Schließung einer Anastomose; verschiedenfarbiges
Licht (weiß in dem ersten, grün in dem zweiten Abschnitt
der Kurve) hat keinen Einfluß auf die Rhythmik. II
(26. Februar 1938): Wirkung von Acetylcholin; während
12 Minuten vor der Injektion wechseln verlängerte
Verschlußphasen mit kurzen Öffnungsphasen ab; nach
der Injektion anhaltende Öffnung für 6 ½ Minuten, hernach
lange Schließungs- und Öffnungswellen. III (31. Mai 1938)
und IV (24. Januar 1939): Wirkung von Adrenalin;
Injektion bei offener (III) und bei geschlossener Anastomose
(IV). Nach Abklingen der Adrenalinwirkung in beiden
Fällen ein alternierendes Funktionieren der Anastomose.
(Aus Curtillet 1939)

sie die Voraussetzung für deren mögliche Wirkungsweise aufzeigen; zahlreiche
Beobachtungen lassen es so gut wie sicher erscheinen, daß die auf Grund ihrer
strukturellen Merkmale identifizierbaren arterio-venösen Anastomosen verschlußfähig sind, da sie bald eine weite, bald eine enge oder gar verschlossene Lichtung
zeigen und anderseits bei Injektion von der Arterie aus das eine Mal wohl die
Venen, nicht aber die Kapillaren, das andere Mal zuerst die Kapillaren und erst
nachher die Venen mit der Injektionsmasse gefüllt erscheinen.

Die Verschlußfähigkeit der arterio-venösen Anastomosen in dem Ohrlöffel
des Kaninchens ist durch die Lebendbeobachtung derselben erwiesen (Grant
1930, Grant und Bland 1932, Clark und Clark 1934, Curtillet 1939, Sono-

MOTO 1953, CURRI und TISCHENDORF 1956). Wie schon von v. SCHUMACHER (1915) vermutet worden ist, öffnen und schließen sich die Anastomosen in einem autonomen Rhythmus, der sowohl von dem der zuführenden Arterien als auch von dem unmittelbar benachbarter Anastomosen unabhängig ist.

Schließung und Öffnung wechseln nach CURTILLET im allgemeinen acht- bis zwölfmal in der Minute miteinander ab, können aber auch in kurzen, sehr unregelmäßigen Abständen aufeinanderfolgen; manchmal bleiben aber die Kontraktionen länger bestehen, wobei sie durch ganz kurze, nur wenige Sekunden andauernde Öffnungsstöße unterbrochen werden (Abb. 88 *II* und *IV*) und ebenso können umgekehrt langandauernde Öffnungen durch unvermittelte kurze Schließungen unterbrochen werden. Unter Umständen verharren einzelne oder auch alle Anastomosen während einer langen, gelegentlich selbst mehrere Tage umfassenden Zeitspanne in dem geöffneten oder dem geschlossenen Zustand (z. B. während des Schlafes); ein und dieselbe Anastomose, die an einem Tag lebhafte rhythmische Eigenbewegungen aufweist, kann an einem anderen Tag unverändert offen oder geschlossen bleiben. Nicht nur Anastomosen, welche der gleichen Gruppe angehören, sondern selbst die einzelnen Schenkel einer verzweigten Anastomose können, was auch von CLARK und CLARK (1934) und neuerdings von CURRI und TISCHENDORF (1956) hervorgehoben wird, in der gleichen Zeit einen eigenen, völlig asynchronen Rhythmus zeigen; von diesem Verhalten vermittelt die kurvenmäßige Darstellung der kinematographisch festgehaltenen Bewegungen in den vier Schenkeln einer Anastomose eine gute Vorstellung (Abb. 89).

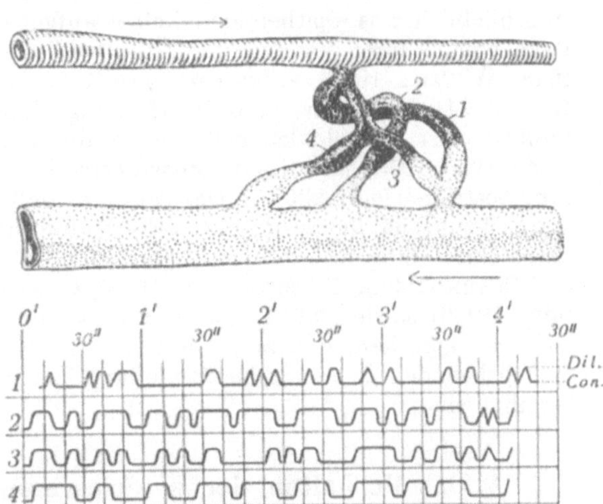

Abb. 89. Arterio-venöse Anastomose mit vier Schenkeln aus dem Ohrlöffel des Kaninchens, nach Beobachtungen am lebenden Tier gezeichnet. Die Kurven geben den Rhythmus der Kontraktion („Systole") und der Erweiterung („Diastole") vor jedem Schenkel nach einer kinematographischen Aufnahme an. (Nach CLARK und CLARK 1934)

Die Frage, welche baulichen Besonderheiten den arterio-venösen Anastomosen die Verengerung bzw. Schließung und die Erweiterung bzw. Eröffnung ihrer Lichtung ermöglichen, in Hinblick auf die nicht geringe Buntheit der dafür in Betracht kommenden Möglichkeiten nur in groben Zügen umrissen werden, zumal mit SPANNER (1950) vermutet werden darf, daß der Grad der Verschlußfähigkeit auch zu den Sonderaufgaben bestimmter Anastomosen in Beziehung steht.

Bei allen jenen Anastomosenformen, bei denen in der zuführenden Arterie (s. S. 183), in der ableitenden Vene (s. S. 184) oder in dem anastomotischen Gefäßabschnitt selbst (s. S. 184) Sperreinrichtungen in Form von Längsmuskelbündeln in der Intima oder von sphincterartigen Verdickungen der Media eingebaut sind, begegnet die Aufklärung des Wirkungsmechanismus keinen Schwierigkeiten; soweit die eigentlichen anastomotischen Abschnitte selbst verschlußfähig sind, erweisen sie sich zudem auch durch ein mehr oder weniger weitgehendes Zurücktreten des elastischen Gerüstes in ihrer Wand ausgezeichnet, was ohne weiteres verständlich wird, wenn man bedenkt, daß das elastische Gerüst in der Arterienwand als eine Spreizvorrichtung gekennzeichnet werden kann, welche einem völligen Verschluß der Arterienlichtung entgegenwirkt. Eine typische Membrana elastica interna scheint diesen Anastomosenformen regelmäßig zu fehlen; darin unterscheiden sich die arterio-venösen Anastomosen mit eingelagerten Längsmuskelwülsten deutlich von den sogenannten Sperrarterien, wie sie in vielen Gegenden des menschlichen Körpers ausgebildet sind (Abb. 1, S. 13).

Bei den Anastomosen, bei denen epitheloide Zellen an Stelle von Längsmuskelbündeln in der Intima vorhanden sind, kommt die Verengerung bzw. Schließung der Lichtung in erster Linie durch eine Kontraktion der Ringmuskelschicht, in zweiter Linie aber wohl auch durch eine Quellung der epitheloiden Zellen zustande.

Bei den arterio-venösen Anastomosen endlich, deren Wandung nahezu oder ausschließlich aus epitheloiden Zellen aufgebaut erscheint (s. S. 184 f.), ist der Mechanismus ihrer Verengerung bzw. Schließung umstritten. HAVLICEK (1934, 1948), WATZKA (1936), v. SCHUMACHER (1938), SPANNER (1939, 1942, 1950, 1952), MÄRK (1941, 1942) usw. sind der Meinung, daß der Verschluß der Lichtung eine Funktion der epitheloiden Zellen ist, während SCHLOSS (1946) und STAUBESAND (1949, 1950, 1953) eine direkte Mitwirkung der epitheloiden Zellen bei diesem Vorgang bestreiten (s. S. 235 f.). Die Tatsache, daß in epitheloidzelligen Anastomosen die Lichtung häufig recht erhebliche Unterschiede ihrer Weite, wenn auch nur selten einen völligen Verschluß zeigt, und vor allem die Beobachtungen von CLARK und CLARK (1934), TISCHENDORF (1938), CURTILLET (1939), CURRI und TISCHENDORF (1956) sowie CURRI, TISCHENDORF und MAGGI (1956) scheinen jedenfalls dafür zu sprechen, daß zumindest in manchen epitheloidzelligen Anastomosen die epitheloiden Zellen an der Schließung bzw. Öffnung der Lichtung unmittelbar beteiligt sind.

A. Das Verhalten der arterio-venösen Anastomosen unter physiologischen und pharmakologischen Belastungen

Die Grundlagen für eine zureichende Einsicht in die funktionelle Bedeutung der arterio-venösen Anastomosen kann „erst das von kompetenten Händen ausgeführte Experiment" (HOYER 1877) schaffen; experimentelle Untersuchungen begegnen indessen besonders großen methodischen Schwierigkeiten, nicht nur weil die physiologischen Verfahren keine unmittelbare Beobachtung der Anastomosen ermöglichen, sondern vielleicht noch mehr, weil deren fein abgestimmtes Regulationsspiel keineswegs immer ohne weiteres überschaubar ist.

Die auf VULPIAN (1875) zurückgehende Methode eines Nachweises von arterio-venösen Anastomosen durch intraarterielle Injektion korpuskulärer Elemente, welche wegen ihrer Größe die Kapillaren nicht passieren können und daher bei ihrem Wiedererscheinen in der venösen Blutbahn das Vorhandensein von arterio-venösen Kurzschlüssen anzeigen, ist von STEINACH (1884), BOURCERET (1885) und TEDESCHI (1890) für ihre an Leichen durchgeführten Versuche benutzt worden; sie ist in den letzten Jahren wieder aufgegriffen und durch Abstufung der Teilchengröße weiter modifiziert worden, so daß sie heute nicht nur zum Nachweis von verschieden großen Anastomosen, sondern auch zur Feststellung des Anteiles der Anastomosendurchblutung an der gesamten Durchblutung unter physiologischen und experimentellen Bedingungen verwendbar erscheint (PRINZMETAL, ORNITZ, SIMKIN und BERGMANN 1948, HÜRLIMANN und BUCHER 1949, TOBIN und ZARIQUIEY 1950, WALDNER 1950, EMMENEGGER, HÜRLIMANN und BUCHER 1951, BOSTROEM und SCHOEDEL 1953, BOSTROEM und SCHNEIDER 1953, PIIPER und SCHOEDEL 1954 u. a.).
Diese Methode erlaubt ihrem Prinzip nach lediglich festzustellen, wie groß der Anteil der Durchblutung ist, der arterio-venöse Verbindungen passiert, die größer

sind als der Durchmesser der injizierten Kugeln; sie ist im übrigen mit nicht kleinen Fehlermöglichkeiten behaftet (Bostroem und Schoedel), die vor allem darin gegeben sind, daß die in die Blutbahn eingebrachten Kügelchen unerwünschte vasoreflektorische Reaktionen auslösen und nach unphysiologischer Erweiterung der passierten Gefäße in das Venenblut gelangen können (Luckner).

Ein der Kügelchenmethode verwandtes Verfahren (Gordon, Flasher und Drury 1953) benützt die Beziehungen zwischen Oberflächenspannung, Gefäßdurchmesser und dem Druck, der zur Bewegung einer Flüssigkeit in einem mit einer anderen Flüssigkeit geführten Rohr erforderlich ist; es erlaubt die maximalen Weiten der arterio-venösen Anastomosen eines Organes oder Körperteiles zu erfassen, vermag aber ebenso wie die Kügelchenmethode den Einwand nicht zu entkräften, daß die empfindlich reagierenden kleinen und kleinsten Gefäße unphysiologischen Substanzen und Druckeinwirkungen ausgesetzt sind (Luckner).

Die von Luckner (1955) aus seinem Verfahren zur Bestimmung des systolischen und diastolischen Druckes entwickelte Methode ermöglicht aus der Geschwindigkeit des Druckanstieges in den Venen nach Unterschreiten des systolischen bzw. diastolischen Druckes in einer proximal von dem Plethysmographen angelegten Staumanschette auf den Öffnungszustand der Anastomosen zu schließen: Sind die Anastomosen geschlossen, entsteht die Steigerung des Venendruckes als Folge der Stauung auf dem Umweg über das Kapillarnetz verzögert, die Volumminderung während der Drucksenkung in der Manschette erfolgt langsam; umgekehrt erfolgt bei geöffneten Anastomosen ein schneller Druckanstieg in den Venen des gestauten Bereiches, die Volumminderung setzt schon bei hohen Staudrucken ein und verläuft rasch.

Die Erfassung der Anastomosendurchblutung in einem Organ durch Bestimmung der Konzentration solcher Stoffe, die beim Passieren der Kapillaren völlig resorbiert werden oder wenigstens eine charakteristische Endkonzentration erreichen, ist nur in der Lunge durch Bestimmung des Kohlensäure- bzw. Sauerstoffgehaltes des Blutes und der Alveolarluft und vielleicht auch in der Niere durch Einleitung von Paraaminohippursäure in die Blutbahn realisierbar.

Die an anderer Stelle (s. S. 227) noch etwas eingehender zu besprechende Erscheinung, daß unter bestimmten Bedingungen das aus einer Vene abfließende Blut eine hellrote Farbe und unter Umständen sogar eine mit dem Arterienpuls synchrone Pulsation zeigen kann, darf in vielen, wenn auch nicht in allen Fällen als Folge einer Eröffnung bzw. gesteigerten Durchblutung von arterio-venösen Anastomosen gedeutet werden; es ist daher auch versucht worden, aus einer veränderten „Venosierung" des Blutes auf eine veränderte Verteilung des Blutes zwischen Kapillaren und arterio-venösen Anastomosen zu schließen (Pappenheimer 1941, Mufson 1951), wenngleich aus den photoelektrisch gewonnenen Werten Aussagen über eine eventuelle Umgehung des Kapillarnetzes nur sehr bedingt erwartet werden können.

Ein anderes Verfahren, das von Schroeder und Anschütz (1950) für die vordere Extremität des Hundes entwickelt worden ist, beruht auf der Messung der Druckdifferenz zwischen mittlerem Kapillar- und mittlerem Venendruck in der Extremität; mit einem modifizierten Plethysmographen werden in der einen Extremität fortlaufend die Venendruckänderungen und in der anderen die Kapillardruckänderungen aufgeschrieben: Bei einer gegebenen experimentellen Belastung spricht ein paralleles Ansteigen des Druckes in den Venen und den Kapillaren dafür, daß das Blut im wesentlichen durch die Kapillaren in die Venen strömt; umgekehrt wird ein Ansteigen des Venendruckes bei gleichzeitigem plötzlichem Abfall des Kapillardruckes auf eine Eröffnung, bzw. Erweiterung von arterio-venösen Kurzschlüssen bezogen.

Diese Methode ist zunächst schon mit dem großen Nachteil belastet, daß die Gattung von arterio-venösen Anastomosen, auf welche sich die Angaben von Schröder und Mitarbeiter beziehen, bislang morphologisch nicht sichergestellt ist (s. S. 177 f.). Gegen die Zuverlässigkeit der mit dieser Methode erzielbaren Ergebnisse haben Tischendorf und Curri (1954) das Bedenken angemeldet, daß mit diesem Verfahren nur die Schwankungen des Blutdruckes und nicht die des Blutvolumens registriert werden; infolgedessen können die Änderungen der Hautdurchblutung nicht von denen der Muskeldurchblutung abgegrenzt werden, da „in jedem Falle die erhaltenen Werte der globale Index der Druckschwankungen in der ganzen Extremität sind".

Die im vorstehenden angeführten Verfahren zur integrativen Beurteilung der Funktionen der arterio-venösen Anastomosen sind zweifellos noch recht unvollkommen; die mit ihnen erzielten Ergebnisse haben aber, wie mit Luckner (1955) gesagt werden kann, gleichwohl in mancher brauchbare Hinsicht Anhaltspunkte und Aufschlüsse gegeben.

Allen bisher erwähnten Verfahren weit überlegen ist die Methode der mikroskopischen Lebendbeobachtung, da sie das Verhalten der arterio-venösen Anastomosen unter natürlichen und experimentellen Bedingungen unmittelbar festzustellen erlaubt; leider ist sie zunächst nur bei solchen Objekten anwendbar, welche entweder von vornherein die erforderliche Transparenz besitzen oder durch geeignete Maßnahme eine solche erlangen.

Für die Lebendbeobachtungen ist der Ohrlöffel des Kaninchens das klassische Objekt, seit GRANT (1930) an dem Ohrlöffel lebender albinotischer Kaninchen nach Entfernung der Haare bei Durchleuchtung mit einer starken Lichtquelle die arterio-venösen Anastomosen untersucht und dabei gefunden hat, daß sie auf verschiedene Reize mit Erweiterung oder Schließung antworten. CLARK und CLARK (1934) haben die Methodik der Lebendbeobachtung dadurch wesentlich vervollkommnet, daß sie an der konkaven Seite des Ohrlöffels die Haut und den Knorpel entfernt und durch ein Glimmerblättchen ersetzt haben; die arterio-venösen Anastomosen, welche fast ausschließlich in der Subcutis und in dem Perichondrium der konvexen Seite des Löffels sich finden, können durch dieses durchsichtige Fenster in ihrer normalen Umgebung durch Monate hindurch und unter den verschiedensten Versuchsbedingungen unmittelbar unter dem Mikroskop beobachtet werden (vgl. auch CURTILLET 1939, SONOMOTO 1953). CURRI und TISCHENDORF (1954) haben eine verbesserte CLARK-SANDISONsche Kammer entwickelt, die gegenüber den bisherigen Modellen eine Reihe von Vorzügen aufweist und vor allem eine Beobachtung bei 80- bis 100facher Vergrößerung erlaubt.

Die arterio-venösen Anastomosen vom Typus der Brückenanastomosen bzw. vom BUCCIANTEschen Typus II A (s. S. 183) in dem Ohrlöffel des Kaninchens durchlaufen unter physiologischen Bedingungen nach den Feststellungen von CURRI und TISCHENDORF (1956) bei längerer Beobachtungszeit abwechselnd Öffnung- und Schließungsphasen mit zahlreichen Zwischenstufen, deren Ablauf sowohl durch Tonusänderungen der Gefäßwände als auch durch die in der Zeiteinheit sich abspielenden Änderungen der hämodynamischen Verhältnisse bestimmt zu werden scheint; einer „maximalen physiologischen Schließung" der arterio-venösen Anastomosen steht eine „maximale physiologische Öffnung" derselben gegenüber. Die einzelnen Anastomosen unterliegen somit einem ständigen Wechsel zwischen „offenem" und „geschlossenem" Zustand; die verschiedenen Stadien des Öffnungsvorganges sind dabei nicht an eine bestimmte Reihenfolge gebunden, so daß eine teilweise geöffnete Anastomose sowohl in den Ausgangszustand zurückkehren als auch ihre maximale physiologische Öffnung erreichen kann. Bei geöffneten Anastomosen strömt das Blut von der zuführenden Arterie über den anastomotischen Abschnitt und das venöse Segment in die ableitende Vene; die Strömungsgeschwindigkeit ist dabei in den Anastomosen größer als in der Arterie, während im Bereiche des trichterförmigen venösen Segmentes gelegentlich Wirbelbewegungen der roten Blutkörperchen zu beobachten sind. Es kann aber trotz offenen Anastomosen eine Verlangsamung des Blutstromes eintreten, wobei sich die roten Blutkörperchen in dem beträchtlich erweiterten venösen Trichter stauen; eine dünne Erythrocytensäule fließt aber trotzdem ständig von dem anastomotischen Gefäßabschnitt durch das erweiterte venöse Segment in die ableitende Vene. Die von CLARK und CLARK nach plötzlicher Erweiterung der Anastomosen beobachtete überstürzt einsetzende Beschleunigung der Blutströmung ist nach CURRI und TISCHENDORF keine konstante Erscheinung, sondern tritt vor allem bei einem Rückfluß des Blutes in dem Kapillarnetz ein, insbesondere wenn das ableitende Venensystem erweitert ist.

Das Spiel der einzelnen Anastomosen wie auch das ihrer Gesamtheit ist beinahe unbeschränkt variabel und macht geradezu den Eindruck einer funktionellen Anarchie (CURTILLET); infolgedessen sind auch die Gesetzmäßigkeiten, welche die Rhythmik bestimmen, zunächst nicht zu erfassen, was nicht zuletzt bei der Auswertung experimenteller Befunde in Rechnung gestellt werden muß.

a) Das Verhalten der arterio-venösen Anastomosen gegenüber physikalischen Reizen

Die von GRANT (1930), CLARK und CLARK (1934) und CURTILLET (1939) ausgeführten Versuche über das Verhalten der arterio-venösen Anastomosen in dem Kaninchenlöffel gegenüber Reizen physikalischer Natur, haben zu ziemlich übereinstimmenden Ergebnissen geführt.

Lokale mechanische Reize, wie z. B. Reiben der Haut im Bereiche von geschlossenen arterio-venösen Anastomosen, verursachen eine Öffnung derselben für eine verschieden lange Zeitdauer (GRANT, CURTILLET), während Berührungsreize wie auch punktförmige Reize (Stiche) eine simultane Kontraktion der Arterien und der arterio-venösen Anastomosen hervorrufen, die nach einer gewissen Zeit von einer Erweiterung der meisten arterio-venösen Anastomosen abgelöst wird (CLARK und CLARK, CURTILLET).

Nach operativen Eingriffen am Kaninchenlöffel kommt es zunächst zu einer Kontraktion der Arteriolen, so daß die Kapillaren nur schwach durchblutet werden, während die oberflächlich gelegenen arterio-venösen Anastomosen eine Erweiterung und starke Blutfüllung zeigen. In einem späteren Stadium, dessen Dauer etwa mit zwei bis sechs Tagen angegeben wird, erweitern sich die Arteriolen wieder und führen zu einer besseren Durchblutung der Kapillaren, die oberflächlich gelegenen Anastomosen sind dagegen in diesem Stadium kontrahiert und zeigen rhythmische Kontraktionen, die späterhin an Intensität abnehmen, worauf das ganze Zustandsbild eine gewisse Stabilisierung erfährt. Die tiefer gelegenen arterio-venösen Anastomosen verhalten sich wie die Arteriolen; wenn eine Anastomose teils in der oberen, teils in der tieferen Schicht liegt, so zeigen ihre Abschnitte ein unterschiedliches Verhalten: Der obere Abschnitt erweitert sich kurz nach dem operativen Eingriff, so daß eine Art von Aneurysma entsteht, beginnt aber dann sich wieder zu kontrahieren und kehrt so langsam zur Norm zurück; der tiefer gelegene Teil kontrahiert sich dagegen zuerst und geht dann in den normalen Zustand zurück (CLARK und CLARK 1934). Die Ursache für dieses unterschiedliche Verhalten wird in einer teilweisen Nervenschädigung gesucht.

Bei gleicher Außentemperatur zeigt ein und dieselbe arterio-venöse Anastomose an verschiedenen Tagen nicht die gleiche Frequenz ihrer rhythmischen Kontraktionen. Im Winter sind die meisten arterio-venösen Anastomosen geschlossen; bei Erwärmung der Luft in der Nähe des Ohrlöffels öffnen sich einzelne für dauernd, bei Abkühlung schließen sie sich, in beiden Fällen ohne rhythmische Kontraktionen (SONOMOTO 1953).

Erwärmung des ganzen Tieres bewirkt eine Erweiterung, Abkühlung eine Schließung der arterio-venösen Anastomosen (GRANT 1930, GRANT und BLAND 1932, CURTILLET 1939) bei gleichzeitiger Einstellung der rhythmischen Kontraktionen (SONOMOTO 1953); wird nur der Ohrlöffel allein erwärmt, so erweitern sich die Arterien bereits bei 33° C, die Anastomosen hingegen erst bei 40° C (GRANT). CLARK und CLARK (1934) haben beobachtet, daß in der Wärme mehr arterio-venöse Anastomosen sichtbar sind, daß sie aber bis zu einer Temperatur von 40° C ihre periodischen Kaliberschwankungen nicht wesentlich ändern, während die Dilatationsphasen der Arterien und Arteriolen an Dauer zunehmen; erst von 40° C an beginnen einzelne arterio-venöse Anastomosen ihre rhythmischen Kontraktionen einzustellen, während andere sie nur verlangsamen oder auch unverändert weiter zeigen. Einzelne arterio-venöse Anastomosen bleiben während der Erwärmung des Ohrlöffels geschlossen (CLARK und CLARK, CURTILLET). VAN DOBBERN-BROEKEMA und DIRKEN (1950) geben an, daß während der Aufheizung des ganzen Tieres die arterio-venösen Anastomosen in dem Ohrlöffel nur gering und wechselnd reagieren, indem ihr Weitenspiel praktisch unbeeinflußt bleibt. — Bei Abkühlung des Ohrlöffels auf etwa 15° erscheinen die arterio-venösen Anastomosen offen, während die Arteriolen und Kapillaren sich zunächst kontrahieren; bei länger dauernder Abkühlung stellen sich Lähmungserscheinungen im ganzen Kreislauf des Ohres ein. Wird nach einer kurz dauernden Abkühlung der Ohrlöffel neuerlich erwärmt, so kehren die arterio-venösen Anastomosen früher zur Norm zurück als die Arterien (GRANT). CLARK und CLARK haben bei 26° die Mehrzahl der arterio-venösen Anastomosen kontrahiert gefunden.

Mit den Beobachtungen von GRANT decken sich die Befunde von LUCKNER (1955) am Schwanz von Ratten und an Fingern des Menschen. Nach Erwärmung des Ringfingers im Bereich von 33 bis 37 °C kommt es zu einem Verschluß, bei Umstellung auf niedrige Temperatur zu einer Eröffnung der Anastomosen; gleichsinnige Veränderungen lassen sich auch reflektorisch durch Erwärmen oder Abkühlen der nicht untersuchten Hand nachweisen.

Die arterio-venösen Anastomosen in den Pfoten der Hundeextremitäten reagieren nach den Beobachtungen von BOSTROEM und SCHOEDEL (1953) bei lokaler Wärmeeinwirkung mit einer Eröffnung, bei lokaler Kälteeinwirkung mit einer Schließung. Die arterio-venösen Kurzschlüsse (s. S. 179) in den Extremitäten des Hundes zeigen hingegen nach den Feststellungen von STEIN und SCHRÖDER (1954) ein anderes Verhalten, indem bis zu einer Erwärmung auf 35° C und einer Abkühlung auf etwa 10° C die Relation des Anteiles der arterio-venösen Anastomosen am peripheren Strömungswiderstand zu dem der nutritiven Gefäße sich nicht ändert, was beweise, daß Erwärmung zu keiner Erweiterung bzw. Eröffnung der arterio-venösen Kurzschlüsse führt.

Licht verschiedener Farbe hat auf das Verhalten der arterio-venösen Anastomosen keinen erkennbaren Einfluß (CURTILLET).

Die Wirkung von gefiltertem Ultraviolettlicht (Laparophoslampe nach HAVLICEK, Original Hanau) auf die arterio-venösen Anastomosen in dem Ohrlöffel des Kaninchens hat KRAUSE (1938) untersucht, welche gefunden hat, daß bei einer halbstündigen Bestrahlungsdauer etwa vier Stunden später die Öffnung der arterio-venösen Anastomosen einsetzt und etwa sechs bis acht Stunden nach der Bestrahlung ihr Maximum erreicht, um dann wieder abzuklingen; während des Maximums sind alle arterio-venösen Anastomosen geöffnet, vorher und nachher sind sie zum Teil geschlossen. Die Ergebnisse von KRAUSE sprechen somit zugunsten der von HAVLICEK (1934) vertretenen These, daß durch die Bestrahlung mit ultraviolettem Licht bestimmter Wellenlänge körpereigene, gefäßerweiternde Stoffe freigesetzt werden, welche eine Öffnung der arterio-venösen Anastomosen im Bauchraum bewirken und durch die damit erzielte Belebung des venösen Rückflusses einen der wesentlichen, für das Auftreten von Thrombosen nach Laparotomien verantwortlichen Faktoren beseitigen.

SPANNER (1940) hat bei mehreren, von HAVLICEK vorgenommenen Bauchoperationen den Einfluß der zehn Minuten langen Ultraviolettbestrahlung auf den Darmkreislauf einwandfrei feststellen können. „Noch vor dem Ablauf von fünf Minuten kommt es zu einer wesentlichen Änderung der Durchblutung, die weniger als arterielle Hyperämie angesehen werden darf als eine verstärkte venöse Zirkulation, da am Mesenterialansatz die Venen anfangen sich stärker zu füllen, ohne dabei Stauungserscheinungen aufzuweisen.“ Der schon nach wenigen Minuten auftretende verstärkte venöse Rückfluß, den SPANNER mit HAVLICEK auf eine Öffnung der arterio-venösen Anastomosen zurückführt, scheint für eine schnellere Reaktion der allerdings auch im Vergleich zu den Anastomosen in dem Kaninchenohr ganz anders gebauten arterio-venösen Anastomosen des Darmes zu sprechen, ,,wenn man die eventuell großen Unterschiede der Ultraviolett-Durchlässigkeit der beiden Organe unberücksichtigt läßt".

Akustische Reize lösen eine gleichzeitige Kontraktion der arterio-venösen Anastomosen aus (CLARK und CLARK).

Im akuten Sauerstoffmangel verläuft die Reaktion der von SCHRÖDER in der Extremität des Hundes angenommenen arterio-venösen Kurzschlüsse in Abhängigkeit von dem Grad des Sauerstoffmangels in drei Stufen: ,,In der 1. Stufe (8 bis 9% O_2) werden die Kapillaren erweitert, ohne daß sich der Funktionszustand der arterio-venösen Anastomosen verändert. In der 2. Stufe (6 bis 8% O_2) werden die Kapillaren erweitert, ohne daß sich der Funktionszustand der arterio-venösen Anastomosen verändert. In der 2. Stufe (6 bis 8% O_2) werden gleichzeitig mit der Kapillarerweiterung die Anastomosen verengt und in der 3. Stufe (5 bis 6% O_3) wird neben der Durchblutung der Anastomosen auch die der Kapillaren und damit die Durchblutung der ganzen Extremität gedrosselt" (SCHRÖDER, SCHOOP und STEIN 1954).

Elektrische Reize führen zu einer schnellen und vollständigen Schließung der arterio-venösen Anastomosen, während sie bei den Arterien eine entsprechende Reaktion erst mit einer gewissen Verspätung und in viel schwächerem Ausmaß hervorrufen; die nachfolgende Erweiterung tritt bei den arterio-venösen Anastomosen ebenfalls schneller und ausgiebiger ein als bei den Arterien (GRANT, CURTILLET).

b) Die nervöse Beeinflußbarkeit der arterio-venösen Anastomosen

Reizung des Halssympathicus bewirkt eine simultane Kontraktion der kleinen Arterien (Arteriolen) und der arterio-venösen Anastomosen in dem Ohrlöffel des Kaninchens (GRANT, CURTILLET); der Effekt tritt bei den arterio-venösen Anastomosen schneller und intensiver ein als bei den Arterien. — Reizung der depressorischen Nerven scheint von einer Erweiterung der Arteriolen und arterio-venösen Anastomosen begleitet zu sein, vermag indessen nicht konstant diesen Effekt hervorzurufen (CURTILLET).

Ausschaltung des Sympathicus bewirkt eine Eröffnung der arterio-venösen Anastomosen (SCHNEIDER 1953).

Ausschaltung des Parasympathicus durch Vagotomie führt am Ohrlöffel des Kaninchens zu erheblichen Änderungen weniger in dem morphologischen Verhalten der einzelnen Abschnitte der arterio-venösen Anastomosen als vielmehr in der Reaktionsfähigkeit derselben. Einige Tage nach erfolgter Vagotomie sind die Anastomosen gewöhnlich weit offen; weder venöse Stauung noch starke pharmakologische Reize vermögen Amplitude oder Frequenz in dem Mikrooszillogramm zu verändern, welches unter diesen Bedingungen nicht mehr auf die gesamte ,,funktionelle Einheit" (s. S. 220), sondern ausschließlich auf die Arteriolen zu beziehen ist (CURRI, TISCHENDORF und MAGGI 1956).

Entnervung der hinteren Extremität des Hundes (Durchtrennung des N. ischiadicus und N. femoralis sowie Abschälung der Adventitia der A. femoralis) ist von einer Steigerung der gesamten Durchblutung gefolgt, an der die arterio-venösen Anastomosen in sehr erheblichem Maße beteiligt sind (BOSTROEM und SCHOEDEL 1953). Ausschaltung der Pressoreceptoren (Entnervung der Carotissinus und Durchtrennung der Nn. vagi) führt dagegen umgekehrt zu einem Absinken der Durchblutung der arterio-venösen Anastomosen (BOSTROEM und SCHNEIDER 1953).

Die durch diese Versuche erwiesene nervöse Beeinflußbarkeit der arterio-venösen Anastomosen sprechen dafür, daß ihr Spiel ganz allgemein einer nervösen Steuerung unterliegt oder, anders ausgedrückt, ,,daß ihre Durchblutung im Dienste irgendwelcher Regulationen verändert werden kann" (Bostroem und Schneider); in die gleiche Richtung weist nicht nur der Befund von Grant und Bland (1931), daß die arterio-venösen Anastomosen in dem Ohrlöffel des Kaninchens sich auch bei Erwärmung des anderen Löffels erweitern, sondern auch die Beobachtung von Clark und Clark (1934), daß während des Schlafes alle arterio-venösen Anastomosen im Ohrlöffel des Kaninchens erweitert erscheinen und nur einzelne derselben rhythmische Kontraktionen zeigen.

Die vagotone Kreislaufumstellung während des Schlafes mit erhöhtem peripherem Strömungswiderstand (Wezler 1941), findet mit Engstellung der arterio-venösen Anastomosen ihre einleuchtende Erklärung (Schröder 1952).

c) Die Beeinflußbarkeit der arterio-venösen Anastomosen durch körpereigene und körperfremde Stoffe

Vastarini-Cresi (1903) hat bereits festgestellt, daß ein Zusatz von gefäßerweiternden Substanzen (Amylnitrit, Atropin oder Milchsäure) zu der Durchspülungsflüssigkeit eine Erweiterung der arterio-venösen Anastomosen in dem Löffel des Kaninchens bewirkt; bei der nachfolgenden Gefäßinjektion kommt es daher zu einer Füllung der Arterien, Venen und arterio-venösen Anastomosen mit der Injektionsmasse, während die Kapillaren leer bleiben. Umgekehrt wirkt sich eine subkutane Injektion von 1 mg Atropin, die eine halbe Stunde vor Tötung des Kaninchens vorgenommen wird, im Sinne einer weitgehenden Verengerung der arterio-venösen Anastomosen aus, so daß die nachfolgende Gefäßinjektion zwar zu einer Füllung der Arterien, Venen und Kapillaren führt, die Anastomosen aber ungefüllt läßt. Wodzicki (1929) und Spanner (1932) haben den gefäßerweiternden Effekt der Milchsäure für die arterio-venösen Anastomosen bestätigt; „die Füllung der Anastomosen gelingt schneller und unter geringerem Druck als ohne Zusatz dieser Substanz" (Spanner).

Während die Beeinflußbarkeit der arterio-venösen Anastomosen durch gefäßerweiternde und gefäßverengernde Substanzen von Vastarini-Cresi, Wodzicki und Spanner lediglich aus den erzielten Injektionsergebnissen erschlossen wird, ist sie durch die Lebendbeobachtungen von Grant (1930) und Curtillet (1939) sowie durch die histologischen Untersuchungen von Stolzenburg (1937), Tischendorf (1938) und Krause (1938) für die arterio-venösen Anastomosen in dem Ohrlöffel des Kaninchens unmittelbar bewiesen worden; diese Ergebnisse sind hinsichtlich ihrer Eindeutigkeit ohne Zweifel den Schlußfolgerungen überlegen, welche aus den mit indirekten physiologischen Methoden gewonnenen Resultaten gezogen werden können.

Die arterio-venösen Anastomosen in dem Löffel des Kaninchens scheinen sich ganz allgemein dadurch auszuzeichnen, daß sie im Vergleich zu den übrigen Gefäßen, insbesondere den kleineren Arterien, „auf geringe Reize schneller und kräftiger ansprechen sowie beim Abklingen eines Reizes rascher zur Norm zurückkehren" (Tischendorf 1938); nach den Beobachtungen von Curtillet (1939) sollen bei den arterio-venösen Anastomosen in dem Kaninchenlöffel die gefäßerweiternden Wirkungen langsamer und kürzer, die gefäßverengernden hingegen schneller und andauernder sein als bei den kleinen Arterien (Arteriolen).

Adrenalin bewirkt eine gleichzeitige Kontraktion der arterio-venösen Anastomosen und der Arterien sowie der arterio-venösen Kurzschlüsse (Grant 1930, Tischendorf 1938, Curtillet 1939, Sanders 1947, Anschütz und Schröder 1950, Sonomoto 1953).

Intravenöse Injektion einer mittleren Dosis (0,05 mg/kg) erzeugt bei den arterio-venösen Anastomosen in dem Löffel des Kaninchens nach den Feststellungen von Tischendorf bereits nach zwei Minuten eine starke Einengung der Anastomosenlichtung; das Lumen selbst ist nicht glatt rund, sondern gezackt. „Die Kerne der innersten Zellage, die ebenso wie die der meisten Mediazellen hier deutlich radiär eingestellt sind, springen stark vor und liegen dicht beieinander."

Totalverschlüsse sind dagegen „nicht allzu häufig zu beobachten". Die Wirkung dieser Adrenalindosis hält etwa 10 bis 15 Minuten an. Nach 25 bis 35 Minuten entspricht das histologische Bild im großen und ganzen dem der unbehandelten Tiere. Intravenöse Injektion einer großen Dosis (0,225 mg/kg als arithmetischer Mittelwert der letalen Dosen) führt zu einer hochgradigen Verengung der arterio-venösen Anastomosen (Abb. 90) und in ungefähr 50% der Fälle zu einwandfreien Totalverschlüssen, „die sich offensichtlich nicht über die volle Länge des anastomotischen Abschnittes erstrecken, sondern meist nur ein kurzes Stück zu verfolgen sind"; dieser Effekt ist sowohl an epitheloidzelligen als auch weniger an mit Längs- und Ringmuskulatur ausgestatteten Anastomosen zu beobachten. Die als Späteffekt der Adrenalinwirkung beschriebene reaktive Hyperämie hat TISCHENDORF für die arterio-venösen Anastomosen seiner Versuche nicht mit Sicherheit beobachten können.

CURTILLET hat gefunden, daß der vasokonstriktorische Adrenalineffekt bei den arterio-venösen Anastomosen länger anhält als bei den Arterien; leider werden aber keine näheren Angaben über die benutzte Adrenalindosis und über das Verhalten der anastomotischen Segmente im einzelnen gemacht, so daß nicht zu ersehen ist, ob die Verengerung die ganze Ausdehnung oder, wie es sich aus den TISCHENDORFschen Befunden ergibt, nur eine kurze Strecke des anastomotischen Abschnittes betrifft.

Bei intramuskulärer Injektion von 0,02 mg/kg verengern sich die Präarteriolen und die Kapillaren, während die Brückenanastomosen unbeeinflußt bleiben; bei Dosen von 0,10 mg/kg kommt es zu einer mäßigen Kontraktion des eigentlichen anastomotischen Abschnittes sowie des trichterförmigen venösen Segmentes, bei Dosen von 0,225 mg/kg bis 0,40 mg/kg erfolgt eine plötzliche und völlige Schließung nicht nur des anastomotischen Verbindungsstückes, sondern auch des arteriellen und venösen Segmentes (CURRI und TISCHENDORF).

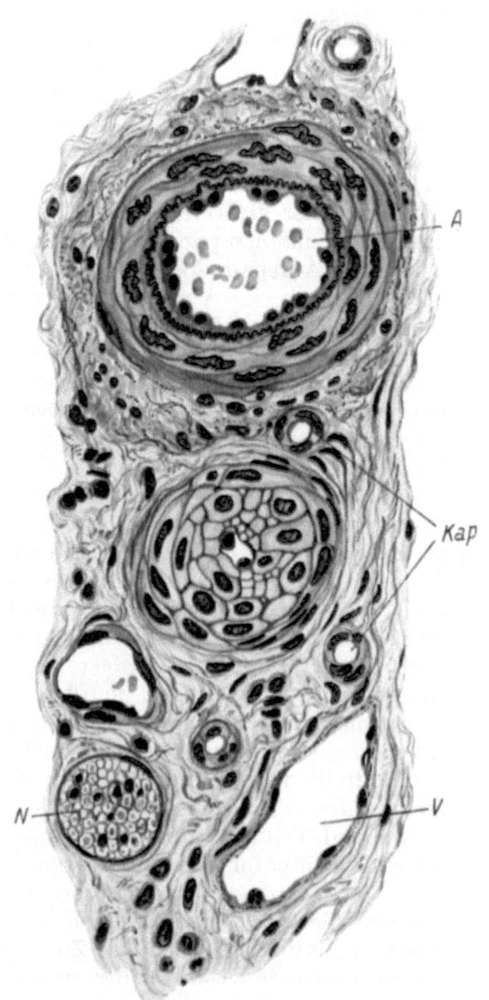

Abb. 90.   Arterio-venöse Anastomose aus dem Ohrlöffel des Kaninchens nach intravenöser Injektion von 0,225 mg/kg Adrenalin 1 : 10 000; Einwirkungsdauer 2 Minuten. Die Anastomose erweist sich als hochgradig verengt. Vergr. etwa 400-fach. *A* Arterie, *Kap* Kapillaren, *N* Nerv, *V* Vene. (Aus TISCHENDORF 1938)

Die rhythmischen Kontraktionen der Anastomosen sistieren während der Adrenalinwirkung, treten aber mit dem Aufhören der Konstriktion wieder auf, wobei sie dann oft eine schnellere Frequenz zeigen als vorher; Anastomosen, die vor der Adrenalininjektion keine rhythmischen Verengerungen und Erweiterungen

gezeigt haben, lassen solche nach Abklingen der Adrenalinwirkung gewöhnlich erkennen (SONOMOTO). — Intramuskuläre Injektion von 20 γ Noradrenalin bewirkt an den Brückenanastomosen eine deutliche und langdauernde Abnahme der Kaliberschwankungen bis zu dem völligen Sistieren derselben, intramuskuläre Verabreichung von 50 γ Adrenalin hingegen eine deutliche Vergrößerung der Amplituden (CURRI, TISCHENDORF und MAGGI).

HÜRLIMANN und BUCHER (1950) haben im Durchströmungsversuch am Kaninchenohr mit einer bekannten Anzahl Kügelchen dreier Größegruppen (30, 60, 90 µ) festgestellt, daß das normale Kaninchenohrpräparat für verschiedene Kügelchen verschieden durchlässig ist, was bedeute, „daß darin tatsächlich arterio-venöse Anastomosen verschiedener Kaliber vorkommen". Adrenalin bewirkt eine Verengerung aller arterio-venösen Anastomosen; es bestehen „keine Unterschiede in der Adrenalinempfindlichkeit der Anastomosen verschiedener Kaliber". Bei schwacher Adrenalindosierung sei eine Abnahme der Durchströmungsgröße vorwiegend durch eine Verengerung der arterio-venösen Anastomosen bedingt, weil anscheinend „die Anastomosen auf Adrenalin empfindlicher sind als das übrige Gefäßsystem (i. e. Arteriolen und Kapillaren)".

ANSCHÜTZ und SCHRÖDER haben aus den von ihnen nach Adrenalingaben festgestellten Unterschieden der Druckwerte in Arterien, Kapillaren und Venen der hinteren Extremität des Hundes auf eine Beeinflussung der arterio-venösen Kurzschlüsse im Sinne einer Vasokonstriktion geschlossen.

Sympatol (p-Methylamino-aethanol-phenoltartrat) hat eine gefäßverengernde adrenalinähnliche Wirkung. STOLZENBURG (1937) hat bei intramuskulärer Injektion einer starken Dosis (37,736 mg/kg) nach 20 Minuten alle arterio-venösen Anastomosen in dem Ohrlöffel des Kaninchens geöffnet, „aber oft nicht viel stärker als . . . am nichtbehandelten Kaninchenohr" gefunden, während TISCHENDORF (1938) festgestellt hat, daß das Sympatol analog dem Adrenalin eine Verengerung auch der arterio-venösen Anastomosen bewirkt, welche allerdings meist nur in einem ganz kurzen Bereich deutlich ausgebildet ist, „während der vorhergehende und nachfolgende Abschnitt ‚offen' ist"; die an umschriebener Stelle auftretende Einengung der Lichtung ist in manchen Fällen so hochgradig, daß die geformten Bestandteile des Blutes nicht mehr durchtreten können, ohne daß aber selbst in diesen Fällen ein Verschluß des Lumens im anatomischen Sinne festzustellen ist. CURRI und TISCHENDORF (1956) haben nach intramuskulärer Injektion einer Ampulle Sympatol keine merklichen Änderungen in dem funktionellen Verhalten der arterio-venösen Anastomosen in dem Ohrlöffel des Kaninchens feststellen können; die sich widersprechenden Beobachtungen von STOLZENBURG und von TISCHENDORF hinsichtlich der Zustandsänderungen der arterio-venösen Anastomosen unter der Einwirkung von Sympatol beruhen möglicherweise auf den benutzten unterschiedlichen Dosen.

Ergotamin (VASTARINI-CRESI 1903) und *Gynergen* (STOLZENBURG 1937) haben bei den arterio-venösen Anastomosen in dem Ohrlöffel des Kaninchens eine kräftige vasokonstriktorische Wirkung.

Intravenöse Injektion von 1 ccm Gynergen ruft nach einer Einwirkungszeit von zehn Minuten ganz allgemein eine Verengerung und zum großen Teil sogar einen Verschluß der Lichtung bei den arterio-venösen Anastomosen hervor; die epitheloiden Zellen scheinen bei den geschlossenen arterio-venösen Anastomosen größer zu sein und machen den Eindruck, als seien sie gequollen (STOLZENBURG).

Hypophysin, in einer Dosis von 10 V. E. intravenös injiziert, erzeugt nach einer Einwirkungszeit von 10 Minuten eine Kontraktion der arterio-venösen Anastomosen in dem Löffel des Kaninchens, die aber nicht durchaus so ausgesprochen deutlich wie nach der intravenösen Injektion von Gynergen ist (STOLZENBURG 1937).

Hydergin scheint einen Schluß der arterio-venösen Anastomosen zu bewirken; nach intraarterieller Injektion seien jedenfalls röntgenologisch arterio-venöse Anastomosen nicht mehr oder nur noch vereinzelt nachweisbar (VOGLER 1953).

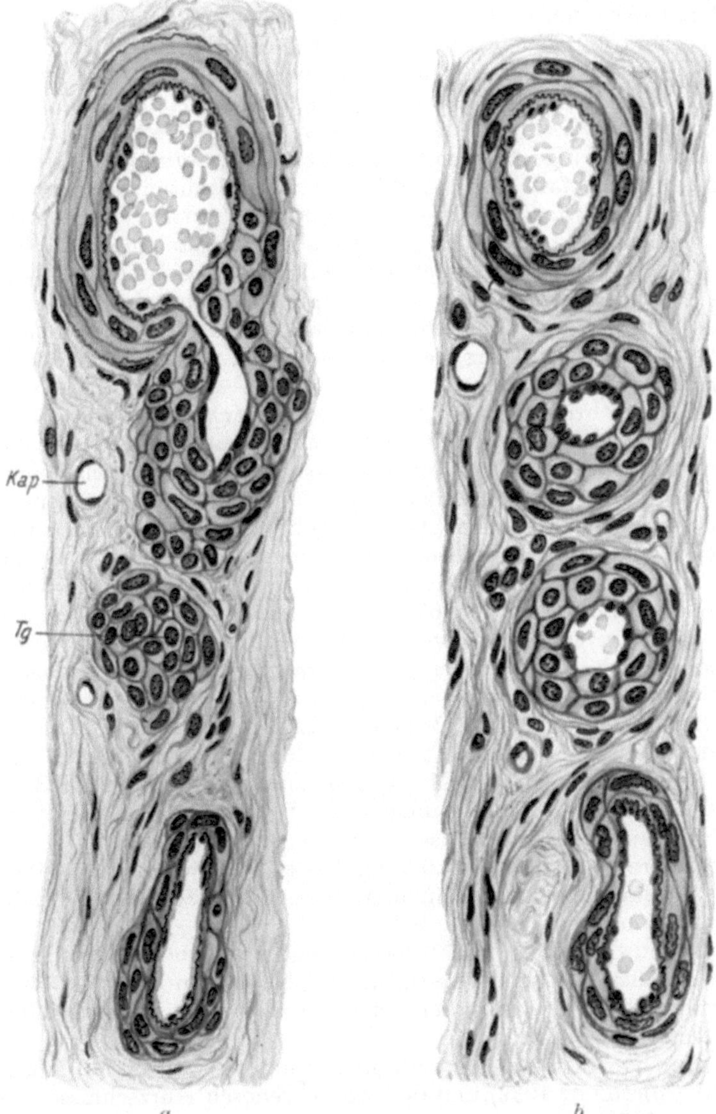

Abb. 91. Epitheloidzellige arterio-venöse Anastomose aus dem Ohrlöffel des Kaninchens nach intravenöser Injektion von 0,5 mg/kg Histamin 1 : 1000; Einwirkungsdauer 10 Minuten. Aus einer Schnittserie. *a* Abgang des anastomotischen Gefäßabschnittes von der Arterie, bei *Tg* Anastomose tangential angeschnitten; *Kap* Kapillare. *b* Die infolge ihres S-förmigen Verlaufes zweimal im Schnitt getroffene Anastomose zeigt eine erweiterte Lichtung. Vergr. etwa 400fach. (Aus TISCHENDORF 1938)

Histamin beeinflußt die arterio-venösen Anastomosen in Analogie zu dem Verhalten der übrigen Gefäße im Sinne einer Dilatation (GRANT 1930, TISCHEN-DORF 1938, CURTILLET 1939, TISCHENDORF und CURRI 1956).

Der Histamineffekt an den arterio-venösen Anastomosen des Kaninchenlöffels zeigt nach den Beobachtungen von Tischendorf deutliche Abhängigkeiten von Dosierung und Einwirkungszeit. Bei einer mittleren Dosis (0,05 mg/kg) erweisen sich zwei Minuten nach der intravenösen Injektion die meisten Arterien, sämtliche Kapillaren sowie noch stärker ausgeprägt die arterio-venösen Anastomosen stark erweitert und mit Blut gefüllt. Die Kerne des Endothels erscheinen abgeflacht „und liegen verhältnismäßig weit voneinander entfernt auf der Peripherie des Innendurchmessers"; die Kerne der Mediazellen sind „in der Mehrzahl tangential eingestellt". Zehn Minuten nach der Injektion zeigen die Arterien und Kapillaren nur eine geringe Abnahme der Erweiterung, während die arterio-venösen Anastomosen noch fast dasselbe Bild wie zwei Minuten nach der Injektion bieten (Abb. 91). Injektion einer großen (1,8 mg/kg), einen typischen Histaminschock erzeugenden Dosis zeigt nach zwei Minuten ein histologisches Bild, das ungefähr dem des Zwei-Minuten-Versuches mit mittlerer Dosis entspricht; „die arterio-venösen Anastomosen verhalten sich entsprechend und sind in der Mehrzahl stark erweitert, zeigen aber bezeichnenderweise trotz dieser Dilatation in den meisten Fällen keine Blutfüllung, ganz im Gegensatz zu den Befunden bei mittlerer Dosierung" (Tischendorf).

Nach den Beobachtungen von Curtillet soll nach einer subkutanen Histamininjektion in der Gegend des Beobachtungsfeldes zuerst eine intensive Erweiterung der Kapillaren und erst mit einer Verspätung von mehreren Minuten auch eine solche der arterio-venösen Anastomosen auftreten; der Umstand, daß im Vergleich zu den kleinen Arterien (Arteriolen) der vasodilatatorische Effekt sich bei den arterio-venösen Anastomosen langsamer einstellt, dafür aber länger anhält, könnte auf einen höheren Tonus der arterio-venösen Anastomosen hindeuten.

Curri und Tischendorf (1956) haben nach intravenöser Injektion von 0,05 mg/kg Histamin eine intensive Erweiterung nicht nur des Verbindungsstückes, sondern auch des arteriellen und des venösen Segmentes beobachtet; alle drei Abschnitte der Anastomosen erweisen sich als gleichförmig erweitert, so daß das venöse Segment sein trichterförmiges Aussehen vollständig eingebüßt hat. In der zuführenden Arterie sind oft Kontraktionsringe ausgebildet, welche auf segmentäre Spasmen der glatten Muskulatur zurückzuführen sind. Das venöse Segment zeigt keine Wirbelbewegungen des Blutstromes und läßt mit dem arteriellen Segment synchrone Pulsationen erkennen.

Intramuskuläre Injektion von 0,5 mg Histamin bewirkt eine starke Gefäßerweiterung mit Zunahme der Schwingungsausschläge in dem Mikro-Oszillogramm (Curri, Tischendorf und Maggi 1956).

Anschütz und Schröder (1950) haben angegeben, daß in der hinteren Extremität des Hundes Histamin Arteriolen und Kapillaren erweitert, die arterio-venösen Kurzschlüsse hingegen verengert und somit wie ein funktioneller Gegenspieler des Acetylcholin wirkt.

Acetylcholin bewirkt eine Erweiterung der arterio-venösen Anastomosen (Grant 1930, Curtillet 1939) und der arterio-venösen Kurzschlüsse (Anschütz und Schröder 1950).

Curtillet hat im einzelnen angegeben, daß nach subkutaner oder intravenöser Verabreichung von Acetylcholin eine Erweiterung der Arterien, eine Öffnung der geschlossenen und eine maximale Erweiterung der bereits offenen arterio-venösen Anastomosen in dem Ohrlöffel des Kaninchens eintritt; dabei geht die Erweiterung der Arterien etwas der Erweiterung der arterio-venösen Anastomosen voraus, während umgekehrt nach Abklingen der Wirkung die Schließung der arterio-venösen Anastomosen etwas früher einsetzt als die Verengerung der Arterien.

Acetylcholin in Dosen von 5 mg bewirkt eine mäßige Abnahme der Schwingungsamplitude in dem Mikro-Oszillogramm (CURRI, TISCHENDORF und MAGGI).

Nach ANSCHÜTZ und SCHRÖDER ist die Zunahme des Durchströmungsvolumens, die in manchen Bezirken der hinteren Extremität des Hundes nach Injektion von Acetylcholin zu beobachten ist, auf die Erweiterung der arterio-venösen Kurzschlüsse und nicht auf die des Kapillarbettes zu beziehen, da dieses im Sinne einer Verengerung beeinflußt wird; dies würde auch durch die spärliche therapeutische Wirksamkeit des Acetylcholins und seiner Derivate (Doryl, Mecholyl) bei peripheren Durchblutungsstörungen bewiesen (ALLEN, BARKER und HINES 1946). BOSTROEM und SCHOEDEL (1953) haben dagegen gefunden, daß unter der Wirkung von Acetylcholin die Gesamtdurchblutung der hinteren Extremität größer, der Anteil der Anastomosendurchblutung an derselben aber niedriger ist als in dem Kontrollbein; auch in Versuchen, in denen durch Veritol die arterio-venösen Anastomosen verschlossen worden sind, hätten sie nicht beobachten können, daß die Anastomosen durch Acetylcholin wieder geöffnet würden.

Serotonin führt bei intravenösen Dosen von 8 mg zu einem völligen Verschwinden der Kaliberschwankungen, welche sich erst nach etwa 20 Minuten wieder einstellen (CURRI, TISCHENDORF und MAGGI).

Morphin scheint bei subkutaner Injektion selbst einer ungewöhnlich hohen Dosis keinen eindeutigen Effekt an den arterio-venösen Anastomosen des Kaninchenlöffels hervorzurufen; STOLZENBURG (1937) hat jedenfalls gefunden, daß nach einer Einwirkungsdauer von einer Stunde arterio-venöse Anastomosen anzutreffen seien, deren Lichtung ebenso wie die der anderen Gefäße offen gewesen ist. Dieser Befund steht scheinbar in Widerspruch zu der Behauptung von HAVLICEK (1934), daß die arterio-venösen Anastomosen im Bauchraum des Menschen unter der Morphineinwirkung sich mehr oder weniger weitgehend schließen, findet aber seine befriedigende Aufklärung in dem Umstand, daß das Kaninchen sich selbst gegenüber Dosen, die für den Menschen tödlich sind, völlig refraktär verhalten soll.

Veritol (1-p-Oxyphenyl-2-methylaminopropan) scheint „in Dosen, die im Splanchnicusgebiet den beabsichtigten therapeutischen Erfolg erzielen", die arterio-venösen Anastomosen in dem Löffel des Kaninchens „völlig unbeeinflußt" zu lassen. Das uneinheitliche histologische Bild, welches „stets der Ausdruck dessen ist, daß die Anastomosen nicht durch irgendeinen bestimmten Faktor in ihrem Funktionszustand einseitig festgelegt sind", spricht dafür, „daß die arterio-venösen Anastomosen unter der Einwirkung des Veritol in vollem Maße der lokalchemischen Kreislaufregulation und den Selbststeuerungsreflexen des Organismus zugänglich bleiben" (TISCHENDORF 1938). — BOSTROEM und SCHOEDEL (1953) geben dagegen an, daß bei ihrer Versuchsanordnung (vgl. S. 208) die arterio-venösen Anastomosen in der Extremität des Hundes nach Veritolgaben weitgehend geschlossen sind.

Euphyllin, Padutin, Adenosintriphosphorsäure, Butylsympatol (Vasculat Unna), *Nikotinsäure* und *Isonikotinsäure, Caffein* und *Arterenol*, deren Wirkung von ANSCHÜTZ und SCHRÖDER (1950) ebenfalls mit der indirekten Methode der Druckbestimmung in den verschiedenen Abschnitten des Kreislaufes der vorderen Extremität des Hundes untersucht worden ist, haben keine eindeutigen Resultate ergeben; das einzige positive Resultat, nämlich die Verminderung der peripheren Durchblutung, erlaubt keine fundierten Schlußfolgerungen über das Funktionieren der arterio-venösen Anastomosen (vgl. TISCHENDORF und CURRI 1954).

B. Die funktionelle Bedeutung der arterio-venösen Anastomosen

Eine auch nur einigermaßen gesicherte Klärung der Rolle, welche den arterio-venösen Anastomosen in den einzelnen Organen zugeteilt ist, steht bis heute aus: diese äußerst unbefriedigende Situation hat ihre Ursache teils darin, daß der „biologische" Grund für die Ausbildung unterschiedlicher Anastomosenformen nicht völlig erkannt ist, teils aber auch darin, daß die mit physiologischen Methoden gewonnenen Ergebnisse sich keineswegs immer auf die gleichen Kategorien von arterio-venösen Anastomosen beziehen und daher — was anscheinend nicht immer genügend berücksichtigt worden ist — nicht ohne weiteres miteinander vergleichbar sind; dazu kommt als ein weiterer, besonders erschwerender Umstand die erhebliche Diskrepanz, welche in manchen Organen zwischen den morphologischen und physiologischen Feststellungen besteht.

Während die Zahl der arterio-venösen Anastomosen sowohl in der Niere (SPANNER) als auch in der Lunge (v. HAYEK) sehr groß sein soll, ist nach den mit physiologischer Methodik gewonnenen Resultaten der Anteil der Anastomosendurchblutung in der Niere wie auch in der Lunge gering, weniger als 8% in der Niere (SMITH 1951) und weniger als 6% in der Lunge (RILEY und COURNAND 1949, DONALD, RENZETTI, RILEY und COURNAND 1952, BARTELS und RODEWALD 1953); dabei ist in diesem Anteil der Anastomosendurchblutung, was nicht übersehen werden darf, auch noch Blut enthalten, das in der Lunge vermutlich aus Kapillaren schlecht belüfteter Alveolen und in der Niere aus dem an der Harnbildung nicht beteiligten Gewebe stammt, so daß die auf Kosten der arterio-venösen Anastomosen gehende Beimischung von arteriellem zu venösem Blut noch niedriger anzusetzen ist.

Dieser Umstand darf um so weniger übersehen werden, als es, wie schon BROEMSER (1938) hervorgehoben hat, für die Funktion derartiger Nebenschlüsse wesentlich ist, ob sie gleichsinnig mit der Vasomotorik der Kapillaren oder im entgegengesetzten Sinne reagieren. Kontrahieren sich die Anastomosen gleichzeitig mit den Kapillaren, so werden die betreffenden Kapillargebiete verhältnismäßig bevorzugt durchblutet, d. h. die Reaktion der Anastomosen wirkt der Kapillarreaktion entgegen; kontrahieren sich aber die Anastomosen, wenn die Kapillaren sich erweitern, so verstärkt die Reaktion der Anastomosen die Wirkung der kapillaren Vasomotorenreaktion.

Eine Erörterung der Funktionsmöglichkeiten der arterio-venösen Anastomosen wird davon auszugehen haben, daß diese Gefäßverbindungen nur zu einem Teil ausschließlich mechanisch-regulatorische, zu einem Teil aber offensichtlich andersgeartete Funktionen zugeordnet haben.

a) Hämodynamische Wirkungsmöglichkeiten

Die kreislaufmechanischen Leistungen von arterio-venösen Anastomosen sind in erster Linie im Zusammenhang mit den verschiedenen Reaktionen der Teilstromgebiete im Dienste nutritiver, druck- und wärmeregulatorischer Aufgaben, in zweiter Linie aber auch in einzelnen Spezialaufgaben zu suchen.

CURRI, TISCHENDORF und MAGGI (1956), welche mit Hilfe einer von ihnen entwickelten Technik die durch pharmakologische Reize und durch venöse Stauung reproduzierbaren Änderungen des Gefäßvolumens untersuchten, haben aus den dabei erhaltenen mikro-oszillographischen Kurven auf das Bestehen einer „funktionellen Einheit" geschlossen, welche aus zuführender Arterie, arteriovenöser Anastomose, ableitender Vene und zugehörigem Kapillargebiet bestehen; Öffnung und Schließung der arterio-venösen Anastomosen sind demnach nicht nur von dem Zustand der epitheloiden Zellen (Quellung bzw. Entquellung) und der glatten Muskelzellen (Kontraktion oder Erschlaffung), sondern auch von hämodynamischen Faktoren abhängig.

1. *Regulation der Durchblutung.* Solange die arterio-venösen Anastomosen in einem Bezirk der Peripherie geschlossen sind, muß das Blut auf dem Wege von der arteriellen zu der venösen Strombahn das Kapillarnetz durchströmen; bei Öffnung der Anastomosen kann zumindest ein Teil des arteriellen Blutes unter Umgehung des Kapillarnetzes unmittelbar in die Vene abfließen. Die Größe des Blutvolumens, welches durch die Kapillaren fließt, hängt demnach von der Größe des Lumenquerschnittes in den anastomotischen Abschnitten ab; „je kleiner dieser Querschnitt ist, desto geringer ist das Blutvolumen, welches direkt in die Vene strömt und desto größer ist anderseits das Blutvolumen, welches die Kapillaren passieren muß" (CLARA 1927). Da nach dem hydrodynamischen Gesetz von POISEUILLE der Strömungswiderstand in einem Gefäß bei gleichbleibendem Druck sich proportional der vierten Potenz des Radius und umgekehrt proportional der Länge ändert, reichen, wie TISCHENDORF (1938) hervorgehoben hat, offenbar schon verhältnismäßig geringfügige Änderungen in der Anastomosenlichtung für eine Belastung, bzw. Entlastung des Kapillarnetzes aus. Unter normalen Verhältnissen ist somit weder ein völliger Verschluß noch eine maximale Erweiterung der arterio-venösen Anastomosen erforderlich. Es genügt schon die Verengerung derselben auf den Durchmesser von Kapillaren, um praktisch genommen alles Blut durch das Kapillarnetz fließen zu lassen, da in diesem Falle die Anastomosen hydraulisch nur wie Kapillaren wirken; für den umgekehrten Vorgang gilt sinngemäß das gleiche. Unter physiologischen Bedingungen zeigt denn auch nach den übereinstimmenden Feststellungen von v. SCHUMACHER, CLARK und CLARK, STOLZENBURG, TISCHENDORF, CURTILLET usw. das Verhalten der arterio-venösen Anastomosen ein völlig uneinheitliches Bild, indem alle Übergänge zwischen den beiden Extremen „geschlossen" und „geöffnet" anzutreffen sind. Die extremen Zustände des totalen Verschlusses und der maximalen Erweiterung treten unter physiologischen Bedingungen so gut wie nie ein; sie sind sozusagen für den Notfall aufgesparte „funktionelle Reserven" (TISCHENDORF).

In der Extremität des Hundes macht nach den Messungen von BOSTROEM und SCHOEDEL (1953) der Anteil des Blutes, der durch die arterio-venösen Anastomosen fließt, im Durchschnitt etwa ein Fünftel aus, doch kann er innerhalb weiter Grenzen schwanken und in manchen Fällen mehr als die Hälfte der gesamten Durchblutung betragen.

Da eine ständige maximale Durchströmung der einzelnen Organe in Anbetracht der dem Organismus zur Verfügung stehenden Gesamtblutmenge nicht möglich ist, sind Blutbedarf und Blutangebot jeweils so aufeinander abgestimmt, daß jedes Organ stets das für den augenblicklichen Funktionszustand benötigte Blutvolumen erhält; nachdem die arterio-venösen Anastomosen den arteriellen Blutstrom einmal in die Kapillaren und einmal unmittelbar in die Venen lenken können, ähnlich etwa, „wie ein Weichensteller die Züge bald auf das eine, bald auf das andere Geleise leitet" (MASSON 1937), können sie in den Organen, in denen der Blutbedarf zeitweise sehr schwankt, geradezu als Spareinrichtungen wirksam werden, indem sie durch ihr Spiel die jeweilige „Umsteuerung der Volldurchblutung eines Organes auf Teildurchblutung" (SPANNER 1952) und umgekehrt ermöglichen. Für eine solche Rolle scheinen sie um so mehr geeignet zu sein, als ihre empfindliche Reaktion auf die Einwirkung gefäßverengernder und -erweiternder Substanzen sowie von nervösen Impulsen experimentell gesichert ist.

CLAUDE BERNARD hat in gewissen Organen und insbesondere in Drüsen zwei verschiedene und funktionell unabhängige Kreisläufe unterschieden, einen chemischen und einen mechanischen, und dabei eine wichtige Rolle direkten Einmündungen von Arterien in Venen zugeschrieben, deren Existenz er allerdings nur postuliert, nicht aber demonstriert hat. SUCQUET hat ebenfalls zwei verschiedene Kreisläufe unterschieden, einen nutritiven, der von den Haargefäßen dargestellt wird und einen derivativen, der von den arterio-venösen Anastomosen gebildet wird und dazu bestimmt sein soll, den Überfluß des arteriellen Blutes abzuleiten. Auch HOYER hat gemeint, daß die arterio-venösen Anastomosen den bei jeder Erweiterung der Arterien anfallenden Überschuß an zugeführtem Blut „direkt nach den Venen abzuleiten" so daß „durch eine Art von Selbststeuerung ein ziemlich gleichmäßiger Blutumlauf hergestellt" werde. Er könne in dieser Hinsicht SUCQUET recht geben, wenn er die arterio-venösen Anastomosen als derivate Einrichtungen bezeichnet, jedoch müsse er die ihnen von SUCQUET beigelegte ausgedehnte Bedeutung ablehnen, „sie dienen nur als Vorrichtungen zu mehr beschränkter lokaler Derivation; denn wenn auch die Zahl dieser an den einzelnen Körperteilen vorkommenden Kommunikationsäste eine im ganzen nicht unbedeutende ist, so dürfte dieselbe dennoch zu einer wesentlichen Beeinflussung des ganzen Kreislaufes und Herstellung eines gewissen Antagonismus zwischen den einzelnen Körperteilen in bezug auf Blutverteilung nicht ausreichen, zumal auch ihr Lumen von dem der Kapillaren nicht so bedeutend differiert".

HAVLICEK (1929, 1935) hat für alle Organe, bei denen eine anatomische Zweiteilung des Kreislaufes in Vasa privata und Vasa publica nicht gegeben ist, eine funktionelle Zweiteilung der Strombahn postuliert und für die Umsteuerung des Kreislaufes den arterio-venösen Anastomosen die entscheidende Rolle zugeschrieben. Mit dieser Vorstellung HAVLICEKs begegnet sich in gewisser Hinsicht die Auffassung von FREERKSEN (1943), die in den arterio-venösen Anastomosen „jene entscheidend wichtigen Einrichtungen" sieht, „die den Motorkreislauf so einregulieren, wie es die jeweilige Notwendigkeit erfordert"; seiner Meinung nach haben die arterio-venösen Anastomosen für den Kreislauf selbst nur eine geringe, dafür aber eine um so größere Bedeutung für die Organfunktion". Als „die Schalthähne für die Organe" sind sie „genau genommen nicht Teile des Kreislaufes, sondern Teile der Organe, in denen sie vorkommen".

Die zeitweilige Umleitung des arteriellen Blutstromes kann je nach Organ und Örtlichkeit einem ganz verschiedenen Funktionsziel dienen und wirkt sich dementsprechend auch für die jeweilige Leistung in ganz verschiedener Weise aus.

Bei den Drüsen, insbesondere den Speicheldrüsen befindet sich das Kapillarnetz, welches die Drüsenendstücke umhüllt, bei geöffneten arterio-venösen Anatomosen infolge des fehlenden üblichen Druckabfalles von der Arterie zu der Vene unter ganz anderen Bedingungen als ein gewöhnlich durchströmtes Kapillarnetz; da der Druckabfall gewissermaßen nach der Venenwurzel hin verschoben ist, steht diese unter einem höheren Druck als gewöhnlich (SPANNER 1936, 1937), so daß in den kleinen Venen ein beschleunigter Blutstrom besteht, während in den Kapillargebieten die Blutbewegung stellenweise ins Stocken gerät (HOLZLÖHNER und NIESSING 1936). Daß es dabei unter Umständen sogar zu einem Rückfluß von der Vene in die Kapillaren kommen kann, ist bereits von HEIMBERGER (1930) an den Gefäßen des menschlichen Nagelbettes gezeigt worden. Wenn gleichzeitig mit der Öffnung der Anastomosen auch die Drosselvorrichtungen in den ableitenden Venen in Tätigkeit gesetzt werden, kommt es zwangsläufig nicht nur in den Venen, sondern auch in dem vorgeschalteten Kapillarnetz zu einer Anstauung des Blutes; die Kapillaren befinden sich nunmehr unter erhöhtem Druck bei stark gedrosselter Strömung, „was den vermehrten Austritt von Flüssigkeit aus der Blutbahn ins Gewebe im Dienste der Sekretion begünstigt" (SPANNER).

„Die rhythmisch periodischen Weitenänderungen der Anastomosen, deren Ausmaß und Frequenz dem Aktivitätszustand des betreffenden Gewebes angepaßt sein dürften, unterstützen nicht nur durch entsprechende Änderungen des hydrostatischen Druckes die Filtration und Rückfiltration in den Kapillaren, sondern ermöglichen auch die periodische Verlagerung des Blutstromes" (SCHROEDER 1952).

Inwieweit bei Durchblutungsstörungen, bei denen auch der Kapillarkreislauf betroffen ist, tatsächlich arterio-venöse Anastomosen stark erweitert sind, wie verschiedentlich angegeben wird, ist zur Zeit wohl nicht mit Sicherheit zu entscheiden; während CAITHAML (1954) die Erweiterung der arterio-venösen Anastomosen als Folge einer Dysregulation der Endstrombahn deutet, sieht WEIS (1951) in ihr eine sinnvolle Regulation des Blutstromes, indem „der Organismus in dem befallenen Körperabschnitt diese Schleusen öffnet, um das Mehrangebot an Blutflüssigkeit, welche nicht durch die Sperren im Gefäßsystem zur Peripherie gelangt, wieder zurückzuleiten"; die arterio-venösen Anastomosen scheinen sich „um so umfangreicher zu öffnen, je größer die peripheren Strombahnhindernisse oder je mehr die Widerstände im präkapillaren System wachsen; dabei scheint es einerlei zu sein, ob die Widerstände durch Gefäßveränderungen, Gefäßobliteration, durch Gefäßspasmen oder andere Faktoren bedingt sind" (WEIS 1951).

2. *Regulation des Blutdruckes.* Öffnung der Anastomosen bedeutet nicht nur eine Entlastung des distal vor ihnen liegenden Kapillarnetzes, sondern auch direkte Ableitung des arteriellen Blutes in die Vene und damit Erzeugung eines hohen Druckgefälles nach der Vene hin. Unter diesem Gesichtspunkt erscheint es daher naheliegend, in den arterio-venösen Anastomosen einerseits in das Arteriensystem eingeschaltete druckregulierende Einrichtungen und anderseits Einblasvorrichtungen für den venösen Schenkel der Strombahn zu vermuten.

Die Rolle von in das Arteriensystem eingeschalteten, druckregulierenden Einrichtungen spielen nach GROSSER (1901) die in der Flughaut der Fledermäuse vorhandenen Nebenschlüsse, deren Ausbildung sich in direkte Beziehung zur Entwicklung der Flughaut bringen läßt. Im Ruhezustand ist die Flughaut vielfach gefaltet und infolge der Knickung der Gefäße aus dem Kreislauf beinahe ausgeschaltet; „die hierdurch erfolgte Verminderung der Querschnittsumme der Abflußbahnen des Blutes müßte eine Drucksteigerung im Arteriensystem zur Folge haben; diese wird durch die Eröffnung der Anastomosen ausgeglichen". Soll anderseits die Flughaut ausgiebiger von Blut durchströmt werden, so muß der arterielle Druck zunächst durch Verschluß der Anastomosen gesteigert werden, damit er den Widerstand in den Flughautgefäßen überwinden kann. „Schließung der Anastomosen schaltet somit die Flughaut in den Kreislauf ein, Öffnung derselben schaltet sie nahezu ganz aus; dadurch kann, bei dem großen Reibungswiderstand des Blutstromes in der Flughaut, das Herz zeitweilig entlastet werden." Durch die starke Entwicklung der Flughaut haben die Anastomosen eine Ausbildung erlangt, wie sie bei keiner anderen bisher untersuchten Tierklasse auch nur annähernd erreicht worden ist; „vergleichen wir beispielsweise die Maus mit dem etwa gleich großen Rhinopholus ferrum equinum, so finden wir als lichte Durchmesser der Anastomosen im Daumen 10 und 150 μ; selbst wenn wir dem vielleicht verschiedenen Füllungsgrad der beiden einen großen Einfluß zuschreiben, so bleibt der Unterschied noch immer ein abnormer. Nun ist aber bei kapillaren Röhren die Ausflußmenge proportional der vierten Potenz des Durchmessers, gleichen Druck vorausgesetzt; dadurch steigt der Unterschied der Leistungsfähigkeit der beiden Anastomosen gleich ins Ungeheuerliche".

Eine Beteiligung der arterio-venösen Anastomosen an der Steuerung des arteriellen Druckes wird auch von BOSTROEM und SCHNEIDER (1953) vermutet, da in der hinteren Extremität des Hundes der Anteil der Anastomosendurchblutung an der Gesamtdurchblutung nach Durchtrennung der die Extremität versorgenden Nerven stark ansteigt, nach Ausschaltung der Pressoreceptoren dagegen abnimmt,

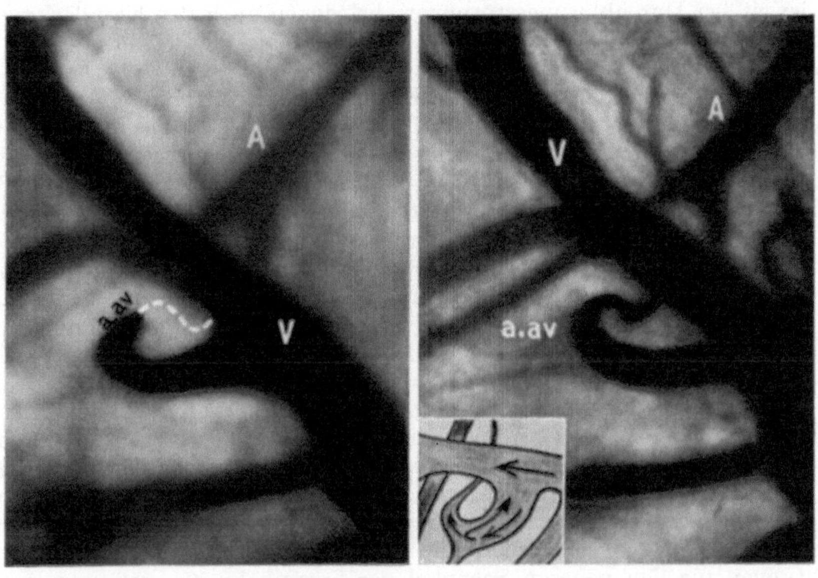

a   b

Abb. 92. Brückenanastomose in dem Ohrlöffel des Kaninchens. Zwei aufeinanderfolgende Stadien der durch Stauung der Ohrrandvene hervorgerufenen Öffnung. *A* Zuführende Arterie, *a. av* Anastomose, *V* ableitende Vene. Mikrophoto; Vergr. 80fach. *a* Zwischenstadium der Öffnungsphase. Das anastomotische Verbindungsstück ist teilweise geöffnet und gerade für eine einfache Erythrocytensäule durchgängig, welche sich pendelnd hin und her schiebt (gestrichelte Linie). Die Arterie ist nach dem Abgang der Anastomosen nur von spärlichen Erythrocytensäulen durchströmt, weil das Blut infolge der Lösung des Verschlusses plötzlich in den arteriellen Schenkel abgeflossen ist, der gleichzeitig über das anastomotische Verbindungsstück auch einen gewissen Anteil des venösen Blutes erhält. Der venöse Trichter ist erweitert und zeigt besonders in seinem Anfangsteil Wirbelbildung; an der Spitze des Trichters häufen sich die roten Blutkörperchen an, um in einfacher Reihe in das Verbindungsstück sich vorzuschieben. *b* Stadium der vollständigen Öffnung der Anastomose mit Umkehr des Blutstromes (etwa 10 Sekunden nach Beginn der Stauung). Der in seiner Form nur wenig veränderte venöse Trichter setzt sich in S-förmigem Verlauf in das maximal erweiterte anastomotische Verbindungsstück fort. Die geradlinige Fortsetzung der zuführenden Arterie erscheint prall mit Blut gefüllt, da sie außer dem arteriellen Blut auch eine gewisse Menge venösen Blutes über das Verbindungsstück erhält. (Aus CURRI, TISCHENDORF und MAGGI 1956)

so daß also bei fallendem Blutdruck, wenn die Pressoreceptoren nicht mehr erregt werden, die arterio-venösen Anastomosen sich zu schließen scheinen.

Der Druckanstieg, der bei Öffnung der Anastomosen durch den einströmenden arteriellen Blutstrom in der Vene erzeugt wird, führt, wie die Lebendbeobachtungen von CURTILLET am Ohrlöffel des Kaninchens und von DE CASTRO am Glomus caroticum der Katze gezeigt haben, zu einer nachhaltigen Beschleunigung des venösen Abflusses, was nicht zuletzt für die Aufrechterhaltung der Blutströmung bedeutsam erscheint; manche Befunde von CURTILLET scheinen sogar geradezu

darauf hinzudeuten, daß eine venöse Stase die auslösende Ursache für die Eröffnung geschlossener Anastomosen ist. Auch WILBRANDT und LAUTERBURG (1949) halten es für wahrscheinlich, daß bei einem durch Stauung bewirkten Anstieg des Druckes in den Blutkapillaren über eine gewisse Grenze arterio-venöse Anastomosen sich öffnen, so daß der Blutstrom von dem Kapillarsystem abgeleitet und ausschließlich den Venen zugeführt wird.

Die Venen, welche das Blut aus dem Darm ableiten, erhalten in Abhängigkeit von bestimmten Funktionszuständen des Darmes über arterio-venöse Nebenschlüsse unter Umgehung des Kapillargebietes zeitweilig arterielles Blut unter höherem Druck zugeleitet (PATZELT 1942), was für die Regulation der Kreislaufverhältnisse in dem Bauchraum ohne Zweifel von großer Bedeutung ist; denn gerade in diesem Bereich ist die Gefahr eines Strömungsstillstandes latent eigentlich immer vorhanden, sie nimmt aber akute Formen an, wenn infolge entzündlicher Vorgänge das Gleichgewicht des Kreislaufes eine Störung erfährt. Nicht mit Unrecht ist gesagt worden, der Peritonitiskranke sterbe nicht an der Infektion seiner Bauchhöhle wie etwa der Sepsiskranke, er habe gewissermaßen dazu gar nicht Zeit, weil er lange vorher dem Versagen seines Kreislaufes infolge Versackens des Blutes im Splanchnicumgebiet erliegt. Ob die Ursache hiefür letztlich in einem durch maximale Erweiterung der arterio-venösen Anastomosen bedingten „paralytischen Kollaps" (SCHRÖDER 1952) oder aber, wie HAVLICEK (1929, 1934) vermutet hat, in einer Stromverlangsamung in den Venen infolge Verschlusses derselben zu suchen ist, läßt sich zunächst wohl nicht mit Sicherheit sagen.

Der geringe Anteil der Anastomosendurchblutung, d. h. der Beimischung von venösem zu arteriellem Blut in den Lungen gesunder Menschen (vgl. S. 220) läßt, zumal in ihm vermutlich auch noch Blut aus den Kapillaren schlecht belüfteter Alveolen enthalten ist, es, wie von LUCKNER (1955) hervorgehoben wird, als höchst unwahrscheinlich erscheinen, daß ein Verschluß der Anastomosenwege in den Lungen über einen Druckanstieg in dem kleinen Kreislauf eine Vergrößerung und schließlich eine Insuffizienz des rechten Herzens bewirken kann, wie von KUCSKO (1953) auf Grund pathologischer Beobachtungen angenommen worden ist.

Die Bedeutung der arterio-venösen Anastomosen für die Hämodynamik ist durch die Beobachtungen von CURRI und TISCHENDORF (1956) in eine völlig neuartige Beleuchtung gerückt worden. Während unter normalen Bedingungen die Anastomosen sich immer von der arteriellen Seite her öffnen, werden sie bei Behinderung des venösen Abflusses, wie sie in dem Ohrlöffel des Kaninchens schon durch eine leichte Kompression der Ohrrandvene erzeugt werden kann, infolge des Bestehenbleibens des Sperrmechanismus in dem arteriellen Schenkel durch den plötzlich ansteigenden Druck in den kleinen Venen passiv von der venösen Seite her eröffnet; erst nachher wird dieser rein hämodynamische Effekt von reaktiven Vorgängen überlagert, die sich in der Gefäßwand selbst abspielen. Die erste Reaktion auf eine Stauung in der Randvene besteht in einem Durchgängigwerden zahlreicher arterio-venöser Anastomosen; die teilweise verschlossen gewesenen Anastomosen öffnen sich vollständig und bisher vollkommen verschlossene öffnen sich teilweise. Wenige Sekunden nach der Kompression der Randvene kommt es in den Anastomosen zu einem Stillstand der Blutströmung, während in den Venentrichtern Wirbelbewegungen der roten Blutkörperchen auftreten, die sich allmählich bis zu dem venösen Segment des Verbindungsstückes ausbreiten. Auf diese Phase des Strömungsstillstandes folgt schließlich eine Umkehr des Blutstromes, der nunmehr von der Vene über die Anastomose in die beträchtlich erweiterte zuführende Arterie fließt (Abb. 92). Wenn auch dieses hämodynamische Phänomen in seinem genetischen Mechanismus noch nicht genügend geklärt ist, so zeigt es doch, daß die hämody-

namischen Funktionen der arterio-venösen Anastomosen bislang unter einem viel
zu einseitigen Gesichtspunkt gesehen worden sind. CURRI und TISCHENDORF
halten es für wahrscheinlich, daß unter gewissen pathologischen Bedingungen
des peripheren Kreislaufes venöses Blut im Bereiche der mit Stromregelungs-
einrichtungen ausgestatteten ableitenden Venen teilweise in das arterielle Strombett abgeleitet werden kann.

3. *Regulation der Blutfüllung.* Bei der Frage nach der Wirkungsmöglichkeit
der arterio-venösen Anastomosen ist, worauf bereits HOYER (1877) aufmerksam
gemacht hat, auch „das besondere Verhalten der an einzelnen Körperteilen vorkommenden eigentümlichen Venennetze zu berücksichtigen, in welche sich die
kommunizierenden Arterienäste ergießen"; in diesen verhältnismäßig sehr weiten
dünnwandigen Venen wird der Blutstrom „nicht nur sehr bedeutend verlangsamt
sein und einen verhältnismäßig höheren Druck zeigen müssen als wie in den Kapillaren, sondern es dürfte hier auch eine erhöhte Filtration in die benachbarten
Gewebsmaschen statthaben".

Unter den Anastomosen, deren Zweck offenkundig nicht in einer Kurzschal-
tung der arteriellen vis a tergo in das venöse System, sondern in einer Blutan-
schoppung in weiten Bluträumen gegeben ist, müssen die Rankenarterien des
männlichen Gliedes (s. S. 137f.) in erster Linie genannt werden; bei ihrer Eröffnung
strömt arterielles Blut rasch in die Kavernen des Schwellgewebes und bewirkt
durch deren Füllung die Erektion des Gliedes. In ganz ähnlicher Weise sind die
arterio-venösen Anastomosen in den Kopfanhängen der Hühnervögel (s. S. 31f.)
bei der mit einem deutlichen Farbwechsel im Sinne einer mehr oder weniger intensiven Rotfärbung einhergehenden Anschwellung derselben beteiligt (WODZICKI
1929, STAUBESAND 1950); die vermutlich mit einer gleichzeitigen Weiterstellung
der zuführenden Arterien verbundene Eröffnung von arterio-venösen Anastomosen führt zu einer Füllung der dünnwandigen, zum Teil mit kabinenartigen
Aussackungen versehenen Venenräume und infolge der gleichzeitigen Drosselung
des Blutabflusses von seiten der muskelstarken Venen zu einer Stauung des einströmenden arteriellen Blutes in den Bluträumen, welche eine Anschwellung der
Kopfanhänge bewirkt. Aber auch die arterio-venösen Anastomosen, welche in
der Nasenspitze (s. S. 68) und den Lippen (s. S. 85f.) mit weiträumigen Venengeflechten in Verbindung stehen, haben vermutlich die Aufgabe, einen gewissen
Füllungszustand der Venennetze zu garantieren.

Die im allgemeinen wenig gewürdigte, aber zweifellos wichtige Bedeutung, die
manchen Venenpolstern für den Verschluß von Hohlorganen (Schlundkopf, After,
Gebärmutterhals, Scheideneingang, Tränennasengang usw.) zukommt, ist von STIEVE
(1926) hervorgehoben worden, der das Vorkommen direkter Verbindungen zwischen
Arterien und Venen in diesen kompressiblen Schwellgeweben bereits als wahrscheinlich
hingestellt hat; „das Sinnvolle einer mäßigen Schwellbarkeit" ist auch bei den Lippen
ohne weiteres einzusehen, da dadurch beim Saugen sicher eine bessere Schließwirkung
erzielt wird (MÄRK 1942).

Die arterio-venösen Anastomosen in der menschlichen Nasenmuschel (s. S. 71f.)
ermöglichen zwar ebenfalls eine schnelle und ausgiebige Füllung der großen Bluträume des pseudokavernösen Gewebes, werden aber in dieser Funktion sehr wesentlich durch die Drosseleinrichtungen des venösen Abschnittes unterstützt;
die arterio-venösen Anastomosen im Innern des Muschelknochens spielen möglicherweise nicht nur bei der Füllung der Venen im Markgewebe, sondern auch bei
der Weiterbeförderung des Blutes in diesen Venen eine Rolle (MÄRK 1941).

Schließlich können als Anastomosen, welche die Blutstauung sozusagen einem
physiologischen Zweck dienstbar machen, auch noch die Nebenschlüsse in den
Speicheldrüsen angeführt werden, deren Wirkungsweise ebenfalls mit Drosselvorrichtungen in den Venen gekoppelt ist (s. S. 111f.).

Die offenbar steuerbare Füllung der Venen bzw. Bluträume kann übrigens nicht nur einer Turgorerhöhung, sondern auch einem Temperaturausgleich bzw. einer Heizfunktion dienlich sein (vgl S. 229 f.).

4. *„Arterialisierung" des Venenblutes.* Das unmittelbare Einströmen größerer Mengen von sauerstoffhaltigem, warmem Blut in die Venen führt zu einer „Arterialisierung" des Venenblutes und zu einem gleichzeitigen Auftreten von rhythmischen, mit dem Arterienpuls synchronen Pulsationen in der Vene. Diese schon von Robert Julius Mayer (1840) bei Aderlässen in dem Tropenklima beobachteten und später von Claude Bernard (1866) nach Reizung der Chorda tympani an dem Blut der Speicheldrüsenvenen und unter bestimmten funktionellen Bedingungen auch an dem der Nierenvene festgestellten Erscheinungen sind erst von Havlicek (1929) mit der Öffnung von arterio-venösen Anastomosen in Zusammenhang gebracht worden; wie Havlicek hervorhebt, kann man nicht nur unter den Tropen „oft hellrotes wie aus einer Arterie kommendes Venenblut sehen, auch unter unseren Breiten kann man es im Hochsommer, besonders an Tagen mit drückender Hitze vor Gewittern beobachten . . . wenn man nach einem heißen Bade (es genügt auch ein einfaches Handbad) Blut aspiriert, so sieht man, daß es hellrot ist und oft in weitem Bogen aus der Vene spritzt, wenn man einen Aderlaß macht". Wie ich in Bestätigung der Angaben von Havlicek (1929) mich während meiner ärztlichen Tätigkeit mehrfach überzeugen konnte, kann man nicht nur die Arterialisierung, sondern auch das Spritzen und sogar das Pulsieren des Venenblutes jederzeit bei jedem Menschen und nicht etwa in allen Venen zugleich, sondern je nach Wunsch in diesem oder jenem Strombereich hervorrufen. Entnimmt man einer Kubitalvene eines gesunden Menschen mit einer dicken Kanüle Blut, so quillt das Blut bekanntlich dunkelfarben langsam hervor; wird dagegen der Arm vorher einige Minuten in ein heißes Wasserbad gebracht, so spritzt jetzt das hellrot gewordene Blut unter deutlicher Pulsation in weitem Bogen aus der Vene. Der gleiche Effekt tritt ein, wenn vor der Venenpunktion die arterielle Zufuhr durch eine Esmarchsche Binde gestaut war oder der Plexus brachialis unterbrochen wird.

Die Arterialisierung des Venenblutes und die Fortleitung des Arterienpulses in die Venen lassen sich mit einer Öffnung verschlußfähiger arterio-venöser Anastomosen in durchaus einleuchtender Weise erklären, vorausgesetzt natürlich, daß in den betreffenden Körperbezirken oder Organen das Vorkommen derartiger Verbindungen sichergestellt ist).

Die gleichen Erscheinungen treten auch unter der Einwirkung von ultraviolettem Licht auf der Höhe des Erythems auf (Havlicek); da bei der Ultraviolett-Bestrahlung kreislaufaktive Stoffe freigesetzt werden sollen (Havlicek), ist der Histaminschock (vgl. Gollwitzer-Meier 1938) auf eine plötzliche Öffnung vieler oder aller arterio-venöser Anastomosen bezogen worden. Die bei dem Asthma-cardiale-Anfall auftretende Arterialisierung des Venenblutes (Eppinger 1924) ist von Havlicek (1937) konsequenterweise ebenfalls als Folge einer durch plötzliche Ausschüttung eines körpereigenen Stoffes ausgelösten Eröffnung eines großen Teiles der arterio-venösen Anastomosen gedeutet worden; dadurch komme es zu einem plötzlichen Überangebot von Blut aus der Peripherie mit mächtigem Emporschnellen der zirkulierenden Blutmenge, welche besonders vom rechten Herzen kaum bewältigt werden kann und zur Überdehnung des Herzens und gleichzeitig zum Lungenödem führt. Das bei dem hypoglykämischen Coma zu beobachtende Auftreten nicht nur von arteriellem Venenblut, sondern auch von durchschlagenden Venenpulsen ist nach Havlicek (1948) ebenso wie der Abfall des systolischen Blutdruckes in der Armarterie nach Unterbrechung des Plexus brachialis auf eine Eröffnung arterio-venöser Anastomosen zu beziehen; bei Ausschaltung des Armgeflechtes sinke der diastolische Blutdruck „durch die Öffnung zahlreicher arterio-venöser Kurzschlüsse auf kaum meßbare Werte, d. h. die Arterie verblutet sich über dauernd offene arterio-venöse Kurzschlüsse in die Vene".

Nun muß einschränkend allerdings gesagt werden, daß eine Arterialisierung des

15*

Venenblutes sicherlich in vielen, aber doch nicht in allen Fällen eine gesteigerte Durchblutung von arterio-venösen Anastomosen anzeigt; bei einer durch stärkere Erweiterung der Metarteriolen bedingten Hyperaemie kann es offenbar auch zu einem Pulsieren des Venenblutes in den ZWEIFACHschen „Durchlaßkanälen" kommen.

Die Menge des Blutes, die durch die arterio-venösen Anastomosen dem aus den Kapillaren zurückströmenden venösen Blut beigemischt wird, ist an der hinteren Extremität von narkotisierten Hunden von BOSTROEM und SCHOEDEL (1953), BOSTROEM und SCHNEIDER (1953) sowie PIIPER und SCHOEDEL (1954 mit der Injektion von Caraubawachskugeln verschiedener Größe in die A. femoralis mit etwa 20% der Gesamtdurchblutung bestimmt worden; nach LUCKNER (1955) ist dieser Wert wahrscheinlich zu hoch, er beträgt vermutlich nicht mehr als 7%. SCHROEDER (1952) hat dagegen den Kurzschlußanteil an der Gesamtdurchblutung der Extremität von nicht narkotisierten Hunden unter der Bedingung völliger Ruhe auf 50% geschätzt; diese beträchtlichen Differenzen finden wenigstens zu einem Teil wohl darin ihre Erklärung, daß die Berechnungen mit einem Durchmesser von 15 bis 20 μ, die Angaben von SCHOEDEL und seinen Mitarbeitern dagegen auf Gefäßverbindungen beziehen, derer Weite sich zwischen 21 und 40 μ bewegt.

5. *Bedeutung der arterio-venösen Anastomosen für den Gesamtkreislauf.* Daß die Funktion der arterio-venösen Anastomosen für die allgemeine Hämodynamik bedeutungsvoll sei, ist in Hinblick auf die von ihm angenommene „universelle Verteilung der Anastomosen in den verschiedensten Organen" vor allem von SCHROEDER (1952) behauptet worden; da die arterio-venösen Anastomosen einen in seiner Größe stark wechselnden Teil des peripheren Strömungswiderstandes darstellen, müsse eine Änderung ihres Funktionszustandes, sofern sie in allen Organen gleichsinnig und gleichzeitig erfolgt, stärkste Rückwirkungen auf den Gesamtkreislauf haben. Die bei dem paralytischen Kollaps zu beobachtende Senkung des peripheren Strömungswiderstandes habe ihre Ursache in einer Erweiterung der Anastomosen, während bei den unter der Bezeichnung der Zentralisation (DUESBERG und SCHROEDER) zusammengefaßten Kreislaufzuständen ein praktisch vollkommener Verschluß der Anastomosen bei gleichzeitiger Einschränkung des Kapillarbettes auf die Stromkapillaren für die Erhöhung des peripheren Strömungswiderstandes verantwortlich zu machen sei.

SCHROEDER zieht aus seinen Überlegungen den Schluß, daß in der Ruhe das Blut nur die sogenannten Stromkapillaren durchströme, im übrigen aber durch die geöffneten Kurzschlüsse in die Venen abfließe; da sonach „die terminale Strombahn in der Ruhe von der doppelten Blutmenge durchflossen wird, als es dem tatsächlichen Bedürfnis der Gewebe entspricht", bestehe eine örtliche Durchblutungsreserve, die „bei Erhöhung des Sauerstoffbedarfes des betreffenden Gewebes" durch Anastomosenverengerung ohne Steigerung des Herzminutenvolumens sofort eingesetzt werden könne.

Gegen die zweifellos bestechende Vorstellung einer schnell verfügbaren Reserve für die Kapillardurchblutung hat LUCKNER (1955) geltend gemacht, daß arterio-venöse Anastomosen keineswegs in allen Organen morphologisch nachgewiesen sind; da zudem in den Organen, in denen die Kurzschlußdurchblutung bisher am besten bestimmt werden konnte, ihr Anteil weit unter 50% liegt, entstehe die Frage, „in welchen Körperteilen und Organen die Kurzschlußdurchblutung in Ruhe so groß ist, daß sie 50% des gesamten Zeitvolumens ausmacht".

Der Umstand, daß bei einer Ableitung des Blutes durch arterio-venöse Anastomosen kein erheblicher Stoffaustausch mit dem Gewebe stattfindet, berechtigt jedenfalls nicht, die Durchblutung derselben in bezug auf den Gewebsstoffwechsel als eine Luxusdurchblutung zu bezeichnen: die Freigabe des Weges über die arterio-venösen Anastomosen ist sicherlich nicht gleichbedeutend mit der völligen Ausschaltung des Kapillarkreislaufes und erfolgt wohl stets nur im Zusammenhang mit besonderen funktionellen Erfordernissen.

b) Thermoregulatorische Funktionen

Die Beschränkung der arterio-venösen Anastomosen auf die Warmblüter und die Anhäufung bestimmter Formen derselben an Stellen, die einerseits der Kälte stark ausgesetzt, anderseits zur Wärmeabgabe bei Temperatursteigerungen sehr geeignet sind, haben schon HOYER (1877) zu der Vermutung geführt, daß die arterio-venösen Anastomosen an den Endgebilden des Körpers, ,,welche gleichzeitig auch vom Rumpfe mehr oder weniger abstehen‘‘, ,,eine nicht unwesentliche Rolle spielen bei der Wärmeregulierung in nach außen vorgeschobenen Körperteilen, welche keine umfangreichen parenchymatösen wärmebildenden Organe zur Unterlage haben‘‘. Nach BOURCERET (1885) ist geradezu die Hauptaufgabe der arterio-venösen Anastomosen in der Heranführung der für die Erhaltung der Körpertemperatur erforderlichen Blutes gegeben, weshalb statt von einer ,,circulation derivative‘‘ besser von einer ,,circulation locale‘‘ gesprochen würde. GROSSER (1902) macht darauf aufmerksam, daß unter Umständen gerade die Öffnung der arterio-venösen Anastomosen sich im Sinne einer Herabsetzung der Temperatur z. B. der Fingerbeere auswirken könnte, ,,da hierdurch das Kapillargebiet sicherlich aus dem Kreislauf ausgeschaltet wird, die Wärmeabgabe aus demselben aber mit Rücksicht auf seine große Oberfläche jedenfalls eine ausgiebigere ist wie auf der kurzen Bahn der Anastomosen‘‘. v. SCHUMACHER (1915) sieht in der großen Zahl und guten Ausbildung der arterio-venösen Anastomosen in den Zehen der Vögel einen Hinweis, daß sie neben blutdruck- auch wärmeregulatorische Funktionen haben. MÄRK (1942) hält eine Bedeutung der vor allem in der Nasenspitze, zum Teil wohl auch der in den Lippen der Säugetiere vorhandenen arterio-venösen Anastomosen für den Wärmehaushalt für sehr wahrscheinlich; sie können dabei sowohl bei der Verhütung einer Unterkühlung als auch umgekehrt bei der Herabsetzung der Körpertemperatur eine Aufgabe haben. ,,Die sprichwörtlich ,kalte Nase‘ und der Ausdruck ,kalt wie eine Hundeschnauze‘ sind in diesem Zusammenhang recht bemerkenswert.‘‘

Die Bedeutung der arterio-venösen Anastomosen in den Lippen der Säugetiere (s. S. 86f.) steht nach MÄRK (1942) irgendwie mit der Haut- und Schleimhautoberfläche in Zusammenhang; falls eine Beziehung zur Oberfläche in Hinblick auf eine Thermoregulation besteht, würde unter der Voraussetzung, daß für etwa gleich große Anastomosen der zugehörige Wirkungskreis ebenfalls die gleiche Größe besitzt, die unterschiedliche Tiefenlage der arterio-venösen Anastomosen bei verschieden großen Lippen ihre Erklärung finden. Das Fehlen der arterio-venösen Anastomosen in den Lippen mancher Säugetiere (Kaninchen, Ratte, Siebenschläfer, Maulwurf usw.) steht sehr wahrscheinlich mit deren Behaarung in Beziehung; denn auch in den Nasenspitzen sind die arterio-venösen Anastomosen im wesentlichen auf die unbehaarten Bereiche beschränkt, wie dies besonders deutlich bei den kleinen Säugern (Kaninchen, Gartenschläfer, Haselmaus usw.) in Erscheinung tritt, bei denen ,,sich zum Teil nur median ein schmales, haarfreies Feld findet und dementsprechend auch nur dort Anastomosen anzutreffen sind‘‘.

In dem Hahnenkamm als einer federlosen Hautfaltung, die Temperaturschwankungen besonders intensiv ausgesetzt ist, spielt die örtliche Wärmeregulation durch den Blutstrom eine große Rolle; wenn auch anzunehmen ist,

„daß vor allem die Brückenanastomosen in diesem Sinne eine gewisse Wirksamkeit haben", so kann doch nicht übersehen werden, „daß trotz des hier sehr reichlichen Vorkommens arterio-venöser Anastomosen die Kammzacken nicht allzuselten bei Winterkälte erfrieren, viel häufiger jedenfalls als die Zehen der Tiere". Diese Tatsache läßt „an einer entscheidenden Bedeutung der arterio-venösen Anastomosen für die örtliche Wärmeregulation zweifeln, womit jedoch nicht bestritten werden soll, daß durch das Offen- oder Geschlossensein der Anastomosen auch die Temperatur des betreffenden Körperteiles beeinflußt wird" (STAUBESAND 1950). PRICHARD und DANIEL (1956) meinen hingegen, daß die arterio-venösen Anastomosen in der menschlichen Ohrmuschel eine wichtige, wenn nicht überhaupt die wichtigste Funktion bei der Konstanterhaltung der Temperatur zu erfüllen haben; sie weisen darauf hin, daß der Ohrknorpel ungefähr ein Viertel der Gesamtdicke ausmacht und wegen seiner Gefäßlosigkeit keine Rolle für den Wärmehaushalt spielen kann.

Eine Beteiligung gewisser arterio-venöser Anastomosen an thermoregulatorischen Leistungen erscheint schließlich auch durch verschiedene experimentelle Befunde begründet.

GRANT und BLAND (1931) haben festgestellt, daß Kältedilatationen nur an den Händen und Füßen ausgelöst werden können; der für die LEWISsche Kältereaktion typische Anstieg der Hauttemperatur tritt dabei in der Fingerspitze und im Nagelbett, also in den Bezirken mit vielen arterio-venösen Anastomosen früher, schneller und viel ausgeprägter in Erscheinung als in der zweiten Phalange, welche keine oder höchstens nur spärliche Anastomosen besitzt. Der Einwand, daß für dieses verschiedene Verhalten nicht die Anastomosen, sondern Verschiedenheiten im Reichtum des Kapillarnetzes verantwortlich zu machen sind, wird von den Autoren durch den Nachweis entkräftet, daß zwischen dem Reichtum der Kapillarversorgung und der LEWISschen Kältereaktion kein Zusammenhang besteht; in der Fingerbeere entfallen 57, in der Palmarseite der zweiten Phalange 76 und in der Dorsalseite dieser Phalange 52 Kapillaren auf einen Quadratmillimeter. GRANT und BLAND sind daher der Meinung, daß die Temperaturregulation von dem Verhalten des oberflächlichen Kapillarnetzes völlig unabhängig ist und allein durch das Spiel der Anastomosen bestimmt wird. Daß im Rahmen der physikalischen Temperaturregulation den Händen und Füßen eine Sonderstellung zukommt (vgl. ROTH, HORTON und SHEARD 1939), scheint sich auch darin zu zeigen, daß bei steigender Körpertemperatur die Finger-, Hand- und Armdurchblutung sich verhalten wie 40 : 30 : 10 (GRANT und HOLLING 1937/38); die Körperabschnitte, welche besonders reich mit arterio-venösen Anastomosen ausgestattet sind, besitzen demnach auch die höchste wärmeregulatorische Wertigkeit, d. h. sie zeigen bei Veränderungen der Umgebungstemperatur die stärksten Durchblutungsänderungen: Die Durchblutung des Fingers steigt bei Erwärmung um das 60 bis 80fache (WILKINS, DOUPE und NEWMAN 1937/38, SCOTT, BAZETT und MACKIE 1940), während sie an der Hand nur um das Sechsfache (FREEMANN 1935) und an dem Arm nur knapp um das Fünffache zunimmt (KUNKEL, STEAD und WEISS 1939). — ASCHOFF (1944, 1947) hat nachgewiesen, daß bei thermischen Reizen die Gefäßreaktionen zuerst und am ausgiebigsten an den Endphalangen der Finger auftreten. WEZLER und NEUROTH (1949) haben in Klimakammerversuchen bei langdauernder Kältebelastung und anschließender Wiederaufwärmung die stärksten Schwankungen der Hauttemperatur ebenfalls an den Extremitätenenden festgestellt. Nach PRICHARD und DANIEL (1956) ist wahrscheinlich eine phasische Tätigkeit der arterio-venösen Anastomosen an dem bei der Kältedilatation auftretenden „hunting-phenomen" beteiligt, welches von LEWIS (1930) beim Menschen an verschiedenen Stellen einschließlich des Ohres beobachtet und neuerdings auch von BURTON und EDHOLEN (1955) untersucht worden ist.

Die arterio-venösen Anastomosen des Kaninchenlöffels eröffnen sich sowohl bei lokaler Abkühlung (GRANT 1930, GRANT, BLAND und CAMP 1932) als auch bei zentraler Aufwärmung (GRANT 1930, CLARK und CLARK 1934); sie besitzen daher nach GRANTS Meinung nicht nur für die lokale Regulation der Temperatur in den mit solchen Nebenschlüssen ausgestatteten Körperbezirken, sondern auch für die allgemeine Regulation der Körpertemperatur eine große Bedeutung. VAN

Dobben-Broekema und Dirken (1950) halten dagegen die Anastomosen des Kaninchenlöffels für die Regulation seiner Temperatur für unbedeutend, da bei der Aufheizung des ganzes Tieres die arterio-venösen Anastomosen im Gegensatz zu den Kapillaren, welche eine mit der zunehmenden Erwärmung des Ohrlöffels parallel gehende Erweiterung zeigen, nur wenig und wechselnd reagieren. Nach Sonomoto (1953) erweist sich das Verhalten der Anastomosen zwar weitgehend von der jeweiligen Außentemperatur abhängig, aber ihre Reaktion wird nicht direkt durch Änderungen der Temperatur, sondern indirekt durch solche des Blutstromes veranlaßt. Prichard und Daniel (1956) halten eine derartige Funktion für die arterio-venösen Anastomosen in der menschlichen Ohrmuschel allein schon in Hinblick auf die im Verhältnis zum Gesamtkörper geringe Größe der Ohrmuschel für unwahrscheinlich.

Wenn übrigens Stein und Schroeder (1954) bemerken, die am Kaninchenlöffel erhaltenen Ergebnisse könnten „selbstverständlich nicht auf den Menschen übertragen werden", so kann ihnen durchaus beigepflichtet werden, obgleich die dafür gegebene Begründung, daß „die Anastomosen des Kaninchenohres in ihrem anatomischen Aufbau verschieden von denen der menschlichen Haut sein dürften", in zweifacher Hinsicht einer Richtigstellung bedarf; es ist nämlich weder zutreffend, daß „die von Clark beschriebenen Anastomosen des Kaninchenohres als fast ausschließlich epitheloidzellig" gebaut zu gelten haben (vgl. v. Schumacher 1938, Clara 1938), noch ist es richtig, daß man es in der menschlichen Haut nur mit einfachen Anastomosen zu tun hat (vgl. Grosser 1902, Clara 1927, Spanner 1950 u. a.).

Nach Bostroem und Schoedel (1953) kann die Durchblutung der mit ihrer Methodik (s. S. 208) in der Extremität des Hundes nachgewiesenen arterio-venösen Anastomosen durch lokale thermische Einflüsse verändert werden, wobei die Kapillardurchblutung der Pfote jeweils in dem gleichen Sinne beeinflußt wird; die Messungen seien allerdings „zu grob, um eine Aussage über die Bedeutung der arterio-venösen Anastomosen für die lokale und allgemeine Temperaturregulation machen zu können". Stein und Schroeder (1954) haben hingegen für die mit der von ihnen angewandten Methodik (s. S. 209) erfaßten arterio-venösen Anastomosen in den vorderen Extremitäten des Hundes festgestellt, daß bei mäßiger lokaler Erwärmung (15 bis 25° C) „nur im Rahmen der Weitenänderungen der gesamten terminalen Strombahn, also gemeinsam mit den nutritiven Gefäßen" ihre Weite ändern und somit „kaum allein oder auch nur im wesentlichen der Temperaturregulation dienen"; diese Aussagen beziehen sich auf Anastomosen, die einer ganz anderen Größenordnung angehören als jene von Bostroem und Schoedel, und nicht, wie Stein und Schroeder selbst betonen, „auf die größeren, an den Akren gefundenen Anastomosen . . ., welche durchaus infolge ihrer anatomischen Anordnung nur der lokalen Temperaturregelung dienen können".

Pappenheimer und Mitarbeiter (zitiert nach Bazett) haben gefunden, daß bei der isolierten Extremität eine Durchströmung derselben mit abgekühltem Blut gleichzeitig eine Verengerung der arterio-venösen Anastomosen sowie der oberflächlichen Arterien, Kapillaren und Venen und eine Erweiterung der tiefer liegenden Gefäße einschließlich der Venen bewirkt. Auf Grund dieser Befunde weist Bazett (1949) darauf hin, daß möglicherweise der gleiche Vorgang auch bei äußerer Kälteeinwirkung auf die Haut stattfindet, daß also in der Kälte das Blut vornehmlich durch die erweiterten tiefliegenden Venen zurückströmt.

Patzelt (1942) hat bereits den gleichen Gedanken geäußert; er meint, daß durch die arterio-venösen Anastomosen in der Nasenspitze, vielleicht ohne vollständige Ausschaltung des Kapillarnetzes, „eine größere Menge von warmem Blut unter höherem Druck in die dichten Venennetze unter der Haut und der Schleimhaut gebracht und deren Durchströmung beschleunigt" werden kann, was einen Schutz gegen einwirkende Kälte gewährt.

Alle temperaturbedingten Durchblutungsänderungen kommen in erster Linie durch Erweiterung oder Verengerung der Hautgefäße schlechthin zustande; bei Erwärmung ist die Hautdurchblutung vermehrt und bei Abkühlung vermindert. Eine Vorstellung von dem Ausmaß der dabei stattfindenden Blutverschiebungen vermittelt die Angabe, daß bei lokaler Erwärmung, welche ohne primäre Schädigung vertragen wird, die Hautdurchblutung in diesem Bezirk auf mehr als 600% ansteigen kann (SPRINGORUM 1937, 1938).

Im Sonnenbad sind unsere Hautgefäße maximal durchblutet und geben deshalb soviel Wärme ab, daß wir nicht verbrennen. Im Kohlensäurebad geht die Wärmeabgabe von seiten der Kapillaren so weit, daß trotz des subjektiven Wärmegefühls und trotz oder besser gesagt infolge der geröteten Haut die Temperatur im Rectum fällt (GOLLWITZER-MEIER). — Beim Sonnenbrand verhalten sich die Dinge nicht anders: solange man beim Eintritt des Erythems sich ruhig verhält, „glüht" man; bewegt man sich, dann klappert man oft so sehr, daß man einen Schüttelfrost bekommt und dadurch sich selbst wieder „einheizt" (HAVLICEK).

Die arterio-venösen Anastomosen sind während einer verstärkten Wärmeabgabe zur Verhütung von Wärmestauungen im Körper sehr wahrscheinlich verschlossen bzw. hochgradig verengt, so daß das gesamte Blut über die in den Cutispapillen befindlichen haarnadelartigen Kapillarschlingen in das venöse Hauptnetz (s. S. 12) strömen muß; die Haargefäßschlingen und das durch ein großes Fassungsvermögen ausgezeichnete venöse Hauptnetz stellen offenbar die morphologische Grundlage für die Wärmeabgabe dar. Nicht mit Unrecht hat man die Kapillarschlingen der Cutispapillen mit den „Radiatoren einer Warmwasserheizung" (HAVLICEK 1929) verglichen und das venöse Hauptnetz als den „Kühler des menschlichen Körpers" (PETERSEN 1935) bezeichnet.

Ganz analoge Verhältnisse wie in der Haut des Menschen bestehen offenbar in der Zunge des Hundes; während die Wärmeabstrahlung der menschlichen Haut durch die Schweißabsonderung unterstützt werden kann, fehlt dem Hunde diese Möglichkeit, da er keine Schweißdrüsen besitzt, so daß für ihn die Wärmeabgabe von seiten der Zunge eine besonders große Bedeutung gewinnt (BROWN 1937, DABELOW 1951, DANIEL und PRICHARD 1953).

Dem Hund hängt bekanntlich bei körperlicher Anstrengung die Zunge zum Maul heraus und er bewegt sie je nach dem Grade der Atmungsbeschleunigung schnell hin und her („Hecheln"); während des Hechelns sind die arterio-venösen Anastomosen verschlossen, so daß eine reichliche Durchströmung des oberflächlichen Kapillarnetzes bei erhöhter Atmungsfrequenz „eine erhöhte Wärmeabgabe bei gleichzeitig erhöhter Verdunstung des benetzenden Speichels und somit eine Abkühlung erreicht" wird (DABELOW 1951). Die von MÄRK (1942) in überaus großer Anzahl in den Lippen des Hundes gefundenen arterio-venösen Anastomosen sind vielleicht „als zusätzliche Möglichkeiten dem Hecheln zugeordnet", sie vertreten gewissermaßen die fehlenden Schweißdrüsen.

Die Bedeutung der von PRICHARD und DANIEL (1954 b) in der Zunge des Schafes und der Ziege nachgewiesenen arterio-venösen Anastomosen scheint auf den ersten Blick nicht in der gleichen Richtung gesucht werden zu können wie die Funktion der arterio-venösen Anastomosen in der Zunge des Hundes; da Schafe, die in warmem Wasser herumgehetzt werden, mit offenem Maul und leicht heraushängender Zunge atmen (PARRY 1954), sind die arterio-venösen Anastomosen in der Zunge möglicherweise als thermoregulatorische Sicherheitsventile zu kennzeichnen, welche nur in extremen Bedingungen betätigt werden (PRICHARD und DANIEL).

Bei einer Einschränkung der Wärmeabgabe, die durch Gefäßverengerungen allein nicht in ausreichendem Maße erreicht werden kann, öffnen, bzw. erweitern sich die arterio-venösen Anastomosen; dadurch werden die oberflächlich gelegenen

„Radiatoren" und „Riesenkapillaren" des venösen Hauptnetzes zeitweilig so weit als möglich abgeschaltet und dafür die tieferen Venennetze der Cutis direkt mit warmem Blut gefüllt, so daß sie gewissermaßen als Heizkissen funktionieren können.

Es hat demnach den Anschein, als ob die arterio-venösen Anastomosen in erster Linie nur bei bedrohlichen Temperaturänderungen in den Dienst der physikalischen Wärmeregulation eingespannt werden („Notfallfunktion"); durch Temperaturschwankungen innerhalb des Bereiches zwischen 15° und 35° C werden sie in ihrem Funktionszustand nicht merklich beeinflußt. Bei dieser Sachlage bedeutet es daher eine Überbewertung der thermoregulatorischen Bedeutung dieser Nebenschlüsse, wenn beispielsweise von POPOFF (1935) der auf die arterio-venösen Anastomosen entfallende Anteil des gesamten Wärmeausgleiches auf nicht weniger als 75% geschätzt worden ist, oder wenn von GRANT (1930) die Eröffnung der arterio-venösen Anastomosen als ausreichend für die Konstanterhaltung der Temperatur in den Extremitätenenden angesehen worden ist; die allgemeine Erfahrung lehrt, daß auch Finger und Zehen erfrieren können, wenn sie lange genug niedrigen Außentemperaturen ausgesetzt sind.

Die Rolle der arterio-venösen Anastomosen bei der physikalischen Wärmeregulation ist nur eine Teilfunktion innerhalb des Regelungsmechanismus der gesamten Hautdurchblutung, ja es erscheint sogar keineswegs ausgeschlossen, daß das Stichwort für den Auftritt der arterio-venösen Anastomosen überhaupt nur in bestimmten Situationen fällt.

Eigenartig ist, daß sowohl die arterio-venösen Anastomosen in den HOYER-GROSSERschen Organen der menschlichen Haut als auch die arterio-venösen Anastomosen in der Zunge von Hund, Schaf und Ziege einen epitheloidzelligen Wandbau besitzen; möglicherweise ist gerade darin ein Hinweis für eine Mitbeteiligung bestimmter gefäßwirksamer Stoffe an der „reflektorischen Selbststeuerung" des Kreislaufes zu sehen.

c) Funktionen der epitheloidzelligen arterio-venösen Anastomosen

Die epitheloidzelligen arterio-venösen Anastomosen scheinen zunächst gemeinsam zu haben, daß entweder die zuführende Arterie sich in zwei Äste teilt, von denen der eine in den arteriellen Schenkel der anastomotischen Gefäßstrecke übergeht, der andere hingegen das Kapillarnetz des betreffenden Organs speist (Fingerbeere GROSSER, CLARA, Kaninchenlöffel VASTARINI-CRESI, v. SCHUMACHER, CLARA, Prostata BUCCIANTE usw.) oder aber daß die epitheloidzellige Strecke selbst kleine Gefäßzweige abgibt (Rankenarterien ROTTER, Hahnenkamm STAUBESAND usw.). Der Übergang der Arterie in den epitheloidzelligen Abschnitt erfolgt so gut wie nie unvermittelt, sondern allmählich, weshalb v. SCHUMACHER seinerzeit die Anastomosen als modifizierte Arterien definiert hat, und ist vielfach durch das Auftreten von längsverlaufenden glatten Muskelzellen oder kleineren oder größeren Bündeln von solchen in der Intima gekennzeichnet. Der Übergang der anastomotischen Abschnitte in die Vene erfolgt hingegen nahezu immer unvermittelt; die dicke epitheloidzellige Wand hört plötzlich auf und die auffallend dünne Wand der Vene beginnt.

Die Endothelauskleidung ist in den epitheloidzelligen arterio-venösen Anastomosen stellenweise lückenhaft (SPANNER 1940, 1942, 1950, 1952, STAUBESAND 1950, 1953, STAUBESAND und GENSCHOW 1952, PRICHARD und DANIEL 1954, SCHORN 1955), so daß an solchen Stellen die epitheloiden Zellen unmittelbar mit dem Blutstrom in Berührung stehen. Dieses Verhalten des Endothels weist auf das Bestehen besonderer Austauschbedingungen in den epitheloidzelligen arterio-venösen Anastomosen hin, indem die epitheloiden Zellen unmittelbar sowohl Stoffe aus dem Blut aufnehmen als auch an dieses abgeben können.

Die Wand der epitheloidzelligen Abschnitte entbehrt einer geschlossenen Membrana elastica interna (vgl. v. Schumacher, Märk, Rotter, Staubesand, Prichard und Daniel, Goodall, Schorn usw.), womit aber nicht gesagt ist, daß elastische Anteile überhaupt durchaus fehlen müssen.

Das von Staubesand (1949) hervorgehobene Bestehen eines konstanten Verhältnisses zwischen dem Reichtum an epitheloiden Zellen und der Armut an elastischen Fasern will Schorn (1955) nicht ohne Einschränkung anerkennen, da die normalen epitheloidzelligen Schenkel der Hoyer-Grosserschen Organe zwar reich an epitheloiden Zellen seien, aber doch ein Netz elastischer Fasern enthielten; nur in einer Umkehrung der Formulierung lasse sich eine derartige Beziehung bestätigen, indem atrophische und sklerosierte Schenkel „arm an epitheloiden Zellen, gleichzeitig aber reich an Resorzinfuchsin färbbaren Fasern" seien.

Das wesentliche Merkmal der epitheloidzelligen Anastomosen ist nicht das Fehlen von elastischen Anteilen überhaupt, sondern das Fehlen einer geschlossenen Membrana elastica interna. Je stärker aber der epitheloidzellige Bau der Anastomosenwandung in Erscheinung tritt, um so mehr treten die elastischen Bestandteile zurück; in den unmittelbar vor dem Übergang in die Venen gelegenen Segmenten verschwinden sie vielfach völlig.

Durch den übereinstimmend bestätigten Wegfall einer geschlossenen Membrana elastica interna in den epitheloidzelligen Anastomosen wie auch in dem Bereich der Polkissen in den Arteriolae afferentes wird ebenfalls ein Stoffverkehr in beiden Richtungen möglich gemacht, auch wenn die epitheloiden Zellen nicht nackt in die Lichtung hineinragen; nach der auf Voss (1929) zurückgehenden Auffassung hat nämlich die Elastica interna als Lipoid-Eiweißmembran neben ihrer mechanischen auch eine physiko-chemische Bedeutung als Filterschranke, welche ein Abdiffundieren von bestimmten Stoffen aus dem Blutstrom verhindert und den Durchtritt von anderen Stoffen gestattet.

Im Sinne eines intensiven Stoffverkehrs kann schließlich auch noch die für die Glomusorgane (Glomera digitalia und Glomus coccygicum sowie manche Glomusorgane des Hahnenkammes) festgestellte auffallend reiche Versorgung der bindegewebigen Gefäßscheide mit Blutkapillaren gedeutet werden (vgl. Staubesand, Schorn).

Die Funktionen der epitheloidzelligen arterio-venösen Anastomosen stehen zweifellos in unmittelbarem Zusammenhang mit den Lebenstätigkeiten der epitheloiden Zellen, weshalb zunächst die Frage der funktionellen Bedeutung dieser eigenartigen Elemente behandelt werden soll.

Die Beobachtung, daß bei nicht wenigen arterio-venösen Anastomosen, deren Media nahezu ausschließlich aus epitheloiden Zellen aufgebaut wird, „vollständig oder doch nahezu vollständig geschlossene Lichtungen" vorhanden sind (v. Schumacher 1907), hat naturgemäß die Deutung nahegelegt, daß die epitheloiden Zellen gleich den glatten Muskelzellen „kontraktil" seien und dank dieser Eigenschaft einen zeitweiligen Verschluß der epitheloidzelligen arterio-venösen Anastomosen bewirken könnten. Masson (1935) führt zugunsten dieser Vorstellung an, daß die epitheloiden Zellen in arterio-venösen Anastomosen mit verschlossener Lichtung kurz oder polygonal, in arterio-venösen Anastomosen hingegen, deren Lumen durch die Injektionsmasse oder einen Thrombus offengehalten wird, lang und schmal seien. Staubesand (1953) hat demgegenüber mit Recht geltend gemacht, „daß die epitheloiden Zellen sich dem unterschiedlichen Füllungszustand der Gefäße viel weniger durch einen Formwandel der einzelnen Zellen als durch eine Verschiebung ihres gesamten Gefüges anpassen". Übrigens hat schon v. Schumacher (1915) hervorgehoben, daß die epitheloiden Zellen sowohl bei geschlossener als auch bei offener Anastomosenlichtung ihr bezeichnendes Aussehen zeigen, das somit nicht nur als „Ausdruck eines bestimmten Kontraktionszustandes" angesehen werden darf.

BENNINGHOFF (1930) hat darauf hingewiesen, daß bei polyedrischen Zellen eine Kontraktionswirkung nur zustandekommen kann, „wenn die etwa kubischen Zellen sich in der Längsrichtung des Gefäßes abplatten und entsprechend in der Querrichtung verbreitern"; da aber ein solcher Formwandel bisher nicht beobachtet ist, müsse man wohl viel eher annehmen, „daß die Zellen durch Wasseraufnahme anschwellen und das Lumen verschließen, indem sie an der Adventitia ein Widerlager finden".

Die Priorität für die Kennzeichnung der epitheloiden Zellen als „Quellzellen" gebührt indessen HAVLICEK, der in einem mit GROSSER im Jahre 1926 geführten Briefwechsel die funktionelle Bedeutung der verschiedenen Zellbilder in arterio-venösen Anastomosen eingehend behandelt und insbesondere die Quellbarkeit der von GROSSER beschriebenen „kleinzelligen Schicht" (s. S. 18) zu der epitheloidzelligen Schicht vertreten hat; da aber HAVLICEK diese Gedanken nur in einem privaten Briefwechsel entwickelt hat, ist seine spätere Behauptung (1934), er habe als erster die epitheloiden Zellen als Quellzellen bezeichnet, zunächst mit einigem Zweifel aufgenommen worden.

Die Anschauung, daß die epitheloiden Zellen durch Flüssigkeitsaufnahme (Quellung) an Umfang zunehmen und dadurch die Lichtung der betreffenden Gefäßabschnitte verengern, bzw. verschließen, während sie durch Flüssigkeitsabgabe (Entquellung) abschwellen und so die Lichtung öffnen bzw. weiterstellen, ist von vielen Autoren in der Folgezeit übernommen worden (MATHIS 1934, SPANNER 1936 b, 1939, 1942, 1950, 1952, MÄRK 1941, 1942), wobei vor allem das wechselnde Aussehen der epitheloiden Zellen als Beweis für ihre Quellfähigkeit angeführt wird; die Beobachtung, daß die epitheloiden Zellen einmal groß und hell, einmal klein und trüb erscheinen können, scheint in der Tat ihre einfachste und natürlichste Erklärung in einer Volumsänderung durch Quellung, bzw. Entquellung zu finden. SPANNER (1936 b, 1939, 1942) will deswegen zwei Zustandsformen der epitheloiden Zellen unterschieden wissen, eine „gedeckte Form" (Ruhephase), die durch kleine, undeutlich gegeneinander abgegrenzte Zellen mit trübem Cytoplasma und kleinem chromatinreichem Kern gekennzeichnet ist, und eine „offene Form" (Leistungsphase), welche große, abgerundete, deutlich gegeneinander abgegrenzte Zellen mit hellem Cytoplasma und großem chromatinarmem Kern aufweist. Nach HAVLICEK (1948) sind Drosselung und Wiederdurchgängigwerden arterio-venöser Anastomosen „einzig und allein von der Eukolloidität der Quellzellen abhängig; ihre Erstarrung im Stadium maximaler Öffnung, aber auch Schließung, wie in sämtlichen Übergangsstadien, hat ihre Ursache darin, daß der leicht auf Quell- und Entquellreize ansprechende Sol-Zustand in den nicht mehr oder — vorsichtig ausgedrückt — träge reagierenden Gel-Zustand übergeht".

Ein erster experimenteller Beweis für eine Quellung der epitheloiden Zellen ist von BECHER (1936, 1937) insoweit beigebracht worden, als er nach Durchspülung der Nieren mit Histaminlösungen den Eindruck einer Quellung der Polkissenzellen in den Arteriolae afferentes gewonnen hat. SPANNER (1939) hat dann an den epitheloiden Zellen, welche in der von ihm entdeckten Drosselklappe der veno-venösen Anastomosen der Sperlingsvögel sozusagen in Reinkultur vorhanden sind, die Wirkung von Histamin untersucht; er vermag mit einer Reihe von überzeugenden Abbildungen zu belegen, daß nach Einlegen in eine 0,5prozentige Histaminlösung die epitheloiden Zellen eine hochgradige Quellung zeigen, und hält damit den Beweis für erbracht, daß die kleine „gedeckte" Form der epitheloiden Zellen in die große „offene" Form derselben übergehen könne, oder anders ausgedrückt, daß die beiden „dem Aussehen nach so grundverschiedenen" Zustandsformen „vor allem als verschiedene Phasen einer Funktionsreihe" (SPANNER 1942) anzusehen seien.

v. HAYEK (1948), der im Zusammenhang mit der Umstellung des Kreislaufes nach der Geburt epitheloidzelligen Sperrarterien in der Neugeborenenlunge eine wesentliche Rolle für die Regulierung des Strömungswiderstandes in der Lunge zuspricht, hat nach trachealer Injektion von Histamin in einer Konzentration von 1:500000 bei drei in dieser Weise behandelten Lungen von Neugeborenen gequollene epitheloide Zellen in den Sperrarterien beobachtet.

MÄRK (1941, 1942) meint, die von SPANNER beigebrachten Bilder der angeschwollenen epitheloiden Zellen entsprächen „durchaus denen, die man in unbehandelten Präparaten zu Gesicht bekommen kann", gibt aber gleichzeitig zu bedenken, daß eine so hochgradige Quellung, wie sie unter dem Einfluß von Histamin erzielt werden kann, im Organismus kaum jemals vorkommen wird.

SCHLOSS (1945), der in den verschiedenen Zustandsbildern der epitheloiden Zellen nicht „verschiedene Phasen einer Funktionsreihe", sondern „Glieder einer Entwicklungsreihe" sehen will, hat gegen die Beweiskraft der SPANNERschen Versuchsergebnisse geltend gemacht, daß das Histamin in einer so unphysiologischen Konzentration zur Anwendung gekommen sei, daß wohl auch andere Zellen als die epitheloiden Zellen quellen würden. Diesen Bedenken von SCHLOSS hat sich auch STAUBESAND (1949) angeschlossen, der eine ganz besonders widerstandsfähige Zellart, nämlich das Übergangsepithel von dem Ureter eines Hundes und den Ureteren mehrerer Ratten, entsprechend den Angaben von SPANNER, unter Histaminwirkung gesetzt und bei dem Vergleich mit dem Epithel der unbehandelten Ureteren der anderen Seite „ein Bild von einer verblüffenden Ähnlichkeit" mit den von SPANNER wiedergegebenen Abbildungen gefunden hat; er vermag daher ebensowenig wie SCHLOSS durch die Versuche von SPANNER den Beweis einer physiologischen Quellung der epitheloiden Zellen als erbracht anzusehen.

SPANNER (1950) versucht die Einwände von MÄRK, SCHLOSS und STAUBESAND mit dem Hinweis zu entkräften, daß nach seinem Eindruck auch bei physiologischer Verabfolgung von Histamin (intrapectorale Injektion von 0,1 ccm Histamin Imido 1/1000 in drei Dosen zu 0,03 ccm verteilt) „eine gewisse Quellung der epitheloiden Zellen in der Drosselklappe der Vogelniere nicht von der Hand zu weisen ist, obwohl sie nur vereinzelte Zellen betraf".

SPANNER (1950) findet in den Zeichnungen, mit denen meine Schüler STOLZENBURG (1937), KRAUSE (1938), TISCHENDORF (1938) und APPELT (1939) die Ergebnisse ihrer Versuche mit quellend und entquellend gedachten Pharmaka belegen, sehr erhebliche Größenunterschiede der epitheloiden Zellen, was beweise, daß diese Zellen „im Vergleich zu anderen Zellen in ihrer Größe sehr wandlungsfähig sind und in den verschiedensten Phasen anzutreffen sind", während SCHLOSS (1945) gemeint hat, die in Rede stehenden Zeichnungen würden zwar deutlich die Veränderung der Gefäßlichtung zeigen, dagegen in keinem Falle den Eindruck gewinnen lassen, „daß der Zustand der epitheloiden Zellen im Sinne einer Quellung (d. h. Volumenzunahme) oder Entquellung (d. h. Volumenabnahme) verändert" ist.

Wird man SCHLOSS (1945) kaum widersprechen können, wenn er sagt, man habe zu voreilig vom hellen glasartig, „wie gequollen aussehenden" Zustand des Cytoplasma der epitheloiden Zellen auf einen Quellungsvorgang geschlossen, so muß man auf der anderen Seite doch zweifellos zugeben, daß die Größe der epitheloiden Zellen in ein und demselben Fundort nicht unerheblichen Schwankungen unterliegen kann (Abb. 66, S. 143); ebenso ist nicht zu bestreiten, daß in verengten Anastomosen die epitheloiden Zellen „oft größer als in den erweiterten" sind (SPANNER 1950), doch gilt dies keineswegs allgemein, denn auch in Anastomosen mit weitklaffender Lichtung können recht große, wie gequollen aussehende epitheloide Zellen gefunden werden (MÄRK 1941, ROTTER und SCHÜRMANN 1950, eigene Beobachtungen), nach STAUBESAND (1949) sollen sie in Anastomosen mit weiter Lichtung mindestens ebensooft vorkommen wie in solchen mit engem Lumen. PRICHARD und DANIEL (1954) heben indessen ausdrücklich hervor, daß sich in

Anastomosen mit engen Lichtungen die Kerne der epitheloiden Zellen und die Konturen derselben, sofern sie sichtbar sind, deutlich größer gefunden haben als in Anastomosen mit weiter Lichtung. Meine eigenen Beobachtungen haben jedenfalls in Übereinstimmung mit den Angaben von Spanner (1950) ergeben, daß die epitheloiden Zellen an ein und demselben Fundort recht erhebliche Größenunterschiede zeigen, wobei bei verengten Lichtungen die großen Formen überwiegen.

Der Einwand von Schloss, bei den epitheloidzelligen Anastomosen mit weit offener Lichtung könnte es sich „um eine durch das Fehlen der spezifisch färbbaren Elastica interna bedingte postmortale Erscheinung" handeln, vermag schon deswegen nicht zu überzeugen, weil bei gleicher Vorbehandlung oft auch epitheloidzellige arterio-venöse Anastomosen mit erstaunlich oder sogar nahezu verschlossener Lichtung angetroffen werden können (vgl. Staubesand 1949 u. a.).

Mit der Annahme, daß Schließung und Öffnung der arterio-venösen Anastomosen mit epitheloidzelligem Wandbau von dem Zustand der „Quellzellen" abhängt, scheint, worauf nicht nur von Schloss und Staubesand, sondern auch von Prichard und Daniel (1954) hingewiesen worden ist, der offenbar verhältnismäßig langsame Ablauf des Quellungs-, bzw. Entquellungsvorganges sich um so weniger vereinbaren zu lassen, als nach den Beobachtungen von Clark und Clark sowie von Curtillet an den arterio-venösen Anastomosen in dem Ohrlöffel des Kaninchens der Wechsel des Strombahnquerschnittes außerordentlich schnell sich vollziehen kann.

Bei dieser Argumentation scheint indessen ein wesentlicher Punkt übersehen zu werden; bislang ist nur für die arterio-venösen Anastomosen in dem Kaninchenlöffel ein schneller Wechsel des Funktionszustandes eindeutig erwiesen, und wenn Schloss die Frage aufgeworfen hat, ob es denkbar sei, daß gerade „an Stellen, an denen eine schnelle Kontraktion erforderlich zu sein scheint, die aufs höchste spezialisierte Muskelzelle durch Quellzellen ersetzt wird", so muß hervorgehoben werden, daß keineswegs alle arterio-venösen Anastomosen des Kaninchenlöffels einen epitheloidzelligen Wandbau zeigen (vgl. S. 170f.) und weiterhin, daß auch die epitheloidzelligen Anastomosen wenigstens streckenweise einzelne glatte Muskelzellen in ihrer Wandung besitzen (Abb. 78, S. 172).

Daß arterio-venöse Anastomosen vom Typus der Glomusorgane (s. S. 184) ebenfalls einen schnellen Wechsel ihres Funktionszustandes zeigen, darf bezweifelt werden; wenn es richtig ist — und nach den Befunden von Luckner und Staubesand (1951) ist daran wohl kaum mehr zu rütteln —, daß den Glomusorganen im wesentlichen eine humorale Funktion zukommt, dann ist es sehr wohl möglich, daß bei ihnen auch ein langsamer Ablauf des Quellungs- bzw. Entquellungsvorganges für die geforderte Leistung durchaus zureichend ist. Die Beobachtungen von Sonomoto (1953), daß in dem Kaninchenlöffel (s. S. 170) die gestreckt verlaufenden terminalen Anastomosen eine höhere Frequenz der rhythmischen Kontraktionen zeigen als die mit einer dickeren Wandung ausgestatteten und als Seitenäste von den Arterien abgehenden, verdient im Zusammenhang mit der weiteren Angabe, daß erstere weitaus weniger epitheloide Zellen in ihrer Wand besitzen als letztere, besondere Beachtung.

Die Ansicht, daß glatte Muskelzelle und epitheloide Zelle sich bei der Erfüllung mechanischer Aufgaben gegenseitig vertreten können, wenn dabei der Zeitfaktor keine entscheidende Rolle spielt, erhält eine Stütze in den Beobachtungen von Spanner (1939), wonach der Verschluß der Drosselklappe in der veno-venösen Anastomose nur bei kleinen Vogelarten mittels epitheloiden Zellen, bei größeren hingegen, bei denen wegen der größeren Lichtung ein schnelleres Funktionieren nötig erscheint, mittels glatter Muskelzellen bewerkstelligt wird. Auch Becher (1949) meint, daß in den Arteriolae afferentes die Kontraktion der glatten Muskelzellen „einen Grob- und Raschverschluß" erzielt, während der Quellungsmechanismus „gleichsam wie mit einer Mikrometerschraube die Gefäßlichtung langsamer, aber auch in feinerer Graduierung" einzustellen vermag. BOHLE, KOHLER und TOMSCHE (1953) erklären dagegen, daß die Frage, ,,ob den epitheloiden Zellen die Aufgabe zukommt, die Glomerula aus dem Blutkreislauf auszuschalten, oder nur die Funktion der Nierenkörperchen im Sinne einer Feineinstellung zu beeinflussen", heute ebensowenig entschieden werden kann wie die Frage, ,,ob und inwieweit eine derartige Funktion, falls sie vorhanden sein sollte, mechanisch, humoral oder auf beiden Wegen ausgeübt wird".

Die den epitheloiden Zellen zugeschriebene Quellfähigkeit ist der Vorstellung von der Verschlußfähigkeit der Anastomosen als wichtigstem funktionellem Merkmal derselben weitgehend entgegengekommen und hat, wie MÄRK (1941) bemerkt, eine gewisse Voreingenommenheit erzeugt, die sich bei der Beurteilung der epitheloiden Zellen nachhaltig ausgewirkt hat. Wenn mit MÄRK (1941) auch nicht zu bezweifeln ist, daß die epitheloiden Zellen für den Verschluß bzw. Verengerung mancher Anastomosen, wie z. B. der Rankenarterien, eine Rolle spielen, so kann doch deswegen noch keineswegs gefolgert werden, daß diesen Zellen nicht auch andere Aufgaben obliegen können.

Die Annahme, daß auch die epitheloidzelligen arterio-venösen Anastomosen lediglich mechanisch wirksame Apparate sind, welche durch jeweilige Öffnung und Schließung wirken, hat schon deswegen wenig Wahrscheinlichkeit für sich, weil kein einleuchtender Grund ersichtlich ist, warum in der terminalen Strombahn strukturell ganz verschiedene Einrichtungen mit den gleichen kreislaufregulierenden Aufgaben betraut sein sollen; abgesehen davon, daß eine Kurzschliesung des Blutstromes wohl vollkommener erreicht würde ,,durch verhältnismäßig weite, kurze und dabei gestreckt verlaufende Verbindungen zwischen größeren Arterien und Venenstämmen" (v. SCHUMACHER 1938), erscheint gerade für epitheloidzellige Anastomosen vom Typus der Glomusorgane eine ausschlaggebende strömungsmechanische Wirkungsmöglichkeit kaum gegeben: Die Lichtung der epitheloidzelligen Gefäßstrecken ist, worauf schon TISCHENDORF und auch STAUBESAND sowie SCHORN hingewiesen haben, in dem ganzen Verlauf durchaus nicht immer einheitlich, sondern kann abwechselnd enger oder weiter sein; sie ist gar nicht selten stellenweise so eng, daß sie zumindest vorübergehend nur für einen reinen Plasmastrom, nicht aber für korpuskuläre Elemente des Blutes durchgängig ist. Die enge Lichtung und der zumindest manchmal stark gewundene Verlauf dieser Gefäße bedingen zweifellos eine weitgehende, unter Umständen bis an eine Stase heranreichende Herabsetzung der Strömungsgeschwindigkeit, also einen Effekt, der den strömungsmechanischen Funktionszielen genau entgegengesetzt ist. Anastomosen, welche ein so enges Lumen haben, daß sie selbst geöffnet bloß als Kapillaren zu gelten haben, können weder eine Entlastung des Kapillarnetzes noch eine Überleitung des arteriellen Druckes in die Venen leisten (vgl. MÄRK 1941).

Nach STAUBESAND (1951) muß in dem Glomus coccygicum und in den Glomerula digitalia ,,die Strömungsgeschwindigkeit fast bis an die Grenze der Stase reduziert sein, und zwar nicht nur wegen ihrer vielfachen Windungen, sondern vor allem, weil ihre Lichtungen im Bereiche der gleichen Gefäßstrecke teils kapillarartig eng, teils sinusartig ausgeweitet sind, ja oft Aussackungen aufweisen, die gleich toten Buchten geradezu zum charakteristischen Gepräge vieler Glomusorgane — insbesondere des Glomus coccygicum — gehören". Gegen eine derivatorische Funktion der Glomera digitalia sprechen insbesondere auch die Befunde von SCHORN (1955) bei Isthmusstenose der Aorta (s. S. 251); bei diesen Fällen zeigen nämlich ,,trotz der starken Lumenerweiterung der Arterien im Hochdruckgebiet der oberen Extremitäten" die HOYER-GROSSERschen Organe in dem anschließenden Stromgebiet ,,keinerlei Erweiterung ihrer Lichtung oder Änderung des Wandaufbaues im Vergleich zu den des Niederdruckgebietes der unteren Extremitäten".

Wenn demnach den Glomerula digitalia keine strömungsmechanische Bedeutung zugesprochen werden kann, so entfällt damit aber nicht, wie Schorn (1955) meint, auch die Berechtigung, sie den arterio-venösen Anastomosen zuzurechnen. Schorn übersieht dabei, daß der Begriff der arterio-venösen Anastomosen in erster Linie ein morphologischer ist; nachdem, abgesehen von den Sonderfällen, welche Staubesand beschrieben hat (s. S. 23), auch in den Glomusorganen die epitheloidzelligen Gefäßstrecken eine unmittelbare Verbindung zwischen Arterien und Venen darstellen, verdienen sie durchaus die Kennzeichnung als arterio-venöse Anastomosen.

a) Humorale Funktionen. v. Schumacher (1938) hat in klarer Erkenntnis, daß der Schlüssel für das Verständnis der Wirkungsweise epitheloidzelliger Anastomosen in der Funktion der epitheloiden Zellen gesucht werden muß, die Hypothese aufgestellt, daß diesen Zellen neben ihrer örtlichen mechanischen auch eine „chemische", absondernde Funktion zukommt; er stellt sich dabei vor, daß mit der für die Öffnung der Anastomosen notwendigen Entquellung der epitheloiden Zellen ein gefäßwirksamer Stoff an das durch die geöffnete Anastomose strömende Blut abgegeben wird, der in der Blutbahn seine Wirkung auf den Gesamtkreislauf ausübt.

v. Schumacher kann zur Stützung seiner Auffassung auf die Tatsache verweisen, daß bei der Reizung der Chorda tympani der mit Ringerlösung durchspülten Unterkieferdrüse des Hundes in der aus den Venen abfließenden Durchströmungsflüssigkeit ein Stoff erscheint, der in seiner Wirkung auf das Froschherz dem Acetylcholin gleicht (Henderson und Roepke 1932, 1933, 1934, Gibbs und Szelöczey 1932); da nun in dieser Drüse von Spanner durch Injektion arterio-venöse Anastomosen in großer Zahl nachgewiesen worden sind und v. Schumacher unter ihnen beim Hund anastomotische Gefäße mit ausgesprochen epitheloider Wandung nachweisen hat können — was übrigens von Spanner (1942) später für den Menschen bestätigt worden ist —, so nimmt v. Schumacher an, daß die epitheloiden Zellen es sind, welche „das Acetylcholin oder den ähnlich wirkenden Stoff liefern, der bei Chordareizung in das Venenblut der Drüse gelangt".

Hilton und Lewis (1954) haben die Ausschüttung einer stabilen gefäßerweiternden Substanz während der durch Reizung der Chorda tympani hervorgerufenen Gefäßerweiterung durch den ausgesprochen gefäßerweiternden Effekt nachgewiesen, der bei intravenöser Injektion der während der Chordareizung aufgefangenen Durchströmungsflüssigkeit in eine nicht gereizte Unterkieferdrüse erzielt werden kann.

Die gleiche Bedeutung wie den epitheloiden Zellen in den arterio-venösen Anastomosen kommt nach v. Schumacher auch den epitheloiden Zellen zu, „die örtlich im Verlaufe von Arterien eingelagert sind" und die sicher in weiterer Verbreitung vorkommen, „als dies aus den bisherigen Fundstellen hervorgeht"; auch ihnen komme „neben ihrer rein örtlichen, mechanischen Aufgabe, durch Anschwellen zur Drosselung der Arterie beizutragen und dadurch das von dem betreffenden Arterienast versorgte Gebiet ganz oder teilweise aus dem Kreislauf auszuschalten", die weitere Aufgabe zu, „Acetylcholin oder einen ähnlichen Stoff auszuscheiden, der sich hier vor allem auf das peripher vom verschlußfähigen Abschnitt der Arterie gelegene Stromgebiet auswirken würde". Die Ausscheidung des Acetylcholins erfolgt dabei „ebenso wie in den arterio-venösen Anastomosen gleichzeitig mit der Entquellung der epitheloiden Zellen".

Goormaghtigh (1939, 1944, 1949) hat den epitheloiden Zellen in den Polkissen der Arteriolae afferentes der Nierenkörperchen ebenfalls eine endokrine Funktion zugeschrieben (s. S. 242). Seine sich auf umfangreiche tierexperimentelle Untersuchungen und vergleichende morphologische Befunde an menschlichen Nieren stützende Auffassung ist in den letzten Jahren zwar von verschiedenen Autoren (Selye und Stone 1946, Schloss 1947, 1948, Dunihue 1948, Wakerling 1950, Bohle, Kohler und Tomsche 1953) angegriffen, aber nicht eindeutig widerlegt worden.

M. B. Schmidt (1940) hat in Anbetracht der durch zahlreiche Experimente gesicherten Tatsache, daß das Acetylcholin an den Nervenendigungen gebildet wird, die Anschauung von v. Schumacher dahin modifiziert, daß es die an den arterio-venösen Anastomosen endigenden Nervenfasern seien, die bei Reizung der Chorda tympani Acetylcholin freisetzen, welches dann die Erweiterung der Lichtung unter Entquellung der epitheloiden Zellen herbeiführe und dabei durch die Gefäßwandzellen in das Blut übertrete. Spanner (1939), der mit v. Schumacher annimmt, daß bei Öffnung der Anastomosen Acetylcholin ausgeschieden wird, möchte die den Verschluß herbeiführende Quellung der epitheloiden Zellen als einen Histamineffekt ansehen, da nach seinen Erfahrungen an den epitheloiden Zellen der Drosselklappe der veno-venösen Anastomosen Acetylcholin und Histamin eine antagonistische Wirkung entfalten.

Nach den Befunden von Tischendorf (1938) und Curtillet (1939) bewirkt Histamin bei den arterio-venösen Anastomosen in dem Ohrlöffel des Kaninchens eine Erweiterung und nicht eine Verengerung, wie es der Fall sein müßte, wenn der Histamineffekt sich ganz allgemein in einer Quellung der epitheloiden Zellen bemerkbar machen würde. Der Vorgang der Quellung bzw. Entquellung der epitheloiden Zellen und die Änderung der Anastomosenlichtung sind wahrscheinlich nicht ohne weiteres identisch; beide Erscheinungen „können gleichzeitig sein ... aber nicht notwendiger- oder obligatorischerweise" (Tischendorf und Curri 1953).

Während v. Schumacher (1938), Spanner (1939, 1940, 1950, 1952), Märk (1941, 1942) und auch Becher (1949) den epitheloiden Zellen eine doppelte Funktion in dem Sinne einer Quellung bzw. Entquellung wie auch einer sekretorischen Leistung zuschreiben, wollen Schloss (1945) und Staubesand (1949, 1950, 1953) in ihnen Elemente mit einer ausschließlich humoralen Funktion sehen. Gegen das Argument, daß sich die Hypothesen von einer Quellung und Entquellung der epitheloiden Zellen und ihre sekretorische Leistung nicht auszuschließen brauchen, da der Übergang von dem Quellungszustand in den der Entquellung nur durch Abgabe von Flüssigkeit, also durch „Sekret"-Abgabe möglich sei, macht Staubesand (1950) geltend, daß bei einer Öffnung eines epitheloidzelligen anastomotischen Gefäßes durch Entquellung bzw. „Sekret"-Abgabe der betreffenden epitheloiden Zellen zwangsläufig an die lokale Derivation noch eine weitere Reaktion gekoppelt wäre, was indessen als unwahrscheinlich gelten müsse, es sei denn, man nähme an, „daß mit dem wechselnden Spiel der peripheren Durchblutung oder bei Veränderungen der Organdurchströmung nach den Vorstellungen der Leistungszweiteilung des Kreislaufes (Havlicek), bei Vorgängen also, bei denen arterio-venöse Anastomosen eine große Rolle spielen, auch stets mehr oder weniger zwangsläufig Reaktionen ganz anderer Art ablaufen".

Märk (1941) gibt dagegen zu bedenken, daß gerade die Quellbarkeit der epitheloiden Zellen für eine absondernde Tätigkeit sprechen kann, indem der Vorgang der Entquellung folgerichtig mit einer Flüssigkeitsabgabe verbunden sein muß; auch die von v. Schumacher vorausgesehene und von Clark und Clark sowie von Curtillet beobachtete rhythmische Pulsation arterio-venöser Anastomosen läßt sich „weit besser mit einer Art Sekretionsrhythmus in Verbindung bringen als mit strömungsmechanischen Notwendigkeiten", zumal der Ablauf dieser Pulsationen gut mit der Zeit in Einklang stehe, in welcher das Acetylcholin in der Blutbahn abgebaut wird. Wenn „die epitheloiden Zellen eine sekretorische Aufgabe zu erfüllen haben, erscheint es gut verständlich, daß die Media kleiner Arterien einmal ein kurzes Stück und ein anderes Mal in ausgedehntem Maße epitheloid-modifiziert ist, ja daß überhaupt auch außerhalb der Anastomosen solche Zellen in der Blutbahn vorkommen". Er sieht daher auch kein Hindernis, „Knäuelbildungen von kleinen Arterien mit epitheloider Modifikation der Media (vermutlich Anastomosen) und Arterien, deren Media vereinzelt oder auch über ganze Abschnitte zusammenhängende Ansammlungen von epitheloiden Zellen aufweist", „einschließlich der arterio-venösen Anastomosen vom Glomustyp als Gebilde aufzufassen, die weniger strömungsmechanische Aufgaben haben, als vielmehr Wirkstoffbildungsstätten darstellen"; weder die Schlängelung und Knäuelung noch die epitheloidzellige Wandbeschaffenheit sind für die arterio-venösen Anastomosen schlechthin unabdingbare Merkmale, sondern stehen offenbar in Beziehung zu der Funktion der diese Merkmale aufweisenden Anastomosenformen.

Eine absondernde Bedeutung der epitheloiden Zellen läßt sich durch eine Reihe weiterer morphologischer Gründe wahrscheinlich machen, wenn auch nicht eindeutig beweisen.

STAUBESAND (1949, 1950) hat im Verband epitheloider Zellen bestimmter arterio-venöser Anastomosen des Hahnenkammes merkwürdige, äußerst große Zellen mit schaumig-wabigem Cytoplasma beobachtet, die in ihrer Morphologie in mancher Hinsicht an die HAMPERLschen Onkocyten erinnern. „Je nach ihrer Größe färbt sich das Cytoplasma mehr oder weniger stark mit sauren Farbstoffen, so daß nur große blasse und kleinere dunkle Zellen vorkommen. Während bei den kleineren als erste Differenzierung gegenüber den epitheloiden Zellen eine zarte, aber sehr deutliche Granulierung des Cytoplasmas schon nach einfachen Übersichtsfärbungen und ein wohlabgegrenzter, rundlicher Kern das Bild beherrschen, nimmt mit zunehmender Ausdehnung der Zellen das Cytoplasma eine wabige, schaumähnliche Struktur an. Bei den großen Zellen finden sich oft deutliche Degenerationserscheinungen des Kerns". Direkt an die Gefäßlichtung grenzende epitheloide Zellen zeigen oft lumenwärts gerichtete zuckerhut- und lappenförmige Fortsätze, welche feinste bis gröbere Granulationen enthalten und mitunter wie in Abschnürung begriffen aussehen.

Zugunsten der v. SCHUMACHERschen Hypothese spricht weiterhin die Beobachtung von MÄRK (1941), daß an den Stellen, an denen mehrere Schichten epitheloider Zellen aufeinanderliegen, „ganz vereinzelt kleinste Lücken zwischen ihnen" auszumachen sind, die möglicherweise als eine Art von Abflußspalten zu deuten seien; gelegentlich finden sich auch zwischen Endothel und epitheloiden Zellen größere Spalträume, die von einer schwach färbbaren homogenen Masse erfüllt sind. Ähnliche subendotheliale Spalten bei tropfenartig vorspringenden Endothelzellkernen hat TISCHENDORF (1938) in den arterio-venösen Anastomosen des Kaninchenohres nach Sympatolgabe gesehen; von SPANNER (1939) sind feine Spalten in dem zarten subendothelialen Gewebe von hochgradig epitheloiden anastomotischen Strecken der Epithelkörperchen beobachtet worden. GOORMAGHTIGH (1947) hat subendotheliale Transsudate in den Polkissen der Arteriolae afferentes bei dem anuric crush syndrom beschrieben.

So einleuchtend die im vorstehenden zugunsten einer endokrinen Funktion der epitheloiden Zellen vorgebrachten Argumente auch erscheinen mögen, wirklich beweisend sind sie nicht; um so bedeutsamer ist es daher, daß durch die von STAUBESAND und LUCKNER (1950) sowie LUCKNER und STAUBESAND (1951) durchgeführten Extraktionsversuche mit dem Nachweis einer biologisch wirksamen Substanz in dem Glomus coccygicum ein erster Ansatz zum Beweis einer sekretorischen Funktion der epitheloiden Zellen geliefert worden ist.

STAUBESAND und LUCKNER haben in Extrakten von aus frischem Operationsmaterial stammenden Steißknötchen eine Substanz in außerordentlich hoher Konzentration nachgewiesen, welche ganz die biologischen Eigenschaften des Acetylcholins besitzt; die Wirksamkeit von 1 g Glomussubstanz entspricht dabei durchschnittlich der von 9 mg Acetylcholin. Verglichen mit dieser hohen Konzentration sind die in anderen Organen gefundenen Acetylcholinäquivalente wesentlich geringer (vgl. die folgende Tabelle).

Vergleich der Acetylcholinwirksamkeit verschiedener Organextrakte
(aus LUCKNER und STAUBESAND 1950)

		γ/g
Rindengrau (Mensch)	~	0,75
Herzvorhof (Kaninchen)	~	4
Vagus (Rind)	bis ~	11
symp. Ganglion (Katze)	bis ~	40
Placenta (Mensch)	bis ~	133
Glomus coccygicum (Mensch)	bis ~	9000

Im 20 mg schweren Glomus coccygicum Wirkung entsprechend 180 γ Acetylcholin.

Die von LUCKNER und STAUBESAND festgestellte Wirkungsähnlichkeit von Extrakten aus epitheloidzellreichem tierischen Material erlaubt die Schlußfolgerung, „daß diese Acetylcholinwirksamkeit an die epitheloiden Zellen gebunden ist, die an der Gesamtmasse der Glomera coccygica den größten Anteil haben". Auf Grund dieser Befunde erscheint „die Auffassung für hinreichend gestützt, daß die epitheloiden Zellen in den Gefäßen des gesamten peripheren Kreislaufes dieselbe humorale Funktion haben wie die Zellen des Glomus coccygicum"; die Summe aller epitheloiden Zellen eines Organismus könne als eine Acetylcholindrüse aufgefaßt werden, „deren Funktionsträger aber überall in den kleinen Blutgefäßen verteilt liegen, um dort lokale Wirkungen zu entfalten".

Die Untersuchungsergebnisse von LUCKNER und STAUBESAND bedeuten nicht nur eine glänzende Bestätigung der von v. SCHUMACHER (1938) geäußerten Vermutung einer sekretorischen Tätigkeit der epitheloiden Zellen, sondern kommen auch der aus Untersuchungen über die reaktive Hyperämie der Haut (LEWIS 1927) und die Durchblutungsregelung des ruhenden und arbeitenden Muskels (REIN 1944 a, b) abgeleiteten Forderung einer physiologisch ständig erfolgenden Abgabe einer gefäßerweiternden Substanz entgegen; sie lassen aber anderseits auch die Frage aufwerfen, ob die epitheloiden Zellen an allen Fundorten auch den gleichen Wirkstoff absondern.

In den epitheloiden Zellen der Polkissen bei Maus und Ratte (RUYTER 1925, HERINGA und RUYTER 1933, DALTON 1951), Kaninchen, Hund und Katze (GOORMAGHTIGH 1940) und Mensch (OBERLING 1927, GOORMAGHTIGH 1939, 1941/42) sind zum Unterschied von denen der übrigen Fundorte Granulationen darstellbar, welche als Ausdruck einer absondernden Tätigkeit dieser Zellen gedeutet werden; „in dem Sonderfall der granulierten epitheloiden Zelle bedeutet Übergang von der Muskelzelle zu der epitheloiden Zelle sicher auch den Übergang von der Kontraktilität zur Sekretion" (SCHLOSS 1945).

v. SCHUMACHER ist schließlich noch einen Schritt weiter gegangen und hat es als wahrscheinlich bezeichnet, daß alle bisher als „nicht phäochrome Paraganglien" bezeichneten Organe (Glomus caroticum, Glomus aorticum, Paraganglion aorticum supracardiale [craniale], Paraganglion supracardiale caudale und abdominale Vagusparaganglien) „im wesentlichen nichts anderes sind als arterio-venöse Anastomosen oder Gruppen von solchen", deren anastomotische Abschnitte durch einen sehr verwickelten Verlauf und durch den regelmäßigen Besitz einer epitheloiden Wandung sowie durch eine außerordentlich reiche Nervenversorgung ausgezeichnet sind. Da die spezifischen Zellen dieser Organe somit „nicht als Abkömmlinge des Nervensystems, sondern als Acetylcholin liefernde Abkömmlinge von Myoblasten, als epitheloide Muskelzellen aufzufassen" seien, hat v. SCHUMACHER vorgeschlagen, für die „nicht phäochromen Paraganglien" „ebenso wie für andere kompliziert gebaute Anastomosengruppen die nichts vorwegnehmende

Bezeichnung Glomus bzw. Glomerulum zu gebrauchen" (Glomus aorticum, Glomus coccygicum, Glomerula digitalia, Glomerula caudalia, Glomerula abdominalia) und die Bezeichnung Paraganglien nur für die phäochromen Paraganglien beizubehalten.

FEYRTER (1940) findet zwar zwischen den kennzeichnenden Zellen des Glomus caroticum und des Glomus coccygicum „sowohl hinsichtlich ihrer feineren gestaltlichen Beschaffenheit als auch hinsichtlich ihrer Beziehung zur Gefäßlichtung" eine bemerkenswerte Ähnlichkeit, gibt aber gleichzeitig zu bedenken, daß gegen die einfache Gleichsetzung der beiden Zellarten ihre verschiedene Herkunft spricht, obgleich damit allein die These v. SCHUMACHERS noch nicht widerlegt sei, die gleiche besondere Lebenstätigkeit könne „Zellen verschiedener Abstammung die gleiche Gestalt und das gleiche feinere Gefüge verleihen".

Die v. SCHUMACHERsche Deutung der spezifischen Zellen in den nicht chromierbaren Paraganglien als epitheloid modifizierte glatte Muskelzelle ist bei vielen Autoren auf eine Ablehnung gestoßen. Nach GOORMAGHTIGH (1939) sowie GOORMAGHTIGH und PANNIER (1939) sind die spezifischen Elemente der nicht phäochromen Paraganglien an arterio-venösen Anatomosen vom Glomustypus angeschlossen, derart, daß die mit dem arteriellen Schenkel einer Anastomose vergleichbaren epitheloidzelligen Gefäßabschnitte sich in dünnwandige Venen fortsetzen, welche ihrerseits mit den eigentlichen paraganglionären Zellen in Kontakt stehen. NONIDEZ (1942) hält die Ansicht von v. SCHUMACHER für unhaltbar; unter Hinweis auf die Untersuchungen von HOLLINSHEAD (1941), der das Glomus caroticum und das Glomus coccygicum miteinander verglichen und wesentliche Strukturunterschiede festgestellt hat, und auf seine eigenen, sowohl die arteriovenösen Anastomosen in sympathischen Ganglien als auch die Chemoreceptoren betreffenden Beobachtungen betont er, daß für die epitheloiden Zellen in den arterio-venösen Anastomosen ihre Herkunft von den glatten Muskelzellen durch die zahlreichen Übergangsformen erwiesen ist, während die Zellen des Glomus caroticum wahrscheinlich aus dem Ektoderm stammen (HAMMOND 1941). NONIDEZ kann auch die Angaben von GOORMAGHTIGH und PANNIER über das Vorkommen von epitheloiden Zellen in den nicht phäochromen Paraganglien nicht bestätigen; die von ihnen beschriebenen dünnwandigen venösen Segmente seien nichts anderes als Sinusoide.

WATZKA (1943) betont, „daß es sich bei den Elementen der nicht phäochromen Ganglien um echte paraganglionäre Zellen handelt". STAUBESAND (1953) hat im Gegensatz zu v. SCHUMACHER, der in dem Paraganglion supracardiale der Katze die spezifischen Zellen direkt dem Endothel aufliegend gefunden hat, „so daß man den Eindruck erhält, daß diese Zellen Gefäßwandbestandteile sind", weder in dem Glomus caroticum noch auch in den abdominalen, dem N. vagus zugehörigen Paraganglien der Maus für die spezifischen Zellen „eine typische Beziehung zu einer Gefäßmedia" feststellen können; „die Paraganglienzellen liegen *an* (!), die epitheloiden Zellen *in* (!) der Gefäßwand". Wenn auch die Organzellen des Glomus caroticum unter Außerachtlassung ihrer Umgebung eine gewisse Ähnlichkeit mit den epitheloiden Gefäßwandzellen aufweisen, so beweise dies für eine Identität der beiden Zellarten nichts, denn „das mikroskopische Bild zeigt ja gar nicht selten völlig Wesensverschiedenes unter einer überraschend ähnlichen Erscheinungsform".

b) Rezeptorische Funktionen. Die von v. SCHUMACHER (1938) vermutete und von STAUBESAND und LUCKNER (1950) und LUCKNER und STAUBESAND (1951) durch Extraktionsversuch aus dem Glomus coccygicum erhärtete endokrine Funktion der epitheloiden Zellen wird von einzelnen Autoren bezweifelt, welche in den epitheloidzelligen Gefäßstrecken Teilstrukturen von Rezeptorensystemen vermuten.

GOORMAGHTIGH (1932) hat in den epitheloiden Zellen der Polkissen (Abb. 81, S. 187) Rezeptoren vermutet, die sowohl mechanisch durch Schwankungen des arteriellen Blutdruckes in den Arteriolae afferentes oder durch Änderungen der Blutströmung in dem die Arteriolen umgebenden Gewebe als auch chemisch durch Aufnahme von Stoffen aus dem Blut direkt oder indirekt den Tonus der glatten Muskelzellen in der Wand der Arteriolae afferentes beeinflussen können. In einer weiteren Abhandlung (1937) versucht er seine Hypothese durch den Vergleich der epitheloiden Zellen mit den Elementen des Reizleitungssystemes des Herzens zu unterbauen, indem er auf die bemerkenswerte Sachlage verweist, daß nicht nur in der Media der Arteriolen ganz allgemein zwei Zellarten, die typischen glatten Muskelzellen und die afibrillären epitheloiden Zellen (Leiomyoblasten), sondern in damit vergleichbarer Weise auch in dem Myocard die fibrillären Herzmuskelfasern und die fibrillenarmen plasmatischen Fasern des Reizleitungssystems sich finden; in gedanklicher Folgerichtigkeit teilt er daher auch allen in den Arterien und Arteriolen des Körpers vorkommenden epitheloiden Zellen die Funktion der Reizerzeugung und Reizleitung zu. Unter dem Eindruck weiterer Beobachtungen hat GOORMAGHTIGH (1939, 1944, 1949, 1951) aber seine Meinung geändert und schreibt nunmehr den epitheloiden Zellen in den Arteriolae afferentes die Bildung einer vasopressorischen Substanz vom Charakter des Renin bzw. des von SHORR und ZWEIFACH beschriebenen VEM zu.

GOSSES (1936, 1937) betont, daß das Glomus coccygicum keine Beziehungen zu den Glomus caroticum habe, daß es aber auch kaum nur eine durch Öffnung und Schließung seiner Anastomosen wirkende örtliche Regulationsstelle des Kreislaufes sein könne, sondern nicht zuletzt in Hinblick auf seine reiche Nervenversorgung vermutlich der Ausgangspunkt gewisser, allerdings nicht näher bekannter Kreislaufreflexe sei.

ROTTER (1951) will in den epitheloidzelligen arterio-venösen Anastomosen vegetative Endorgane mit neurorezeptorischen Aufgaben sehen; gegen eine inkretorische Funktion spreche nicht zuletzt der Umstand, daß die abgesonderten Substanzen unmittelbar in die Venen gelangen, denn es sei doch sehr unwahrscheinlich, daß derartig labile kreislaufaktive Stoffe wie Acetylcholin über das Venensystem wirksam zu werden vermögen. Ohne die Möglichkeit, daß es sich um Funktionen von Chemorezeptoren handelt, ablehnen zu wollen, hält ROTTER es für wahrscheinlicher, daß die epitheloidzelligen Gefäßstrecken Pressorezeptoren sind, welche den Blutdruck örtlich, d. h. innerhalb ihres Bereiches und der ihnen unmittelbar nachgeschalteten Venen registrieren und durch eine reflektorische Steuerung des arteriellen Zuflusses aus den Arterien regulieren („Notfallsfunktion"); „ihr Bau würde den Anforderungen genügen, die man an ein biologisches Blutdruckmanometer stellen müßte: enge Lichtung, gewundener Verlauf, flüssigkeitsreiche nervale Wandung".

DE CASTRO (1951), der das Glomus caroticum als ein Organ mit chemorezeptorischen Funktionen („et non pas un ganglion nerveux ni une glande endocrine") charakterisiert, bezeichnet die spezifischen Zellen als „cellules épithéloides ou glomiques", womit er offenbar zum Ausdruck bringen will, daß es sich bei ihnen um Elemente nichtparaganglionärer Natur handelt, nicht aber daß sie mit den epitheloiden Zellen im v. SCHUMACHERschen Sinne zu identifizieren sind.

Das bevorzugte Vorkommen der epitheloidzelligen arterio-venösen Anastomosen in den durch eine besonders große Tastempfindlichkeit ausgezeichneten Bezirken der menschlichen Haut und die gerade auch für diese Nebenschlüsse festgestellte reiche Nervenversorgung haben MASSON (1936) zu der Vermutung geführt, daß den arterio-venösen Anastomosen in den HOYER-GROSSERschen Organen neben ihren kreislaufregulierenden Aufgaben auch eine Funktion bei der Tastempfindung zukommt, indem sie durch eine automatische Regulation der Kapillardurchblutung im Bereiche der WAGNER-MEISSNERschen Tastkörperchen die für die Aufnahme von Tastreizen optimalen Druckverhältnisse in dem umgebenden Gewebe schaffen.

HESS (1938) hat gemeint, ein Mechanismus von „Mikroerektion" im Gewebe zur Herstellung günstiger Bedingungen für Druckübertragung auf die Tastapparate könne nicht ohne weiteres abgelehnt werden. MÄRK (1942) hat sich in ähnlichem Sinne geäußert; die bei vielen Tieren ausgebildeten Sinushaare würden doch sehr nachdrücklich in diese Richtung weisen.

Die Nachbarbeziehungen der VATER-PACINIschen Lamellenkörperchen zu den Blutgefäßen, insbesondere zu den epitheloidzelligen arterio-venösen Anastomosen, lassen sich möglicherweise damit in Zusammenhang bringen, da diesen Apparaten die Aufgabe zugeschrieben wird, Druck- und Spannungsänderungen der Umgebung aufzunehmen; ein solcher Zusammenhang ist, wenn überhaupt, aber nur für die äußere Haut gegeben, denn es gibt anderseits auch Lamellenkörperchen ohne topographische Beziehungen zu arterio-venösen Anastomosen (vgl. WATZKA 1936 b).

REIN (1938) hat auf die merkwürdige Anordnung glomerulusähnlicher Anastomosen um die Lamellenkörperchen hingewiesen und gemeint, sie stehen möglicherweise im Zusammenhang mit der Funktion der Thermorezeptoren, indem sie das Temperaturgefälle durch die Haut bestimmen; Veränderungen der letzteren sind aber der adäquate Reiz für die Temperaturempfänger.

Die Bedeutung der arterio-venösen Anastomosen für die reizaufnehmenden Apparate in der Haut ist, wie auch von MASSON hervorgehoben worden ist, auf jeden Fall nur indirekter Natur, da sie sich lediglich über Änderungen der Durchblutung auswirken kann.

Abschließend müssen wir uns mit der Feststellung begnügen, daß noch viele Fragen, welche sich auf die funktionelle Bedeutung der epitheloidzelligen Gefäßstrecken beziehen, noch der endgültigen Beantwortung harren, gleichgültig ob diesen Sondereinrichtungen der Kreislaufperipherie strömungsmechanische, humorale oder rezeptorische Aufgaben schließlich zugeschrieben werden müssen; ungeachtet aller noch ungeklärten Probleme dürfen wir aber annehmen, daß die in Rede stehenden Bildungen neben den Sperrarterien und Drosselvenen wichtige Leistungen in dem Spiel der terminalen Durchblutung zu erfüllen haben.

Mit dem Nachweis, daß in der präterminalen Strombahn epitheloidzellige Gefäßwandabschnitte eingeschaltet sein können, die in keiner Beziehung zu arterio-venösen Anastomosen stehen (STAUBESAND), ist die Funktion der epitheloidzelligen Nebenschlüsse noch rätselhafter geworden.

IV. Pathologie der arterio-venösen Anastomosen

Die durch histologische Untersuchungen gesicherten Beobachtungen über angeborene Anomalien, erworbene krankhafte Veränderungen und Geschwulstbildungen betreffen so gut wie ausschließlich epitheloidzellige Anastomosen, da nur diese in den histologischen Schnitten mit Sicherheit auszumachen sind, während die einfacher gebauten arterio-venösen Anastomosen (vgl. S. 183 f.) in der Regel nicht ohne weiteres als solche erkennbar sind.

Die unmittelbaren Verbindungen zwischen Arterien und Venen, welche unter pathologischen Verhältnissen im Röntgenbild teils indirekt durch vorzeitige Füllung der Venen, teils auch direkt durch die Beobachtung eines Übertrittes des Kontrastmittels von der Arterie in die Venen beschrieben worden sind (SUNDER-PLASSMANN 1943, WEIS 1951, VOGLER 1953), müssen solange aus der Betrachtung ausscheiden, als nicht auch durch histologische Untersuchungen erwiesen ist, daß

sie tatsächlich erweiterte oder hypertrophierte arterio-venöse Anastomosen sind;
die Größe ihres Durchmessers scheint allerdings eher dafür zu sprechen, daß es sich
nicht um arterio-venöse Anastomosen, sondern um arterio-venöse Fisteln handelt.

1. Angeborene Anomalien

Fehlbildungen der arterio-venösen Anastomosen sind von MASSON (1935) bei
zwei achtjährigen Kindern beschrieben worden.

Bei dem ersten Fall finden sich an der Fingerbeere des Zeigefingers etwa 30 An-
giokeratome, die bei der histologischen Untersuchung die typischen Veränderungen (Ektasie der Papillargefäße, papilläre und interepidermale Blutaustritte)
zeigen. In dem ganzen Hautbezirk, der nur sehr spärliche und sehr kleine Tastkörperchen enthält, ist nicht ein einziger anastomotischer Knäuel vorhanden; die
Anastomosen haben demnach ihre spezifische „muskulo-nervöse" Wandung entweder überhaupt nicht ausgebildet oder aber wieder verloren. — Bei dem zweiten
Fall, bei dem eine starke Hypertrophie der Weichteile in der Endphalange der
einen großen Zehe besteht, fehlen in der Cutis sowohl die arterio-venösen Anastomosen als auch die Tastkörperchen; nur in der Subcutis hat ein einziger Gefäßknäuel gefunden werden können.

Angiomatöse Mißbildungen mit weiten arterio-venösen Kurzschlüssen kennzeichnen das Bild der arterio-venösen hypoxämisierenden Lungenangiomatose
(GIAMPALMO); sie sind wegen des gleichzeitigen Vorkommens von Angiodysplasien
in der Haut und Schleimhäute wahrscheinlich kongenital bedingt, können aber
vielleicht auch aus den normalerweise vorhandenen arterio-venösen Anastomosen
durch Erweiterung derselben hervorgehen (vgl. GIAMPALMO 1950).

Heterotopien von Glomusorganen sind von MASSON (1935) und von STAUBE-
SAND (1951) beschrieben worden.

Die von MASSON mitgeteilte Beobachtung betrifft eine sehr empfindliche War-
zenbildung von etwa 2 cm Durchmesser auf dem Rücken der Handwurzel bei
einer 30jährigen Frau; bei der histologischen Untersuchung des mit der Diagnose
„verruköse Tuberkulose" exstirpierten Hautstückchens ergibt sich kein Anhalts-
punkt für eine Tuberkulose, dagegen werden in der nicht entzündlichen, stark verdickten Cutis außerordentlich zahlreiche, große Glomusorgane mit stark entwickelten Nervengeflechten und in den vergrößerten Cutispapillen zahlreiche, vollkommen normal gestaltete WAGNER-MEISSNERsche Tastkörperchen festgestellt.
Nach der Deutung von MASSON liegt eine gleichzeitige Heteropie der Gefäßknäuel
und der Tastkörperchen vor; die Ausbildung von arterio-venösen Anastomosen
in einer Region, die normalerweise keine derartigen Nebenschlüsse wie auch keine
Tastkörperchen enthalte, habe zu Kreislaufstörungen und im weiteren zu einer
Hypertrophie der Cutis geführt. — STAUBESAND (1951) hat ein Glomusorgan
in der Kapsel des Kniegelenkes einer 28jährigen Krankenschwester bei bestehen-
dem intermittierendem Hydrops beschrieben, welches bezüglich seines Sitzes als
heterotop angesehen wird, da in der Kapsel des Kniegelenkes Glomusorgane
„nicht aufzutreten pflegen".

Möglicherweise sind angeborene Fehlbildungen an den arterio-venösen Anastomosen auch für die Entstehung des Krankheitsbildes der genuinen diffusen
Phlebarteriektasie nicht ohne Bedeutung, nachdem dieses Leiden immer ange-
boren ist und in der Regel an den Fingern und an der Hand — also gerade dort, wo
die Anastomosen in großer Anzahl normalerweise vorhanden sind — beginnt und
dann langsam aufwärts fortschreitet; an eine angeborene Miß- oder Hemmungs-
bildung der arterio-venösen Anastomosen zu denken liegt um so näher, als die
Ausbildung der Anastomosen erst nach der Geburt vollendet wird (vgl. S. 200 f.).

2. Altersbedingte und krankhafte Veränderungen der Glomusorgane

Altersbedingte regressive Veränderungen pflegen an den epitheloidzelligen Anastomosen der HOYER-GROSSERschen Organe in den Zehen nach den Erfahrungen von ROTTER (1952) erst im achten Lebensjahrzehnt aufzutreten, welche dann im neunten Jahrzehnt an Stärke und Umfang stetig zunehmen. Sie beginnen nicht wie bei der Arteriosklerose in der Intima, sondern in der bindegewebigen Umhüllung, welche eine zunehmende mukoide Verquellung und Sklerosierung erfährt; erst in der folgenden zweiten Phase greifen diese Veränderungen auch auf die epitheloidzellige Wand über und breiten sich unter zunehmendem Schwund der epitheloidzelligen Zellen bis zu der Intima aus. Es entstehen so kernarme, hyaline Abschnitte, deren Lichtung entweder obliteriert oder nach Art eines starren Rohres geöffnet zu sein scheint.

POPOFF, der bei Greisen die Zahl der HOYER-GROSSERschen Organe auf etwa ein Viertel der Norm verringert gefunden hat, sieht die Ursache dieser regressiven Veränderungen in einer stets erheblichen Arteriosklerose der vorgeschalteten Arterien; ROTTER findet die regressiven Veränderungen an den epitheloidzelligen Wandungen in der Regel mit starken Sklerosen der Polsterarterien in den Zehen vergesellschaftet.

Regressive Veränderungen gleicher Art sind auch an den Rankenarterien des Penis (ROTTER und SCHÜRMANN 1950) und an den Gefäßen des Glomus coccygicum (WALKER 1904, ROTTER 1952) beschrieben worden.

Die Rankenarterien des Penis lassen vereinzelt regressive Veränderungen im sechsten Lebensjahrzehnt erkennen, welche im siebenten Jahrzehnt an Ausdehnung und was die befallenen Gefäße betrifft, auch an Intensität zunehmen und vom achten Jahrzehnt an das Bild beherrschen.

Die Veränderungen beginnen auch hier mit einer hyalinen Umwandlung des lamellären adventitiellen Bindegewebes, die nach innen allmählich fortschreitet, bis sie das Endothel erreicht hat; mit der zunehmenden Hyalinisierung der Gefäßwand kommt es zu einem von außen nach innen zunehmenden Schwund der glatten Muskelzellen und insbesondere der epitheloiden Zellen sowie schließlich zu einer völligen Verödung der Lichtung.

In dem Glomus coccygicum wird zwischem dem sechsten und siebenten Lebensjahrzehnt das Bindegewebe der Kapsel oft dicht und hart, während das Bindegewebe innerhalb des Glomus im Vergleich zum Glomusgewebe verhältnismäßig reichlich und kernärmer erscheint, stellenweise förmlich hyalin wird. Die Glomusgefäße lassen häufig einen homogenen Streifen zwischen Endothel und epitheloiden Zellen erkennen. An manchen Stellen kann man weite Bluträume finden, bei welchen die Beschaffenheit ihrer Wand und der Verlauf einiger abzweigender kleinster Kapillaren darauf hinzuweisen scheinen, daß sie in einem früheren Lebensabschnitte von epitheloiden Zellen umgeben waren, welche nun verschwunden sind. An anderen Stellen wieder sieht man, wie das Bindegewebe vom Rande der Zellhaufen her in diese eindringt, indem es zwischen die peripheren Zellen einwächst. Man gewinnt so den Eindruck, als befände sich das ganze Knötchen im Zustande beginnender Verödung.

Bezeichnende pathologische Veränderungen der epitheloidzelligen Anastomosen in den Glomerula digitalia bei verschiedenen Erkrankungen sind zuerst von POPOFF (1934, 1935) und in sehr sorgfältigen, auf ein umfangreiches und ausschließlich in Schnittserien verarbeitetes Untersuchungsgut sich beziehenden Untersuchungen neuerdings von SCHORN (1950, 1955) beschrieben worden.

Nicht spezifische Entzündungen im Bereiche der Glomera digitalia führen nach
POPOFF zu einem funktionellen Kollaps derselben, der bei leichteren Schädigungen
durch eine Wiederherstellung der normalen Verhältnisse behoben werden kann,
bei tiefgreifenden Schädigungen aber mit der Obliteration der betroffenen Gefäßabschnitte endigt. Die im einzelnen sich abspielenden Veränderungen sind dadurch gekennzeichnet, daß die epitheloiden Zellen der anastomotischen Gefäßstrecken vielfach zugrunde gehen, während die glatten Muskelzellen in das bindegewebige Stroma auswandern, in späteren Entzündungsstadien zeigen daher die
Anastomosen eine von Zellen entblößte Wandung. Ihre Lichtungen sind weit
offen und die ableitenden Venen durch stagnierendes Blut erweitert.

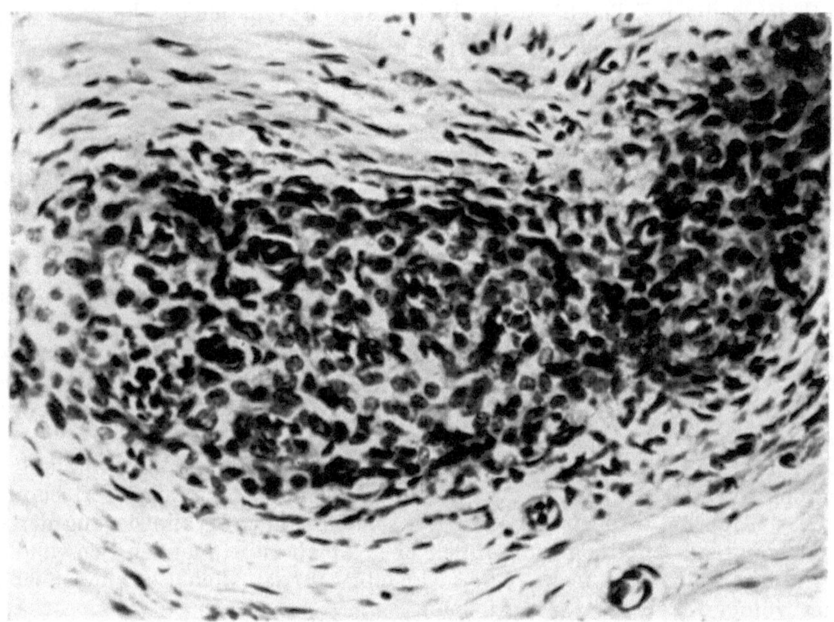

Abb. 93. Epitheloidzelliger Schenkel eines HOYER-GROSSERschen Organs bei einem Fall
von genuiner Hypertonie. Die Wand zeigt infolge Zellvermehrung eine erhebliche Dickenzunahme. Innerhalb dieses knötchenförmigen Komplexes verläuft die Lichtung kompliziert
knäuelförmig verschlungen. Der Zellkomplex wird von einer gemeinsamen neuroretikulären
Zone umgeben. Vergr. etwa 450fach. (Aus SCHORN 1955)

Bei infektiösen Erkrankungen zeichnen sich nach SCHORN die einzelnen epitheloidzelligen Schenkel „durch zunehmende Länge und stärker gewundenen Verlauf" aus; es lassen sich dabei „alle Übergänge zwischen einfachen, flach S-förmig
verlaufenden Schenkeln über stärker gewundene und spindelförmige Verdickungen
der epitheloidzelligen Wand bis zu großen epitheloidzelligen Komplexen" beobachten. Die durch eine knötchenförmige Hyperplasie entstandenen Komplexe, „innerhalb deren sich die Lichtung auf engstem Raume mehrfach windet", entwickeln
sich „aus einzelnen Schenkeln und entstehen nicht durch nachträglichen Zusam-
menschluß primär getrennt verlaufender benachbarter Schenkel verschiedener Ur-
sprungsgefäße, auch nicht aus benachbarten Schenkeln der gleichen Mutterarterie.
Eine einmal durchgeführte Teilung in die Schenkel bleibt demnach offenbar endgültig; es können lediglich neue Schenkel gebildet und die Wandelemente der bestehenden vermehrt werden".

Bei genuiner Hypertonie zeigen nach den Feststellungen von Schorn die epitheloidzelligen Schenkel der Hoyer-Grosserschen Organe nicht nur eine absolute Vermehrung, sondern auch eine mächtige Dicken- und Längenzunahme (Abb. 93); ihr mittlerer Durchmesser überschreitet „die unter normalen Kreislaufverhältnissen verschiedenen Alters gemessenen Werte deutlich und meist erheblich" und ebenso erweist sich ihr Verlauf stets stärker gewunden als bei normalen Kreislaufverhältnissen, in manchen Fällen sogar „überwiegend besonders kompliziert". Die Media ist meist „bereits vom Ursprung aus der Arterie bis zur Einmündung in die Vene ausschließlich aus vergrößerten epitheloiden Zellen aufgebaut"; regelmäßig sind außerdem sowohl in dem Nagelbett als auch in der Zehenbeere „knötchenförmige Komplexe epitheloider Zellen" ausgebildet, die von einem verwickelten Gefäßnetz durchzogen werden. „Darüber hinaus sind bei sämtlichen untersuchten Fällen von genuiner Hypertonie sowohl der benignen als auch der malignen Verlaufsformen charakteristische morphologische Veränderungen an epitheloidzelligen Schenkeln zu erkennen, die offenbar in einer gewissen Gesetzmäßigkeit verlaufen": am Beginn steht eine Auflockerung in dem Gefüge der epitheloidzelligen Wand, wobei es zu einer Insudation von Blutplasma in die Schenkelwand kommt; häufig schließt sich dann eine Einschmelzung der lumennahe gelegenen Zellen an, „die von einer Reduzierung der Zellenzahl bis zum weitgehenden Schwund des Gewebsverbandes im Zentrum der Schenkel führen kann".

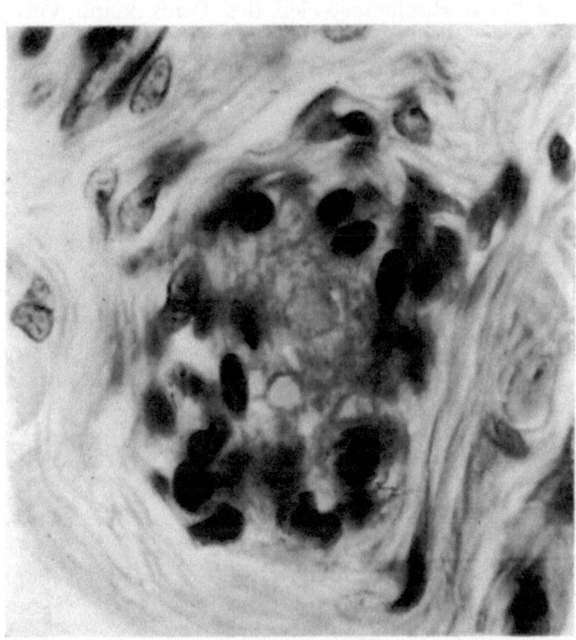

Abb. 94. Weitgehende bindegewebige Umwandlung eines Schenkels eines Hoyer-Grosserschen Organs mit Verödung der Lichtung bei einem Fall von genuiner Hypertonie. Die wenigen erhaltenen epitheloiden Zellen sind zwischen Bindegewebsfasern eingelagert. Vergr. etwa 915fach. (Aus Schorn 1955)

Der Endzustand ist meist eine vollständige bindegewebige Vernarbung der epitheloidzelligen Schenkel (Abb. 94); für eine Rekanalisation, wie sie von Popoff angenommen worden ist, haben sich an verödeten Schenkeln nirgends sichere Anzeichen finden lassen.

Die allgemeine oder lokale Größenzunahme der anastomotischen Gefäßstrecken, wie sie vorwiegend bei länger bestehenden Infektionskrankheiten und bei genuiner Hypertonie zu beobachten ist, kann sowohl durch eine Vermehrung der Zellen (Hyperplasie) als auch durch eine Vergrößerung der Einzelzellen (Hypertrophie) bedingt sein; „ganz besonders offensichtlich ist eine Zellvermehrung bei der Entwicklung sogenannter knötchenförmiger epitheloidzelliger Komplexe, in denen sich das Lumen knäuelförmig aufwindet" (Schorn). Dem von Staubesand (1951) bei der Aussprache vorgebrachten Einwand, daß schon normalerweise der Aufbau der Glomerula digitalia recht verschieden sein könne, begegnet Schorn mit der Feststellung, daß er ähnliche Bilder, wie er sie bei den Fällen von Hypertonie beobachtet habe, in seinen normalen Vergleichspräparaten niemals auffinden habe können.

Nach den Beobachtungen von SCHORN soll die Hyperplasie der epitheloiden Zellen nicht nur auf die eigentlichen anastomotischen Abschnitte beschränkt bleiben, sondern auch zum Auftreten kleiner Gruppen von solchen Elementen in der Wand gewöhnlicher Arterien und Kapillaren führen.

LATTES (1948) hat ausschließlich bei Hypertonikern stark gewundene, glomusartige arterio-venöse Anastomosen in den Ganglien des Grenzstranges gefunden.

ROTTER und SCHÜRMANN (1950) haben beim roten Hochdruck an den epitheloidzelligen Rankenarterien des Penis keine Veränderungen feststellen können, was verständlich sei, da diese Gefäße einer Kreislaufprovinz mit ganz spezifischen Leistungen angehören; bei der malignen Nephrosklerose haben sie dagegen an denselben das typische Bild der sogenannten spezifischen Gefäßwandveränderung gefunden, wie sie für die Niere und andere Organe bekannt ist.

Bei nephrogener Hypertonie zeigen die epitheloidzelligen Gefäßabschnitte in den HOYER-GROSSERschen Organen eine so unterschiedliche Ausbildung, daß ein einheitliches und kennzeichnendes Bild nicht zu erkennen ist (SCHORN).

Bei schwerer allgemeiner Arteriosklerose sowie bei diabetischer Sklerose erfahren die anastomotischen Gefäßstrecken der HOYER-GROSSERschen Organe nach den Feststellungen von SCHORN eine fortschreitende Atrophie und Sklerose (Abb. 95). Sie sind infolgedessen sowohl in dem Nagelbett als auch in der Zehenbeere nur in sehr spärlicher Zahl vorhanden (POPOFF, SCHORN); in einzelnen Fällen ist es überhaupt

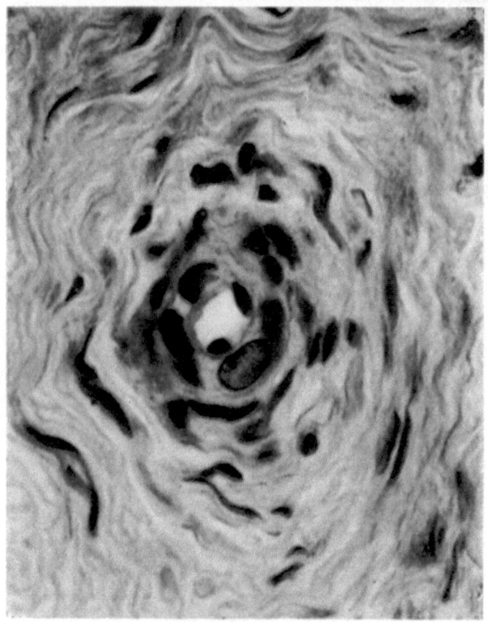

Abb. 95. Fortschreitende Atrophie und Sklerose der epitheloidzelligen Schenkel eines HOYER-GROSSERschen Organs mit erhaltener Lichtung bei einem Fall von Diabetes mellitus. Vergr. etwa 650fach. (Aus SCHORN 1955)

kaum möglich gewesen, im Nagelbett noch erhaltene epitheloidzellige Gefäßstrecken nachzuweisen.

Während POPOFF angegeben hat, daß die HOYER-GROSSERschen Organe nicht primär von der Sklerose betroffen werden, sondern nur sekundäre Veränderungen als Folgezustände der Sklerose in den vorgeschalteten Arterien erleiden, betont SCHORN, daß „von der Sklerose nicht nur die zuführenden Arterien, sondern auch ganz allgemein die Gewebe der HOYER-GROSSERschen Organe und die Gefäßscheiden betroffen" werden; offenbar liege eine primäre Degeneration des Bindegewebes zugrunde, die ihren gestaltlichen Ausdruck „in einer zunehmenden Kollagenisierung der bindegewebigen Elemente in allen Strukturen findet".

Die epitheloidzelligen Schenkel sind „äußerst kurz, verlaufen gerade oder nur ganz geringfügig gewunden", weshalb die ganze Verlaufsstrecke derselben vom Abgang der Arterie bis zum Übergang in die Vene auf einem Schnitt zu verfolgen ist; sie erweisen sich außerdem als dünnwandig und zellarm, „so daß sich insgesamt das Bild einer Atrophie der epitheloidzelligen Schenkel ergibt".

Die Verarmung an epitheloiden Zellen ist begleitet von der Ausbildung eines dichten Netzes zarter bindegewebiger und elastischer Fasern, welches die Wand der anastomotischen Schenkel durchsetzt; „bei dem Fehlen jeglicher anderer zelliger Elemente kann die Faserbildung nur durch die epitheloiden Zellen erfolgt sein".
„Die neuroretikuläre Zone" wird von einem kernarmen Gewebe mit plumpen und straffen Fasern gebildet und ist „äußerst arm an Neurofibrillen" (SCHORN).

Bei einem über lange Zeit bestehenden und in typischer Weise mit einer schweren Arteriosklerose vergesellschafteten Diabetes mellitus entsprechen die Befunde an den HOYER-GROSSERschen Organen im grundsätzlichen denen bei schwerer Arteriosklerose und „bieten neben kleinen Abweichungen keine wesentlichen eigenen Züge" (SCHORN).

Bei Isthmusstenose der Aorta zeigen, wie sich aus dem Vergleich der HOYER-GROSSERschen Organe in Finger und Zehen des gleichen Individuums ergibt, die anastomotischen Segmente in dem Hochdruckgebiet der oberen Extremität „trotz der starken Lumenerweiterung der Arterien" „keinerlei Erweiterung ihrer Lichtung oder Änderung des Wandaufbaues in Vergleich zu denen des Niederdruckgebietes der unteren Extremität" (SCHORN).

Dieser Befund ist in Hinblick auf den extrem gegensätzlichen Blutdruck zwischen oberer und unterer Extremität bemerkenswert, weil er gegen eine rein derivatorische Funktion der HOYER-GROSSERschen Organe spricht; obschon den Gefäßen der oberen Extremität vermehrt Blut unter erhöhtem Druck zugeführt wird, „wird es durch die HOYER-GROSSERschen Organe offensichtlich nicht unmittelbar in das anschließende Venensystem im Sinne von arterio-venösen Anastomosen abgeleitet". Die Regulierung der Durchströmung muß im wesentlichen an anderer Stelle gelegen sein; sie erfolgt durch die „Muskelpolster kleiner Arterien bzw. sphincterartiger Formationen am Abgang epitheloidzelliger Schenkel".

Bei schwerer allgemeiner Amyloidose haben sich in dem System der HOYER-GROSSERschen Organe keine Amyloidablagerungen nachweisen lassen (SCHORN).

Bei der Thrombangiitis obliterans fehlen nach POPOFF regressive Veränderungen der Glomera digitalia; soweit an ihnen Veränderungen festzustellen sind, sind sie sekundärer Natur und werden einerseits durch in ihnen auftretende Thromben, anderseits durch die allgemeine interstitielle Sklerose des umgebenden Gewebes bedingt. Die bei diesem Leiden zu beobachtenden Erscheinungen (periphere venöse Stauung, Erweiterung und „Arterialisation" der Venen, Verdünnung und Hyalinisierung der Arterienwand, spindelförmige Erweiterungen der Venen und allgemeine atrophische Veränderungen) beruhen nicht auf einer Beteiligung der arterio-venösen Anastomosen, sondern auf der Ausbildung von pathologischen Verbindungen zwischen Arterien und Venen (vgl. S. 246).

SUNDER-PLASSMANN (1943) hat bei der WINIWARTER-BÜRGERschen Erkrankung auf Arterio- und Phlebogrammen Gefäßabschnitte beobachtet, welche „oberhalb des Arterienverschlusses (der A. poplitea) gleichsam umbiegen, um mittels kleiner, sackartiger Erweiterungen direkt aus den Arterien in die abführenden Venen überzugehen". Nach seiner Meinung läßt diese Beobachtung „keine andere Erklärung zu als die Annahme, daß sich hier arterio-venöse Anastomosen maximal geöffnet haben, die man somit direkt auch am lebenden Menschen im Röntgenbilde zur Darstellung bringen kann"; die maximale Weitstellung dieser arterio-venösen Anastomosen stelle ein für dieses Krankheitsbild charakteristisches Symptom dar, welches gewissermaßen eine Fehlleistung in dem Sinne darstellt, als scheine der Organismus die Extremität aufzugeben, indem er sie „brutal aus dem Gesamtkreislauf verstößt".

Die von SUNDER-PLASSMANN gegebene Deutung an von ihm beobachteten Gefäßabschnitten als arterio-venöse Anastomosen gibt zu gewissen Zweifeln Anlaß, nicht nur weil die Weite dieser Gefäße erheblich von der Größenordnung der normalen arterio-venösen Anastomosen abweicht, sondern noch mehr, weil unter pathologischen Bedingungen, wie sie beispielsweise bei totalem Verschluß der A. poplitea gegeben sind, die Schwierigkeiten in der Deutung infolge der Ausbildung von Kollateralkreisläufen sehr groß werden (vgl. RÖHRL 1951); ohne histologische Untersuchung der Wandstruktur ist eine Diagnose von arterio-venösen Anastomosen nicht möglich.

Die wegen ihres charakteristischen Aussehens als Gefäßspinnen (vascular spiders, étoiles vasculaires) bezeichneten Gefäßveränderungen der Haut, welche vor allem bei Kranken mit chronischen Leberleiden, ferner mit einer gewissen Häufigkeit auch bei Frauen mit normaler Schwangerschaft und bei etwa 10% aller daraufhin untersuchten gesunden Menschen zu beobachten sind, sind von WILLIAMS und SNELL (1938) und WALSH und BECKER (1941) als erweiterte arterio-venöse Anastomosen gedeutet worden. MARTINI und STAUBESAND (1953) haben indessen durch die Auswertung von Schnittserien mit nachfolgenden graphischen Rekonstruktionen zeigen können, daß die Gefäßspinnen nicht als arterio-venöse Anastomosen aufgefaßt werden dürfen; die in dem Gebiet der Gefäßspinnen festgestellten verhältnismäßig großen subkutanen arterio-venösen Anastomosen vom Typus der Brückenanastomosen (s. S. 183) stehen zwar in einer direkten Beziehung zu den Gefäßspinnen, „da sie letzten Endes in die gleichen großen kutanen Venen einmünden, die aus dem Kapillarnetz sammeln, welches von den efferenten Spinnengefäßen gespeist wird" (Abb. 87, S. 205), sie haben aber mit den makroskopisch sichtbaren Spinnengefäßen nichts zu tun, sondern sind vielmehr „im Zusammenhang mit dem allgemeinen Gefäßumbau, der sich in der Spinnenregion vollzogen hat", als Regulationseinrichtung aufzufassen, „die als Folge der veränderten Strömungsbedingungen in den erweiterten Spinnengefäßen entstanden sind".

3. Geschwulstbildungen

Die arterio-venösen Gefäßknäuel in der äußeren Haut können, wie erstmals von MASSON (1924) gezeigt worden ist, zum Ausgangspunkt von kleinen Geschwülsten werden; diese heute ziemlich allgemein als Glomustumoren bezeichneten Neubildungen sind zwar gutartig, machen aber wegen ihrer meist außerordentlichen Schmerzhaftigkeit eine chirurgische Entfernung notwendig.

„Schmerzhafte Knötchen" in der Haut sind schon lange bekannt; sie werden bereits in der zweiten Hälfte des 18. Jahrhunderts mehrfach erwähnt (CAMPER 1760, MORGAGNI 1762, CHESELDEN 1778, BISSET 1792, PETIT 1799). WOOD (1812), der als erster die Bezeichnung „painful subcutaneous tubercle" gebraucht, hebt bereits ihr vorwiegendes Vorkommen in den Extremitäten, ihr beschränktes Wachstum, ihre Gutartigkeit und ihre geringe Größe hervor; er erwähnt die intermittierenden krampfartigen Schmerzen, die oft bis zur Unerträglichkeit gesteigert sein können, sowie die Ansprechbarkeit der Tumoren auf Temperaturwechsel und die sofortige und dauernde Befreiung von allen Beschwerden bei Entfernung der oft erst mit Hilfe der Patienten entdeckten Geschwulst. Die von WOOD gegebene Beschreibung ist so eindeutig, daß auch ohne histologische Diagnose an der Diagnose Glomustumoren nicht gezweifelt werden kann.

Die später als Angiosarkome, subkutane Fibrome, Peritheliome, Endotheliome usw. beschriebenen Tumoren dürften zu einem großen Teil als Glomustumoren anzusprechen sein, zumal die klinischen Symptome mit den Symptomen der Glomustumoren übereinstimmen; dies gilt insbesondere für die in der zweiten Hälfte des vorigen Jahrhunderts von SCHUH (1862), KOLACZEK (1878), KRASKE (1880, 1887), CHANDELUX (1882) und MÜLLER (1901) sowie auch für die später von CARSTENSEN (1927) und EISENKLAM (1931) untersuchten Gewächse, welche alle die typischen Schmerzzustände verursacht haben und mit Ausnahme der von CHANDELUX beobachteten Fälle im Nagelbett gelegen gewesen sind.

Die Kenntnis der Glomustumoren ist MASSON (1924) zu danken, der den von BARRÉ (1920) beobachteten Fall sowie zwei weitere Fälle von schmerzhaften subungualen Geschwülsten histologisch untersucht hat.

Der erste Fall betrifft ein 18jähriges Mädchen, dem der Deckel seines Pultes auf den Nagel des linken dritten Fingers gefallen war. Die anfangs lebhaften Schmerzen verschwanden zunächst, traten aber nach einigen Wochen wieder auf, um immer stärker zu werden und über den ganzen Arm bis zur Schulter und Brust auszustrahlen. Eintauchen des kranken Fingers in warmes Wasser bewirkte eine Linderung der Schmerzen, während durch Druck auf den Finger sofort Schmerzanfälle ausgelöst wurden. Alkoholinjektionen, Resektion der kollateralen Fingernerven sowie Entfernung des sympathischen Nervengeflechtes brachten nur vorübergehende Heilung. Der kranke Nagel krümmte sich immer mehr, der Arm wurde atrophisch und die Schmerzen wurden immer heftiger. Fünf Jahre nach dem Trauma war immer noch eine blaue Verfärbung am Nagel zu sehen. Nach Entfernung des Nagels wurde ein kleiner Tumor sichtbar, der die Nagelplatte abgehoben und in der Phalange eine Delle gebildet hatte; nach Entfernung des Tumors bestanden noch zwei Tage Schmerzen, dann aber trat dauernde Heilung ein. — Bei dem zweiten Fall handelt es sich um eine Patientin, welche seit 30 Jahren an starken Schmerzen im Endglied des linken Zeigefingers litt. Der Nagel war stark konvex gebogen und zeigte einen blauen Fleck; außer Zittern der Hände und Hyperthermie bestanden keine wesentlichen Symptome. Auch hier folgte der Entfernung eines erbsengroßen Tumors schnelle und rezidivfreie Heilung. — Der dritte Fall bezieht sich auf einen kleinen, am Nagelbett des rechten Zeigefingers ohne ersichtliche Ursache entstandenen Tumor bei einer 23jährigen Krankenpflegerin, der so heftige Schmerzen verursachte, daß die Patientin kaum ihrer Arbeit nachkommen konnte; schon die leiseste Berührung löste geradezu unerträgliche Schmerzanfälle aus. Seit der Exstirpation des Tumors ist die Patientin dauernd beschwerdefrei.

Alle drei Geschwülste zeigen die morphologischen Baumerkmale der epitheloidzelligen arterio-venösen Gefäßknäuel in dem Nagelbett und in der Fingerbeere (s. S. 15 f.), wenn auch in krankhaft übersteigerter oder verzerrter Form und in fehlerhafter Ausbildung; da MASSON die HOYER-GROSSERschen Organe neuro-myo-arterielle Glomera nennt, hat er den von diesen ausgehenden Gewächsen den Namen neuro-myo-arterielle Tumoren oder arterielle Angio-myo-neurome gegeben.

BAILEY (1935) hat mit Recht darauf hingewiesen, daß diese Bezeichnungen nicht nur zu umständlich sind, sondern auch die Tatsache nicht zum Ausdruck bringen, daß die Tumoren eine Untergruppe der Angiome darstellen, und hat deswegen die Bezeichnung Glomangiome vorgeschlagen, die aber heute ziemlich allgemein durch den Namen Glomustumoren verdrängt ist.

Seit der ersten Mitteilung von MASSON sind in dem Schrifttum bis zum Jahre 1954 Beobachtungen von über 350 Glomustumoren und von annähernd 200 Angiomyomen bekanntgegeben worden (vgl. SCHUMACHER 1955).

Die Anamnese weist in verschiedenen Fällen auf ein Trauma hin, welches vielfach merkwürdig lange zurückliegt, in vielen Fällen aber bleibt die Entstehungsursache im Dunkeln; wenn auch ein ursächlicher Zusammenhang zwischen Trauma und Tumorentstehung nur in wenigen Fällen als erwiesen gelten kann, da offenbar die Tumoren erst von einem bestimmten Entwicklungsstadium an Schmerzen verursachen, so kann doch dem Trauma als ätiologischem Faktor nicht jegliche Bedeutung abgesprochen werden, zumal leichte Verletzungen oder Quetschungen leicht vergessen oder übersehen werden.

Klinisch sind das auffallendste und kennzeichnendste Symptom, welches oft erst zu der Entdeckung des Tumors führt, die außerordentlich heftigen lokalen Schmerzen, welche nach Art und Intensität recht unterschiedlich geschildert werden.

Die als brennend, stechend oder bohrend beschriebenen Schmerzen beginnen in manchen Fällen als eine Art Kitzel- oder Kältegefühl, um allmählich immer

stärker zu werden, in anderen Fällen bestehen anhaltende dumpfe Schmerzen
mit periodischen Steigerungen oder wechseln schmerzhafte Krisen mit schmerzfreien Intervallen ab, wobei die Schmerzanfälle nur wenige Minuten oder aber auch
mehrere Stunden andauern können; nicht selten werden die Schmerzen als so quä-
lend empfunden, daß die Patienten sich sogar mit Selbstmordgedanken tragen.
Bei einem mir persönlich bekanntgewordenen Fall hat ein junger kräftiger Bauer
sich selbst kurzerhand das Fingerglied abgehackt, nachdem alle konservativen
Versuche einer Schmerzbeseitigung ohne Erfolg geblieben waren.

Die Schmerzen treten häufig spontan in Form akuter Anfälle, oft aber auch
erst bei unmittelbarer Berührung des Tumors auf; vielfach können sie bereits
durch die leiseste Druckwirkung wie beispielsweise durch den Druck der Kleidung
ausgelöst und bis zur Unerträglichkeit gesteigert werden, so daß die Patienten
nichts unversucht lassen, um jegliche Berührung des schmerzhaften Knötchens
zu verhüten. Witterungswechsel und Temperaturänderungen können ebenfalls
Schmerzanfälle verursachen; im allgemeinen werden durch Kälte Schmerzen ausgelöst oder verschlimmert, durch Wärme gelindert. Kompression der zuführenden
Arterien kann in manchen Fällen den Schmerz plötzlich zum Aufhören bringen.

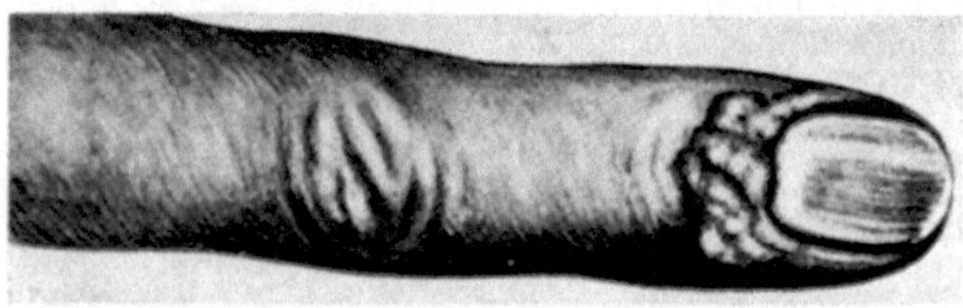

Abb. 96. Glomustumor oberhalb des Nagelbettes am
linken Zeigefinger. (Aus PICARD 1931)

Die Schmerzen bleiben
oft auf den Bereich des
Tumors beschränkt, kön-
nen aber nicht selten auch
je nach dem Sitz des
Tumors in die Schulter
bzw. Hüfte oder bis auf
den Rumpf ausstrahlen.

Vereinzelt sind Fälle von
Glomustumoren beschrieben
worden, bei denen das Kar-
dinalsymptom der Schmerzhaftigkeit entweder überhaupt nicht oder höchstens andeutungsweise vorhanden ist; diese scheinbaren Ausnahmen finden ihre Erklärung
wahrscheinlich in dem Umstand, daß die Glomustumoren erst von einem gewissen
Entwicklungsgrad an Schmerzen verursachen.

In manchen Fällen sind außer den Schmerzzuständen auch Störungen neuro-
vegetativer Natur beobachtet worden. STABINS, THORNTON und SCOTT (1937)
haben bei zwei Patientinnen mit einem subungualen Glomustumor Messungen der
lokalen Temperatur durchgeführt und gefunden, daß beim gleichzeitigen Eintauchen beider Hände in kaltes Wasser von 15° C die Temperatur in der betroffenen
Hand nicht so stark absinkt wie in der gesunden Hand und auch schneller wieder
ansteigt, nach Entfernung der Glomustumoren zeigen die Hände jeweils synchrone
Temperaturänderungen. Bei dem von PAULIAN, POPESCU und MARINESCO-
SLATINA beschriebenen Fall eines subungualen Tumors hat in der ganzen betroffenen Körperhälfte, bei anderen Fällen (BARRÉ 1920, STOUT 1935, STABINS,
THORNTON und SCOTT 1937), in der mit dem Glomustumor behafteten Hand eine
erhöhte Temperatur bestanden; bei dem Fall von BARRÉ ist auf der entsprechenden Körperseite gleichzeitig auch ein HORNERscher Symptomenkomplex vorhanden gewesen. Umgekehrt ist bei den von THEIS und von ANDRÉ-THOMAS mitgeteilten Fällen eine Abnahme der lokalen Körpertemperatur festgestellt worden.

Das Alter der von Glomustumoren befallenen Patienten schwankt zur Zeit der
Operation zwischen 18 und 82 Jahren; die Glomustumoren bevorzugen demnach
nicht wie beispielsweise die Carcinome oder Sarkome ein bestimmtes Lebensalter,
sondern erweisen sich ziemlich gleichmäßig auf jedes Lebensalter nach der Pubertät verteilt. Vor der Pubertät sind bis jetzt nur drei Fälle bekanntgeworden, der
von ADAIR (1935) bei einem sechsjährigen Kind mit drei Glomustumoren am Unter-

arm, der von Kuhlenkampff und Heilmann (1940) bei einem elfjährigen Knaben festgestellte Glomustumor am linken Unterarm und der von Grauer und Burt (1939) bei einem sechsjährigen Knaben am Penis beobachtete Glomustumor.

Eine bestimmte Geschlechtsdisposition scheint nicht zu bestehen. Die Mehrzahl der unter dem Nagelbett und in der Fingerbeere angetroffenen Tumoren findet sich allerdings beim weiblichen Geschlecht, während die Tumoren an anderen Körperstellen häufiger beim männlichen Geschlecht aufzutreten scheinen. Eine einleuchtende Erklärung für diese verschiedene Beteiligung der beiden Geschlechter steht noch aus, wenngleich die Vermutung nahe zu liegen scheint, daß der bevorzugte Sitz der Tumoren in den Fingerenden beim weiblichen Geschlecht möglicherweise mit den häufigen geringfügigen Verletzungen bei der Hausarbeit in einen ursächlichen Zusammenhang zu bringen ist; dafür würde auch die Beobachtung sprechen, daß die Tumoren sich öfter an der Fingerbeere als an den Zehen finden. Es gibt indessen eine Reihe von Männerberufen, die gleichfalls ähnlichen kleinen Traumen ausgesetzt sind, z. B. Schleifer, Instrumentenmacher und dergleichen, ohne daß bei ihnen ein gehäuftes Auftreten der Tumoren an den Fingerenden festzustellen ist (Schumacher 1955).

Bemerkenswerterweise scheint die Häufigkeit der Tumoren nicht bei allen Rassen gleich zu sein; verhältnismäßig häufig sollen derartige Tumoren bei den Juden vorkommen, „a people known to be prone to disturbances of the sympathetic nervous system in the extremities" (Stout 1935).

Die regionäre Verteilung der Glomustumoren des Massonschen Typus und der mit ihnen nahe verwandten Angiomyome (s. S. 260) läßt deutliche Unterschiede erkennen (Schumacher 1955). Während die Glomustumoren auffallend die oberen Gliedmaßen bevorzugen, wobei sie als besondere Prädilektionsstelle das Nagelbett der Finger haben (Abb. 96), überwiegen die Angiomyome unverkennbar in der unteren Gliedmaße und kommen überhaupt nicht in dem Nagelbett oder in der Fingerbeere vor; die Verteilung der beiden Geschwulstformen auf die einzelnen Bezirke des Körpers kann aus der Aufstellung von Schumacher ersehen werden.

Regionäre Verteilung der Glomustumoren und Angiomyome
(aus Schumacher 1955)

	Glomustumoren des Massonschen Typus		Angiomyome	
Kopf	10	3,2%	14	7,4%
Hals	3	1,0%	2	1,0%
Schulter	9	2,9%	—	—
Oberarm	21	6,8%	5	2,6%
Ellenbogen	12	3,8%	6	3,2%
Unterarm	54	17,5%	13	6,9%
Hand	12	3,8%	15	7,9%
Finger	14	4,5%	16	8,5%
Finger subungual	81	26,2%	—	—
Rumpf	14	4,5%	7	3,7%
Oberschenkel	16	5,1%	8	4,2%
Knie	22	7,0%	27	14,3%
Unterschenkel	22	7,0%	69	36,5%
Fuß	4	1,3%	7	3,7%
Zehe subungual	2	0,6%	—	—
Dystopisch (Mesent usw.)	6	1,9%	—	—
Multiple Tumoren	9	2,9%	—	—
Gesamtzahl	311	100,0%	189	100,0%

Die Glomustumoren treten in der Regel nur in der Einzahl auf; doch sind auch einzelne Fälle von multiplen Glomustumoren beschrieben worden (FERNANDEZ und MONTSERRA, GREIGS Fall 2, ADAIR Fall 9, TOURAINE, SOLENTE und RENAUT, HOAL und MELSOM[1], WEIDMANN und WISE[2] sowie BERGSTRAND).

Die Glomustumoren zeichnen sich durch ein ausgesprochen langsames Wachstum aus; sie haben, soweit sich eine genauere Zeit für ihre Entwicklung hat feststellen lassen, eine Wachstumsdauer von 1 bis 20, in einem Fall sogar von 36 Jahren hinter sich, erreichen aber trotzdem im allgemeinen nur eine geringe Größe.

Bei subungualem Sitz sind zuerst meist keine Anzeichen für das Vorhandensein

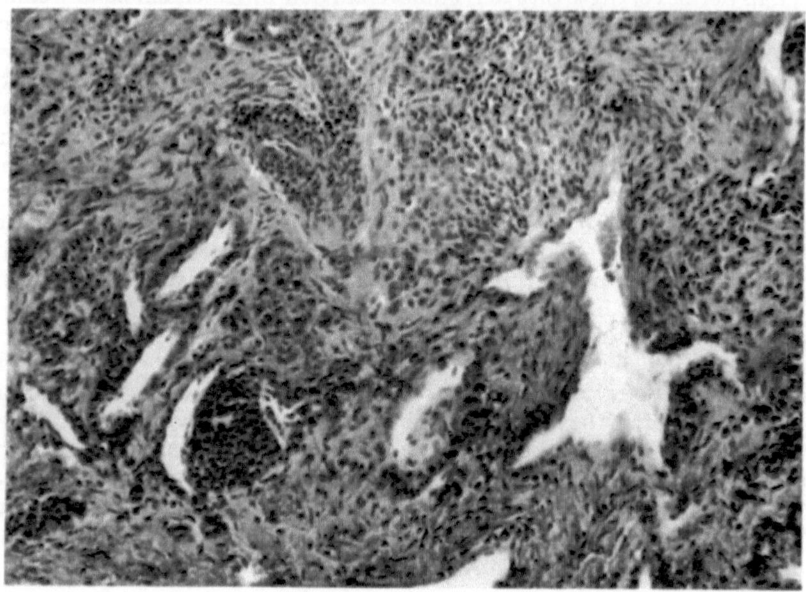

Abb. 97. Epitheloidzelliger Glomustumor der Fingerbeere. Übersichtsaufnahme; Vergr. 80fach. (Präparat und Mikrophoto von Prof. Dr. C. CORONINI)

eines Tumors feststellbar; erst nach einer gewissen Zeit, welche sowohl Monate als auch Jahre umfassen kann, wird ein kleiner angiomatöser Fleck von blaurötlicher oder bläulicher Farbe unter dem Nagel sichtbar. Der Tumor selbst erreicht höchstens die Größe einer Linse oder Erbse, was möglicherweise damit zusammenhängt, daß er infolge seiner Einzwängung zwischen Nagel und Knochen in der Ausdehnungsmöglichkeit beschränkt ist. Der Knochen der Endphalange erfährt durch den Druck der Geschwulst nicht selten eine muldenartige Arrosion, welche stets von unverletztem Periost überzogen wird; der Nagel erweist sich über dem Tumor oft verdünnt, stärker gewölbt und manchmal längsgestreift. — Bei Sitz an anderen Körperstellen kann ein Glomustumor gelegentlich bis zu der Größe einer Kirsche oder sogar einer Walnuß heranwachsen; er bleibt dabei immer gut beweglich und sowohl auf der Unterlage als auch unter der Haut verschieblich.

Das Wachstum erfolgt stets expansiv wie infiltrativ, unter Verdrängung des umgebenden Bindegewebes, das den Tumor mit einer im Einzelfall verschieden dicken Kapsel umgibt.

---

[1] Neun Tumoren in Hand und Unterarm.
[2] 48 Tumoren über den ganzen Körper verstreut.

Jeder Tumor hängt an einer Arterie, welche an einer Stelle des „Hilus" in den Tumor eindringt; manchmal teilt sich die Arterie vor ihrem Eintritt in mehrere Äste, die dann an verschiedenen Stellen eintreten und zu einer Lappung des Tumors Veranlassung geben. Nerven treten ebenfalls regelmäßig in den Tumor ein; die größeren, zum Teil markhaltigen, zum Teil marklosen Fasern dringen meist

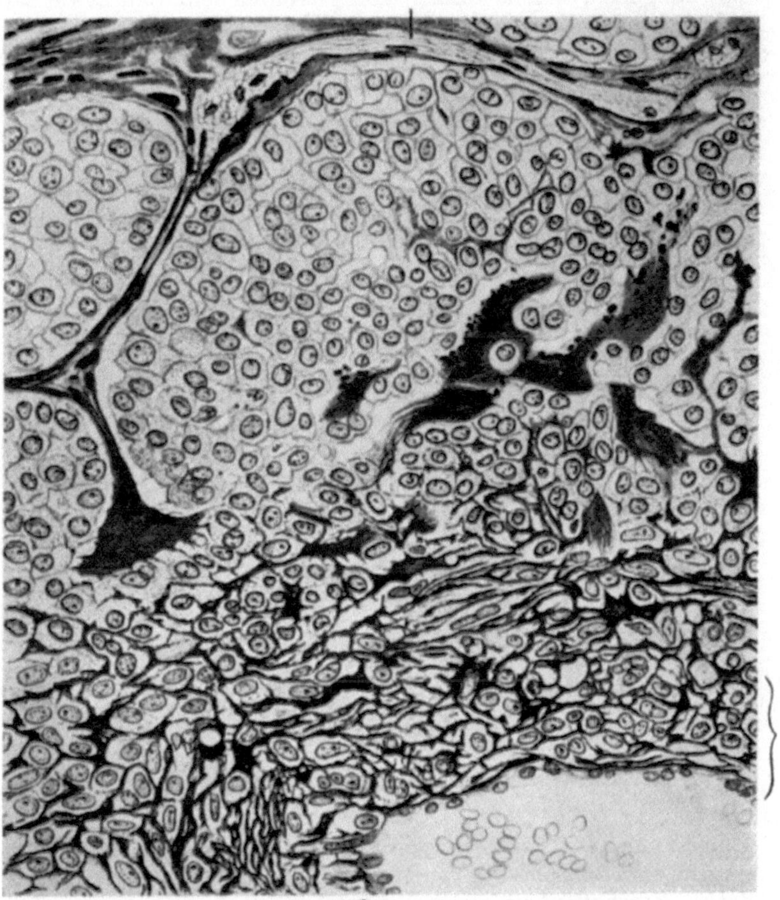

Abb. 98. Glomustumor. Die Muskelzellen der Arterienwand lassen keine bestimmte Anordnung erkennen; nach außen zu treten an die Stelle der myofibrillenreichen Muskelzellen zuerst hellere Zellen und dann bezeichnende epitheloide Elemente. Zwischen den Zellmassen hyalinisierte Bindegewebszüge. (Nach BARRÉ und MASSON 1924)

am Hilus ein, die feineren, nahezu durchaus marklosen Fasern gelangen an beliebiger Stelle der Oberfläche in das Innere, so daß die ganze Geschwulst gewissermaßen in ein geflechtartiges Neurom eingeschlossen und von den Verzweigungen desselben durchwachsen ist (MASSON 1937).

Die Glomustumoren ähneln in dem allgemeinen Aufbau ihrem Mutterboden, zeigen aber im verschiedenen Fall die verschiedenen Baubestandteile bald stärker, bald weniger ausgebildet; „alle sind einander ähnlich, aber es gibt nicht zwei, die sich vollkommen gleichen" (MASSON 1937).

Je nach dem Vorherrschen der einzelnen Baubestandteile unterscheidet MASSON drei Ausbildungsformen der Glomustumoren, eine angiomatöse, eine paucivasculäre oder epitheloide und eine neuromatöse Form; da bald die eine, bald die andere Form überwiegen kann, ergibt sich im Einzelfall ein wechselndes Bild.

Der Geschwulstknoten wird von einer verschieden dicken, nicht selten auf größere oder kurze Strecken mehr oder weniger hyalinisierten, kernarmen Bindegewebskapsel umgeben, welche Gefäße von gewöhnlichem Bau sowie zahlreiche markhaltige Nervenbündel eingelagert erhält und trabekelartige Züge in das Innere entsendet. Das Stroma selbst ist im allgemeinen spärlich entwickelt, es besteht aus einem meist faserarmen, verschleimenden lockeren Bindegewebe, in

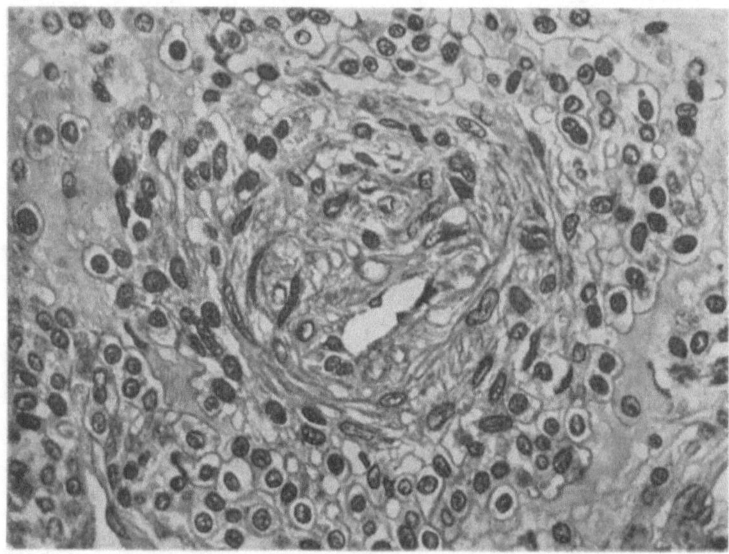

Abb. 99. Ein etwas schräg getroffenes Gefäß mit enger Lichtung, dessen Media vielfach epitheloide Elemente erkennen läßt; die einzelnen epitheloiden Zellen durch zarte kollagene Fasern voneinander getrennt. (Nach STOUT 1935)

welchem neben Kapillaren und kleinen Venen stellenweise Plasmazellen nachzuweisen sind.

Die Glomustumoren, welche nicht von den Fingern, sondern von anderen Hautstellen stammen, sind übrigens häufig in ihren zentralen Anteilen durch eine dichte und gefäßarme Beschaffenheit ausgezeichnet.

Das Geschwulstparenchym (Abb. 97) besteht aus gewundenen und zum Teil verzweigten, unregelmäßig gestalteten Blutgefäßen, deren Wandung aus mehreren Lagen epitheloider Zellen („Glomuszellen") aufgebaut wird, wobei in bald größerer, bald geringerer Menge glatte Muskelzellen beigemischt sein können; zwischen beiden Zellarten besteht eine fließende Reihe von lückenlosen Übergangsformen (Abb. 98 und 99). Die Glomuszellen werden wie die normalen epitheloiden Zellen von einem Korb feiner argyrophiler Fibrillen umsponnen und erscheinen daher ziemlich deutlich gegeneinander abgegrenzt; nach MASSON sollen allerdings die meisten epitheloiden Zellen durch protoplasmatische Ausläufer zu einem syncytialen Netz verbunden sein. Selten ist eine Mitose zu beobachten. Die kräftigen, verschiedenartigen Gefäße gehen in kavernöse Abschnitte über, welche in die in der Peripherie des Tumors gelegenen Venen einmünden; ähnlich wie im Glomus coccygicum können die Wandungen benachbarter Gefäße miteinander verschmelzen. In den verbleibenden Zwischenräumen ist ein außerordentlich dichtes, aus markhaltigen und marklosen Fasern gebildetes Nervengeflecht nachzuweisen, welches manchmal so stark gewuchert sein kann, daß diese Überschußbildungen den Hauptteil des Tumors darstellen. Die epitheloiden Zellen der Glomusgeschwülste stehen nach den Angaben von WORINGER und ZORN (1949), SUNDER-PLASSMANN (1950) sowie THIES und GLOGGENGIESSER (1953) in engen Beziehungen zu den feinen neurofibrillären Netzen; nach SUNDER-PLASSMANN habe man durchaus den Eindruck, „als ob das Plasma der Glomuszellen neurofibrillär differenziert sei", „wodurch sich eine auffallende Ähnlichkeit der Glomuszellen zu den sogenannten Nebenzellen der sympathischen Ganglien ergibt". LAPP (1952) gibt an, daß die

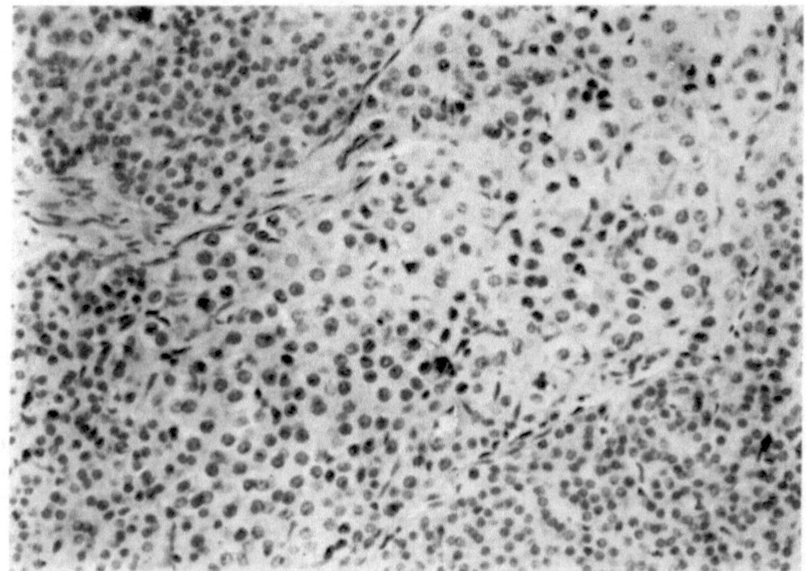

Abb. 100. Ausschnitt aus einem seit 41 Jahren bestehenden epitheloidzelligen Glomustumor in dem rechten Arm eines 70jährigen Mannes[1]. Mikrophoto; Vergr. 260fach. Die epitheloiden Zellen zeigen deutliche Größenunterschiede

Nervenfasern die Zellen der Glomustumoren mit einem zarten Geflecht umspinnen, ohne aber direkte Verbindungen mit dem Zellinnern erkennen zu lassen.

In den Glomustumoren kommen außer den neurovegetativen Endausbreitungen auch sensible Endapparate vor (MASSON, GAY PRIETO, THIES und GLOGGENGIESSER), welche zum Teil für die auffallende Schmerzhaftigkeit verantwortlich gemacht werden können. Nach MASSON (1935, 1937) sollen bei der Kontraktion der Gefäße die sensiblen Endigungen in der Gefäßwand selbst, bei der Erweiterung die sensiblen Endigungen in der Gefäßadventitia erregt werden. Da bei den Angiomyomen die gleiche Schmerzhaftigkeit und die gleichen Schmerzanfälle vorhanden sind, ist die Ursache für das Auftreten der Schmerzen vielleicht weniger in einer Erweiterung oder Zusammenziehung der Glomusgefäße als vielmehr in einer Reizung der neuromatösen Wucherungen zu suchen; die Beobachtung von THIES und GLOGGENGIESSER, daß an den vorwiegend markhaltigen Nervenstämmen

---

[1] Für die Überlassung dieses Materials bin ich Herrn Prof. Dr. TURHAN BESIM, Direktor des Pathologischen Institutes der Universität Istanbul, zu besonderem Dank verpflichtet.

Anzeichen degenerativer Vorgänge nachweisbar sind, läßt sich vielleicht damit in Beziehung bringen.

Die Glomustumoren enthalten demnach die gleichen Baubestandteile wie die normalen arterio-venösen Gefäßknäuel, sie unterscheiden sich von diesen nur durch die größeren Dimensionen, durch die viel stärkere Entwicklung der Gefäße sowie durch die Wucherung der epitheloiden Zellen der glatten Muskelzellen und der Nervensubstanz. Für die pathologisch-anatomische Diagnostik bleibt allerdings die angiomähnliche Wucherung der anastomotischen Gefäßstrecken sowie das Vorhandensein epitheloider Zellen und nicht so sehr die neuromartige Wucherung maßgebend (vgl. KOFLER sowie THIES und GLOGGENGIESSER); der Nachweis der epitheloiden Zellen ist für die sichere Diagnose eines Glomustumors unbedingt zu fordern, da die gelegentlich ebenfalls solitär auftretenden Leiomyome und Fibrome der Haut klinisch als schmerzhafte Knötchen erscheinen können.

Sowohl in dem klinischen als auch in dem histologischen Bild ergeben sich zwischen den MASSONschen Glomustumoren und den Angiomyomen der Haut so zahlreiche gemeinsame Merkmale, daß eine eindeutige Abgrenzung der beiden Geschwulstformen nicht möglich ist. Die Angiomyomen der Haut nehmen nach SCHUMACHER (1955) wie die eigentlichen Glomustumore ihren Ausgang von Glomusorganen bzw. von epitheloidzelligen Gefäßwandabschnitten der präterminalen Strombahn; sie stellen daher nur eine besondere Erscheinungsform der Glomustumoren dar: Der Unterschied zwischen den beiden Geschwulstformen sei, abgesehen von ihrer eigentümlichen regionären Verteilung (s. S. 255), in der verschiedenen Differenzierungsrichtung der Zellen in dem Stroma gegeben. indem bei dem MASSONschen Glomustumor die epitheloide Zelle, bei dem Angiomyom dagegen die glatte Muskelzelle das Bild beherrscht.

Wie die von HOFF (1930), SCHAARE (1933), LUCIA (1936), BUTZ (1941), GLOGGEN-GIESSER (1947), CURRI (1953) und vor allem von SCHUMACHER (1955) beschriebenen Fälle von Angiomyomen zeigen, bestehen zwischen den typischen Glomustumoren und den Angiomyomen sowohl hinsichtlich der Baumerkmale der Arterienwände (Vorkommen von epitheloiden Zellen und Fehlen einer Elastica interna) als auch hinsichtlich des Erscheinungsbildes des Stroma fließende Grenzen; „es finden sich alle Übergänge von rein oder überwiegend zelligen über mäßig gefäßreiche bis zu ganz vorwiegend gefäßhaltigen und kavernösen Formen in beiden Geschwulsttypen" (SCHUMACHER).

Bei dem seinerzeit als Angiom mit Übergangsgefäßen diagnostizierten Fall von HOPF handelt es sich um einen 65jährigen Mann, der vor 48 Jahren am linken Unterschenkel einen Hufschlag erhalten hatte. Die ein halbes Jahr später an dieser Stelle sich bildende haselnußgroße Geschwulst hat langsam an Größe zugenommen, aber erst einige Monate vor der Operation Schmerzen verursacht. — Die mikroskopische Untersuchung des gegen die Umgebung durch eine bindegewebige Kapsel abgegrenzten Tumors deckt das Vorhandensein zahlreicher, vielfach kavernös erweiterter Gefäße auf, deren Wände aus einer dicken Schicht glatter Muskelzellen sowie aus stellenweise eingelagerten Nestern von hellen epitheloiden Zellen gebildet werden; hier und da sind auch marklose Nervenfasern zu beobachten. Einzelne Gefäße sind hyalin entartet und zeigen stellenweise sogar Verkalkungen. In dem Stroma finden sich breite Züge von glatten Muskelzellen.

HOPF möchte diesen Fall „trotz der großen Ähnlichkeit in den wesentlichen Punkten: Lokalisation, Schmerzhaftigkeit, langsames Wachstum und Gutartigkeit" nicht für ein typisches Angioneuromyom, sondern für eine Zwischenform zwischen einem Angioneuromyom und einem gewöhnlichen Angiom halten. Klinisch imponiere der Tumor als charakteristischer Glomustumor, histologisch stehe er aber infolge der starken Wucherung der glatten Muskelzellen und der geringen

Beteiligung von epitheloiden Zellen einem gewöhnlichen Angiom näher; immerhin scheine eine genetische Verwandtschaft zwischen den beiden Tumorarten zu bestehen, da Übergangsformen zwischen epitheloiden Zellen und glatten Muskelzellen beschrieben worden sind.

SCHAARE hat zwei Angiomyome in der Haut des Unterschenkels beobachtet, die er als Übergangsformen zwischen Glomustumor und gefäßreichem Leiomyom auffaßt. — DE LUCIA hat ein bohnengroßes Gewächs am Finger beschrieben, das er nicht als typischen Glomustumor aufzufassen vermag, da neben Geschwulstanteilen mit typischen Glomusgefäßen und den kompakten Zellagern teils epitheloider, teils muskulärer, teils nervöser Art auch eine gewöhnliche Hämangiombildung besteht. — BUTZ hat drei Fälle vom Typus eines Neurangiom mitgeteilt, die sie trotz einiger Abweichungen Glomustumoren zurechnen möchte, „einmal wegen der analogen klinischen Erscheinungen, der Schmerzhaftigkeit, zum Teil der subjektiven Temperaturveränderungen und der Störung der Schweißsekretion", zum anderen wegen des Charakters der Gefäßtypen. — Vier gleichartige Fälle sind von GLOGGENGIESSER mitgeteilt worden. — CURRI hat zwei Geschwulstbildungen beschrieben, welche ebenfalls eine Zwischenstellung zwischen den Angiomen einerseits und den eigentlichen Glomustumoren anderseits einnehmen.

Die Ansicht, daß Glomustumoren und Angiomyome nicht nur von epitheloidzelligen arterio-venösen Anastomosen, sondern wahrscheinlich auch von epitheloidzelligen Gefäßwandabschnitten der präterminalen Strombahn ausgehen können (STAUBESAND 1951, SCHUMACHER 1955), findet eine wichtige Stütze in dem Auftreten derartiger Geschwülste an Körperstellen, an denen normalerweise epitheloidzellige arterio-venöse Anastomosen nicht nachgewiesen sind; so kommen derartige Geschwülste nicht allzuselten in der Haut des Kniegelenkes vor (HOPF, MASSON und WEIL, ADAIR, BURMAN und GOLD, LEWIS und GESCHICKTER, MACKEY und LENDRUM, KENDALL und SYDNEY, ANDRÉ-THOMAS u. a.), in der nach den gründlichen Untersuchungen von STAUBESAND (1951) Anastomosen nach Art der Glomerula digitalia nicht vorhanden sind.

Weiterhin sind Glomustumoren beschrieben worden an der Ohrmuschel (SANNICANDRO, RATZENHOFER 1941, ERTL 1943), an dem Naseneingang (KAULICH 1946, 1947), ferner an dem harten Gaumen (LANGER 1949), in der Trachea (HUSSAREK und RIEDER 1950), in der Schilddrüse (RIEDER 1950), in dem Mesenterium und Mediastinum (MASSON 1948, BRINDLAY 1949), in dem Magen (KAY, CALLAHAN, MURRAY, RANDALL und STOUT 1951), in der Muskulatur des Oberschenkels (ANDRÉ-THOMAS 1933), in dem Schläfenbein (CZURDA und KÖHLMEIER 1948), in Talus, Calcaneus, Os cuboides und Os metatarsale (BERGSTRAND 1937) sowie in dem Os lunatum (HAVLICEK 1948).

Die beiden, von BERGSTRAND veröffentlichten Fälle verdienen nicht nur wegen ihrer höchst bemerkenswerten Vorgeschichte, sondern auch wegen der ungewöhnlichen Lokalisation der multiplen Tumoren eine etwas eingehendere Schilderung.

Bei dem ersten Fall, bei dem die Beschwerden am rechten Fußknöchel mit heftigen, eine bis vier Stunden andauernden Schmerzanfällen und tagelangen schmerzfreien Intervallen schon im Alter von acht oder neun Jahren begonnen haben, wird mit 24 Jahren eine periarterielle Sympathektomie und einen Monat später eine Durchschneidung einer Anzahl dorsaler Wurzeln vorgenommen, womit aber nur eine vorüber gehende Besserung erreicht wird. Im Alter von 27 Jahren werden drei, etwa erbsengroße Knötchen festgestellt und entfernt; eines derselben lag in unmittelbarer Nähe der Sehnenscheide des M. fibularis, ein anderes unter der Faszie. Bei der histologischen Untersuchung eines dieser Knötchen werden weite, dünnwandige Gefäße gefunden, deren Zwischenräume von großen, cytoplasmareichen Zellen völlig ausgefüllt werden; die Zellen sind durch ein zartes, bindegewebiges Gerüstwerk voneinander getrennt und enthalten teilweise Hämosiderin oder Fett. Diagnose Xanthom. Die nach der Operation vorübergehend gebesserten Beschwerden kehren nach 14 Monaten wieder und sind nunmehr von außerordentlich heftigen Schmerzattacken begleitet. Bei einem neuerlichen chirurgischen Eingriff werden im Bereiche des lateralen Knöchels drei kleine Knötchen gefunden, eines unter der Haut, eines tief in dem Fettgewebe des Sinus tarsi und eines hinter der Achillessehne in unmittelbarer Nachbarschaft des N. fibularis; die histologische Untersuchung ergibt das typische Bild der Glomustumoren. Die Beschwerden sind nunmehr vollkommen verschwunden. — Bei dem zweiten Fall sind nach einem Sturz Schmerzen im linken Fuß aufgetreten, welche bei kaltem Wetter sich verstärken; bei einer etwa neun Monate später vorgenommenen Röntgenaufnahme werden in dem medialen Teil des Talus, in dem oberen Teil des Calcaneus, in dem Cuboid sowie in dem proximalen Teil des Metatarsale V aufgehellte Bezirke ähnlich wie multilokuläre Cysten festgestellt („wahrscheinlich Osteitis fibrosa generalisata"). Da der Calciumspiegel im Blut etwas erhöht ist und an der linken Seite des Halses eine geschwollene Stelle getastet wird, werden die Epithelkörperchen auf dieser Seite freigelegt, lassen aber keine Anzeichen einer Erkrankung erkennen; bei dem gleichzeitig vorgenommenen chirurgischen Eingriff am Fuß werden fünf Tumoren gefunden, von denen nur einer unter der Haut zwischen den Gefäßen und Nerven hinter dem Knöchel liegt, während die übrigen innerhalb der Knochen ihren Sitz haben. Die histologische Untersuchung ergibt das Vorhandensein von typischen epitheloiden Zellen; die aus dem Taluskopf entfernten Tumormassen enthalten in dem interstitiellen Gewebe kleine Knochenbälkchen.

Bei dem von STOUT beschriebenen Fall sind die beiden Glomustumoren eigenartigerweise ebenfalls in der Fersengegend lokalisiert gewesen.

Derartige, an ungewöhnlichen Fundorten auftretende Glomustumoren können entweder von heterotropen Glomusorganen (s. S. 246) oder aber auch von Gefäßen mit epitheloidzelliger Wandung ihren Ursprung genommen haben; das Vorkommen von Zwischenformen zwischen Glomustumoren und Angiomyomen (s. S. 260) einerseits und das weitverbreitete Vorhandensein epitheloider Zellen, vor allem bei kleinen Arterien der terminalen Strombahn anderseits lassen eine Entstehung heterotopen Glomustumoren aus Gefäßen mit epitheloidzelliger Wandung durchaus als möglich erscheinen (vgl. auch S. 23 und 187).

Die beiden, von GRAUER und BURT (1939) mitgeteilten Fälle eines Glomustumors an dem Penis können vielleicht nicht ohne weiteres als heterotope Geschwulstbildung angesprochen werden; auffallend ist aber jedenfalls, daß die Bildung bei beiden Patienten in frühester Kindheit bemerkt worden ist, aber erst nach einem stumpfen Trauma eine varixähnliche Form angenommen hat.

Der erste Fall von GRAUER und BURT betrifft einen sechsjährigen Knaben, bei dem an der Innenseite der Vorhaut ein blau-rötlich verfärbtes, beerenähnliches Knötchen von der Größe einer „marble" festgestellt wird; es macht den Eindruck eines kleinen Venenknäuels, der sich nach rückwärts gegen die Unterseite des Penis zu ausdehnt. Wie die Anamnese ergibt, ist das Knötchen schon seit dem ersten Lebensjahr bemerkt worden, während die varizenartigen Venen an der Ventralseite des Gliedes erst im Anschluß an einen Stoß entstanden sein sollen. — Der zweite Fall betrifft einen 25jährigen Mann, bei dem an der linken dorsolateralen Seite des Penis seit der frühen Kindheit ein kleines rotes „Bläschen" bestanden hat; im Anschluß an einen mit 14 Jahren erlittenen Stoß gegen die Genitalien ist dasselbe zu der Größe einer Walnuß angeschwollen, bald aber wieder etwas kleiner geworden. Die Neubildung, die vor dem Trauma keine Schmerzen verursacht hat, ist nach diesem bei Druckeinwirkung schmerzhaft geworden; sie hat bei ihrer chirurgischen Entfernung eine Größe von 1,5 : 1 cm.

Eine gewisse Sonderstellung muß möglicherweise auch den Glomustumoren zugesprochen werden, die an der Clitoris von STANGE (1951) und KAZANCIGIL (1951) beobachtet worden sind.

Bei dem von STANGE bei einer 28jährigen Frau beobachteten Glomustumor handelt es sich um eine von der Glandularfalte der Clitoris ausgehende, etwa linsengroße, gestielte Geschwulst von graurötlicher Farbe, bei deren Berührung die Kranke geradezu aufschreit und sich vor Schmerzen krümmt; eine ähnliche Geschwulst hat schon vor vier Jahren bestanden und ist später abgetragen worden. Nach Angabe der Patientin sind beide Male die gleichen Beschwerden vorhanden gewesen: erhebliche andauernde, dumpfe Schmerzen bei jähem Temperaturwechsel und bei Berührung, so besonders bei der Kohabitation, die ihr in den letzten Monaten geradezu unerträgliche Schmerzen verursacht habe. Exstirpation des Tumors hat beide Male die Schmerzzustände schlagartig beseitigt. Der erste Tumor ist histologisch nicht untersucht worden, der zweite hat dagegen einwandfrei als Glomustumor diagnostiziert werden können. — Der von KAZANCIGIL bei einer 55jährigen Frau festgestellte Glomustumor [1] hat sich im Laufe von zwölf Jahren von einer kleinen Schwellung in der Gegend der Clitoris zu der Größe einer kleinen Nuß entwickelt; er ist seit seinem ersten Auftreten schmerzhaft gewesen, doch haben in der letzten Zeit, vor allem nach Anstrengungen, die Schmerzen sich wesentlich verstärkt. Nach Entfernung des Tumors sind die Schmerzzustände schlagartig behoben gewesen.

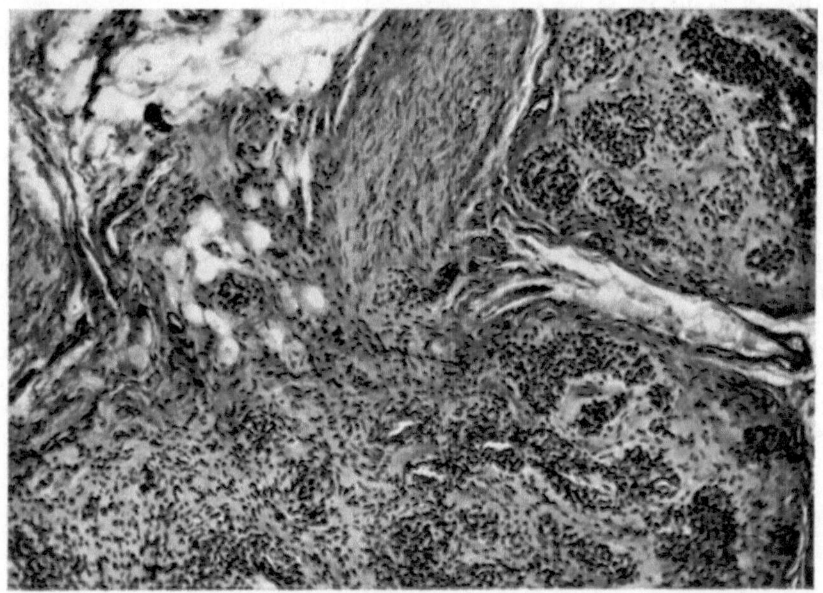

Abb. 101. Sakraldermoid mit proliferierendem Glomus coccygicum. Detailbild mit eintretendem Nerven. Mikrophoto; Vergr. 50fach. (Präparat und Mikrophoto von Prof. Dr. C. CORONINI)

Die Glomustumoren gelten durchwegs als gutartige Neubildungen, welche niemals Metastasen setzen und nur in ganz vereinzelten Fällen rezidivieren; möglicherweise kommt es nur bei unvollständiger Entfernung des Tumors zu Rezidiven. „Ist die Diagnose Glomustumor gestellt, so bedeutet das für den Kranken das glückliche Ende einer meist langen Leidenszeit, die gerade in solchen Fällen durch eine Kette tragischer Konflikte infolge der unscheinbaren, aber trotzdem sehr soliden Ursache die Kranken nicht selten mit ihrer Umwelt entzweit" (SUNDER-PLASSMANN 1950). Mit der vollständigen Entfernung des Tumors werden die Patienten schlagartig und in der Regel für immer von ihren oft qualvollen Leiden befreit.

Zwei, in den letzten Jahren bekanntgewordene Beobachtungen von malignen, metastasierenden Glomustumoren scheinen allerdings zur Vorsicht hinsichtlich der Beurteilung dieser Gewächse zu mahnen.

Der von EHRHARDT (1952) mitgeteilte Fall betrifft einen über 7 Jahre beobachteten Glomustumor der rechten großen Zehe bei einer 47jährigen Frau, der schließlich maligne entartet ist und infolge ausgedehnter Metastasen in den regio-

---

[1] Für die Überlassung der Krankengeschichte bin ich Herrn Prof. Dr. T. R. KAZANCIGIL, Direktor der I. Universitäts-Frauenklinik in Istanbul, zu besonderem Dank verpflichtet.

nären und paraaortalen Lymphknoten, den Lungen und Wirbelkörpern zum Tode
geführt hat. — Bei dem von RANDERATH und CANDREVIOTIS (1955) beschriebenen
Fall handelt es sich um einen typischen Glomustumor des rechten Daumens eines
60jährigen Mannes, der anderthalb Jahre nach der Amputation des Daumenend-
gliedes eine Metastase in einem rechtsseitigen Achsellymphknoten gebildet hat; der
Tumor zeigt in der Metastase größere Zeichen der Unreife, als in dem klassischen
Primärtumor unter dem Nagel des Daumens.

Die Frage, ob Geschwülste vom Typus der Glomustumoren auch von dem
Glomus coccygicum ihren Ausgang nehmen können, ist bei der Dürftigkeit der
einschlägigen Angaben nicht mit völliger Sicherheit zu beantworten (Abb. 101).

KOLACZEK (1875) hat bei einem 2¼jährigen Mädchen eine der rechten Steiß-
beinhälfte dicht hinter dem Anus aufsitzende Geschwulst von der Größe einer
kleinen Walnuß beschrieben, welche sich histologisch als ein von dem Glomus
coccygicum ausgehendes „perivaskuläres Sarkom" bzw. „Myxosarkom" erwiesen
habe; BUZZI (1877) hat bei einem zwölf Monate alten Mädchen an der Vorderseite
des Sacrum eine Geschwulst ohne Verwachsung mit den Rückenmarkshäuten beobachtet, welche auf eine Wucherung des Gefäßendothels oder eine Geschwulstbildung des Glomus coccygicum zurückzuführen und als „Angiosarkom" oder,
„wie manche Autoren es nennen", als Endotheliom zu bezeichnen sei.

Bösartige Geschwülste, wie das Peritheliom des Glomus coccygicum von
v. HLEB-KOSZANSKA, das Hämangioendothelioma perivasculare von HILLERSOHN
und die von KOFLER als Glomustumor des Steißknötchens beschriebene Neubildung dürfen nach GLOGGENGIESSER (1947) nicht mit den Glomustumoren in
Beziehung gebracht werden, da zu dem Krankheitsbild der Glomustumoren auch
die absolute Gutartigkeit gehöre; nachdem aber metastasierende Glomustumoren bekanntgeworden sind, ist dieses Argument nicht mehr unbedingt
beweisend.

Anhang

Zusammenstellung
beschriebener Glomustumoren

Zusammenstellung von 218 klinisch bzw. pathologisch-anatomisch beschriebenen Glomustumoren

Autor	Alter	Ge-schlecht	Symptome	Dauer	Sitz des Tumors	Größe des Tumors	voraus-gegangenes Trauma
WOOD (1812) Fall I	30	♀	spontan und auf Druck Schmerzen	—	Glutealgegend 3 Tumoren	—	—
WOOD (1812) Fall II	70	♀	zunehmende Schmerzhaftigkeit, täglich quälende Schmerzanfälle von 1 bis 1½ Std. Dauer	13 Jahre	r. Knie (Innenseite)	—	—
WOOD (1812) Fall III	28	♀	täglich Schmerzanfälle von 10 bis 45 Min. Dauer	7 Jahre	r. Knie (Außenseite)	—	—
WOOD (1812) Fall IV	50	♀	spontane Schmerzanfälle mit ausstrahlendem Charakter	12 Jahre	r. Arm (Außenseite)	—	—
WOOD (1812) Fall V	29	♀	unerträgliche Schmerzanfälle	10 bis 12 Jahre	l. Schenkel (Hinterfläche)	—	—
WOOD (1812) Fall VI	33	♀	unerträgliche, gegen Schulter ausstrahlende Schmerzen	—	l. Vorderarm (Außenfläche)	—	—
WOOD (1812) Fall VII	57	♀	oft tagelang anhaltende Schmerzen	10 Jahre	r. Wade	—	ja
WOOD (1812) Fall VIII	40	♀	Schmerzanfälle von 3 bis 4 Std. Dauer	10 Jahre	r. Arm (oberhalb des Ellenbogens)	—	—
HALL (1815)	—	♂	heftige Schmerzanfälle	22 Jahre	Spitze des Zeigefingers	—	—
WINDSOR (1821)	59	♀	bei Berührung Schmerzen, die proximalwärts ausstrahlen	8 bis 9 Jahre	Vorderarm	—	—
LAING (1822)	30	♀	dauerndes Prickeln, unerträgliche Schmerzanfälle	2 Jahre	l. Achillessehne	—	—
WALKER bei WOOD (1822)	„jung"	♀	spontane, gegen Fuß ausstrahlende Schmerzen	4 Jahre	Sehne des M. fibul. long.	—	—
HAY bei WOOD (1822)	60	♀	unregelmäßige Schmerzanfälle, besonders in der Nacht	3 Jahre	Oberschenkel	—	—
WOOD (1822) Fall I	36	♀	spontan und auf Druck Schmerzanfälle	6 Jahre	r. Arm (Hinterfläche, Nähe Ellenbogen)	—	—
WOOD (1822) Fall II	50	♀	ausstrahlende Schmerzen	18 Jahre	l. laterale Knöchelgegend	—	—
CARRUTHERS (1830) Fall I	52	♂	bei Berührung gegen Schulter ausstrahlende Schmerzen	16 Jahre	l. Vorderarm	—	—

			Schmerzanfälle				
CARRUTHERS (1830) Fall II	49	♂	Schmerzanfälle	6 Jahre	l. Arm (Nähe des Ellenbogens)	—	—
CARRUTHERS (1830) Fall III	44	♀	—	9 Jahre	Schenkel (Außenfläche)	—	—
CRAMPTON (1353)	16	♀	häufige heftige Schmerzen in der Spitze des Mittelfingers	3 Jahre	Fingerbeere Mittelfinger	—	—
SCHULE (1862)	„jung"	♀	Schmerzen im r. Daumen, die bei Wetterwechsel und bei geringstem Druck viel stärker werden und längs des Medianusverlaufes ausstrahlen	einige Jahre	subungual r. Daumen	—	—
LABBÉ und LEGROS (1870) Fall I	22	♀	Schmerzen, die während der Schwangerschaft viel stärker werden	3 Jahre	r. Wade	—	—
LABBÉ und LEGROS (1870) Fall II	23	♀	zunehmende Schmerzen, die in den Fuß ausstrahlen	5 Jahre, seit 3 Jahren Schmerzen	r. Wade	—	—
LABBÉ und LEGROS (1870) Fall III	37	♂	sehr starke, auf den Arm ausstrahlende Schmerzen	9 Monate	r. 4. Finger	—	—
TILLAUX (1870)	25	♀	Schmerzen in der r. Brust und r. oberen Extremität	—	oberer innerer Quadrant der r. Brust	—	—
KOLACZEK (1878) Fall I	42	♀	seit 4 Jahren heftige, immer unerträglicher werdende Schmerzen, besonders auch auf Druck	4 Jahre	subungual l. r. Zehe	kleine Erbse	—
KOLACZEK (1878) Fall II	42	♀	unerträglich werdende Schmerzen; blauer Fleck, Nagel konvex	12 Jahre	subungual 3. l. Finger	Linse	—
MONOD (1879)	50	♀	immer stärker werdende Schmerzen	2 Jahre	r. Ellenbogen	—	ja
CHANDELUX (1882) Fall I	54	♂	spontane und auch auf Druck Schmerzen, die auf den Arm ausstrahlen	25 Jahre	r. Vorderarm (Innenfläche)	Getreidekorn	—
CHANDELUX (1882) Fall II	43	♀	spontan und auf Druck starke Schmerzen	6 Jahre	r. Cubitalgrube	—	—
CHANDELUX (1882) Fall III	16	♀	immer stärkere Schmerzen, so daß Patientin nicht mehr schlafen kann; bei geringster Berührung heftige Schmerzanfälle	2 Jahre	subungual l. Ringfinger	—	—
CHANDELUX (1882) Fall IV	46	♀	starke, gegen Schulter und Abdomen ausstrahlende Schmerzen	4 Jahre	Fingerbeere 4. r. Finger	—	—

Zusammenstellung von 218 klinisch bzw. pathologisch-anatomisch beschriebenen Glomustumoren (Fortsetzung)

Autor	Alter	Geschlecht	Symptome	Dauer	Sitz des Tumors	Größe des Tumors	vorausgegangenes Trauma
KRASKE (1887) Fall I	42	♀	unerträglich werdende Schmerzen; Nagel konvex gebogen, blauer Fleck	12 Jahre	subungual 3. l. Finger	Linse	ja, Quetschung vor 12 Jahren
KRASKE (1887) Fall II	40	♀	unerträgliche Schmerzen, Nagel bläulich verfärbt und konvex gebogen	20 Jahre	subungual 1. l. Finger	Linse	ja
CHISHOLM (1889)	27	♀	Schmerzen, die bei Temperaturwechsel und Kälte stärker, bei Wärme geringer werden. Während der Menses und der ersten zwei Schwangerschaften Schmerzen stärker, während der dritten Schwangerschaft keine Schmerzen	14 Jahre	Fingerbeere 4. r. Finger	—	—
MÜLLER (1901)	42	♀	spontan und auf Druck Schmerzen; bei Wetterwechsel und bei Kälte Verschlimmerung	23 Jahre	subungual 4. r. Finger	kleine Bohne	ja
BATIGNE und GAUDY (1901) Fall I	45	♂	—	6 Monate	Mittelphalange 5. l. Finger	—	—
BATIGNE und GAUDY (1901) Fall II	25	♀	geringes Unbehagen beim Bewegen des Fingers	5 Jahre	Palmarfläche 1. Phalange 4. r. Finger	—	—
LEMPERT (1905)	52	♀	immer stärker werdende Schmerzen; leichte Atrophie der Endphalange	10 Jahre	subungual 3. l. Finger	—	nein
MASSON (1924) Fall I	23	♀	immer heftigere, krampfartige Schmerzen	?	subungual 2. r. Finger	kleine Erbse	nein
MASSON (1924) Fall II	18	♀	konstante, dumpfe, oft exacerbierende, heftige ausstrahlende Schmerzen; blaue Verfärbung des Nagels	5 Jahre	subungual 3. l. Finger	5 : 12 mm	ja
MASSON (1924) Fall III	—	♀	lanzinierende Schmerzen; blauer Fleck am Nagel, Nagel selbst gebogen	30 Jahre	subungual 2. l. Finger	Erbse	?

MARTIN und DE-CHAUME (1925) Fall I	40	♀	starke Schmerzen; Nagel vorgewölbt	kurze Zeit	subungual	Linse	ja
MARTIN und DE-CHAUME (1925) Fall II	70	♀	heftige Schmerzen, besonders bei Berührung, aber auch spontan	25 Jahre	subungual 4. r. Finger	Erbse	ja
MASSON und GERY (1927) Fall I	69	♂	starke Schmerzen	?	subcutan Vorderarm	Nuß	ja
MASSON und GERY (1927) Fall II	82	♂	starke Schmerzen (besonders seit 1 Jahr)	12 Jahre	subcutan r. Oberschenkel	Erbse	?
MASSON und GERY (1927) Fall III	mittl. Alter	♂	sehr starke Schmerzen	15 Jahre	Oberschenkel	Maiskorn	ja
MASSON und GERY (1927) Fall IV	—	—	—	—	Vorderarm	—	—
CARSTENSEN (1927)	27	♀	immer stärker werdende Schmerzen; bläulich-roter Fleck unter dem Nagel	12 Jahre	subungual	kleine Bohne	ja
PRODANOFF (1927)	68	♂	ausstrahlende („neuralgische") Schmerzen, bei Berührung viel stärker	einige Jahre	subcutan l. Oberschenkel (Außenfläche)	11 mm	ja
BONNET (1927)	46	♀	unerträgliche Schmerzen, besonders bei Berührung. Nagel abgehoben; blaue Verfärbung. Röntgenologisch Delle im Knochen	36 Jahre	subungual 4. r. Finger	kleine Erbse	?
WEGELIN (1927)	47	♂	sehr starke Schmerzen	seit Jahren	subcutan Unterschenkel	10 mm	?
NICOD (1927)	31	♀	lanzinierende, in Arm und Schulter ausstrahlende starke Schmerzen	4 Jahre	subungual l. l. Finger	Erbse	?
JANICHEWSKI und LEBEL (1923)	50	♀	spontane und paroxysmale Schmerzen, die in den Vorderarm ausstrahlen	18 Jahre	Fingerbeere Ringfinger	—	nein
GREIG (1928) Fall I	70	♂	ausstrahlende Schmerzen, besonders bei Berührung und Temperaturwechsel	seit Jahren	r. Schenkel	Erbse	?
GREIG (1928) Fall II	33	♀	starke Schmerzen, besonders bei Berührung und Temperaturwechsel	8 Jahre	subcutan l. Achillessehne	kleine Erbse	?
GREIG (1928) Fall III	42	♂	immer stärker werdende Schmerzen, besonders bei Berührung und Temperaturwechsel	7 bis 8 Jahre	subcutan, r. Deltoidesgegend	erbsen- bis linsengroß	ja

Zusammenstellung von 218 klinisch bzw. pathologisch-anatomisch beschriebenen Glomustumoren (Fortsetzung)

Autor	Alter	Ge-schlecht	Symptome	Dauer	Sitz des Tumors	Größe des Tumors	voraus-gegangenes Trauma
LORTAT und BROSSE (1928)	41	♀	Schmerzen bei Druck und Kälte; Nagel blau verfärbt und abge-hoben	16 Jahre	subungual 4. l. Finger	—	?
*FACIO (1929)[1]	—	—	—	—	—	—	?
GENNER (1930)	30	♀	starke Schmerzen; Nagel bläulich verfärbt und gewölbt	13 Jahre	subungual 2. r. Finger	kleine Erbse	?
HOPF (1930) Fall I	50	♂	spontane stechende Schmerzen, besonders bei Berührung und Temperaturwechsel	mehr als 10 Jahre	1. Akromion	Erbse	?
HOPF (1930) Fall II	78	♀	spontan keine Schmerzen, wohl aber bei Druck; Haut bläulich verfärbt	seit meh-reren Jahren	Handteller	2 : 2 : 1 cm	?
HOPF (1930) Fall III	65	♂	starke Schmerzen bei Berührung	4 Jahre	Oberschenkel (oberhalb des Kniegelenkes)	1,5 : 0,5 cm	?
HOPF (1930) Fall IV	47	♂	Schmerzen; bläuliche Verfärbung des Tumors	seit einigen Jahren	1. Hüfte	—	?
COOPER (1930)	58	♀	Schmerzen	—	Ellenbogen	—	ja
PICARD (1931)	49	♂	keine Schmerzen(!)	1 ½ Jahre	Nagelbett 4. l. Finger	bohnengroß, daneben zwei linsengroße	nein
DUPONT (1931)	—	♀	furchtbare Schmerzen in der obe-ren Extremität	—	Endphalange (wegen Sarkom-verdacht exarti-kuliert)	—	—
MOUSERAT (1931)	38	♂	Schmerzen durch Bluten nach-nachlassend	—	oberer Ohrrand symmetrisch und beidseitig	Linse	nein
FISCHER-WASELS (1931) Fall I	35	♂	Schmerzen	—	Unterarm	—	—
FISCHER-WASELS (1931) Fall II	81	♂	Schmerzen	—	Oberschenkel	—	—
EISENKLAMM (1931) Fall I	65	♂	Nagel durch Tumor abgehoben	—	subungual r. große Zehe	—	—

EISENKLAMM (1931) Fall II	50	♂	—	1 Jahr	subungual Mittelfinger	—	ja
EISENKLAMM (1931) Fall III	51	♂	—	6 Monate	subungual	—	ja
COSTA (1932)	30	♀	Schmerzen in der l. oberen Extremität, die in Schulter ausstrahlen, bei Druck und Temperaturwechsel zunehmen; Nagel abgehoben	seit mehr als 10 Jahren	subungual l. Zeigefinger	12 : 5 mm	nein
ALVAREZ CASCOS und COSTERO (1932)	36	♀	starke Schmerzen; gegen mechanische, thermische und psychische Reize besonders empfindlich	6 Jahre	subungual	—	—
ANDRÉ-THOMAS (1933)	27	♂	Schmerzen und leichte Atrophie der Oberschenkelmuskulatur	1 ½ Jahre	ein größerer Tumor in der Muskulatur des l. Oberschenkels und ein kleinerer am oberen Rand des Condyl. tib. femoris	kleine Mandel Erbse	ja
STRATMANN (1933)	51	♀	blitzartig zuckende Schmerzen; Nagel gewölbt; vorne brüchig	3 Jahre	subungual 4. l. Finger	kleine Linse	nein
PAULIAN, POPESCU und MARINESCO-SLATINA (1933)	32	♀	Schmerzen und brennendes Gefühl in der r. Gesichtshälfte und im r. Arm; rechts Temperaturerhöhung um 2⁰ und übermäßige Schweißabsonderung	lange	subungual r. Mittelfinger	Erbse	—
MASON und WEIL (1934)	56	♂	bei Berührung stechender Schmerz; Tumor manchmal erigiert mit klopfenden Empfindungen	37 Jahre	unterhalb der l. Kniescheibe	Erbse	ja
HAMPERL (1934) Fall I	65	♂	starke Schmerzen im Finger, die sich auf heiße Bäder verschlechtern	7 Jahre	subungual 3. l. Finger	Erbse	vor 26 Jahren Panaritium
HAMPERL (1934) Fall II	40	♂	Knötchen sehr empfindlich, so daß sogar Berührung mit dem Hemd als stark schmerzhaft empfunden wird	—	Ellenbeuge	—	an der Stelle seinerzeit Venenpunktion
BONNARD, CHENUT und DE GRAILLY (1934)	35	♂	sehr starke Schmerzen	2 Monate	Fingerbeere Mittelfinger	2 mm	nein

---

[1] Die mit einem Sternchen bezeichneten Arbeiten sind mir nicht zugänglich gewesen.

Zusammenstellung von 218 klinisch bzw. pathologisch-anatomisch beschriebenen Glomustumoren (Fortsetzung)

Autor	Alter	Ge-schlecht	Symptome	Dauer	Sitz des Tumors	Größe des Tumors	voraus-gegangenes Trauma
BONNARD, DE GRAILLY und NARD (1934)	56	♂	keine Schmerzen (!)	4 Jahre	Palmarfläche l. Phalanx r. Mittelfinger	Nuß	nein
ADAIR (1934) Fall I	66	—	besonders bei Druck starke Schmerzen	10 Jahre	Nagelbett 3. Finger	6 mm	—
ADAIR (1934) Fall II	49	—	bei Berührung außerordentlich schmerzhaft; keine ausstrahlenden Schmerzen	15 Jahre	l. Arm (Außenfläche)	1 cm	—
ADAIR (1934) Fall III	55	—	bei Berührung starke Schmerzen, die nach dem Arm ausstrahlen; Nagel gespalten	3 Jahre	Matrix des Daumennagels	—	—
ADAIR (1934) Fall IV	39	—	ständige Schmerzen	—	Thenar r. Hand	—	—
ADAIR (1934) Fall V	33	—	außerordentlich starke Schmerzen	3 Jahre	subungual Zeigefinger	—	—
ADAIR (1934) Fall VI	38	—	starke Schmerzen	7 Jahre	l. Knie	1 cm	—
ADAIR (1934) Fall VII	60	—	starke Schmerzen, schon bei Berührung der Kleidung	20 Jahre	l. Oberarm (Außenfläche)	1 cm	—
ADAIR (1934) Fall VIII	48	—	starke Schmerzen	2 Jahre	subungual Zeigefinger	—	—
ADAIR (1934) Fall IX[1]	6	—	Schmerzen	—	Vorderarm drei Tumoren	—	—
ADAIR (1934) Fall X	65	—	starke Schmerzen	15 Jahre	r. Oberschenkel (oberhalb des Knies)	7 : 2 mm	—
TOSHIO AISU (1934)	37	♂ (Jap.)	bei Druck außerordentlich starke Schmerzen	4 Jahre	Fingerbeere l. Daumen	2 : 3 cm	—
SCHREUSS (1934)	—	—	keine Schmerzen (!)	—	r. Unterarm oberes Drittel	—	—
GAY PRIETO (1935) Fall I	43	♀	ziehende Schmerzen im ganzen Arm, besonders bei Berührung	2 Jahre	l. Vorderarm	Linse	?
GAY PRIETO (1935) Fall II	62	♀	ziehende Schmerzen	einige Monate	r. Wade	Getreidekorn	nein

Burman und Gold (1935) Fall I	62	♂	intermittierende Schmerzen bei längerem Sitzen und Gehen; bei Berührung, Druck der Kleidung usw. heftige Schmerzanfälle, die auf den Oberschenkel ausstrahlen. Bei Regenwetter stärkere Schmerzen	15 Jahre	untere Außenseite r. Knie	4 mm	?
Burman und Gold (1935) Fall II	45	♀	seit 1 Monat starke Schmerzen und seit ganz kurzer Zeit an der inneren, unteren Seite des Knies ein kleiner, bläulicher Fleck, der zeitweise verschwindet, Schmerzen so stark, daß Patientin in der Nacht aufwacht; bei Druck Zunahme der Schmerzen	1 Monat	untere Innenseite l. Knie	—	nein
Bailey (1935) Fall I	48	♂	spontan und bei Berührung Schmerzen, die gegen Schulter und Thorax ausstrahlen	20 Jahre	l. Oberarm	0,3 cm	ja
Bailey (1935) Fall II	52	♂	auf Druck starke Schmerzen	20 Jahre	r. Oberschenkel	0,7 cm	nein
Bailey (1935) Fall III	50	♀	auf Druck starke Schmerzen	4 Jahre	subungual	1 : 0,5 cm	—
Bailey (1935) Fall IV	74	♂	spontan und bei Berührung starke Schmerzen, die immer heftiger werden	lange; besonders stark seit 1 Jahr	r. Vorderarm	0,5 : 0,7 cm	—
Bailey (1935) Fall V	79	♂	schon bei geringem Druck (Berührung mit dem Kleid) starke Schmerzen	40 Jahre	r. Oberarm (oberhalb des Ellenbogens)	0,7 cm	—
Bailey (1935) Fall VI	57	♂	spontane intermittierende Schmerzen sowie bei Druck	18 Jahre	vordere Schultergegend	1 : 0,4 : 0,6 cm	—
Bailey (1935) Fall VII	42	♂	„neuralgische" Schmerzen, die vom Tumor auf den Arm ausstrahlen; bei Druck und Temperaturwechsel starke Schmerzen	9 Jahre	subungual l. Ringfinger	0,4 : 0,5 cm	—
Lewis und Geschickter (1935) Fall I	30	♀	heftige Schmerzen in der Spitze des r. kleinen Fingers, bei Druck und Temperaturwechsel besonders stark	8 Jahre	Fingerbeere r. kleiner Finger	—	—

[1] Wahrscheinlich kein Glomustumor.

Zusammenstellung von 218 klinisch bzw. pathologisch-anatomisch beschriebenen Glomustumoren (Fortsetzung)

Autor	Alter	Ge-schlecht	Symptome	Dauer	Sitz des Tumors	Größe des Tumors	voraus-gegangenes Trauma
LEWIS und GE-SCHICKTER (1935) Fall II	67	♂	starke Schmerzen, die gegen den Oberschenkel und die Hüfte aus-strahlen und bei Druck stärker werden	mehrere Jahre	l. Kniegegend	—	—
LEWIS und GE-SCHICKTER (1935) Fall III	67	♀	Tumor sehr schmerzhaft, bei Druck Schmerzanfälle	5 Jahre	r. Ellenbogen	—	—
LEWIS und GE-SCHICKTER (1935) Fall IV	38	♀	starke Schmerzen in der Finger-spitze	3 Jahre	Fingerbeere r. Daumen	—	—
LEWIS und GE-SCHICKTER (1935) Fall V	65	♂	—	5 Jahre	Vorderarm	—	—
LEWIS und GE-SCHICKTER (1935) Fall VI	47	♂	Schmerzen	9 Jahre	r. Oberschenkel (Gegend des Tro-chanter major)	—	—
LEWIS und GE-SCHICKTER (1935) Fall VII	30	♀	spontan und auf Druck Schmerzen	3 Monate	Oberschenkel	—	—
LEWIS und GE-SCHICKTER (1935) Fall VIII	—	♂	—	einige Jahre	r. Hüfte	—	—
LEWIS und GE-SCHICKTER (1935) Fall IX	57	♂	—	—	unterhalb des Knies	—	—
LEWIS und GE-SCHICKTER (1935) Fall X	—	♀	sehr starke Schmerzen	—	Handteller	—	—
LEWIS und GE-SCHICKTER (1935) Fall XI	48	♂ (Neger)	immer dumpfe Schmerzen, bei Be-wegung und bei Druck stärker	—	Vorderarm (Beugefläche nahe dem Ellenbogen)	2 cm	—
LEWIS und GE-SCHICKTER (1935) Fall XII	60	♀	starke Schmerzen, leichtes Ödem, deutliche Pulsationen an der Innenfläche des Zeigefingers	5 Jahre	Zeigefinger	—	—

LEWIS und GESCHICKTER (1935) Fall XIII	29	♂	Schmerzen	6 Jahre	l. Vorderarm (unter Olecranon)	8 mm	ja
LEWIS und GESCHICKTER (1935) Fall XIV	—	♂	keine Schmerzen, außer beim Aufheben	8 Jahre	l. Handgelenk	3 : 1,5 cm	—
LEWIS und GESCHICKTER (1935) Fall XV	80	♂	—	—	Dorsalfläche der Hand zwischen Zeige- und Mittelfinger	—	—
LEWIS und GESCHICKTER (1935) Fall XVI	51	♂	bei Berührung und Druck starke Schmerzen; in der Nacht oft aufgewacht wegen Schmerzen, die durch Reiben des Tumors am Bett oder am Hemd ausgelöst wurden	12 Jahre	l. Ellenbogen (Streckseite)	—	—
LEWIS und GESCHICKTER (1935) Fall XVII	24	♀	ausstrahlende Schmerzen in Arm und Schulter	1 Monat	subungual r. Daumen	2 mm	—
STOUT (1935) Fall I	31	♀	starke, auf Handrücken ausstrahlende Schmerzen; bei Wärme Besserung, bei Kälte Verschlechterung. Verschlimmerung auch bei Wetterwechsel, Berührung und während der Menses	30 Jahre (?)	subungual l. Mittelfinger	3 mm	wahrscheinlich
STOUT (1935) Fall II	38	♀	starke Schmerzen, auf Arm und Brust ausstrahlend; bei Druck Verschlimmerung	13 Jahre	subungual. l. Kleinfinger	5 : 3 mm	nein
STOUT (1935) Fall III	43	♀	starke Schmerzen	1¾ Jahre	subungual r. Ringfinger	3 : 2 mm	nein
STOUT (1935) Fall IV	28	♀	starke Schmerzen, auf Arm ausstrahlend	8 Jahre	subungual	1 cm	ja
STOUT (1935) Fall V	30	♀	starke Schmerzen, die auf Druck heftiger werden	8 Jahre	l. Kleinfinger	1 cm	nein
STOUT (1935) Fall VI[1]	59	♂	—	1½ Jahre	Vorderarm	1,4 cm	ja
STOUT (1935) Fall VII	56	♂	besonders bei Druck starke Schmerzen	1 Jahr	Vorderarm	1,5 cm	nein

18*

---

[1] Wahrscheinlich kein Glomustumor, sondern ein Granuloma teleangiectaticum.

Zusammenstellung von 218 klinisch bzw. pathologisch-anatomisch beschriebenen Glomustumoren (Fortsetzung)

Autor	Alter	Ge-schlecht	Symptome	Dauer	Sitz des Tumors	Größe des Tumors	voraus-gegangenes Trauma
Stout (1935) Fall VIII	65	♂	besonders bei Druck starke Schmerzen	43 Jahre	Vorderarm	1,3 cm	nein
Stout (1935) Fall IX	59	♂	sehr starke Schmerzen, auf Druck Steigerung der Schmerzen	2 Jahre	Glutealgegend	7 mm	nein
Stout (1935) Fall X	—	♂	—	—	Schenkel	10 : 5 mm	—
Stout (1935) Fall XI	25	♀	Schmerzen, die sich auf Druck verstärken	mehrere Jahre	Fersen- und Plantargegend	6 mm	—
Love (1935)	31	♂		—	l. Ellenbogen	—	—
Kirchberg (1935) Fall I	62	♂	große Schmerzempfindlichkeit, besonders bei Berührung	seit 17 Jahren	l. Oberschenkel dicht oberhalb des Knies, subcutan	14 : 11 : 17 mm	—
Kirchberg (1935) Fall II	49	♂	bei Berührung außerordentlich schmerzhaft, aber auch spontane Schmerzen	seit 6 bis 7 Jahren	r. Unterarm subcutan	10 mm	—
Kirchberg (1935) Fall III	48	♂	zunehmende Schmerzen, bei Berührung sehr empfindlich	seit etwa 4 Jahren	l. Schulterblatthöhe, subcutan	Pfefferkorn	—
Kirchberg (1935) Fall IV	56	♂	starke Schmerzen bei leisester Berührung	seit 10 Jahren	l. Unterarm	Pfefferkorn	—
Kirchberg (1935) Fall V	51	♂	zuerst nicht schmerzhaft, seit ¾ Jahren bei Berührung Schmerzen	seit ¾ Jahren	l. Halsseite	15 mm	—
Kirchberg (1935) Fall VI	31	♀	Schmerzen	—	Rücken	kirschgroße Cyste	—
Isselstein (1935)	40	♀	sehr schmerzhaft	—	multiple Tumoren an der oberen Extremität	—	—
Raisman und Mayer (1935) Fall I	28	♀	Schmerzen in Fingerspitze, bei Berührung starke Schmerzen, die auf den Arm ausstrahlen; bläulich verfärbter Fleck	12 Jahre	subungual 3. r. Finger	0,6 : 0,3 cm	ja
Raisman und Mayer (1935) Fall II	47	♀	immer stärker werdende Schmerzen	16 Jahre	Fingerbeere 5. l. Finger	—	nein

Raisman und Mayer (1935) Fall III	35	♀	keine Schmerzen	2 Jahre	Fingerspitze r. Ringfinger	—	—
*Livingston (1935)	—	—	—	—	—	—	—
Cole und Srcub (1936)	33	♀	dauernd Schmerzen im Finger, die gegen Arm und Schulter ausstrahlen; auf Druck Verschlimmerung	7 Jahre	subungual l. kleiner Finger	1 : 0,5 cm	nein
Jirka und Scuderi (1936)	70	♂	Schmerzen	—	Oberarm (Innenfläche)	—	—
Sannicandro (1936)	60	♂	—	—	Ohrmuschel	—	—
Kofler (1936)	58	♀	—	—	subungual	kleine Bohne	—
Šikl (1936) Fall I	45	♀	starke Schmerzen bis in die Herzgegend ausstrahlend, krampfartig, unregelmäßig auftretend, 1 bis 2 Tage andauernd. Schmerz auf den geringsten Druck	15 bis 20 Jahre in gleicher Größe	subungual l. kleiner Finger	Hirsekorn	?
Šikl (1936) Fall II	24	♀	auffallend druckschmerzhaft, spontan besonders in der Kälte	6 Jahre	l. Zeigefinger nahe der Nagelwurzel	Erbse	?
Šikl (1936) Fall III	42	♀	starke Schmerzen in die ganze l. Hand ausstrahlend	22 Jahre	subungual l. Zeigefinger	5 : 2 mm	als Kind oft F. mit Faden gestaut
Šikl (1936) Fall IV	59	♂	starke Schmerzen auch auf geringen Druck und Kälte	10 Jahre	Haut zwischen r. Daumen und Zeigefinger	Linse	?
Šikl (1936) Fall V	35	♀	starke Schmerzen auf Druck und spontan besonders bei Kälte	viele Jahre, 10 Jahre Schmerz	l. kleiner Finger unter dem distalen Nagelrand	Erbse	nicht erinnerlich
Šikl (1936) Fall VI	48	♂	starke Schmerzen auf unbedeutenden Druck und bei Temperaturwechsel	4 bis 6 Monate	zahlreiche in der Haut beider Handflächen	bis kleinmandelgroß	?
Šikl (1936) Fall VII	54	♂	bei Druck und in der Nacht schmerzhaft	18 Jahre	l. Arm, 9 cm über dem Ellenbogen	Erbse	?
Šikl (1936) Fall VIII	65	♂	starke stechende Schmerzen auf Druck, Kälte und Wetterwechsel	10 Jahre	kubital	Erbse	?

Zusammenstellung von 218 klinisch bzw. pathologisch-anatomisch beschriebenen Glomustumoren (Fortsetzung)

Autor	Alter	Ge-schlecht	Symptome	Dauer	Sitz des Tumors	Größe des Tumors	voraus-gegangenes Trauma
Blumenthal (1936)	53	♀	immer heftiger werdende Schmerzen im l. Arm mit Ausstrahlungen in Herzgegend (fälschlicherweise Angina pectoris angenommen!)	seit 16 Jahren Schmerzen, seit 3 Jahren Tumor	subungual l. Ringfinger	Erbse	—
Mackey und Lendrum (1936) Fall I	12	♂	völlige Schmerzfreiheit (!)	—	Kniegelenk	—	—
Mackey und Lendrum (1936) Fall II	24	♂	—	—	Ellenbogen	—	—
Mackey und Lendrum (1936) Fall III	59	♂	—	—	Schienbeinmitte	—	—
de Lucia (1936)	60	♀	—	16 Jahre	r. kleiner Finger	Bohne	—
*Horsley (1936)	—	—	—	—	—	—	—
*Bailey (1937)	—	—	—	—	—	—	—
Nicolau und Maisler (1937)	50	♀	spontan und bei Berührung sehr starke Schmerzen	seit 14 Jahren Tumor, aber erst seit 3 Jahren schmerzhaft	r. Gesäßhälfte	Maiskorn	—
Slepyan (1937) Fall I	60	♂	ausstrahlende Schmerzen	seit 28 Jahren	l. Hüfte	ja	—
Slepyan (1937) Fall II	64	♂	starke Schmerzhaftigkeit bei Druck	2 bis 3 Jahre	r. Arm	7 : 10 : 5 mm	ja
Finnerud und Scull (1937)	58	♂	—	—	—	—	—
Wlassics (1937)	53	♂	Schmerzen	2 Jahre	seitlich der Nagelplatte l. Zeigefinger	—	—

THEIS (1937)	69	♂	außerordentlich starke Schmerzen (bei Temperaturabnahme Schmerzanfälle)	Knötchen vor kurzer Zeit aufgetreten	subungual große Zehe	Erbse	—
WÖRDEHOFF (1937) Fall I	65	♂	ständig zunehmende Schmerzen, die schließlich schon bei leisesten Berührungen ausgelöst werden	mehrere Jahre	l. Unterschenkel	12 : 8 : 7 mm	Stelle eines Strumpfbanddruckes
WÖRDEHOFF (1937) Fall II	56	♂	keine Schmerzen	vor 8 Jahren erstmalig genarbt	l. Daumen	Walnuß	—
FREUDENTHAL, ANDERSON und WEBER (1937)	50	♀	zunehmende Schmerzhaftigkeit und Schmerzanfälle, die auf Arm und l. Brustseite ausstrahlen	25 Jahre, (seit 4 Jahren bemerkt, daß der l. kleine Finger kleiner als der rechte!)	Fingerbeere l. kleiner Finger	5 : 4 mm	—
RADASCH (1937) Fall I	26	♀	sehr starke Schmerzen, so daß Patientin manchmal nicht schlafen konnte	etwa 10 Jahre	Palmarseite des l. Daumens	—	—
RADASCH (1938) Fall II	30	♀	Schmerzen	5 Jahre	Palmarseite des Mittelfingers	0,5 cm	—
RADASCH (1938) Fall III	35	♀	Schmerzen	Tumor seit 4 Jahren, aber erst später schmerzhaft	l. Arm	3 : 3 : 2 cm	—
DÖRFFEL (1938)	71	♂	spontan und auf Druck Schmerzen	—	r. Unterarm	kleine Kirsche	—
KENDALL und SYDNEY THOMSON (1938) Fall I	38	♂	bis vor 10 Tagen erträgliche Beschwerden, seitdem starke stechende Schmerzen, die spontan und bei geringstem Druck auftreten und nach dem Ober- und Unterschenkel ausstrahlen	seit 5 Jahren Tumor	Außenfläche l. Kniescheibe	8 : 9 mm	ja (vor etwa 10 Jahren)

Zusammenstellung von 218 klinisch bzw. pathologisch-anatomisch beschriebenen Glomustumoren (Fortsetzung)

Autor	Alter	Ge-schlecht	Symptome	Dauer	Sitz des Tumors	Größe des Tumors	voraus-gegangenes Trauma
KENDALL und SYDNEY THOMSON (1938) Fall II	42	♀	zunehmende Schmerzen. Beim Beginn von spontanen Schmerzanfällen wird ein bläulich-roter Fleck unter dem Nagel sichtbar. In kaltem Wasser und bei der geringsten Berührung sehr heftige, ausstrahlende Schmerzen. Seit 3 Jahren Deformation des Nagels	12 Jahre	subungual r. Daumen	4 mm	nein
KENDALL und SYDNEY THOMSON (1938) Fall III	51	♀	bei Berührung sehr starke, aufwärts ausstrahlende Schmerzen. Entfernung des Nagels hatte vorübergehend die Schmerzen beseitigt	5 Jahre	subungual r. Daumen	4,5 : 3,5 mm	nein
KOLODNY (1938)	22	♀	bereits bei leisester Berührung gehäufte Schmerzanfälle. Schmerzen strahlen auf den ganzen Arm aus, während die Fingerbeere zu schwitzen beginnt	—	Fingerbeere	2 : 3 mm	—
*ROGER und ALLIEZ (1938)	—	—	—	—	—	—	—
DOANE (1939)	31	♀	seit zwei Jahren zunehmende Schmerzen, die in den Arm ausstrahlen	—	l. Mittelfinger subungual	5 mm	?
GUMPEL (1939) Fall I	27	♂	äußerst heftige Schmerzen	seit 6 Jahren	r. Unterarm Streckseite	Kirsche	—
GUMPEL (1939) Fall II	59	♀	spontan auftretende, bis in die Fingerspitzen und in die r. Brustseite ausstrahlende Schmerzen, die auch durch kräftigen Faustschluß auslösbar sind	seit etwa 3 Jahren	r. Achselhöhle	Erbse	—
IGLESIAS, GOMEZ und PALACIOS (1939)	—	♂	heftige Schmerzen, die in den ganzen Arm ausstrahlen	—	Endphalange r. Ringfinger	0,5 cm große Cyste	—

	Alter						
Kuhlenkampff und Heilmann (1940)	11	♂	anfallsweise auftretende Schmerzen	seit 9 Wochen	l. Unterarm	kleine Erbse	—
Butz (1940) Fall I	44	♂	starke Schmerzen	seit 5 Jahren	l. Oberschenkel, in der Cutis	Erbse	Granatsplitterverletzung an der gleichen Stelle vor 15 Jahren
Butz (1940) Fall II	41	♂	auf leiseste Berührung Schmerzen	seit ½ Jahr	r. Kniegelenk	Pfefferkorn	—
Butz (1940) Fall III	25	♀	starke Schmerzen, bei Kälte bis in die Schulter ausstrahlend	seit 2 Jahren	l. Zeigefinger	3 : 2 mm	
Butz (1940) Fall IV	49	♂	Schmerzen in den letzten Jahren bei leiser Berührung unerträglich geworden	seit 4 Jahren	r. Knie im Unterhautfettgewebe	Erbse	—
Butz (1940) Fall V	28	♂	gelegentlich feines Kribbeln in der r. Hand	seit einiger Zeit	r. Unterarm	Senfkorn	—
Butz (1940) Fall VI	33	♂	Schmerzen	seit mehreren Jahren	Unterarm	6 mm	—
Butz (1940) Fall VII	49	♂	Schmerzen, besonders stark bei Scheuern der Kleider	seit einiger Zeit	Kniekehle	Pfefferkorn	—
Butz (1940) Fall VIII	45	♂	überempfindlich auch bei leichter Berührung	seit Jahren	l. Ellenbeuge	11 : 8 : 5 mm	—
Butz (1940) Fall IX	48	♀	bei Berührung äußerst schmerzhaft	seit 15 Jahren	Handgelenk	Cyste von 12 mm Durchmesser	—
Butz (1940) Fall X	54	♂	—	—	r. Jochbogen im Unterhautfettgewebe	Pfefferkorn	früher öfters kleine Verletzungen durch Kolbenrückschlag beim Jagdschießen
Butz (1940) Fall XI	—	♀	keine besonderen Schmerzen, in der Umgebung der Geschwulst aber ausgesprochenes Kältegefühl	seit vielen Jahren	Nasenrücken	kleines Pfefferkorn	—
Butz (1940) Fall XII	50	♀	zunehmende Schmerzhaftigkeit	seit etwa 25 Jahren	r. Zeigefinger	Senfkorn	—

Zusammenstellung von 218 klinisch bzw. pathologisch-anatomisch beschriebenen Glomustumoren (Fortsetzung)

Autor	Alter	Geschlecht	Symptome	Dauer	Sitz des Tumors	Größe des Tumors	vorausgegangenes Trauma
LUPINESCU, REPCIUC und DIACONESCU (1941) Fall I	19	♂	ausstrahlende Schmerzen	seit wenigen Monaten	l. Knöchel subcutan	Kirschkern	—
LUPINESCU, REPCIUC und DIACONESCU (1941) Fall II	32	♀	Schmerzen	seit 6 Monaten	r. Unterarm subcutan	Bohne	—
GLOGGENGIESSER (1947) Fall I	—	♂	keine wesentlichen Schmerzen	seit einigen Wochen	r. Kniescheibe Innenrand	2,0 : 1,5 cm	—
GLOGGENGIESSER (1947) Fall II	27	♂	—	—	r. Knie Innenseite	1,5 : 1,1 cm	leichter Unfall
GLOGGENGIESSER (1947) Fall III	34	♂	—	—	r. Knie	—	—
GLOGGENGIESSER (1947) Fall IV	57	♂	—	—	Gesäßgegend 3 Querfinger vom Anus	—	—
GLOGGENGIESSER (1947) Fall V	62	♂	auf Berührung sehr empfindlich	—	l. Ellenbeuge	—	—
GLOGGENGIESSER (1947) Fall VI	19	♀	—	seit einigen Wochen	l. Zeigefinger	—	—
KOCAOGLU (1950)	29	♂	Schmerzen erst seit 2 Jahren	seit 10 Jahren	l. Vorderarm, je ein Tumor auf der Vorder- und Rückseite r. Unterarm	Linse, Nuß	—
THIES und GLOGGENGIESSER (1953) Fall I	64	♂	Druck- und Kälteempfindlichkeit	1933 erstmalig bemerkt; 1939 operativ entfernt. 5 bis 6 Jahre später rezidiv; elektrochirurgisch		—	—

THIES und GLOGGENGIESSER (1953) Fall II	10	♂	—	entfernt. ½ Jahr später neuerlicher Knoten an der gleichen Stelle seit 2 Jahren	r. Unterschenkel Außenseite	Hühnerei	—
THIES und GLOGGENGIESSER (1953) Fall III	61	♂	zunehmende Schmerzempfindlichkeit auf Berührung	seit 3 Jahren	r. Knie	Kirsche	—

Literaturverzeichnis

ABERL, R. G.: Quantitative studies of the rate of removal of urea by living blood capillaries from extra vascular solutions on transparent moat chambers introduced into the rabbit's ear. Anat. Rec. (Am.) **69**, 11 (1937).

ADAIR, F. E.: Glomus tumor; a clinical study with a report of 10 cases. Amer. J. Surg. **25**, 1 (1934).

AHO, A.: On the venous network of the human heart and its arteriovenous anastomoses. Ann. med. exper. biol. Fenniae **28**, Suppl. 1, 9 (1950).

ALLEN, E. V., N. W. BARKER und E. A. HINES, JR.: Peripheral vascular diseases. Philadelphia: Saunders. 1946.

ALOISI, M.: Sulla struttura dei sistemi vascolari sanguiferi polmonari in rapporto alla regolazione di circolo. Arch. ital. Anat. **33**, 726 (1934).

ALTSCHUL, R.: Zur Angioarchitektonik des Gehirns. Anat. Anz. **88**, 23 (1939).

ALVAREZ CASCOS, M. und J. COSTERO: Clinical and histopathological study on the so-called subungual glomal tumors. Arch. españ. Oncol. **2**, 391 (1932).

AMANTEA, G.: Recherches sur la sécrétion spermatique. Arch. ital. Biol. **62**, 35 (1919).

ANDERSON, R. G. und F. P. W. ANDERSON: A subcutaneous glomus tumor (MASSON) in the little finger. Proc. Soc. Med., Lond. **30** (1937).

ANDRÉ-THOMAS: Tumeurs comparables à des tumeurs glomiques développées dans les muscles de la cuisse à la suite d'un traumatisme. Ann. Anat. path. **10**, 657 (1933).

ANDREWS, W. H. H., B. G. MAEGRAITH und C. E. M. WENYON: Studies on the liver circulation. II. The micro-anatomy of the hepatic circulation. Ann. trop. Med. **43**, No. 2 (1949).

— — Anatomical and physiological evidence of anastomosis of the hepatic artery and hepatic vein within the mammalian liver. Nature **171**, 222 (1953).

— R. HECKER, B. G. MAEGRAITH und H. D. RITCHIE: On direct connexions between hepatic artery and hepatic veins in the canine liver. J. Physiol. (Brit.) **122**, 1 (1953).

ANSCHÜTZ, F. und W. SCHROEDER: Die Wirkung verschiedener pharmakologischer Substanzen auf die Durchblutung der Kapillaren bzw. der arterio-venösen Anastomosen in der Extremität des Hundes. Z. exper. Med. **116**, 291 (1950).

ANSON, B. J., J. W. PICK und L. E. BEATON: The renal and suprarenal blood vessels. Anat. Rec. (Am.) **73** (Suppl.), 4 (1939).

ARNOLD, J.: Ein Beitrag zu der Structur der sogenannten Steißdrüse. Vorläufige Mitteilung. Zbl. med. Wiss. **2**, 881 (1864).

— Ein Beitrag zu der Structur der sogenannten Steißdrüse. Virchows Arch. **32**, 293 (1865 a).

— Über die Structur des Ganglion intercaroticum. Virchows Arch. **33**, 190 (1865 b).

— Ein Beitrag zu der feineren Structur und dem Chemismus der Nebennieren. Virchows Arch. **35**, 64 (1866a).

— Ein weiterer Beitrag zur Steißdrüsenfrage. Virchows Arch. **35**, 220 (1866b).

— Über die Glomeruli caudales der Säugethiere. Virchows Arch. **36**, 497 (1867).

ASCHENBRANDT: Über den Einfluß der Nerven auf die Sekretion der Nasenschleimhaut. Würzbg. Mschr. Ohrenhk. **1885**.

ASCHOFF, J.: Mitteilung zur spontanen und reflektorischen Vasomotorik der Haut. Pflügers Arch. **248**, 171 (1944).

— Die Vasodilatation einer Extremität bei örtlicher Kälteeinwirkung. Ibid. 178.

— Über die Kältedilatation der Extremität des Menschen in Eiswasser. Ibid. 183.

— Über die Interferenz temperaturregulatorischer und kreislaufregulatorischer Vorgänge in den Extremitäten des Menschen. Ibid. 197.

ASCHOFF, L.: Über die Entdeckung des Blutkreislaufes. Freiburg. Forsch.-gem. z. Medizingesch., H. 1, 1938.

AUDRY, M. C.: Nodule sous-cutané à structure de naevus artériel leiomyomateux. Bull. Soc. franç. Derm. **38**, 222 (1931).

AUSTONI, M. und G. CANDIANI: Rilievi anatomo-clinici sulle alterazioni vascolari in casi di malattia di Winiwarter-Buerger e di altre arteriopatie croniche delle estremità. Acta chir. Patav. **2**, 69 (1949).

AUSTONI, M. und G. CANDIANI: Sulla questione del morbo di Buerger. Omnia med. 1949.
BABKIN, B. P., O. S. GIBBS und H. G. WOLFF: Die humorale Übertragung der Chorda-
tympani-Reizung. Arch. exper. Path. (D.) **168**, 32 (1932).
BACCHI, S.: Osservazioni sulla vascolarizzazione sanguigna dei noduli linfatici tonsillari.
Riv. Pat. sper. **35**, 337 (1947).
— Particolarità strutturali di piccole arterie della mucosa dei cornetti medio e inferiore.
Arch. ital. Ot. ecc. **58**, 161 (1947).
BACHMANN, R.: Nebennierenstudien. Erg. Anat. **33**, 31 (1941).
— Die Nebenniere. Hdb. d. mikrosk. Anat. d. Menschen **6/5** (1954).
BAILEY, O. T.: The cutaneous glomus and its tumor-glomangiomas. Amer. J. Path.
11, 915 (1935).
BAISI, F.: La circolazione renale. (Studio sulla »deviazione« della circolazione renale
nel coniglio.) Policlinico (Sez. Chir.) **56**, 133 (1949).
BALESTRAZZI, N.: Importanza della disfunzione delle anastomosi arterovenose nel
determinismo dello shock. Boll. Soc. ital. Biol. sper. **26**, 227 (1950).
BANKI, Ö.: Arterio-venöse Anastomose in der Wand der Vesica urinalis. Acta neerld.
Morph. norm. et path. **2**, 208 (1939).
BANNIER, H. J.: Über die Polster in den Arterien der menschlichen Schilddrüse.
Med.-dent. Diss. Halle-Saale 1939.
BARCLAY, A. E.: Microarteriography. Brit. J. Radiol. **20**, 394 (1947).
— und F. H. BENTLEY: The vascularisation of the human stomach. Brit. J. Radiol.
22, 62 (1949).
BARGMANN, W.: Über die Polsterarterien und Trichtervenen des Penis. Z. Zell-
forsch. usw. **20**, 803 (1934).
— Der Thymus. Hdb. d. mikrosk. Anat. d. Menschen **4/4** (1943).
— Histologie und mikroskopische Anatomie des Menschen. **2**. Stuttgart: G. Thieme.
1951.
BARIATTI, R. und G. CONTI: I dispositivi di blocco dei vasi sanguiferi nel polmone
residuo a pneumectomia e lobectomia sperimentale. Chirurgia **7**, 333 (1952).
BARLOW, T. E.: Arterio-venous anastomoses in the human stomach. J. Anat. (Brit.)
85, 1 (1951).
— F. H. BENTLEY und D. N. WALDER: Arteries, veins and arteriovenous anastomoses in the human stomach. Surg. etc. **93**, 657 (1951).
BARRÉ, J.-A.: Troubles sympathiques étendus et violents du membre supérieur par
tumeur de la dernière phalange de médius. Congrès de aliénistes et neurologistes.
Strasbourg 1920.
— Sur certaines sympathalgies de la périphérie des membres. Leur traitement chi-
rurgical simple. Presse méd. **12**, 311 (1922).
— und P. MASSON: Étude anatomo-clinique de certaines tumeurs sous-unguéales
douloureuses (tumeurs du glomus neuro-myo-artériel des extremités). Bull. Soc.
franç. Derm. **31**, 148 (1924).
BARRIE, J. H., S. J. KLEBANOFF und G. W. CATES: Direct medullary arterioles and
arteriovenous anastomoses in the arcuate sponges of the kidney. Lancet **258**, 23 (1950).
BARTALENA, G.: Di particolari strutture arteriose dell'esofago. Boll. Mal. Orecch.
ecc. **71**, 51 (1953).
BATIGNE und GAUDY: Angiome fibromyomateux du doigt. Bull. Mém. Soc. Anat.
Paris **76**, 687 (1901).
BAUDRIMONT, A. und A. M. MAUGEIN-MERLET: Sur la structure des artères et artéri-
oles intrapulmonaires du lapin et du cobaye et sur leur rôle fonctionnel dans la
régulation de la circulation pulmonaire. C. r. Soc. Biol. **113**, 1210 (1933).
— — Sur un dispositive musculaire fonctionnel des artères et des artérioles pulmonaires
chez la lapin et la cobaye. Bull. Histol. appl. etc. **10**, 201 (1933).
BAZETT, H. C.: A consideration of the venous circulation. 3rd Conference of Factors
Regulating Blood Pressure, S. 66. New York 1949.
— L. LOVE, L. EISENBERG, R. DAY und R. FORSTER: Temperature changes in
blood flowing in arteries and veins of man. J. appl. Physiol. **1**, 19 (1948).
BECHER, H.: Über besondere Zellgruppen und das Polkissen am Vas afferens in der
Niere des Menschen. Z. Mikrosk. **53**, 205 (1936).
— Über die Blutzirkulation in der Niere und die Wirkung des Polkissens an den Arterio-
lae afferentes. S.ber. Ges. Naturw. Marbg. **71**, 95 (1936).
— Über die Wirkung und Bedeutung besonderer regulatorischer Einrichtungen an der
Arteriola afferens der menschlichen Niere. Anat. Anz. **83** [Erg.-Bd.], 134 (1937).
— Die gestaltlichen Grundlagen der Strombahnsteuerung am Gefäßpol der Malpi-
ghischen Körperchen in der menschlichen Niere. Ärztl. Forsch. **3**, 351 (1949).

BECHER, H.: Der Regulationsapparat zur Strombahnsteuerung am Gefäßpol der Malpighischen Körperchen in der menschlichen Niere. Anat. Nachr. 1, 81 (1950).

BÉCLARD, P. A.: Éléments d'anatomie générale. Paris 1852.

BENDA, C.: Beiträge zur normalen und pathologischen Morphologie der Hypophyse. Zbl. Path. 40, Erg.-H., 185 (1927).

BENJAMIN, H. B.: The neurovascular mechanism of the mucous membrane of the stomach. Surg. etc. 93, 672 (1951).

— The neurovascular mechanism of gastric ulcer formation. J. internat. College Surgeons 20, 327 (1953).

— M. WAGNER und W. ZEIT: Intragastric temperature: its variations in gastric ulcers. Surg. etc. 97, 19 (1953).

— — — Bentyl hydrochloride effect on intragastric temperature-normal subjects. Amer. J. Gastroent. 22, 387 (1954).

BENNETT, H. St.: The life history and secretion of the cells of the adrenal cortex of the cat. Amer. J. Anat. 67, 151 (1940).

— und L. KILHAM: The blood vessels of the adrenal gland of the adult cat. Anat. Rec. (Am.) 77, 447 (1940).

BENNINGHOFF, A.: Blutgefäße und Herz. Hdb. d. mikrosk. Anat. d. Menschen 6/1 (1930).

BERGSTRAND, H.: Über die sog. Glomustumoren. Nord. med. Tskr. (Schwd.) 1937, 361.

— Multiple glomic tumors. Amer. J. Canc. 29, 470 (1937).

BERLINERBLAU, FANNY: Über den direkten Übergang von Arterien in Venen. Inaug.-Diss. Berlin; v. Reichert-Du Bois-Reymondsches Arch. 1875, S. 177.

BERNARD, C.: Leçons sur la physiologie et la pathologie du système nerveux. Paris: J.-B. Baillière et Fils. 1858a.

— Sur les variations de couleur dans le sang veineux des organes glandulaires suivant leur état de fonction ou de repos. C. r. Acad. Sci. Paris 46, 159 (1858b).

— Leçons sur les propriétés physiologiques et les altérations pathologiques des liquides de l'organisme. Paris 1859.

BERNFELD, K.: Zur Klinik und Anatomie der sogenannten Apoplexia uvulae. Mschr. Ohrenhk. 71, 327 (1932).

BERTELLI, L.: Sulla presenza di meccanismi regolatori del flusso sanguigno nei vasi arteriosi degli arti dell'uomo. Atti Accad. Fisiocritici Siena 21, 13 (1953a).

— Sulla presenza di corpuscoli nervosi terminali nella parete dell'arteria e della vena poplitea ed in immediata prossimità di questi vasi e dei loro collaterali. Atti Accad. Fisiocritici Siena 21, 250 (1953b).

— und F. RUGANI: Sui dispositivi regolatori del flusso sanguigno nei tronchi venosi dell'arto inferiore dell'uomo. Atti Accad. Fisiocritici Siena 21, 94 (1953).

BINI, G.: A proposito delle cosidette arterie cardiaortali. Arch. Sci. med. 86, 3 (1948).

BISSET, C.: A case of an extraordinary irritable sympathetic tumour. Mem. med.-chir. London 3, 58 (1792) (zitiert nach GREIG).

BIZZOZERO, G. und G. TIZZONI: Delle iniezioni nelle vene di sostanze granulari. Gazz. Clin. 12, Nr. 33 (1877).

BLOOMER, W. E., W. HARRISON, G. E. LINDSKOG und A. A. LIEBOW: Respiratory function and blood flow in the bronchial artery, after ligation of the pulmonary artery. Amer. J. Physiol. 157, 317 (1949).

BLUMENTHAL, M.: Unter dem Nagel gelegener Glomustumor. S.ber. Rumän. Dermat. Ges., Zbl. Hautkrkh. 56, 346 (1936).

BOHLE, A. und U. TOMSCHE: Das Verhalten der epitheloiden Zellen der Vasa afferentia der Nierenkörperchen bei experimenteller Hypertonie. Beitr. path. Anat. 113, 399 (1953).

— M. KOHLER und U. TOMSCHE: Über das Verhalten der epitheloiden Zellen der Vasa afferentia einseitig nephrektomierter Ratten bei renaler Hypertonie durch Einkapselung einer Niere. Beitr. path. Anat. 113, 414 (1953).

— — und H. BUROW: Experimentelle Untersuchungen zur „Endokrinen Niere" (SELYE). Virchows Arch. 323, 1 (1953).

BOISSEZON, M. P. DE: La trifurcation carotidienne et le corpuscule intercarotidien du cheval. Ann. Anat. path. 13, 733 (1936).

— Les appareils de réglage de la circulation du corpuscule carotidien. Bull. Histol. appl. etc. 20, Nr. 7 (1943).

— Les vaisseaux, les nerfs et les ganglions nerveux dans la structure du corpuscule carotidien. Bull. Histol. appl. etc. 21, Nr. 3 (1944).

BONNARD, CHENUT und DE GRAILLEY: Sur un cas de tumeur glomique d'un doigt de la main. Soc. anat.-clin. Bordeaux 1934.

BONNARD, DE GRAILLEY und H. BONNARD: Les tumeurs glomiques. Gaz. Sci. méd. Bordeaux **1934**, 1.
— — und NARD: Tumeur glomique. Soc. anat.-clin. Bordeaux 1934.
BONNET, P.: Tumeur sous-unguéale douloureuse; tumeur du glomus neuro-myoartériel. Lyon chir. **24**, 718 (1927).
BOSTROEM, B. und J. PIIPER: Über arterio-venöse Anastomosen und Kurzschluß-durchblutung in der Lunge. Pflügers Arch. **261**, 165 (1955).
— und P.-W. SCHNEIDER: Über die Wirkung depressorischer Reflexe auf die Durch-blutung der arterio-venösen Anastomosen der Hundeextremität. Pflügers Arch. **257**, 241 (1953).
— und W. SCHOEDEL: Über die Durchblutung der arterio-venösen Anastomosen in der hinteren Extremität des Hundes. Pflügers Arch. **256**, 371 (1953).
BOURCERET, P.: Circulations locales. I. La main. Paris 1885.
BOYD, J. D.: Arterio-venous anastomoses. Lond. Hosp. Gaz. (Clin. suppl.) **16**, 2 (1939).
BRACCO, L. L. und G. FERRERO: Sulla circolazione arteriosa della mano. Minerva chir. **8**, 1 (1953).
BRAUN, H.: Die arterio-venösen Anastomosen. Med. Klin. **40**, 138 (1944).
BRAUS, H.: Anatomie des Menschen. Band 2. Berlin: Springer. 1934.
BRÖMSER, PH.: Diskussionsbemerkung zum Referat CLARA, Arterio-venöse Neben-schlüsse. Verh. dtsch. Ges. Kreisl.forsch. **11** (1938).
BROWN, M. E.: The occurrence of arterio-venous anastomoses in the tongue of the dog. Anat. Rec. (Am.) **69**, 287 (1937).
BRÜCKE, TH.: Anatomische Beschreibung des menschlichen Augapfels. Berlin 1847.
BRUNER, H. D. und C. F. SCHMIDT: Blood flow in the bronchial artery of the anesthetized dog. Amer. J. Physiol. **148**, 648 (1947).
BRUNNER, G.: Beiträge zur Anatomie und Histologie des mittleren Ohres. Leipzig 1870.
BRUNNER, H.: Beiträge zur Pathologie der Gaumentonsille. II. Über die Struktur der Arterien und Venen in der Mandelkapsel. Mschr. Ohrenhk. **66**, 1335 (1932).
BRUZZONE, P. L.: Osservazioni istoanatomiche sulla circolazione sanguina del peduncolo ipofisario. Ann. Laring. ecc. **47**, 65 (1948).
BUCCIANTE, L.: Sulla struttura dei vasi prostatici dell'uomo. Atti Soc. med.-chir. Padova **23** (1945).
— Anastomosi artero-venose e dispositivi regolatori del flusso sanguigno. Mon. zool. ital. **57** (Suppl.), 3 (1949).
BUCHER, O.: Polsterbildungen in den Arterien des Myocards (Polsterkissen und Polsterarterien). Schweiz. med. Wschr. **74**, 522 (1944).
— Sondervorrichtungen an Kranzgefäßen. Schweiz. med. Wschr. **75**, 966 (1945).
— Über den Bau der Blutgefäße des menschlichen Herzens. Acta Anat. **3**, 162 (1947).
— Einige Bemerkungen zur Arbeit von S. HIRSCH über „Grundsätzliches zur Frage der Regulationseinrichtungen im Coronarkreislauf". Acta Anat. **8**, 185 (1949).
— und M. H. KOELBING: Beitrag zur Kenntnis der mikroskopischen Anatomie der Herzvenen. Acta Anat. **17**, 369 (1953).
BUCURA, C. J.: Über den physiologischen Verschluß der Nabelarterien und über das Vorkommen von Längsmuskulatur in den Arterien des weiblichen Genitales. Zbl. Gynäk. **27**, 353 (1903).
— Über Gefäßverschlußvorrichtungen im weiblichen Genitale. Zbl. Gynäk. **34**, 561 (1910).
BÜCHERL, E.: Über die Bronchialgefäße. Klin. Wschr. **30**, 961 (1952).
BURGH-DALY, I. DE: The physiology of the bronchial vascular system. Harvey Lect. (Am.) **31**, 235 (1935).
BURMAN, M. S. und A. M. GOLD: Glomustumor. N. Y. J. Med. **35**, 618 (1935).
BURNHAM, H. H.: An anatomical investigation of blood vessels of the lateral nasal wall and their relation to turbinates and sinuses. J. Laryng. **50**, 569 (1935).
BURTON, A. C. und O. G. EDHOLM: Man in a cold environment. London 1955.
BUSSCHER, G. DE: La vascularisation macroscopique et microscopique du cancer de l'estomac. Acta Gastro-Enterol. Belg. **10**, 481 (1947).
— La circulation intrabronchique, les anastomoses artério-veineuses et le mélange du sang artériel et veineux dans les poumons. Bull. Histol. appl. etc. **10**, 193 (1947).
— La vascularisation de l'estomac ulcéreux. Gastroenterol. **72**, 154 (1947).
— Topographie der arterio-veneuse Anastomosen in de normale en in de ulcereuse, Maag ... Belg. Tijdschr. Geneesk. **4**, 1121 (1948).
— Étude morphologique et considérations physiologiques sur la vascularisation de l'estomac. Acta Gastro-Enterol. Belg. **7**, 333 (1948).

Busscher, G. de: Les anastomoses arterio-veineuses de l'estomac. Acta neerld. Morph. **6**, 1 (1948).
— L'espaces périartériels des poumons. Bull. Hist. appl. etc. **25** (1948).
— L'irrigation de l'œsophage, de l'estomac et du duodénum. Acta Gastro-Enterol. Belg. **14** (Suppl.), 271 (1951).
Butler, H.: The veins of the oesophagus. Thorax **6**, 276 (1951).
Butz, A.: Über Erscheinungsformen des Glomustumors. Chirurg **12**, 97 (1940).
Buzzi, F.: Beitrag zur Kenntnis der angeborenen Geschwülste der Sakro-Coccygealgegend. Virchows Arch. **109**, 9 (1887).
Caithaml, W.: Erfahrungen mit Hydergin bei peripheren Durchblutungsstörungen. Langenbecks Arch. u. Dtsch. Z. Chir. **278**, 396 (1954).
Callander, C. L.: Study of arterio-venous fistula with an analysis of 447 cases. Ann. Surg. **71** (1920).
Camper, P. C.: Demonstrationum anatomico-pathologarum liber primus. 1760, 11.
Candiani, G. und F. Franco: Rilievi istologici sui vasi di polmoni e di altri visceri di soggetti portatori di bronchiettasie. Riv. Anat. patol. **7**, 1 (1953).
Carruthers, D.: Cases of painful subcutaneous tubercle. Edinbgh med. surg. J. **33**, 307 (1830).
Carstensen, J.: Über subunguale Tumoren. Arch. klin. Chir. **144**, 409 (1927).
Carswell, Jr., J.: Arteriovenous fistula of the lung. J. thorac. Surg. (Am.) **19**, 789 (1950).
Cascao de Anciães, J. H.: A circulação no rim. Rev. Amatus Lusitanus **6**, 593 (1947).
— Alguns aspectos e novos dados experimentais sobre a circulação no rim. Gaz. méd. Portuguesa **4**, 543 (1951).
— Sobre a existência de um mecanismo de diversão da circulaçao intra-renal na estase do rim. Colectânea de Trabalhos Médicos de Discipulos de Pulido Valente (ohne Jahreszahl).
Castigli, G.: Sulle anastomosi arterovenose nel polmone. Boll. Soc. ital. Biol. sper. **24**, 614 (1948).
— Osservazioni sui vasi del polmone. Mon. zool. ital. **56**, 112 (1948).
— Sulle anastomosi artero-venose nel polmone. Arch. ital. Anat. **53**, 249 (1949).
— Ricerche sulla anastomosi artero-venose. Riv. Biol. **41**, 173 (1949).
— und A. Moriconi: Dispositivi di blocco in arterie del piede di bue. Atti Soc. ital. Sci. Vet. **3**, 1 (1949).
Cavalcanti, E. M.: A vascularização arterial do cólon terminal. Rev. brasil. Gastroenterol. **3**, 513 (1951).
— Considerações em torno da vascularização do segmento recto sigmoideu. Rev. brasil. Gastroenterol. **4**, 67 (1952).
Cavazzana, P.: Dispositivi di blocco e cellule epitelioidi nei vasi della cute ascellare e perianale dell'uomo. Atti Soc. med. chir. Padova **23**, 3 (1945).
— Disposizioni di chiusura, anastomosi artero-venose e cellule muscolo-epitelioidi nei vasi cutanei . . . Ric. Morf. **22**, 1 (1946).
Chambers, R.: Blood capillary circulation under normal conditions and in traumatic shock. Nature (Brit.) **162**, 835 (1948).
— und B. W. Zweifach: Topography and function of the mesenteric capillary circulation. Amer. J. Anat. **75**, 173 (1944).
Champy, Ch. und N. Kritch: Étude histologique de la crête des gallinacés et des ses variations sous l'influence des facteurs sexuels. Arch. Morph. (Fr.) **25** (1926).
— M. Demay und J. Louvel: Connexions du muscle cardiaque avec les vaisseaux du cœur. C. r. Assoc. Anat. 1947, 1.
Chandelux, A.: Recherches histologiques sur les tubercules sous-cutanés douloureux. Arch. de physiol. norm. et path. **9**, 639 (1882).
Charpy, A.: Système veineux. Poirier: Traité d'Anatomie humaine **2**, 3 (1898).
Chisholm, M.: Painful fibroma at the end of the ring finger. Marit. med. News (Kan.) **1**, 57 (1889).
Christensen, G. C.: Angioarchitecture of the canine penis and the process of erection. Amer. J. Anat. **95**, 227 (1954).
Christie, R. V.: The function of the carotid gland. 1. The action of extracts of a carotid gland tumor in man. Endocrinology **17**, 421 (1933). — 2. Action of extracts of the carotid gland of the elasmobranch. Ibid. 433.
Chungcharoen, D., M. de Burgh-Daly und A. Schweitzer: The blood of the carotid body in cats, dogs and rabbits. J. Physiol. (Brit.) **117**, 347 (1952 a).
— The blood supply of the superior cervical sympathetic and the nodose ganglia in cats, dogs and rabbits. Ibid. **118**, 528 (1952 b).
Clara, M.: Kleine histologische Mitteilungen. Anat. Anz. **55**, 399 (1922).

CLARA, M.: Über den Bau des Schnabels der Waldschnepfe (*Scolopax rusticola* L.). Zugleich ein Beitrag zur Kenntnis der Herbstschen Körperchen und zur Funktion der Lamellenkörperchen. Z. mikrosk.-anat. Forsch. 3, 1 (1925).
— Die arterio-venösen Anastomosen der Vögel und Säugetiere. Erg. Anat. 27, 246 (1927).
— Über arterio-venöse Anastomosen. Münch. med. Wschr. 1936, 651.
— Vergleichende Histobiologie des Nierenglomerulus und der Lungenalveole. Z. mikrosk.-anat. Forsch. 40, 147 (1936).
— Bau und Bedeutung der arterio-venösen Anastomosen. Zbl. Chir. 64, 642 (1937).
— Arterio-venöse Nebenschlüsse. Verh. dtsch. Ges. Kreisl.forsch. 11, 226 (1938).
— Anatomie und Biologie des Blutkreislaufes in der Niere. Arch. Kreisl.forsch. 3, 42 (1938).
— Die arterio-venösen Anastomosen. Leipzig: J. A. Barth. 1939.
— Die anatomischen Grundlagen der peripheren Kreislaufregulation. Jb. Auslandsamt dtsch. Doz. 1942, 155.
— Über die morphologischen Grundlagen der peripheren Kreislaufregulation mit besonderer Berücksichtigung der arterio-venösen Anastomosen. Nova Acta Leopoldina, N. F. 10, 532 (1942).
— Die morphologischen Grundlagen der peripheren Kreislaufregulation mit besonderer Berücksichtigung der arterio-venösen Anastomosen. 73. internat. Fortbildungskurs Salzburg 1944.
— Untersuchungen über den feineren Bau des Grundhäutchens bei den Blutcapillaren des Gehirns. Dtsch. Z. Nervenhk. 171, 62 (1953).
CLARK, E. R.: Arterio-venous anastomoses. Physiol. Rev. (Am.) 18, 229 (1938).
— und E. L. CLARK: Observations on living preformed blood vessels as seen in a transparent chamber inserted in the rabbit's ear. Amer. J. Anat. 49, 441 (1932).
— Observations on living arterio-venous anastomoses as seen in transparent chambers introduced into the rabbit's ear. Amer. J. Anat. 54, 229 (1934a).
— The new formation of arterio-venous anastomoses in the rabbit's ear. Amer. J. Anat. 55, 407 (1934b).
— — Caliber changes in minute blood-vessels observed in the living mammal. Amer. J. Anat. 73, 215 (1943).
— — und R. G. WILLIAMS: Microscopic observations in the living rabbit of the new growth of nerves and the establishment of nerve-controlled contractions of newly formed arterioles. Amer. J. Anat. 55, 47 (1934).
— W. J. HITSCHLER, H. T. KIRBY-SMITH, R. O. REX und J. H. SMITH: General observations on the ingrowth of new blood vessels into standardized chambers in the rabbit's ear, and the subsequent changes in the newly grown vessels over a period of months. Anat. Rec. (Am.) 50, 129 (1931).
— H. T. KIRBY-SMITH, R. O. REX und R. G. WILLIAMS: Recent modifications in the method of studying living cells and tissues in transparent chambers inserted in the rabbit's ear. Anat. Rec. (Am.) 47, 187 (1930).
— und E. A. SWENSON: Film showing contraction of both normal and new formed arterio-venous anastomoses in the rabbit's ear. Anat. Rec. (Am.) 52, 83 (1932).
CLERMONT, D.: Le corpuscule carotidien. Toulouse méd. 76, 129 (1955).
COLE, H. N. und W. E. SROUB: Glomus tumor: Arterial angioneuromyoma of MASSON. J. amer. med. Assoc. 107, 428 (1936).
COLLIN, R.: Glomus neurovasculaires et circulation hypophysaire. Bull. Soc. Sci. Nancy 4, 115 (1939).
— und P. FLORENTIN: Nouveaux documents sur le système porte-hypophysaire. Bull. Soc. Sci. Nancy 4, 115 (1939).
— — Glomus neurovasculaires et circulation hypophysaire. Ibid. 102.
CONTI, G.: Disposizioni di chiusura e decorso glomerulare nelle arteriole nutritive della parete dell'aorta e della carotide interna. Atti Soc. med.-chir. Padova 23, 1 (1945).
— Arterie di blocco anastomosi arterio-venose nel cuore dell'uomo. Atti Soc. med.-chir. Padova 23, 5 (1945).
— Sui vasi nutritivi della vena cava discendente e dell'aorta ascendente dell'uomo. Ric. Morf. 22, 1 (1947).
— Dispositivi di blocco, anastomosi artero-venose e cellule mio-epitelicidi nei „vasa vasorum" di arterie e di vene di grande e medio calibro dell'uomo. Ric. Morf. 22, 1 (1947).
— Dispositivi di chiusura in seno ai rami arteriosi del fegato dell'uomo. Ann. Biol. norm. e patol. 1, 150 (1947).
— Contributi alla conoscenza dei dispositivi regolatori del flusso sanguigno lungo i vasi arteriosi e venosi del pene dell'uomo. Boll. Soc. ital. Biol. sper. 26, 1 (1950).

Conti, G.: Indagini morfologiche e considerazioni funzionali sull'albuginea dei corpi cavernosi del pene e dell'uretra dell'uomo. Boll. Soc. ital. Biol. sper. **26** (1950).
— Dispositifs de régulation du courant sanguin de long des artères du système de conduction du cœur humain. Acta Anat. **11**, 383 (1951).
— L'érection du pénis humain et ses bases morphologico-vasculaires. Acta Anat. **14**, 217 (1952).
— Über das Vorkommen von Sperreinrichtungen in Arterien mit spezieller Berücksichtigung der „gestielten Polster". Acta Anat. **18**, 234 (1953).
— und L. Passarelli: Contributo alla conoscenza dell'esofago umano. I. La vascolarizzazione dell'esofago dal punto di vista anatomo-funzionale. Arch. Chir. Torace **8**, 269 (1951).
— Id. IV. La morfologia dei vasi sanguigni esofagei sulla base di moderne acquisizioni. Ibid. **10**, 851 (1953).
Corelli, D.: Sul circolo collaterale del polmone. I. Plastico della circolazione polmonare dell'uomo e del cane in condizioni normali e patologiche. Arch. Chir. Torace **9**, 387 (1952).
— Id. II. Contributo alla interpretazione funzionale. Ibid. 405.
Costa, A. J.: Tumor of neuro-myo-arterial glomus in test index finger; anatomic, pathologic and histologic study. Bol. Soc. Cir. B. Air. **16**, 1514 (1932) (zit. nach Mason und Weil).
— J. M. Lascano-Gonzalez und J. C. Lascano Gonzalez: Nomenclature of glomal tumors. Rev. Ass. méd. argent. **48**, 350 (1934) (zit. nach Mason und Weil).
Coulouma, P. und Dubas: Le problème artériel anatomoradiologique du duodénum. Lausanne: Roth et Roth. 1948.
Crampton, P.: Painful subcutaneous tubercle. Dubl. J. med. Sci. **15**, 470 (1853).
Csurda, O.: Angiomatöse Tumoren des Schläfenbeines. Mschr. Ohrenhk. **82**, 164 (1948).
Curri, S. B.: L'embolia neoplastica: Considerazioni sulla frequenza, sulla forma e sulla distribuzione delle metastasi polmonari. Riv. Anat. patol. **5**, 1 (1952).
— Osservazioni sui tumori glomici. Riv. Anat. patol. **7**, 979 (1953).
— und F. Tischendorf: Eine verbesserte Clark-Sandisonsche Kammer zur Lebendbeobachtung am Kaninchenohr. Anat. Anz **100**, 354 (1954).
— — Ricerche sperimentali sull'istofisiologica e istopatalogia delle anastomosi arterovenose. Riv. Anat. patol. **10**, 741 (1956).
— — — und G. C. Maggi: Experimentelle Untersuchungen zur Histophysiologie und -pathologie der arterio-venösen Anastomosen (nach Lebendbeobachtungen am Kaninchenohr). II. Mitteilung: Der Einfluß venöser Stauung, kreislaufwirksamer Pharmaka und der Vagotomie auf das Mikrooszillogramm. Acta Neuroveg. **14**, 149 (1956).
Curtillet, E.: Les anastomoses artério-veineuses (Glomus neuro-vasculaire de Masson). Ann. Anat. path. méd.-chir. **16**, 327 (1939).
Dabelow, A.: Das Gefäßnetz des Ovars und sein Verhalten während der zyklischen Veränderungen. Anat. Anz. **88**, Erg.-H., 172 (1939).
— Die Blutgefäßversorgung der lymphatischen Organe. Anat. Anz. **87**, Erg.-Bd., 179 (1939).
Dabelow, G.: Vorstudien zu einer Betrachtung der Zunge als funktionelles System. I. Die Gefäßversorgung der Papillen der Hundezunge und die vorgeschalteten arterio-venösen Anastomosen. Morph. Jb. **91**, 1 (1951).
Da Costa, A. C.: Os glomos vasculares. Lisboa: Imprensa Lucas u. C. 1943.
— Sur les dispositifs glomiques du corpuscule carotidien. Arch. portug. Sci. biol. (Suppl.) **8**, 1 (1944).
Dalton, A. J.: Structural details of some of the epithelial cell types in the kidney of the mouse as revealed by the electron microscope. J. nat. Cancer Inst. **11**, 1163 (1951).
Daly, M. de Burgh, C. J. Lambertsen und A. Schweitzer: Observation on the volume of blood flow and oxygen utilization of the carotid body in the cat. J. Physiol. (Brit.) **125**, 67 (1954).
Dal Zotto, E.: Dispositivi arteriosi di blocco nell'ipofisi e nel timo del feto umano. Boll. Soc. ital. Biol. sper. **24**, 1225 (1948).
— Sulla vascolarizzazione sanguigna del vestibolo laringeo dell'uomo, con particolare riguardi alla presenza di dispositivi anastomotici artero-venosi. Boll. Soc. ital. Biol. sper. **25**, 122 (1949).
— Anastomosi artero-venose e dispositivi arteriosi di blocco nel pancreas. Boll. Soc. ital. Biol. sper. **25**, 1 (1949).

DAL ZOTTO, E.: Contributo alla conoscenza della struttura della muccosa della »regione aritenoidea« della laringe umana. Riv. Biol. 41, 447 (1949).
— Sulla circolatione sanguigna del pancreas. Mon. zool. ital. 58, 1 (1950).
DANESINO, V.: Studi isotologico sugli aspetti moniliformi dei rami arteriosi polmonari. Arch. Tisiol. (It.) 1, 486 (1946).
— Studio istologico sui dispositivi di blocco dell'ilo e dell'ovaio umano. Quad. Anat. prat. s. II, 11 (1947).
— Dispositivi di blocco nei vasi dell'ovario umano. Mon. zool. ital. 56, 267 (1948).
— Le anastomosi artero-venose dell'ovario umano. Boll. Soc. ital. Biol. sper. 24, 1089 (1948).
— Dispositivi di blocco ed anastomosi artero-venose nella regione inguino-femorale dei feti umani. Quad. Anat. prat. S. IV, 1 (1949).
— Dispositivi di blocco ed anastomosi artero-venose nei vasi fetali della placenta umana. Arch. Ostetr. 55, 251 (1950).
— Dispositivi di blocco e anastomosi artero-venose nei vasi fetali della placenta umana. Atti Soc. reg. Tosco-Umbro-Emiliana . . . di Ostetr. 2, 119 (1950).
— Anastomosi artero-venose e dispositivi di blocco nei vasi fetali della placenta umana. Boll. Soc. ital. Biol. sper. 26, 1 (1950).
— und F. PANINI: Particolarità strutturali della rete vascolare nella vagina umana. Arch. Ostetr. 56, 1 (1951).
DANIEL, P. M., C. N. PEABODY und M. M. L. PRICHARD: Observations on the circulation through the cortex and the medulla of the kidney. Quart. J. exper. Physiol. 36, 199 (1951).
— — — Cortical ischaemia of the kidney with maintained blood flow through the medulla. Quart. J. exper. Physiol. 37, 11 (1952).
— J. D. K. DAWES und M. M. L. PRICHARD: Studies of the carotid rete and its associated arteries. Philos. Trans. Roy. Soc. London, Ser. B 237, 173 (1953).
— und M. M. L. PRICHARD: Variations in the circulation of the portal venous blood within the liver. J. Physiol. (Brit.) 114, 521 (1951).
— — Effects of stimulation of the hepatic nerves and of adrenaline upon the circulation of the portal venous blood within the liver. J. Physiol. (Brit.) 114, 538 (1951).
— — Arterio-venous anastomoses in the external ear. Quart. J. exper. Physiol. 41, 107 (1956).
— — und J. N. WARD-MCQUAID: Removal of the clip on the renal artery in rabbits with experimental chronic hypertension. Quart. J. exper. Physiol. 39, 101 (1954).
— — — The renal circulation in experimental hypertension. Brit. J. Surg. 42, 81 (1954).
DAWES, J. D. K. und M. M. L. PRICHARD: Studies of the vascular arrangements of the nose. J. Anat. (Brit.) 87, 311 (1953).
DEAKINS, J. S. und H. SUGIURA: Circulatory and bile duct systems in rodent livers. Anat. Rec. (Am.) 103, 569 (1949).
DEBIERRE, CH. und S. GÉRARD: Sur les anastomoses directes entre une grosse artère et une grosse veine par l'intermédiaire d'un caisseau transversal d'un calibre beaucoup plus fort que les calibres des capillaires ou des vaisseaux dits de SUCQUET. C. r. Soc. Biol. 10, 27 (1895).
DE CASTRO, F.: Sur la structure et l'innervation de la glande intercarotidienne (glomus caroticum) de l'homme et des mammifères et sur un nouveau système d'innervation autonome du nerf glossopharyngien. Trab. Labor. Invest. biol. Univ. Madr. 24, 365 (1926).
— Sur la structure et l'innervation du sinus carotidien de l'homme et des mammifères. Nouveaux faits sur l'innervation et la fonction du glomus caroticum. Trab. Labor. Invest. biol. Univ. Madr. 25, 331 (1928).
— Sur la structure de la synapse dans les chemorécepteurs: Leur mécanisme d'excitation et rôle dans le circulation sanguine locale. Acta Soc. physiol. scand. (D.) 22, 14 (1951).
DE GIORGI, L.: Le anastomosi arterovenose dell'endometrio umano. Arch. Ostetr. 52, 45 (1947).
— Anastomosi arterovenose e dispositivi di blocco nel collo dell'utero umano. Arch. Ostetr. 54, 549 (1949).
— Morfologia normale e patologica dei dispositivi di blocco e delle anastomosi artero-venose del collo dell'utero umano. Atti Soc. reg. Tosco-Umbro-Emiliana . . . di Ostetr. 2, 63 (1950).
DEHOFF, E.: Über den arteriellen Zufluß des Kapillarsystems in der Nierenrinde. Anat. Anz. 52, 129 (1919).

DEHOFF, E.: Die arteriellen Zuflüsse des Kapillarsystems in der Nierenrinde des Menschen. Virchows Arch. **228**, 134 (1920).

DELSON, B., S. LUBIN und S. R. M. REYNOLDS: Spiral arteries in the human ovary. Endocrinology **42**, 124 (1948).

DEYSACH, L. J.: The comparative morphology of the erectile tissue of the penis with especial emphasis on the probable mechanism of erection. Amer. J. Anat. **64**, 111 (1939).

DIETER, E.: Über das Vorkommen arterio-venöser Anastomosen im Skeletmuskel. Pflügers Arch. **258**, 470 (1954).

DOANE, C. P.: Glomustumor (Glomangioma). J. Amer. med. Assoc. **112**, 1049 (1939).

DOBY, T.: Method for the quantitative estimation of arterio-venous anastomoses in organs. Acta Med. Acad. Sci. Hung. **3**, 201 (1952).

— The number of direct arterio-venous anastomoses in the kidney. Ibid. 207.

— und F. KNEISSL: Arterio-venous anastomoses in the human kidney. Acta Med. Acad. Sci. Hung. **8**, 99 (1955).

DÖRFFEL, J.: Über das neuromyoarterielle Glomus der Haut und seine tumoröse Entartung (Glomustumor nach MASSON). Arch. Derm. (D.) **177**, 255 (1938).

DOGIEL, A. S.: Die Nervenendigungen im Nagelbett des Menschen. Arch. mikrosk. Anat. **64**, 173 (1904).

DONALD, K. W., A. RENZETTI, R. L. RILEY und A. COURNAND: Analysis of factors affecting concentrations of oxygen and carbondioxide in gas and blood of lungs: Results. J. appl. Physiol. **4**, 497 (1952).

DUBREUIL, G.: Les glomi peritriches du groin du porc. C. r. Assoc. Anat. Marseille 1937.

DUCHOSAL, C. und Fr. RAMSEYER: Observation d'une anastomose artério-veineuse chez l'homme, réunissant l'artère humérale à sa veine satellite interne ainsi qu'à la veine basilique. Ann. Anat. path. et norm. méd.-chir. **14**, 855 (1937).

DUNIHUE, F. W.: Effect of the cellophannephritis of the granular cells of the juxtaglomerular apparatus. Arch. Path. (Am.) **32**, 211 (1941).

— und B. H. CANDON: Histologic changes in the renal arterioles of hypertensive rabbits. Arch. Path. (Am.) **29**, 777 (1940).

DUPONT, A.: Aspects atypiques des tumeurs glomiques. Rev. belge Sci. méd. **3**, 624 (1931).

— Note sur quelques aspects atypiques des tumeurs glomiques. Bull. Soc. franç. Derm. **42**, 1260 (1935).

DURET, H.: Recherches anatomiques sur la circulation de l'encéphale. Arch. Phys. norm. et path. **6**, 919 (1874).

EBERTH, J. C.: Von den Blutgefäßen. Strickers Gewebelehre **1** (1871).

EBERTH, C. I.: Die männlichen Geschlechtsorgane. Hdb. d. Anat. d. Menschen 1904.

EBNER, V. v.: Über klappenartige Vorrichtungen in den Arterien der Schwellkörper. Anat. Anz. **18** [Erg.-Bd.] 79 (1900).

— Hdb. d. Gewebelehre d. Menschen **3** (1902).

ECKER, A.: Dissertatio anatomica inauguralis de cerebri et medullae spinalis systemate vasorum capillari, statu sano et morboso. 1853.

ECKHARD, C.: Untersuchungen über die Erektion des Penis beim Hunde. Beitr. Anat. Physiol. **3**, 123 (1863).

— Zur Lehre von dem Bau und der Erektion des Penis. Beitr. Anat. Physiol. 1877.

EHRHARDT, L.: Maligne entarteter Glomustumor der Großzehe. Zbl. Path. **88**, 208 (1952).

EISENKLAM, D.: Über subunguale Tumoren. Wien. klin. Wschr. **44**, 1192 (1931).

ELAUT, L.: L'artère hélicoide du sinus rénal de l'homme. Son trajet et sa structure. C. r. Soc. Biol. **133**, 462 (1940).

— La structure de l'artère afférente du glomérule rénal chez le chien hypertendu. C. r. Soc. Biol. **115**, 1416 (1934).

— Hypertension artérielle chronique chez le chien par ischémie rénale. C. r. Soc. Biol. **122**, 126 (1936).

ELLIS, JR., F. H., J. H. GRINDLAY und J. E. EDWARDS: The bronchial arteries. II. Their role in pulmonary embolism and infarction. Surgery **31**, 167 (1952).

— Id. III. Structural changes after division of the rat's left pulmonary artery. Amer. J. Path. **28**, 89 (1952).

— Id. IV. Experimental bronchial arterial occlusion and bronchial obstruction. J. thorac. Surg. (Am.) **25**, 358 (1953).

ELZE, C. und K. BECK: Die venösen Wundernetze der Hypopharynx. Z. Ohrenhk. **77**, 185 (1918).

EMMENEGGER, H., A. HÜRLIMANN und K. BUCHER: A simple method of producing radioactiv spheres for the investigation of circulatory problems. Helvet. physiol. Acta **9**, 254 (1951).

EPPINGER, H.: Das Asthma cardiale. Berlin 1924.

ERDL: Bemerkungen über die Arteriae helicinae. Arch. Anat. 1841, 421.

ERTL, E.: Glomusgeschwulst der Ohrmuschel. Mschr. Ohrenhk. 77, 15 (1943).

FABBI, F. und B. ROSSATTI: Sulla presenza di anastomosi artero-venose e di dispositivi di blocco nel turbinato inferiore dell'uomo. Ot. ecc. ital. 19, 1 (1951).

FACIO, L.: Tumor subungueal doloroso. Rev. Asoc. argent. Derm. 13, 332 (1929).

FARKAS, K. und G. SZÁSZ: Periphere Kreislaufregelung mit Berücksichtigung des Nierenkreislaufs. Virchows Arch. 317, 342 (1949).

— und S. FEKETE: The importance of blood supply to the blood vessels in the starting and stopping of menstruation. Acta med. Hungar. 2, 181 (1951).

FARRE, A.: Uterus and its appendages. Cyclopedia of Anat. and Physiol. 5 (1858).

FEDOLFI, N.: Sulla disposizione dei vasi sanguiferi dell'iride dell'uomo e di alcuni mammiferi adulti. Mon. zool. ital. 44, Suppl. 261 (1933).

FERNANDEZ, A. A., und J. L. E. MONSERRAT: Nodulos dolorosos de la oreija. Sem. méd. (Arg.) 2, 1693 (1931).

FERNER, H.: Beiträge zur Histobiologie der Langerhansschen Inseln des Menschen mit besonderer Berücksichtigung der Silberzellen und ihrer Beziehung zum Pankreasdiabetes. Virchows Arch. 309, 87 (1942).

— Das Inselsystem des Pankreas. Stuttgart: G. Thieme. 1952.

FEYRTER, F.: Über die pathologische Anatomie der Lungenveränderungen beim Keuchhusten. Frankf. Z. Path. 35, 213 (1927).

— Über die Endokrinie der menschlichen Niere. Virchows Arch. 306, 135 (1940).

— Über Neurome und Neurofibromatose, nach Untersuchungen am menschlichen Magen-Darmschlauch. Wien: W. Maudrich. 1948.

— Über die vasculäre Neurofibromatose, nach Untersuchungen am menschlichen Magen-Darmschlauch. Virchows Arch. 317, 221 (1949).

— Die Pathologie der vegetativen nervösen Peripherie. I. Über den Bauplan der vegetativen nervösen Periphase. Verh. dtsch. path. Ges. 1951, 86.

FINDLAY, J. D. und A. MYFANWY-GOODALL: Arterio-venous anastomoses in the perichondrium and skin of the ear of the Ayrshire calf. J. Physiol. (Brit.) 121, (1953).

FINNERUD, C. W. und R. H. SCULL: Glomustumor (histologic demonstration). Arch. Derm. (Am.) 36, 221 (1937).

FISCHER-WASELS, B.: Zwei Angioneuromyome. Zbl. Path. 50, 388 (1931).

FOSSEL, M.: Über das Vorkommen von dickwandigen Arterien in der Lunge bei gleichzeitiger Hypertrophie der Lungenmuskulatur. Virchows Arch. 309, 701 (1942).

FRANÇOIS, J.: Anatomical study of the retinal circulation. Brit. J. Ophthalm. 36, 37 (1952).

FRANKLIN, K. J.: A monograph on veins. Springfield, Ill., and Baltimore: Ch. C. Thomas. 1937.

— Aspects of the circulation's economy. Brit. med. J. 1951/I, 1343.

— und A. D. MCLACHLIN: Streamlines in the abdominal vena cava. J. Physiol. (Brit.) 86, 386 (1936).

FRASSON, U.: I dispositivi di blocco vasale nell'utero fibromiomatoso. Arch. Vecchi anat. pat. 15, 1075 (1950).

FREERKSEN, E.: Sondereinrichtungen am Organkreislauf der Leber. Klin. Wschr. 22, 733 (1943).

— Gestalt, Anordnung und Einbauweise der Blutgefäße als funktionsfördernde Faktoren (I). Z. Anat. 112, 304 (1943).

FREUDENTHAL, W., R. G. ANDERSON und F. P. WEBER: The glomus and the glomus tumour (MASSON). With the clinical account of a case. Brit. J. Derm. 49, 151 (1937).

FREUND, L.: Die Gefäßnetze in der Vogelhaut. Prag. Arch. Tierhk. u. vergl. Path. 6 (1926).

— Besondere Bildungen im mikroskopischen Aufbau der Vogelhaut. Dtsch. Zool. Ges., 31. Vers., Kiel (1926).

FREUND, R.: Die Lehre von den Blutgefäßen der normalen und kranken Gebärmutter. Jena: G. Fischer. 1904.

FREY, E.: Der Mechanismus der Harneindickung und der Harnverdünnung. Arch. exper. Path. (D.) 177, 134 (1935).

— Die Harnbildung im Vergleich zur Lymphbildung. Klin. Wschr. 16, 289 (1937).

FREY, M.: Über die Einschaltung der Schwellkörper in das Gefäßsystem. Arch. Anat. (D.) 1, 1 (1880).

FUCHS, B.: Die Blutversorgung des Hirnanhangs. Z. Anat. 72, 383 (1924).

Fuchs, F. und H. Popper: Blut- und Saftströmung in der Niere. Erg. inn. Med. 54, 1 (1938).

Fumagalli, Z.: Sui rapporti dei complessi del pedunculo infundibulare dell'ipofisi umana ecc. Riv. Pat. nerv. 58, 249 (1941).
— La vascolarizzazione dell'ipofisi umana. Z. Anat. 111, 266 (1942).

Gaddum, J. H. und H. H. Dale: Gefäßerweiternde Stoffe der Gewebe. Leipzig 1936.

Gänsslen, M.: Der feinere Gefäßaufbau gesunder und kranker Nieren. Erg. inn. Med. 47 (1932).

Gallas, J.: Longitudinálni svalovina v intimě ad ciliares. Biol. Listy (Tsch.) 29, 129 (1948).

Gasparini, F.: Contributi allo studio delle arterie del miometrio. Atti Soc. med.-chir. Padova 23, 3 (1945).
— Anastomosi artero-venose e dispositivi di blocco nel velo del palato dell'uomo. Mon. zool. ital. 56, 281 (1948).
— Baueigentümlichkeiten der Gefäße des Gaumensegels. Acta Anat. 7, 234 (1949).
— Sulla presenza di anastomosi artero-venose nel periostio alveolare. Atti Soc. med.-chir. Padova 27, 87 (1949).
— und G. Bucciante: Sulla morfogenesi delle anastomosi artero-venose delle dita dell'uomo. Atti Soc. med.-chir. Padova 28, 198 (1950).
— und N. Miani: Dispositivi di chiusura nelle arterie del miometrio dell'uomo e di alcuni mammiferi durante la gravidanza. Quad. Anat. prat. 5, 43 (1950).

Gay-Prieto, J.: Contribution à l'étude des terminaisons nerveuses dans les tumeurs glomiques de P. Masson. Bull. Soc. franç. Derm. 42, 1254 (1935).

Geberg, A.: Über direkte Anastomosen zwischen Arterien und Venen in der Nierenkapsel. Internat. Mschr. Anat. u. Phys. 2, 223 (1885).

Genner: Tumeurs du glomus neuro-myo-artériel des extrémités. Zbl. Hautkrkh. 33, 27 (1930).

Gérard, G.: Sur l'existence de canaux anastomotiques artério-veineux. Arch. Physiol. Path. 7, s. 5, 597 (1895).
— Les canaux anastomotiques artério-veineux chez l'homme et chez le singe. Arch. Sci. med. 1, 455 (1896).
— Les anastomoses directes entre les artères et les veines (Referat). Arch. Sci. med. 2 (1897).

Gerlach, J. v.: Handbuch der allgemeinen und speziellen Gewebelehre des menschlichen Körpers. Mainz 1854.

Geschickter, Ch. F.: Tumors of blood vessels. Amer. J. Canc. 23 (1935).
— Glomal tumors (Glomangiomas or angioneuromyomas). Internat. Clin. (Am.) 2 (Series 46), I (1936).
— und L. A. Keasbey: Tumors of blood vessels. Amer. J. Canc. 23, 568 (1935).

Ghoreyeb, A. A. und H. T. Karsner: A study of the relation of pulmonary and bronchial circulation. J. exper. Med. (Am.) 18, 500 (1913).

Giampalmo, A.: L'angiomatosi polmonare arterovenosa iperemizzante. Pathologica (It.) 40, 61 (1948).
— The arteriovenous angiomatosis of the lung with hypoxaemia. Acta Med. scand. (Schwd.) 248 (Suppl.), 1 (1950).

Gibbs, O. S. und J. Szelöczey: Humoral transmission and the chorda tympani. J. Physiol. (Brit.) 76 (1932).
— Die humorale Übertragung der Chorda-tympani-Reizung. II. Arch. exper. Path. (D.) 168 (1932).

Gloggengiesser, W.: Die Glomustumoren. Zbl. Chir. 72, 1 (1947).

Gloor, F.: Die Gefäßversorgung der Speiseröhre. Thoraxchir. 1, 146 (1953).

Goerttler, K.: Der Bau der Muscularis mucosae des Magens. S.ber. Heidelbg. Akad. Wiss., math.-naturw. Kl. 1939, 3.

Goetz, R. H.: Studien zur Plazentation der Centetiden. I. Eine Neu-Untersuchung der Centetesplazenta. Z. Anat. 106, 315 (1936).
— Id. III. Die Entwicklung der Fruchthüllen und der Plazenta bei Hemicentetes semispinosus (Cuvier). Z. Anat. 108, 161 (1937).

Gollwitzer-Meier, Kl.: Venensystem und Kreislaufregulierung. Erg. Physiol. 34, 1145 (1932).
— Beiträge zur Wärmeregulation auf Grund von Bäderwirkungen. Klin. Wschr. 16, Nr. 41 (1937).
— Der Kreislaufkollaps. Verh. dtsch. Ges. Kreisl.forsch. 11, 15 (1938).

Golowinski, J.: Beitrag zur Kenntnis vom feineren Bau der Blutgefäße der äußeren männlichen und weiblichen Genitalien. Anat. H. 30, 631 (1905).

GOLUBEW, W. Z.: Über die Blutgefäße in der Niere der Säugetiere und des Menschen. Internat. Mschr. Anat. Phys. 10, 541 (1893).

GOODALL, A. M.: Arterio-venous anastomoses in the skin of the head and ears of the calf. J. Anat. (Brit.) 89, 100 (1955).

GOORMAGHTIGH, N.: Les segments neuro-myo-artériels juxtaglomerulaires du rein. Arch. Biol. (Fr.) 43, 575 (1932).

— Sur l'existence de paraganglions vagaux. C. r. Soc. Biol. 120, 1348 (1935).

— On the existence of abdominal vagal paraganglia in the adult mouse. J. Anat. (Brit.) 71, 77 (1936).

— L'appareil neuro-myo-artériel juxtaglomérulaire du rein; ses réactions en pathologie et ses rapports avec la tube urinifère. C. r. Soc. Biol. 124, 293 (1937).

— The heterogeneous structure of the arteriolar media. J. Physiol. (Brit.) 90, 63 (1937).

— La présence de cellules endocrines dans la paroi des artérioles du rein et leur comportement dans l'ischémie rénale. C. r. Soc. Biol. 132, 465 (1939).

— Histological changes in the ischemic kidney. Amer. J. Path. 16, 409 (1940).

— Le cycle glandulaire de la cellule endocrine de l'artériole rénale du lapin. Arch. Biol. (Fr.) 51, 293 (1940).

— La fonction endocrine des artérioles rénales. Louvain 1948.

— La fonction endocrine des artérioles rénales et sa signification. J. Ur. (Fr.) 57, 467 (1951).

— Le mesangium du floculus glomérulaire, ses réactions dans la glomérulonéphrite aigue et les néphrites hypertensives. J. Ur. (Am.) 57, 569 (1951).

— Le mesangium du floculus glomérulaire, ses réactions dans la glomérulonéphrite aigue et les néphrites hypertensives. J. Ur. (Am.) 57, 569 (1951).

— und R. PANNIER: Les paraganglions du cœur et des zones vaso-sensibles carotidienne et cardio-aortique chez le chat adult. Arch. Biol. (Fr.) 50, 455 (1939).

GORDON, D. B., J. FLASHER und D. R. DRURY: Size of the largest arterio-venous vessels in various organs. Amer. J. Physiol. 173, 275 (1953).

GOSSES, J.: Het glomus caroticum. Inaug.-Diss. Amsterdam 1936.

— The glomus caroticum. Acta neerld. Morph. norm. et path. 1, 38 (1937).

GRAEF, J.: Changes in the juxtaglomerular neuromyoarterial apparatus (GOORMAGHTIGH) and their relation to renal ischemia and hypertension. Amer. J. Path. 16, 699 (1940).

GRANT, R. T.: Observations on direct communications between arteries and veins in the rabbit's ear. Heart 15, 281 (1929/31).

— und E. F. BLAND: Observations on arterio-venous anastomoses in human skin and in bird's foot with special reference to reaction to cold. Heart 15, 385 (1929/31).

— — und P. D. CAMP: Observations on the vessels and nerves of the rabbit's ear with special reference to the reaction to cold. Heart 16, 69 (1932).

— und H. E. HOLLING: Further observations on the vascular responses of the human limb to body warming: evidence for sympathetic vasodilator nerves in normal subject. Clin. Sci. 3, 237 (1937/38).

GRAUER, R. C., und J. C. BURT: Unusual location of glomus tumor. J. Amer. med. Assoc. 112, 1806 (1939).

GREIG, D. M.: Subcutaneous glomal tumors; painful subcutaneous nodules. Edinbgh med. J. 35, 565 (1928).

GROSS, CH. F.: Essai sur la structure microscopique du rein. Diss. Strasbourg 1868.

GROSSER, O.: Zur Anatomie und Entwicklungsgeschichte des Gefäßsystems der Chiropteren. Anat. H. 17, 203 (1901).

— Über arterio-venöse Anastomosen an den Extremitätenenden beim Menschen und den krallentragenden Säugetieren. Arch. mikrosk. Anat. 60, 191 (1902).

— Vergleichende und menschliche Plazentation. Biologie und Pathologie des Weibes 7 (1942).

GUARAGNA, C.: Osservazioni sulla struttura dei vasi della muccosa nasale della regione respiratoria. Arch. ital. Ot. ecc. 52, 615 (1940).

GÜVENER, S.: Hormonal bozukluklara bağli Histo-Pathologique tegayyürler gösteren Endometriumlarda damar sistemi (Histopathologische Untersuchungen des Endometriums und seines Gefäßsystems bei hormonalen Störungen). Habilitationsschrift, Istanbul 1951.

GUILD, ST. R.: A hitherto unrecognized structure, the glomus jugularis. Man. Anat. Rec. 79 (Suppl.), 28 (1941).

GUMPEL, F.: Über zwei Fälle von Glomustumoren. Zbl. Chir. 66, 2467 (1939).

— Zur Differentialdiagnose der Glomustumoren. Zbl. Chir. 68, 1115 (1941).

HABERMANN, R.: Boecksche Sarkoide an den Nagelphalangen. Derm. Wschr. 87, 1259 (1928).

HACKEL, D. B., TH. D. KINNEY und W. T. GOODALE: Cardiovascular effects of pulmonary embolization in intact dops. Amer. J. Physiol. **176**, 135 (1954).

HAGIETEANU, M.: Tumeurs glomiques douloureuses de la cuisse; 2 cas. Spital (Rum.) **54**, 114 (1934).

HALES, M. R. und A. A. LIEBOW: Collateral circulation to the lungs in congenital pulmonic stenosis. J. techn. Methods etc. (Kan.) **28**, 1 (1948).

HALL, M.: Case of painful subcutaneous tubercle. Edinbgh med. J. **11**, 466 (1815) (zit. nach GREIG).

HAMMOND, W. S.: The development of the aortic arch bodies in the cat. Amer. J. Anat. **69**, 265 (1941).

HAMPERL, H.: Zwei Fälle von Glomustumor (Angiomyoneuroma arteriale MASSON). Zbl. Path. **61**, 302 (1934/35).

HANAU, A.: Beiträge zur Histologie der Haut des Vogelfußes. Diss. Bonn 1881.

HARPER, W. F.: Further observations on the blood vessels of the nasal mucous membrane in mammals. J. Anat. (Brit.) **83**, 61 (1949).

HARVEY, W.: Exercitatio anatomica de motu cordis et sanguinis in animalibus. Frankfurt 1682.

HAVLICEK, H.: Vasa privata und Vasa publica. Neue Kreislaufprobleme. Hippokrates **2**, 105 (1929).

— Anatomische und physiologische Grundlagen der Thromboseentstehung und deren Verhütung. Bruns' Beitr. **160**, 6 (1934).

— Anatomische und physiologische Grundlagen der Thromboseentstehung und deren Verhütung. Arch. klin. Chir. **180**, 74 (1934).

— Neue Wege der Thromboseausbreitung. Verh. dtsch. Ges. Kreisl.forsch. 7 (1934).

— Les nouvelles connaissances sur la circulation de la veine porte et leur importance en chirurgie. Assoc. franç. Chir. **1935**, 3.

— Die Leistungszweiteilung des Kreislaufes in Vasa privata und Vasa publica. Verh. dtsch. Ges. Kreisl.forsch. **8**, 237 (1935).

— Die Durchblutung der Niere im Rahmen des Gesetzes der Leistungszweiteilung des Kreislaufes. Ärztl. Forsch. **2**, 265 (1948).

HAYEK, H. v.: Über verschlußfähige Arterien in der menschlichen Lunge. Anat. Anz. **89**, 216 (1940).

— Die Läppchen und Septa interlobularia der menschlichen Lunge. Z. Anat. **110**, 405 (1940).

— Über einen Kurzschlußkreislauf (arterio-venöse Anastomosen) in der menschlichen Lunge. Z. Anat. **110**, 412 (1940).

— Über arterio-venöse Anastomosen und die postcapillaren Venen der menschlichen Tonsille. Z. Anat. **111**, 533 (1942).

— Über Kurzschlüsse und Nebenschlüsse des Lungenkreislaufes. Anat. Anz. **93**, 155 (1942).

— Kurz- und Nebenschlüsse des menschlichen Lungenkreislaufes in der Pleura. Z. Anat. **112**, 221 (1942).

— Epitheloide Sperrarterien in der Neugeborenenlunge und Histaminwirkung. Z. Anat. **114**, 9 (1948).

— Über die funktionelle Anatomie der Lungengefäße. Verh. dtsch. Ges. Kreisl.-forsch. **1951**, 17.

— Die menschliche Lunge und ihre Gefäße, ihr Bau unter besonderer Berücksichtigung der Funktion. Erg. Anat. **34**, 2. ergänzte Aufl., 143 (1952).

HEIDINGSFELD: Epithelioma radicis unguis. Lancet **113**, 538 (1915).

HEIMBERGER, H.: Beiträge zur Physiologie der menschlichen Kapillaren. Z. exper. Med. **46**, 517 (1925).

— Contractile Funktion und anatomischer Bau der menschlichen Kapillaren. Z. Zellforsch. usw. **4**, 713 (1927).

HENDERSON, V. E. und M. H. ROEPKE: On the mechanism of salivary secretion. J. Pharmacol. (Am.) **47**, 193 (1933).

— On the mechanism of erection. Amer. J. Physiol. **106**, 441 (1933).

— Über den lokalen hormonalen Mechanismus der Parasympathicusreizung. Arch. exper. Path. **172**, 314 (1933).

— The rôle of acetylcholine in bladder contractile mechanism and in parasympathetic ganglia. J. Pharmacol. (Am.) **51**, 97 (1934).

HENLE, H.: Eingeweidelehre, Blutgefäßdrüsen. Z. rat. Med. **9**, 151 (1861).

HENLE, J.: Bericht über die Fortschritte der Anatomie und Physiologie im Jahre 1862. Z. rat. Med. **1862**, 82.

— Hdb. d. systemat. Anat. d. Menschen 3/1, 1, 69—70 (1868).

HERZOG, W.: Zur Gefäßhistologie des Magens und Zwölffingerdarmes beim Ulcus ventriculi und duodeni. Bruns' Beitr. **184**, 74 (1952).

HESS, W. R.: Diskussionsbemerkungen zum Referat CLARA: Arterio-venöse Nebenschlüsse. Verh. dtsch. Ges. Kreisl.forsch. **11** (1938).

HETT, J.: Zur feineren Innervation der arterio-venösen Anastomosen in der Fingerbeere des Menschen. Z. Zellforsch. usw. **33**, 151 (1943).

HILL, L.: The pressure in the small arteries, veins and capillaries of the bat's wing. J. Physiol. (Brit.) **54**, 24 (1921).

HILTON, S. M. und G. P. LEWIS: The cause of the vasodilatation in the submandibular gland on stimulation of the chorda tympani. J. Physiol. (Brit.) **125**, 1 (1954).

HIRSCH, E.: The so-called arterial valves in the penile arteries. J. Ur. (Am.) **25** (1931).

HIRSCH, S.: Sur l'existence de formations glomiques dans le cœur humain. Arch. Biol. (Fr.) **53**, 513 (1942).

— Herzarteriolen, Arteriosklerose des Herzens und Autonomie des Coronarsystems. Schweiz. med. Wschr. **15**, 539 (1945).

— Grundsätzliches zur Frage der Regulationseinrichtungen im Coronarkreislauf. Acta Anat. **8**, 168 (1949).

— Antwort auf die Bemerkungen von OTTO BUCHER. Acta Anat. **8**, 188 (1949).

— Le rôle des petits branches coronaires dans la pathogenèse de l'infarctus myocardique. Acta Med. scand. (Schwd.) **138**, 449 (1950).

— Das Strukturbild der Arterienwand unter lebensnahen Präparationsbedingungen und seine physiologische und pathologische Bedeutung. Experientia **11**, 369 (1955).

HLEB-KOSZANSKA, M. v.: Peritheliom der Luschkeschen Steißdrüse im Kindesalter. Beitr. path. Anat. **35**, 589 (1904).

HOCHREIN, M.: Der Lungenkreislauf unter normalen und pathologischen Verhältnissen. Verh. dtsch. Ges. Kreisl.forsch. **1935**, 51.

— Zur Pathologie und Therapie des Lungenkreislaufes. Klin. Wschr. **17**, 438 (1938).

— Klinische Probleme des Lungenkreislaufes. Aktuelle Kreislauffragen **14**, 24 (1938).

— Asthma cardiale. Klin. Fortbild. **5** (Erg.-Bd.), 398 (1938).

— und G. T. DINISCHIOTU: Zur Pathogenese des Asthma bronchiale. Z. Kreisl.forsch. **31**, 465 (1939).

HOLLINSHEAD, W. H.: A histological comparison of the carotid and coccygeal bodies. Anat. Rec. (Am.) **79** (Suppl.), 73 (1941).

HOLZLÖHNER, E.: Diskussionsbemerkung zum Referat CLARA. Verh. dtsch. Ges. Kreisl.forsch. **11** (1938).

— und C. NIESSING: Über Kapillardrosselung bei vermehrter Organdurchblutung. Z. Biol. **97**, 108 (1936).

HOPF, M.: Über Tumoren des neuromyoarteriellen Glomus (MASSON). Frankf. Z. Path. **40**, 387 (1930).

HOU-JENSEN, H. M.: Die Verästelung der Arteria renalis in der Niere des Menschen. Z. Anat. **91**, 1 (1930).

HOYER, H.: Über die unmittelbare Verbindung zwischen Arterien und Venen. Tageblatt der Naturforscher-Versammlung zu Leipzig **1872**, 149.

— Über unmittelbare Verbindungen zwischen Arterien und Venen. Denkschr. d. Warschauer ärztl. Ges. **1873**, 51 (polnisch).

— Über den unmittelbaren Übergang von Arterien in Venen und über eine geeignete Corrosionsmasse. Tageblatt der Naturforscher-Versammlung zu Breslau **1874**, 207.

— Über unmittelbare Anastomosen zwischen Arterien und Venen. Arb. aus d. Labor. d. med. Fak. zu Warschau **3**, 113 (1876) (russisch).

— Über unmittelbare Einmündung kleinster Arterien in Gefäßäste venösen Charakters. Arch. mikrosk. Anat. **13**, 603 (1877).

HOYT, H. SP. und P. MESSIER: The mucosal blood vessels of the urinary bladder. Stanford med. Bull. **9**, 34 (1951).

HÜRLIMANN, A.: Über Kurz- und Nebenschlüsse des Lungenkreislaufes. Arch. Internat. Pharmacodynam. **80**, 99 (1949).

— und K. BUCHER: Die Wirkung von Adrenalin auf arterio-venöse Anastomosen verschiedener Kaliber. Helvet. physiol. Acta **8**, 331 (1950).

HUNTER, W.: Anatomia uteri humani gravidi tabulis illustrata. Birmingham: J. Baskorville. 1774.

HUSSAREK, M. und W. Rieder: Glomustumor der Luftröhre. Der Krebsarzt **5**, 208 (1950).

HVAL, E. und R. MELSOM: Multiple Glomusgeschwülste (Glomangiome). Med. Rev. **53**, 545 (1936).

HYRTL, J.: Über die Gefäße in der Haut der Amphibien und Vögel. Med. Jb. Österr. **19**, 342 (1839).

— Anatomical notes. The natural history review **2**, 99 (1862).

HYRTL, J.: Neue Wundernetze und Geflechte bei Vögeln und Säugetieren. Denkschr. Kais. Akad. d. Wiss. Wien, math.-naturw. Kl. **22**, 113 (1864).
— Lehrbuch der Anatomie des Menschen, 20. Aufl., 1889.
IGLESIAS, L., M. GOMEZ und C. G. PALACIOS: Klinische, anatomische und röntgenologische Betrachtung über MASSONsche Glomustumoren. Cir. ortop. y Traumat. (Kuba) **1939**.
ILLIG, L.: Beitrag zur Frage der arteriovenösen Anastomosen. Klin. Wschr. **32**, 943 (1954).
IRWIN, J. W. und J. MACDONALD: Microscopic observations of the intrahepatic circulation of living guinea pigs. Anat. Rec. (Am.) **117**, 3 (1953).
ISSELSTEIN, TH.: Über einen eigenartigen Fall von zahlreichen Gefäßtumoren. Inaug-. Diss. Erlangen 1935.
JACOBSON, L. F. und R. J. NOER: The vascular pattern of the intestinal villi in various laboratory animals and man. Anat. Rec. (Am.) **114**, 85 (1952).
JACOBSSON, J. H.: Beiträge zur Kenntnis der fötalen Entwicklung der Steißdrüse. Arch. mikrosk. Anat. **53**, 78 (1899).
JAKOBY, W.: Beobachtungen am peripheren Gefäßapparat unter lokaler Beeinflussung desselben durch pharmakologische Agentien. Arch. exper. Path. (D.) **86**, 49 (1920).
— Pharmakologische Wirkung am peripheren Gefäßapparat und ihre Beeinflussung auf Grund einer spezifischen Veränderung der Permeabilität der Zellmembranen durch Hydroxylionen. Arch. exper. Path. (D.) **88** (1920).
JANICHEWSKI, A. und M. LEBEL: Une variété de neuralgie; la sympathalgie due à une tumeur glomique. Presse méd. **36**, 116 (1928).
JAUREGUL, P. und J. L. MONSERRAT: Nodulo doloroso del muslo izquierdo. Hosp. argent. **4**, 31 (1933).
JESCHEK, J.: Über Blutgefäßgeschwülste des Gehörganges und des Mittelohres. Mschr. Ohrenhk. **70**, 1297 (1936).
JONES, T. WH.: Discovery that the veines of the bat's wing are endowed with rhythmical contractility and that the outward flow of blood is accelerated by eych contraction. Phil. Travers. Roy. Soc. London 1852.
JOOSTEN, A.: Über den histologischen Bau des Kammes und des Anhangslappens des Haushuhnes. Inaug.-Diss. Hannover 1921.
JORDAN, H. E.: A note on the anatomy of the pulmonary artery of mammals. Anat. Rec. (Am.) **5**, 457 (1911).
JÜRGENSEN, E.: Mikropapillarbeobachtungen und Puls der kleinsten Gefäße. Z. klin. Med. **86**, 410 (1918).
— Ein Beitrag zur pathologischen Physiologie des Kreislaufsystems. Dtsch. Arch. klin. Med. **132**, 204 (1920).
JULICH, H.: Die venöse Blutbeimischung zum arteriellen Blut- und Lungenkreislauf bei Herzkranken und Emphysematikern. 18. Tagg. dtsch. Ges. Kreisl.forsch. **18**, 321 (1952).
JUNG, F.: Eigenartige Erkrankung der Pulmonalarterie. Verh. dtsch. path. Ges., 36. Tagg. 278 (1953).
KADYI, H.: Über Blutgefäße des menschlichen Rückenmarks. Anat. Anz. **1**, 304 (1886).
KATZ, K. und W. V. STRENGE: Untersuchungen über die arterio-venösen Anastomosen des Mesenterialkreislaufes. Arch. klin. Chir. **191**, 618 (1938).
KAUFMANN, W.: The morphological aspect of the GOORMAGHTIGH cells (juxtaglomerular apparatus) in the normal and diseased human kidney. Amer. J. Path. **17**, 620 P (1941).
KAZANCIGIL, T. R.: Jinekoloji'de histo-patholojik teşhis. Istanbul 1951.
KAZZAZ, D. und W. M. SHANKLIN: Comparative anatomy of the superficial vessels of the mammalian kidney demonstrated by plastic (vinyl acetate) injections and corrosion. J. Anat. (Brit.) **85**, 163 (1951).
KEASBEY, L. E.: Tumors of glomus. Internat. J. Med. **46**, 431 (1933).
KENDALL, A. W. und SYDNEY THOMSON: Glomustumors. Lancet **1**, 1102 (1938).
KEY, J. A.: Blood vessels of a gastric ulcer. Brit. med. J. **11**, 1464 (1950).
KIPKIE, G. F.: Simultaneous chromaffin tumors of the carotid body and the glomus jugularis. Arch. Path. (Am.) **44**, 113 (1947).
KIRCHBERG, J.: Beitrag zur Kenntnis der Geschwülste des Glomus neuromyoarterialis. Inaug.-Diss. Düsseldorf 1935.
KISS, F.: Anatomisch-histologische Untersuchungen über die Erektion. Z. Anat. **61**, 455 (1921).
— Histology of the blood vessels. Acta Morph. **1**, 1 (1952).
— und J. SATTLER: Morphological data concerning the structure of cerebral vessels. Acta morphol. Acad. Sci. Hung. **4**, 255 (1954).

KLEMENSCIEWICZ, R.: Verfahren und Einrichtungen zur Beobachtung des Blutstromes an Kaltblütern. Hdb. d. biol. Arbeitsmeth., Abt. 5/4, 1 (1921).
KNISELY, M. H., E. H. BLOCK und L. WARNER: A preliminary account of the structure an mechanical functioning of living liver lobules and of microscopic observations of the selective phagocytic removal of coated particles from flowing blood by the sinusoid-lining von Kupffer cells. Conf. Josiah Macy's Jr. Fondation 4, 21 (1945).
— Selective Phagocytosis. Kgl. danske Vidensk. Selsk., biol. Skr. 4, 1 (1947).
KOBELT, G. L.: Die männlichen und weiblichen Wollustorgane des Menschen und einiger Haussäugetiere in anatomisch-physiologischer Beziehung. Freiburg 1844.
KOCAOĞLU, H.: Glomus tümörü (Glomustumor). İstanbul Tip Fakültesi Mecmuasi 13, 355 (1950).
KÖHLMEYER, W.: Über glomusartige Tumoren im Bereiche des Ohres. Mschr. Ohrenhk. 82, 158 (1948).
KÖLLIKER, R. A.: Handbuch der Gewebelehre für Ärzte und Studierende. Leipzig 1852.
— Handbuch der Gewebelehre des Menschen. Leipzig 1855.
KÖRNER, FR.: Über Drosselvenen im Schwellgewebe der Nasenschleimhaut. Z. mikrosk.-anat. Forsch. 41, 131 (1937).
KOFLER, W.: „Neuromyoarterieller Glomustumor" (MASSON) des Nagelbettes und der „Steißdrüse". Frankf. Z. Path. 49, 236 (1936).
KOHLRAUSCH, O.: Über das Schwellgewebe an den Muscheln der Nasenschleimhaut. Arch. Anat. Physiol. 1853, 149.
— Zur Anatomie und Physiologie der Beckenorgane. Leipzig 1854.
KOLACZEK, J.: Über das Angiosarkom. Dtsch. Z. Chir. 9, 1 und 165 (1878).
KOLCHER, P. H.: Die arterielle Versorgung der „Cardiaorta". Z. mikrosk.-anat. Forsch. 50, 273 (1941).
KOLMER, W.: Zur vergleichenden Histologie, Zytologie und Entwicklungsgeschichte der Säugernebenniere. Arch. mikrosk. Anat. 91, 1 (1918).
KOLODNY, A.: Glomustumor; glomangioma. Ann. Surg. 107, 128 (1938).
KOWALEWSKY, N.: Über das Blutgefäßsystem der Speicheldrüsen. Arch. Anat. (D.) 1885, 385.
KRAMER, K.: Zur Vasomotorik des intrarenalen Kreislaufs. Marburger S.ber. 75, 26 (1952).
KRASKE, P.: Subunguales Sarkom des linken Mittelfingers. Zbl. Chir. 7, 609 (1880).
— Über subunguale Geschwülste. Münch. med. Wschr. 34, 889 (1887).
KRAUSE, C.: Vermischte Beobachtungen und Bemerkungen. Arch. Anat. (D.) 1837, 31.
KRAUSE, L.: Experimentelle Untersuchungen über die Wirkung von Ultraviolett-Lichtbestrahlung auf die arterio-venösen Anastomosen. Z. Kreisl.forsch. 30, 193 (1938).
KRAUSE, W.: Zur Anatomie der Steißdrüse. Z. rat. Med. 10, 293 (1861).
— Anatomische Untersuchungen. IV. Steißdrüse. Hannover 1861.
— Beiträge zur Neurologie der oberen Extremität. Leipzig u. Heidelberg 1865.
— Erwiderung an Herrn Prof. ARNOLD in Heidelberg. Z. rat. Med. 28, 145 (1866).
— Die Glandula tympanica des Menschen. Zbl. med. Wiss. 16, 737 (1878).
— Allgemeine und mikroskopische Anatomie. In C. F. TH. KRAUSES Hdb. d. menschl. Anatomie 1, Hannover 1876; 2, Hannover 1879.
KRÖLLING, O.: Die akzessorischen Geschlechtsdrüsen und männlichen Kopulationsorgane von Sciurus vulgaris. Z. Anat. 61, 402 (1921).
KROGH, A.: Anatomie und Physiologie der Kapillaren. Berlin 1924.
KROMPECHER, ST.: Histologische und entwicklungsgeschichtliche Untersuchungen über das Glomus coccygicum des Menschen. Anat. Anz. 75 [Erg.-Bd.], 176 (1932).
— Die Gefäßwandentwicklung in kausal-histogenetischer und vergleichend-funktioneller Darstellung. Z. Anat. 110, 423 (1940).
KUBO, I.: Beiträge zur Histologie der unteren Nasenmuschel des Menschen. (Histologische Untersuchungen an den Muscheln von Neugeborenen.) Arch. Laryng. (D.) 19 (1907).
KUCSKO, L.: Über eigentümliche Gefäßveränderungen in der Lunge („Anastomositis"). Wien. klin. Wschr. 61, 1 (1949).
— Über arteriovenöse Verbindungen in der menschlichen Lunge und ihre funktionelle Bedeutung. Frankf. Z. Path. 64, 54 (1953).
KUHLENKAMPFF, D. und P. HEILMANN: Über einen Glomustumor. Zbl. Chir. 67, 515 (1940).
KULCZYCKI, W.: Die Hautarterien des Hundes. Anat. Anz. 4, 276 (1889).

Kull, H.: Les régulateurs de la circulation dans les artères humaines. Fol. neuropath. eston. 3/4, 376 (1925).

Kux, E.: Über muskuläre Drosselvorrichtungen („Zellknospen" — „Polster") in den Arterien der Schilddrüse. Virchows Arch. 294, 355 (1935).

Labbé und Legros: Trois cas de neuromes. J. Anat. Physiol. 7, 171 (1870/1871).

Lacoste, A. und A. Baudrimont: Structure des artères pulmonaires du dauphin (Delphinus delphis). C. r. Soc. Biol. 94, 1148 (1926).

Lagergren, K. A.: Der Glomustumor (Masson), eine Geschwulstbildung von praktischer Bedeutung. Acta Chir. scand. (Schwd.) 85, 137 (1941).

Laing, D.: Case of painful subcutaneous tubercle. Edinbgh med. J. 18, 245 (1822) (zit. nach Greig).

Lang, J.: Beitrag zur Gefäßversorgung der Gelenkinnenhaut. Z. mikrosk.-anat. Forsch. 60, 503 (1954).

Langer, C.: Über das Gefäßsystem der männlichen Schwellorgane. S.ber. Akad. Wiss. Wien, math.-naturw. Kl. 46, 120 (1862).

— Über das Gefäßsystem der Röhrenknochen, mit Beiträgen zur Kenntnis des Baues und der Entwicklung des Knochengewebes. Denkschr. Akad. Wiss. Wien, math.-naturw. Kl. 36 (1876).

— Über die Blutgefäße der Knochen des Schädeldaches und der harten Hirnhaut. Denkschr. Akad. Wiss. Wien, math.-naturw. Kl. 37 (1877).

Langer, R.: Glomustumor am harten Gaumen. Wien. med. Wschr. 99, 67 (1949).

Langley, J. N.: The course of the blood in the renal artery. J. Physiol. (Brit.) 60 (1925.)

Lapp, H.: Über die Sperrarterien der Lunge und die Anastomosen zwischen A. bronchialis und A. pulmonalis, über ihre Bedeutung, insbesondere für die Entstehung des hämorrhagischen Infarktes. Frankf. Z. Path. 62, 537 (1951).

— Über das Verhalten der Bronchialarterien und ihrer Anastomosen mit der Arteria pulmonalis unter pathologischen Kreislaufbedingungen, insbesondere bei den einzelnen Formen der angeborenen Herzfehler. Verh. dtsch. Ges. Kreisl.forsch. 17, 110 (1951).

— Zur Pathologie der Blutgefäßanastomosen in der Lunge. Verh. dtsch. Ges. Path. 34. Tagg. 273 (1951).

— Neurohistologische Untersuchungen an Glomustumoren. 18. Tagg. dtsch. Ges. Kreisl.forsch. 18, 318 (1952).

Latarjet, M., und P. Juttin: Données nouvelles sur la circulation dans les artères bronchiques. Poumon 1, 35 (1951).

Lattes, R.: Vascular proliferations, with features of arteriovenous anastomoses, in the sympathetic chain of hypertensive. Amer. J. Path. 24, 177 (1948).

Lawrence, E. A. und W. R. Rumel: Arteriovenous fistula of the lung. J. thorac. Surg. (Am.) 20, 142 (1950).

Lealis-Lealis: De partibus semen confic. Leyden 1707 (zitiert nach Vastarini-Cresi).

Leber, Th.: Die Zirkulations- und Ernährungsverhältnisse des Auges. Graefe und Saemischs Handb. d. ges. Augenhk. 1, 302 (1874).

Le Compte, Ph. M., S. C. Sommers und F. D. Lathrop: Tumor of carotid body type arising in the middle ear. Arch. Path. (Am.) 44, 78 (1947).

Legait, E.: Le réseau admirable carotidien. Biol. med. (Fr.) 36, 139 (1947).

— Quelques dispositifs régulateurs au niveau des artères cérébrales chez les vertébrés. C. r. Soc. Biol. 142, 86 (1948).

Lehner, J. und H. Plenk: Die Zähne. Hdb. d. mikrosk. Anat. d. Menschen 5/3 (1936).

Lempert, L.: Über subunguale Angiosarkome. Inaug.-Diss. Berlin 1905.

Lemtis, H.: Über die Architektonik des Zottengefäßapparates der menschlichen Plazenta. Anat. Anz. 102, 106 (1955).

Leone, V.: Osservazioni sulla vascularizzazione sanguigna dello stomaco. Arch. ital. Anat. 53, 265 (1949).

Lewis, D. und Ch. F. Geschickter: Glomus tumors (arterial angioneuromyome of Masson). J. amer. med. Assoc. 105, 775 (1935).

Lewis, Jean de Witt: Congenital arteriovenous fistulae. Lancet 219, 620, 680 (1930).

Lewis, Th.: Observations upon the reactions of the vessels of the human skin to cold. Heart 15, 177 (1929/31).

— und G. W. Pickering: Vasodilatation in the limbs in response to warming the body; with evidence for sympathetic vasodilator nerves in man. Heart 16, 33 (1931).

Liebow, A. A., M. R. Hales und G. E. Lindskog: Enlargement of the bronchial arteries, and their anastomoses with the pulmonary arteries in bronchiectasis. Amer. J. Path. **25**, 211 (1949).
— — W. E. Bloomer, W. Harrison und G. E. Lindskog: Studies on the lung after ligation of the pulmonary artery. II. Anatomical changes. Amer. J. Path. **26**, 177 (1950).
Linder, F.: Periphere Gefäßstörungen und ihre Behandlung. Therapiewoche **5**, 272 (1951).
Lindskog, G. E., A. Liebow, H. Kausel und A. Janzen: Pulmonary arteriovenous aneurysm. Ann. Surg. **132**, 591 (1950).
Livingston, W. K.: Tumor of a subcutaneous glomus. West. J. Surg. etc. (Am.) **43**, 329 (1935).
Loewenstein, A.: Retinal vascular changes studied in bulk. Trans. ophthalm. Soc. U. Kingd. **66**, 581 (1946).
— Intramural vascular system (vasa vasorum?) in retinal vessels. Arch. Ophthalm. (Am.) **39**, 9 (1948).
— Double staining for bulk specimens of retina and choroid. Brit. J. Ophthalm. **32**, 748 (1948).
— Glomus cells in the human choroid. Nature **163**, 69 (1949).
— Glomus cells in the human choroid as the basis of arteriovenous anastomoses. Amer. J. Ophthalm. **32**, 1651 (1949).
Loomis, D. und C. E. Jett-Jackson: Plastic studies in abnormal renal architecture. VI. An investigation of the circulation in infarcts of the kidney. Arch. Path. (Am.) **33**, 735 (1942).
Lopez, M. und A. Domenici: Osservazioni anatomiche sulle arterie bronchiali nell'enfisema essenziale del polmone. Atti 13. Congr. Assoc. ital. Cardiol. 1951.
— — Rilievi anatomopatologici sulle arterie bronchiali. (Con particolare riguardo ai rapporti fisiopatologici fra circolazione arteriosa bronchiale e circolazione funzionale del polmone). Arch. Sci. med. **77**, 459 (1952).
— — Sui rapporti fra la circolazione arteriosa bronchiale e la circolatione funzionale del polmone. (Rilievi comparativi fra polmoni normali, enfisematosi e affetti da tubercolosi cronica ulcero-escavativa.) Minerva med. **43**, 1036 (1952).
Lortat-Jacob, L. und Th. Brosse: Tumeur sous-unguéale violacée et douloureuse avec causalgie du membre supérieur (glomus tumoral neuro-myo-artériel). Bull. Soc. franç. Derm. **35**, 305 und 362 (1928).
Loutchitch, M.: Tumeurs sous-unguéales douloureuses (angiomyoneuromes artériels); tumeurs glomiques. Thèse de Lyon 1927.
Love, J. G.: Tumor of a subcutaneous glomus or tumor of the neuromyoarterial glomus. Proc. Staff Meet. Mayo Clin., Rochester **10**, 593 (1935).
Lucia, P. de: Ricerche sugli angiomioneuromi. Arch. ital. Anat. Istol. pat. **7**, 106 (1936).
Luckner, H.: Die Funktionen der arterio-venösen Anastomosen. Kapillaren und Interstitium. Stuttgart: G. Thieme. 1955.
— und J. Staubesand: Die inkretorische Funktion des Glomus coccygicum. Z. exper. Med. **117**, 96 (1951).
Luna, G.: Studio sulla vascolarizzazione della sinoviale. Quad. Anat. prat. **6**, 1 (1951).
Lundgren, N.: Tympanic body tumores in the middle ear; tumours of carotid body typ. Acta Oto-laryng. (Schwd.) **37**, 367 (1949).
Lupinescu, E., E. Repciuc und M. Diaconescu: Über Glomustumoren. Zbl. Chir. **68**, 312 (1941).
Luschka, H.: Die Steißdrüse des Menschen. Virchows Arch. **18**, 106 (1860).
— Der Hirnanhang und die Steißdrüse des Menschen. Berlin 1860.
— Die Anatomie des Menschen **1**, Tübingen 1862.
— Über die drüsenartige Natur des sogenannten Ganglion intercaroticum. Arch. Anat. usw. **1862**, 405.
— Die Anatomie des Menschen. Tübingen 1863.
— La glande coccygicum de l'homme. J. Anat. Physiol. **5** (1868).
Mackcy, W. A. und A. C. Lendrum: Three cases of glomangioma or angioneuromyome (painful subcutaneous tubercle). Brit. J. Surg. **24**, 208 (1936).
Märk, W.: Über arterio-venöse Anastomosen, Gefäßsperren und Gefäße mit epitheloiden Zellen beim Menschen. Z. mikrosk.-anat. Forsch. **50**, 392 (1941).
— Arterio-venöse Anastomosen in Lippen und Nase der Säugetiere. Z. mikrosk.-anat. Forsch. **52**, 1 (1942).
— Zur Kenntnis der sogenannten Arterienwülste beim Menschen und bei einigen Säugern. Anat. Nachrichten **1**, 305 (1951).

MÄRK, W.: Über Arterienwülste bei den Vögeln. Z. Zellforsch. **37**, 1 (1952).
MAJER, E. H.: Carotisdrüsenähnliche Tumoren des Mittelohres (nicht chromaffine
  Paragangliome). Arch. Ohr- usw. u. Z. Hals- usw. Heilk. **159**, 277 (1952).
— Gefäßbefunde in Nasenpolypen bei allergischer Rhinitis. Arch. Ohr- usw. Heilk.
  u. Z. Hals- usw. Heilk. **161**, 389 (1952).
MALL, F. P.: Die Blut- und Lymphwege im Dünndarm des Hundes. Abh. Sächs. Ges.
  Wiss., math.-physik. Kl. **14**, 151 (1888).
— A study of the structural unit of the liver. Amer. J. Anat. **5**, 227 (1906).
MALPIGHI, M.: De pulmonibus epistola **2** (1661).
— Opera omnia **2**. Londini 1686.
MANN, J. D., K. G. WAKIM und A. H. BAGGENSTOSS: The vasculature of the human
  liver: a study by the injections-cast method. Proc. Staff Meet. Mayo Clin., Roches-
  ter **28**, 227 (1953).
MARCHAND, P., J. C. GILROY und V. H. WILSON: An anatomical study of the bronchial
  vascular system and its variations in disease. Thorax **5**, 207 (1950).
MARLEY, A. und M. SOLDATI: Contributi all'innervazione dell'ovaio: innervazione
  delle anastomosi artero-venose. Boll. Soc. ital. Biol. sper. **27**, 640 (1951).
MARTIN, J. F. und J. DECHAUME: Les tumeurs glomiques. Ann. Anat. path. **2**, 239
  (1925).
MARTIN, P.: Lehrbuch der Anatomie der Haussäugetiere, Band 2 (1914/15).
MARTINI, G. A. und J. STAUBESAND: Zur Morphologie der Gefäßspinnen („vascular
  spiders") in der Haut Leberkranker. Virchows Arch. **324**, 147 (1953).
MASON, M. L. und A. WEIL: Tumor of a subcutaneous glomus. Surg. etc. **58**, 807
  (1934).
MASSON, P.: Le glomus neuro-myo-artériel des régions tactiles et ses tumeurs. Lyon
  chir. **21**, 257 (1924).
— Étude sur les glomus. Arch. Sci. med. **50**, 1 (1927).
— Les glomus cutanés de l'homme. Bull. Soc. franç. Derm. **42**, 1174 (1935).
— Innervation des glomus cutanés de l'homme. Trans. Roy. Soc. Canada V, Biol. sci.
  III. s. **30** (1936).
— L'appareil nerveux des glomus cutanés. Bull. Histol. appl. etc. **13**, 209 (1936).
— Les glomus neuro-vasculaires. Paris 1937.
— Les glomus cutanés de l'homme. Progr. Med., Istanbul **2**, 59 (1948).
— und L. GERY: Les tumeurs glomiques sous-cutanées en dehors des doigts. Ann.
  Anat. path. **4**, 153 (1927).
MATHES, M. E., E. HOLMAN und F. L. REICHERT: A study of the bronchial, pulmonary,
  and lymphatic circulations of the lung under various pathologic conditions ex-
  perimentally produced. J. thorac. Surg. (Am.) **1**, 339 (1931/32).
MATHIS, J.: Die Regulierung des arteriellen Blutstromes in der Nierenrinde. Wien.
  klin. Wschr. II, 1444, 1934.
— Diskussionsbemerkung zum Vortrag WINTERSTEIN. Anat. Anz., Erg. H. **87**, 365
  (1938/39).
— und J. EGLITIS: Über besondere Einrichtungen an Schlagadern zur Regelung des
  Blutstromes. Anat. Anz. **83**, 40 (1936).
MAURER, G.: Zur Frage der primären Sklerose der Pulmonalarterien. Frankf. Z. Path.
  55, 208 (1941).
MAXIMOW, A.: A text-book of histology. Philadelphia und London 1930.
McCONNEL, E. M.: The arterial blood supply of the human hypophysis cerebri. Anat.
  Rec. (Am.) **115**, 175 (1953).
MECKEL, G. F.: Handbuch der menschlichen Anatomie. Halle und Berlin 1815/1820.
MEIJLING, H. A.: Bau und Innervation von Glomus caroticum und Sinus caroticus.
  Acta neerld. Morph. **1**, 193 (1938).
MENDLOWITZ, M.: The digital circulation. New York: Grune and Stratton. 1954.
MERKEL, H.: Über verschlußfähige Bronchialarterien. Virchows Arch. **308**, 303
  (1941).
— Zur Histologie der Lungengefäße. Beitr. path. Anat. **105**, 176 (1941).
— Die Struktur und Funktion des Lungenkreislaufes. Z. Kreisl.forsch. **38**, 705 (1949).
— Die Entwicklungsgeschichte der Lungengefäße. Beitr. path. Anat. **110**, 467 (1949).
MEYER, G.: Zur Anatomie der Steißdrüse. Z. rat. Med. **28**, 135 (1866).
MICHEL, J.: Zur näheren Kenntnis der Blut- und Lymphbahnen der Dura mater
  cerebralis. Ber. Verh. Sächs. Akad. Wiss. **24** (1872).
MIDSUNO, R.: Beiträge zur Morphologie und Physiologie der terminalen Blutbahn.
  Beitr. path. Anat. **84**, 183 (1930).
MILLER, N. und J. S. GODFREY: A note on the anastomosis of arteries and veins in
  a cat. Anat. Rec. (Am.) **13** (1917).

MILLER, W. S.: The vascular supply of the bronchial tree. Amer. Rev. Tbc. 12, 87 (1925).

MINERVINI, R.: Contributo alla morfologia dell'adattamento funzionale degli organi. Particolarità di struttura delle arterie della cute. Boll. Soc. dei Naturalisti Napoli, Serie I, 6 (1892).

MODELL, W.: Observations on the structure of the blood vessels within the thyroid gland of the dog. Anat. Rec. (Am.) 55, 251 (1933).

MÖLLENDORFF, W. v.: Der Exkretionsapparat. Hdb. d. mikrosk. Anat. d. Menschen 7/1 (1930).

— Arterio-venöse Anastomosen als Kreislaufregulatoren. Jahreskurse ärztl. Fortbildg. (München) 31, 1 (1940).

— Über lokale Arbeitsregulatoren in der Niere des Menschen. Jahreskurse ärztl. Fortbildg. (München) 32, 37 (1941).

MONOD, C.: Angiomes douloureux. Bull. Mém. Soc. chir. Paris 5, 652 (1879).

MONROY, A.: Ricerche sulla fine vascolarizzazione del timo (normale ed in involuzione) dell'uomo e di alcuni mammiferi. Arch. ital. Anat. 45, 1 (1940).

MONSERRAT, J. L. und J. GALVEZ: Nodulo doloroso des muslo. Hosp. argent. 4, 354 (1934) (zit. nach MASSON).

MONTAGNANI, C. A.: La circolazione intraepatica e le sue alterazioni anatomiche nella cirrosi atrofica. Arch. ital. Anat. 58, 1 (1953).

MONTALDO, G.: Rilievi anatomo-fisiopatologici sulla circolazione arteriosa del rene. Arch. ital. Anat. 19, 226 (1946).

— Rilievi sulla circolazione arteriosa della sostanza corticale del rene. Boll. Soc. ital. Biol. sper. 22, 263 (1946).

— Particolarità del circolo arterioso nella colonna del BERTIN. Stria di collisione vasale. Ibid. 264.

— Sulla angiotettonica renale in particolare del glomo malpighiano (mesangium) e sulla glomerulite intercapillare. Arch. ital. Anat. 22, 133 (1949).

MONTGOMERY, D. W. und G. D. CULVER: Verruca of the nail fold. Arch. Derm. (Am.) 10, 425 (1924).

MORE, R. H. und G. I. DUFF: The renal arterial vasculature in man. Amer. J. Path. 27, 95 (1951).

MORGAGNI, J. B.: De sedibus et causis morborum venetiis. 1762.

MORIN, F.: Ricerche sulla vascolarizzazione dell'ipofisi e della sostanza nervosa contigua. Anat. Anz. 88, 369 (1939).

— Ricerche anatomo-istologiche sulla vascolarizzazione dell'ipofisi dell'uomo. Arch. ital. Anat. 45, 94 (1941).

— und V. BÖTNER: Contributi alla conoscenza della irrorazione sanguigna dell'ipofisi e dell'ipotalamo di alcuni mammiferi. Morph. Jb. 85, 470 (1941).

MOURET, J.: Sur la circulation de la main. Montpellier méd., Serie II, 15, 101 (1890).

MÜLLER, E.: Zur funktionellen Pathologie der Sperrarterien und der arterio-venösen Kurzschlüsse der Lunge am Beispiel der Geschwulstzell-Embolie. Frankf. Z. Path. 64, 459 (1953).

MÜLLER, G.: Untersuchungen über elastische Polster in den Nierenarterien. Z. mikrosk.-anat. Forsch. 60, 324 (1954).

MÜLLER, H.: Über den unmittelbaren Übergang der Arteria radialis in die Vena cephalica bei Fledermäusen. Würzbg. Naturwiss. Z. 3, 168 (1862).

MÜLLER, JOH.: Entdeckung der bei der Erektion wirksamen Arterien. Arch. Anat. (D.) 1835, 202.

— Anhang zu VALENTINS Abhandlung. Arch. Anat. (D.) 1838, 224.

— Anmerkung zu ERDLS Mitteilung. Arch. Anat. (D.) 1841.

— Handbuch der Physiologie, 4. Aufl. Koblenz 1844.

MÜLLER, R. F.: Zur Kenntnis der Fingergeschwülste. Arch. klin. Chir. 63, 348 (1901).

MURAKAMI, M.: Über arterio-venöse Anastomosen im Thymus der Katze. Kurume Med. J. 1, 113 (1954).

MURATORI, G.: Osservazioni sulla vascolarizzazione sanguigna delle placche di PEYER. Arch. ital. Anat. 40, 491 (1938).

— Contributo alla vascolarizzazione sanguigna dei linfonoduli intestinali dell'uomo. Atti Reale Ist. Veneto Sci., Lettere Arti 100, 479 (1940/41).

— Distribuzione e struttura dei vasi sanguigni nel pulvinar acetabuli dell'uomo. Boll. Soc. ital. Biol. sper. 20, 1 (1945).

— Anastomosi arterovenose e dispositivi vascolari di blocco nel » pulvinar acetabuli « dell'uomo. La Chirurgia 30, 117 (1946).

— Origine, distribuzione e struttura dei vasi nutritizi dell'arteria polmonare e dell'aorta ascendente nell'uomo. Arch. Sci. med. 82, 1 (1946).

MURATORI, G. und A. BERTOLINI: Sulla struttura dei vasi sanguigni del »pulvinar acetabuli« dei mammiferi. Atti Soc. med.-chir. Padova **24**, 1 (1946).

MURRAY, M. R. und A. P. STOUT: The glomus tumor. Investigation of its distribution and behavior, and the identity of its epitheloid cell. Amer. J. Path. **18**, 183 (1942).

NELEMANS, F. A.: Innervatie van bloedvaten in verband met het vegetatieve zenuwstelsel. Ndld. Tschr. Geneesk. **94**, 307 (1950).

NICOD, J. L.: Le glomus neuromyo-artériel sous-cutané et ses tumeurs. Schweiz. med. Wschr. **57**, 1177 (1927).

— Die Mechanik des Kreislaufes. Hdb. d. Physiol. d. Menschen **1** (1909).

NICOLAU, S. und A. MAISLER: Glomustumor des Gesäßes. S.ber. Rumän. Dermat. Ges. Zbl. Hautkrkh. **58**, 402 (1938).

NOER, R. J.: The blood vessels of the jejunum and ileum: A comparative study of man and certain laboratory animals. Amer. J. Anat. **73**, 293 (1943).

— J. W. DERR und CH. G. JOHNSTON: The circulation of the small intestine: an evaluation of its revascularizing potential. Ann. Surg. **130**, 608 (1949).

NONIDEZ, J. F.: The aortic (depressor) nerve and its associated epitheloid body, the glomus aorticum. Amer. J. Anat. **57**, 259 (1935).

— Observations on the blood supply and the innervation of the aortic paraganglion of the cat. J. Anat. (Brit.) **70**, 215 (1935).

— Distribution of the aortic nerve fibers and the epitheloid bodies (supracardial „paraganglia") in the dog. Anat. Rec. (Am.) **69** (1937).

— Arterio-venous anastomoses in the sympathetic chain ganglia of the dog. Anat. Rec. (Am.) **82**, 593 (1942).

NOWAKOWSKY, H.: Infundibulum und Tuber cinereum der Katze. Z. Nervenheilk. **165**, 261 (1951).

NUSSBAUM, A.: Über das Gefäßsystem des Herzens. Arch. mikrosk. Anat. **80**, 450 (1912).

NUZZI, O.: Le anastomosi artero-venose. Ric. Morf. **18**, 5 (1939).

— Contributo alla conoscenza ed istopatologia del glomo neurovascolare degli arti. Arch. ital. Anat. **11**, 183 (1940).

OBERLING, C. R.: L'existence d'une hausse neuro-musculaire au niveau des artères glomerulaires de l'homme. C. r. Acad. Sci. Paris **184** (1927).

OKKELS, H.: Sur l'existence d'une spécialisation morphologique au niveau du pôle vasculaire du glomérule rénal chez la grenouille. C. r. Acad. Sci. Paris **188** (1929).

— Morphologie particulière du pôle vasculaire du glomérule rénal chez la grenouille. Bull. Histol. appl. etc. **6**, 113 (1929).

— und E. T. ENGLE: Studies on the finer structure of the uterine blood vessels of the Macacus Monkey. Acta Path. Microbiol. scand. (Dän.) **15**, 2 (1938).

ORMSBY, P. S.: Leiomyoma cutis. Arch. Derm. (Am.) **11**, 466 (1925).

ORTMANN, R.: Über die Plazenta einer in situ fixierten menschlichen Keimblase aus der 4. Woche. Z. Anat. **108** (1938).

OSWALD, S.: Beitrag zur Kenntnis des normalen Baues und der Sklerodermie der Hautanhänge beim Hahn und Truthahn. Inaug.-Diss. München 1921.

OTTAVIANI, G.: Sulla vascolarizzazione venosa delle ghiandole surrenali dell'uomo. Arch. ital. Anat. **36**, 173 (1936).

PAGANO, A.: Sulla presenza di cuscinetti vascolari e di anastomosi artero-venose nella tonsilla palatina umana. Quad. Anat. prat. **5**, 201 (1949-1950).

— Cuscinetti vascolari e anastomosi arterovenose nella mucosa nasale dei feti umani. Quad. Anat. prat. **5**, 205 (1949-1950).

PAGET, J.: Lectures on inflammation. Med. Gaz. **14** (1850).

— Painful subcutaneous tumors. Lectures on surgical pathology **2**, 120 (London 1853).

PALUMBI, G.: Contributi allo studio della innervazione delle anastomosi artero-venose ed al problema della esistenza di un parasimpatico spinale. Acta Pont. Acad. Sci. **6**, 125 (1942).

PANINI, F.: Dispositivi di blocco ed anastomosi artero-venose nella vagina fetale. Arch. Ostetr. **56**, 25 (1951).

PANNIER, R.: Le myocarde dans l'ischémie rénale expérimentale. Rev. belge Path. **21**, 420 (1952).

PARRISIUS, W.: Zur Frage der Kontraktilität der menschlichen Hautkapillaren. Pflügers Arch. **191** (1921).

— Über die Anatomie des Kapillarsystems. Klin. Wschr. **2**, 1881 (1923).

PATZELT, V.: Über das Blutkreislauforgan und die arterio-venösen Anastomosen. Wien. klin. Wschr. **55**, 748 (1942).

— Über arterio-venöse Anastomosen in der Nase, Oberlippe und Zunge des Menschen. Z. mikrosk.-anat. Forsch. **54**, 207 (1943).

PAULIAN, D., STEFAN-POPESCU und D. MARINESCO-SLATINA: Tumeur glomique sous-unguéale suivie d'hémihyperthermie et guérison complète après l'ablation chirurgicale. Ann. Anat. path. méd.-chir. 10, 271 (1933).
PEARSON, J.: An account of some extraordinary symptoms which were apparently connected with certain morbid alterations about the veines and nerves. Med. facts and observations 6, 96 (1795) (zit. nach GREIG).
PERTHES, G.: Über die Bedeutung arterio-venöser Fisteln für die Entwicklung des Rankenangioms. Dtsch. Z. Chir. 200 (1927).
PETERSEN, H.: Histologie und mikroskopische Anatomie. 6. Organe der Reizbearbeitung. München: J. F. Bergmann. 1935.
PETRILLO, G. B.: Osservazione sulla struttura dei vasi della muccosa nasale. Quad. Anat. prat. 4, 121 (1949).
PETRY, G.: Bau und Vorkommen der arterio-venösen Anastomosen. Klin. Wschr. 32, 943 (1954).
PFEIFER, R. A.: Die Angioarchitektonik der Großhirnrinde. Berlin 1928.
— Grundlegende Untersuchungen für die Angioarchitektonik des menschlichen Gehirns. Berlin 1930.
— Die Angioarchitektonik der Lunge mit Rücksicht auf ihre Depotfunktion. Z. Kreisl.-forsch. 26, 906 (1934).
— Neue Ergebnisse über die Angioarchitektonik der Hypophyse. Leipzig 1951.
PFUHL, W.: Die Leber. Hdb. d. mikrosk. Anat. d. Menschen 5, 2 (1932).
PIANA, G. P.: Osservazioni comparative intorno alla struttura delle ultime diramazioni delle arterie pulmonari. Mem. Accad. Sci. Ist. Bologna 1, 417 (1881).
PICARD, D.: Titres et travaux scientifiques. 1953.
— V. DONNET, Mme CHAMBOST und R. BRECHET: A propos de la double circulation rénale; dispositifs valvula: res artériels à la partie profonde du cortex. C. r. Soc. Biol. 144, 1197 (1950).
PICARD, H.: Über seltene Tumoren im Nagelbett (Neuromyoarterielle Glomustumoren). Zbl. Chir. 58, 2133 (1931).
PIIPER, J., und W. SCHOEDEL: Untersuchungen über die Durchblutung der arterio-venösen Anastomosen in der hinteren Extremität des Hundes mit Hilfe von Kugeln verschiedener Größe. Pflügers Arch. 258, 489 (1954).
— P.-W. SCHNEIDER und W. SCHOEDEL: Kurzschlußdurchblutung. Klin. Wschr. 32, 540 (1954).
PINHEIRO-CHAGAS: Carcinoma in nail matrix of big toe. Brasil-Med. 35, 233 (1921).
PIRRO, A.: Condizioni istologiche del tessuto cavernoso dell'uretra nei feti umani a termine di sviluppo e nei neonati. Boll. Soc. ital. Biol. sper. 25, 1010 (1949).
— Dispositivi di blocco ed anastomosi arterovenose in corrispondenza del ligamento scrotale del feto umano a termine. Comun. Congr. Anat. Padova, Sett. 1950.
— Dispositivi di blocco ed anastomosi arterovenose nelle arterie mesenteriche del feto umano a termine. Ibid.
— Sulla presenza di particolari dispositivi vasali (anastomosi artero-venose e dispositivi di blocco) in un teratoma del rinofaringe. Boll. Soc. ital. Biol. sper. 26, H. 4 566 (1950).
— Dimostrazioni istologiche di anastomosi artero-venose e dispositivi blocco nelle minute arterie dei muscoli articolari del ginocchio. Boll. Soc. ital. Biol. sper. 26, 1 (1950).
— Osservazioni istologiche su un teratoma del rinofaringe. Boll. Soc. ital. Biol. sper. 27, 246 (1951).
— Anastomosi artero-venose e dispositivi intimali nei rami delle arterie della vena dorsale profonda del pene nei feti umani a termine di sviluppo. Boll. Soc. ital. Biol. sper. 27, 249 (1951).
— Imbuti di sbocco ed argini di deflusso nell'ambito della vena dorsale profonda del pene. Boll. Soc. ital. Biol. sper. 27, 1340 (1951).
— Dispositivi di blocco ed anastomosi artero-venose nelle arteriole di pezzi bioptici dell'esofago umano. Quad. Anat. prat. S. 9, No. 1—4, 254 (1954).
— Le vene postcapillari del parenchima nella tonsilla palatina umana. Quad. Anat. prat. S. 10, No. 1—2, 86 (1955).
POLICARD, A.: Le poumon. Paris: Masson et Cie. 1938.
— und F. GALY: Les bronches. Paris 1945.
POLLAND, R.: Fibromatosis subungualis. Derm. Z. 23, 542 (1916).
POMPEIANO, O.: Anastomosi artero-venose nella corteccia del rene umano. Riv. Biol. 43, 511 (1951).
— Anastomosi artero-venose ed altri dispositivi vascolari regolatori del circolo nel duodeno. Arch. ital. Anat. 23, 225 (1950).

POMPEIANO, O. und G. CAVALLI: Dispositivi di chiusura nelle arterie dell'apparato escretore del rene umano. Boll. Soc. ital. Biol. sper. **27**, 1462 (1951).
— — Dispositivi di chiusura nelle arterie dell'apparato escretore del rene umano. Riv. Biol. **44**, 57 (1952).
POPOFF, N. W.: The digital vascular system. Arch. Path. (Am.) **18**, 295 (1934).
— Recherches sur l'histologie des anastomoses artério-veineuses des extrémités et sur leur rôle en pathologie vasculaires. Bull. Histol appl. etc. **12**, 156 (1935).
POPPER, H. und E. MANDEL: Filtrations- und Resorptionsleistung in der Nieren-pathologie. Erg. inn. Med. **53**, 685 (1937).
PRETO PARVIS, V.: Dispositivi di regolazione del circolo nella ghiandola lacrimale umana. Biol. Lat. **3**, 250 (1950).
— Sulle arterie a muscolatura longitudinale interna annesse ai bronchi umani. Arch. ital. Anat. **58**, 359 (1954).
PRICHARD, M. L. L. und P. M. DANIEL: Arterio-venous anastomoses in the tongue of the dog. J. Anat. (Brit.) **87**, 66 (1953).
— — Arterio-venous anastomoses in the tongue of the sheep and the goat. Amer. J. Anat. **95**, 203 (1954).
— — Arterio-venous anastomoses in the human external ear. J. Anat. (Brit.) **90**, 309 (1956).
PRINZMETAL, M., B. SIMKIN, H. C. BERGMAN und H. E. KRÜGER: Étude de la circulation du cœur humain normal. Amer. Heart J. **33**, 420 (1947).
— E. M. ORNITZ, B. SIMKIN und H. C. BERGMAN: Arterio-venous anastomoses in liver, spleen, and lungs. Amer. J. Physiol. **152**, 48 (1948).
PROBSTEIN, J. G. und B. BROOKS: Subungual exostosis. J. Missouri med. Assoc. **22**, 211 (1925).
PRODANOFF, A.: Sur la localisation des tumeurs glomiques. Ann. Anat. path. **4**, 147 (1927).
PRUSSAK, A.: Zur Physiologie und Anatomie des Blutstromes in der Trommelhöhle. Arb. a. d. physiol. Anst. zu Leipzig **3**, 93 (1868).
PUENTE DOMINGUEZ, J., J. J. LLOPIS REY und G. CALZADILLA MARTIN: Estudio sobre las arterias, venas y anastomosis arteriovenosas del apendice humano. Arch. españ. morfol. **10**, 207 (1953).
RABBONI, F.: Ricerche sulla vascolarizzazione della pleura umana. Arch. ital. Anat. **32**, 520 (1934).
RADASCH, H. E.: Glomal tumors. Arch. Path. (Am.) **23**, 615 (1937).
RAHN, H., R. C. STROUD und CH. E. TOBIN: Visualization of arterio-venous shunts by cinefluorography in the lungs of normal dogs. Proc. Soc. exper. Biol. a. Med. (Am.) **80**, 239 (1952).
RAISMANN, V. und L. MAYER: Tumor of the neuromyoarterial glomus. Arch. Surg. (Am.) **30**, 911 (1935).
RANDERATH, E. und N. CANDREVIOTIS: Über einen malignen metastasierenden Glomus-tumor des rechten Daumens. Zbl. Path. **93**, 454 (1955).
RATSCHOW, M.: Die peripheren Durchblutungsstörungen. Dresden: Steinkopff. 1949.
RATZENHOFER, M.: Demonstration von zwei Beobachtungen. Zbl. Path. **77**, 173 (1941).
— Zur Bildung von Längsmuskulatur in Blutgefäßen. Verh. dtsch. Ges. Path. **36**, 267 (1952).
REID, M.: Studies on abnormal arterio-venous communications acquired and congenital. 1. Report of cases. Arch. Surg. (Am.) **10**, 601 (1925).
— The origin and nature of arterio-venous aneurysm, cirsoid aneurysm and simple aneurysm. Arch. Surg. (Am.) **10**, 996 (1925).
REIN, H.: Einführung in die Physiologie des Menschen. Berlin 1936.
— Diskussionsbemerkung zum Referat CLARA: Arterio-venöse Nebenschlüsse. Verh. dtsch. Ges. Kreisl.forsch. **11** (1938).
— Die bestimmenden Faktoren für die Vasomotorik der Ruhedurchblutung des Skeletmuskels. Pflügers Arch. **248**, 100 (1944).
REISSEISEN, F. D.: Über den Bau der Lungen. Berlin 1822.
RENZONI, A.: Importanza del plesso venoso peribronchiale nel cane. Arch. ital. Anat. **60**, 111 (1955).
RICKER, G.: Die Methode der direkten Beobachtung der lokalen Kreislaufstörungen und die Verwertung pathologisch-anatomischer Befunde in den Kreislauforganen für die Pathologie derselben. Hdb. d. biol. Arbeitsmeth. 1922.
— Pathologie als Naturwissenschaft. Relationspathologie für Pathologen, Physiologen, Mediziner und Biologen. Berlin 1924.
RIEDER, W.: Arterio-venöse Anastomosen im Bereiche von Hals, Nase und Ohr. Arch. Ohr- usw. Hk. und Z. Hals- usw. Hk. **159**, 298 (1951).

RIEDER, W.: Zur Bedeutung der postkapillaren Venen der Tonsillen. Mschr. Ohrenhk. usw. (Ö.) **85**, 47 (1951).

RILEY, R. L. und A. COURNAND: „Ideal" alveolar air and the analysis of ventilation-perfusion relationships in the lungs. J. appl. Physiol. **1**, 825 (1949).

ROCCA-ROSSETTI, S. und E. RUGGERI: Analisi morfo-strutturale di un vaso anastomotico tra arteria e vena ascellare in concomitanza di una interessante variazione vascolare. Ric. morfol. **20—21**, 1 (1952).

RÖHRL, W.: Die radiographische Darstellung von arterio-venösen Anastomosen. Klin. Wschr. **29**, 307 (1951).

ROGER, H. und J. ALLIEZ: Les petits tumeurs sous-cutanées bénignes à type d'hyperalgie hyperdiffusante (tumeurs glomiques de MASSON). Mond. méd. Paris **48**, 71 (1938).

ROHEN, H.: Bau und Funktion der Traubenkörner. 3. Beitrag zur funktionellen Anatomie des Auges. Morph. Jb. **92**, 441 (1952).

— Gefäßregulationsmechanismen am Sehnerveneintritt und in der Orbita, insbesondere bei Vögeln. Verh. Anat. Ges. **1953**, 387.

ROMEIS, B.: Hypophyse. Hdb. d. mikrosk. Anat. d. Menschen **6/3** (1940).

ROSSATTI, B.: Sulla vascolarizzazione e circolazione sanguigna della muccose nasali e paranasali. Atti Soc. ital. Anat. **1952**, 1.

— Sulla vascolarizzazione e circolazione sanguigna della muccose della cavità nasali e paranasali. Arch. Sci. biol. (It.) **36**, 651 (1952).

— Über die Blutzirkulation und die arterio-venösen Anastomosen der menschlichen Nasenschleimhaut. Anat. Anz. **100**, 243 (1954).

— Osservazioni sulla basi isto-anatomiche della circolazione sanguigna del setto nasale dell'uomo. Arch. ital. Anat. **59**, 1 (1954).

— Studio anatomica e sperimentale sulla circolazione sanguigna del padiglione dell'orecchio del caniglio. Atti Soc. Ital. Anat. Congr. Pisa **1955**.

ROTH, G. M., B. T. HORTON und CH. SHEARD: The relative roles of the extremities in the dissipation of heat from the human body under various environmental temperatures and relative humidities. Amer. J. Physiol. **128**, 782 (1939).

ROTHFELD, J.: Über das Verhalten der elastischen Elemente in den kavernösen Körpern der Sexualorgane. Anat. Anz. **32**, 248 (1908).

ROTTER, W.: Über die Polsterarterien der kindlichen Gebärmutter, der scheidlichen Gebärmutter und der Scheide. Virchows Arch. **315**, 557 (1948).

— Zur Genese der Polsterarterien und arterio-venösen Anastomosen des kindlichen Genitale. Ärztl. Forsch. **3**, 73 (1949).

— Die Bedeutung der arteriellen Sperrmechanismen für die pathologische Anatomie. Verh. dtsch. Ges. Path. **1949**, 397.

— Zur Orthologie und Pathologie der peripheren Regulationssysteme des Kreislaufes. Dtsch. zahnärztl. Ztg. **5**, 813 (1950).

— Über Bau und Funktion des Glomus coccygicum und seine Beziehungen zum Nervensystem. Verh. dtsch. Ges. Path. **1951**, 118.

— Die Sperr- (Polster- bzw. Drossel-) Arterien der Nieren des Menschen. Z. Zellforsch. **37**, 101 (1952).

— Zur pathologischen Anatomie der arterio-venösen Anastomosen, epitheloiden Gefäßwandzellen und Sperrarterien. 18. Tagg. dtsch. Ges. Kreisl.forsch. **18**, 278 (1952).

— und R. SCHÜRMANN: Die Blutgefäße des menschlichen Penis. Virchows Arch. **318**, 352 (1950).

— und L. WAGNER: Über die Entwicklung der subunguealen Glomera (sog. arterio-venöse Anastomosen) der Zehen. Arch. Kreisl.forsch. **18**, 68 (1952).

— und K. E. WUENSCH: Über Polster- und Rankenarterien (arterio-venöse Anastomosen) des Penis im Keimlings- und Kindesalter. Frankf. Z. Path. **60**, 301 (1949).

ROUGET, CH.: Recherches sur les organes érectiles de la femme . . . J. Physiol. **1** (1858).

RUOTOLO, A.: Contributo allo studio dei dispositivi di blocco e dei corti circuiti nella circolazione del rene umano. Atti Accad. naz. Lincei **8**, 622 (1950).

RUTISHAUSER, E.: Kystes nécrobiotiques de l'os: problèmes de la vascularisation osseuse. Schweiz. med. Wschr. **82**, 848 (1952).

— und W. BLANC: Anastomoses artério-veineuses glomiques du poumon avec syndrome d'insuffisance droite et cyanose. Schweiz. Z. allg. Path. **13**, 61 (1950).

— R. FERNANDENT und W. BLANC: Multiple glomusartige arterio-venöse Anastomosen mit rechter Herzinsufficienz und Cyanose. Schweiz. Z. allg. Path. **13**, 61 (1950).

— CH. ROUILLER und R. VEYRAT: La vascularisation de l'os: état actuel de nos connaissances. Arch. „Putti" **5**, 9 (1954).

RUYTER, J. H. C.: Über einen merkwürdigen Abschnitt der Vasa afferentia in der Mäuseniere. Z. Zellforsch. **2**, 242 (1925).

RYKWIND, A. W.: Über arterio-venöse Anastomosen des kleinen Kreislaufes: kritische Übersicht über Arbeiten, in denen normale Sperrarterien für krankhaft veränderte gewöhnliche Arterien angesehen wurden. 3. Ark. Path. **2**, 9 (1949).

— Über arterio-venöse Anastomosen des kleinen Kreislaufes. Die arterio-venösen Anastomosen der Pleura pulmonalis, mediastinalis und der Pleuraverwachsungen. 4. Ark. Path. **2**, 62 (1949).

SAITO, O.: Beiträge zum Studium der Uterusgefäße. Okayama-Igakkai-Zasshi **1926**, 470.

SANDERS, A. S.: Internat. Physiol. Kongr. Oxford 1947 [zit. nach HÜRLIMANN: Arch. internat. Pharmacodynam. **80**, 99 (1949)].

SANDISON, J. G.: Observations on the growth of blood vessels as seen in the transparent chamber introduced into the rabbit's ear. Amer. J. Anat. **41**, 475 (1928).

SANNICANDRO, G.: Tumore glomico dell'orecchio con particolari aspetti istologici. Dermosifilografo **11** (1936).

SANTORINI: Observationes anatomicae (Zit. nach KISS 1921).

SAPPEY, PH. C.: Recherches sur l'urètre. Paris 1854.

— Traité d'Anatomie descriptive. Paris 1879.

SATO, O.: Beiträge zur histologischen feineren Struktur der Arterienwand des männlichen Gliedes mit Berücksichtigung ihrer Altersverschiedenheiten. Okayama-Igakkai-Zasshi **1927**.

SAUROMO, H.: The anatomy, histology and function of the ovarian vascular system. Acta Obstetr. scand. **33**, Suppl. 111 (1954).

SAWADA, H.: Subcutaneous cavernous angiomyofibroma. Acta derm. (Jap.) **16**, 568 (1931).

SCUDERI, R. und M. DEL BO: La vascolarizzazione del labirinto umano. Arch. ital. Ot. ecc. **63**, Suppl. 11, 1 (1952).

SEGOND, L. A.: Anatomie générale. Paris 1854.

SEHRT, S.: Elektive Ultraviolettbestrahlung usw. Stuttgart: Hippokrates. 1942.

SERTOLI, E.: Über die Struktur der Steißdrüse des Menschen. Virchows Arch. **42**, 370 (1868).

SHERMAN, JR., J. L. und ST. NEWMAN: Functioning arteriovenous anastomoses in the stomach and duodenum. Amer. J. Physiol. **179**, 279 (1954).

SHONYO, E. S. und F. C. MANN: An experimental investigation of renal circulation. Arch. Path. (Am.) **38**, 287 (1944).

SIEBENMANN, F.: Die Blutgefäße im Labyrinth des menschlichen Ohres. Wiesbaden 1894.

SIKL, H.: O nadorech neuromyoarterialniho glomu. Čas. Lék. česk. **1936**, 741 und 783.

SIMKIN, B., H. C. BERGMAN, H. SILVER und M. PRINZMETAL: Renal arteriovenous anastomoses in rabbits, dogs and human subjects. Arch. internat. Med. **81**, 115 (1948).

SIRSI, M. und K. BUCHER: Studies on arterio-venous anastomoses in the lungs. Experientia **9**, 217 (1953).

SLEPYAN, A. H.: The glomus tumor. Report of two cases with histologic observations. Arch. Derm. (Am.) **36**, 77 (1937).

SMITH, H. W.: The kidney, structure and function in health and disease. New York 1951.

SONNTAG, E.: Das Rankenangiom sowie die genuine diffuse Phlebarteriektasie und Phlebektasie. Erg. Chir. u. Orthop. **11** (1919).

SONOMOTO, A.: Studies on the structure and function of arterio-venous anastomoses in the rabbit's ear. Kyushu Mem. Med. Sci. **4**, 175 (1953).

SORRENTINO, M.: Contributo alla conoscenza delle cellule mioepitelioidi delle pareti arteriosi. Quad. Anat. prat. **1**, 77 (1943).

SOTIRIOS, M.: Dispositivi vasali regolatori del circolo nel polmone e nella pleura di *Bos taurus*. Nuova vet. **4**, 1 (1951).

SPALTEHOLZ, W.: Die Verteilung der Blutgefäße in der Haut. Arch. Anat. (D.) **1893**, 1.

— Die Arterien der Herzwand. Leipzig: S. Hirzel. 1924.

SPANNER, R.: Die arterio-venösen Anastomosen im Darm. Anat. Anz. **71** [Erg. Bd.], 24 (1931).

— Neue Befunde über die Blutwege der Darmwand und ihre funktionelle Bedeutung. Morph. Jb. **69**, 394 (1932).

— Mütterlicher und kindlicher Kreislauf der menschlichen Placenta und seine Strombahnen. Z. Anat. u. Entw.gesch. **105**, 163 (1935).

— Gefäßsystem und Blutkreislauf der Glandula submaxillaris. Anat. Anz. **83** [Erg.-Bd.], 29 (1936/1937).

Spanner, R.: Der Abkürzungskreislauf der Glandula submaxillaris. Z. Anat. u. Entw.gesch. **107**, 124 (1937).
— Der Abkürzungskreislauf der menschlichen Niere; Beitrag zur Kenntnis der Leistungszweiteilung ihres Gefäßsystems. Klin. Wschr. **16** (1937).
— Über Gefäßkurzschlüsse in der Niere. Anat. Anz. **85** [Erg.-Bd.], 81 (1937/1938).
— Untersuchungen des Schilddrüsenkreislaufes vom Menschen. Münch. med. Wschr. **85**, 2011 (1938).
— Die Drosselklappe der veno-venösen Anastomose und ihre Bedeutung für den Abkürzungskreislauf im porto-cavalen System des Vogels; zugleich ein Beitrag zur Kenntnis der epitheloiden Zellen. Z. Anat. u. Entw.gesch. **109**, 443 (1939).
— Bau und Funktion der veno-venösen Anastomose. Anat. Anz. **87** [Erg.-H.] 320 (1939).
— Betrachtungen zum Placentarkreislauf des Menschen. Zbl. Gynäk. **64**, 2002 (1940).
— Der Abkürzungskreislauf der menschlichen Nebenniere. Zbl. inn. Med. **61**, 545 (1940).
— Die Kurzschlußwege zwischen Aorten- und Pfortadersystem sowie zwischen Pfortader und Hohlvene: Arterio-venöse und portocavale Anastomosen in der Bauchhöhle des Menschen. Zbl. inn. Med. **61**, 633 (1940).
— Besonderheiten an der Gefäßwand der großen Mundspeicheldrüsen sowie der Bauchspeicheldrüse. Morph. Jb. **87**, 193 (1942).
— Die arteriovenösen Anastomosen. Fschr. Diagn. u. Ther. **1**, 1 (1950).
— Präparate peripherer Blutstromregulationsmechanismen. Verh. anat. Ges. **1951**, 203.
— Zur Anatomie der arterio-venösen Anastomosen. Verh. dtsch. Ges. Kreisl.forsch. **18**, 257 (1952).
— Die hypophyseo-hypothalamischen Pfortadern; ihr Anteil an der Steuerung der Durchblutung der menschlichen Hypophyse. Verh. anat. Ges. **50**, 168 (1952).
— Die Bedeutung der Hypophysenpfortadern für die Blutströmungsmöglichkeiten zwischen Hypophyse und Hypothalamus im Hypophysenkreislauf. Klin. Wschr. **30**, 721 (1952).
Spatz, H.: Neues über die Verknüpfung von Hypophyse und Hypothalamus. Acta Neuroveg. **3**, 5 (1951).
— Neues über das Hypophysen-Hypothalamus-System und die Regulation der Sexualfunktionen. Regensburger Jb. ärztl. Forsch. **2**, 311 (1952).
— Das Hypophysen-Hypothalamus-System in seiner Bedeutung für die Fortpflanzung. Verh. anat. Ges. **1953**, 46.
Springorum, P. W.: Die Hautdurchblutung bei lokaler thermischer Beeinflussung. Pflügers Arch. **238**, 517 (1937).
— Kreislaufregulationen in thermisch beeinflußter Haut. Pflügers Arch. **238**, 644 (1937).
— Die Bedeutung der Hautgefäße für den Gesamtkreislauf. Klin. Wschr. **17**, 11 (1938).
— Zur Frage der funktionellen Bedeutung der arterio-venösen Anastomosen für die Niere. Klin. Wschr. **18**, 811 (1939).
Sucquet, J. P.: D'une circulation dérivative dans les membres et dans la tête chez l'homme. Paris: A. Delahaye. 1862.
— Recherches sur le rein. D'une circulation du sang spécial au rein des vertébrés mammifères et de la sécrétion des urines qu'elles y produit. Commentaire sur la structure microscopique du rein, à l'occasion d'un mémoire de M. Gros sur ce sujet. 1868.
Sulzmann, R.: Beiträge zur Histologie der Zahnpulpa. I. Über das Vorkommen von epitheloidzelligen Gefäßstrecken und Sperrarterien (Polsterarterien und Arterienwülsten) in der Eckzahnpulpa des Schäferhundes. Z. mikrosk.-anat. Forsch. **61**, 281 (1955).
Sunder-Plassmann, P.: Durchblutungsschäden und ihre Behandlung. Stuttgart: F. Enke. 1943.
— Klinik und Neuro-Morphologie der Glomustumoren. Acta Neuroveg. **1**, 474 (1950).
— Klinik und Neuromorphologie der Glomustumoren. Langenbecks Arch. u. Dtsch. Z. Chir. **265**, 115 (1950).
— Sympathikus-Chirurgie. Stuttgart: G. Thieme. 1953.
Suter, F. A.: Zur Kasuistik der Fingertumoren. Arch. klin. Chir. **75**, 624 (1905).
Sutton, R. L.: Nail tumor of unusual type. Arch. Derm. (Am.) **6**, 351 (1922).
Swindle, P. F.: The architecture of the blood vascular networks in the erectile and secretory lining of the nasal passages. Ann. Ot. etc. (Am.) **44**, 913 (1935).
— Nasal blood vessels which serve as arteries in some mammals and as veins in some others. Ann. Ot. etc. (Am.) **46**, 600 (1937).
Schaffer, J.: Lehrbuch der Histologie und Histogenese, 3. Aufl. Leipzig 1933.
Schaper, A.: Einige Bemerkungen über das Wesen und die morphologische Stellung der Glandula coccygica (Glomus coccygicum). Anat. Anz. **25**, 209 (1904).

Schaumann, J.: Cas d'angiokératome sous-unguéale. Acta derm.-vener. (Schwd.) **3**, 428 (1922).
Schiefferdecker, F.: Histologie der Schleimhaut der Nase und ihrer Nebenhöhlen. Heymanns Hdb. d. Laryng. u. Rhinol. **3**, Wien 1900.
Schlegel, J. U.: Arteriovenous anastomoses in the endometrium in man. Acta Anat. **1**, 284 (1945/46).
Schloss, G.: Der Regulationsapparat am Gefäßpol des Nierenkörperchens in der normalen menschlichen Niere. Acta Anat. **1**, 365 (1946).
— The juxtaglomerular E-cells of rat kidneys in diuresis and antidiuresis, after adrenalectomy and hypophysectomy and in avitaminosis A, D and E. Acta Anat. **6**, 80 (1948).
Schmidt, C. G.: Zur Pathologie und Blutströmungsrichtung des Hypophysen-Pfortader-Gefäßsystems. Frankf. Z. Path. **63**, 172 (1952).
Schmidt, M. B.: Sperreinrichtungen und arterio-venöse Anastomosen an den Schilddrüsengefäßen. Zbl. Path. **76**, 129 (1941).
Schneider, M.: Durchblutungsstörungen der Organe. Darmstadt: B. Steinkopff. 1953.
Schoedel, W.: Zur Funktion der arterio-venösen Anastomosen. Münch. med. Wschr. **95**, 259 (1953).
— Kurzschlußdurchblutung. Klin. Wschr. **32**, 943 (1954).
Schön, H.: Zur funktionellen Morphologie der Gallen- und Pankreasgangpapille bei Mensch und Rind. Z. Zellforsch. **35**, 194 (1950).
Scholder, P.: Vascularisation osseuse et pseudokystes du poignet. Rev. Chir. orthop. **39** (Suppl. 1), 56 (1953).
Schorn, J.: Arterio-venöse Anastomosen und Hypertonie. Verh. dtsch. Ges. Path. **1950**, 242.
— Zur normalen und pathologischen Anatomie der Hoyer-Grosserschen Organe, der sogenannten „Arterio-venösen Anastomosen" in den Endgliedern der Finger und Zehen des Menschen. Habilitationsschrift, Gießen 1955.
Schreuss, A.: Über Glomustumoren. Zbl. Hautkrkh. **49**, 418 (1934).
Schröder van der Kolk, J. L. C.: De anatomiae pathologicae praecipue subtilius studio utilissimo. Utrecht 1827.
Schroeder, W.: Zur Physiologie der arterio-venösen Anastomosen. Verh. dtsch. Ges. Kreisl.forsch. **18**, 289 (1952).
— und F. Anschütz: Die Wirkung von Acetylcholin, Adrenalin und Histamin auf die Durchblutung der Kapillaren und arterio-venösen Anastomosen in der vorderen Extremität des Hundes. Z. Biol. **103**, 395 (1950).
— E. Stein und W. Schoop: Ergebnisse fortlaufender Capillardruckmessungen an der Extremität des wachen Hundes. Pflügers Arch. **258**, 8 (1953).
— W. Schoop und E. Stein: Die Durchblutung der Extremität im akuten Sauerstoffmangel unter besonderer Berücksichtigung der Funktion der arterio-venösen Anastomosen. Untersuchungen am wachen Carotisschlingenhund. Pflügers Arch. **259**, 124 (1954).
Schuh, S.: Einige seltene Neubildungen. Öst. Z. prakt. Heilk. **8**, 74 (1862).
Schumacher, H.: Glomustumor und Angiomyom der Haut. Frankf. Z. Path. **66**, 90 (1955).
Schumacher, S. v.: Über das Glomus coccygicum des Menschen und die Glomeruli caudales der Säugetiere. Arch. mikrosk. Anat. **71**, 58 (1907).
— Arterio-venöse Anastomosen in den Zehen der Vögel. Arch. mikrosk. Anat. **87**, 309 (1915).
— Zur Kenntnis der arterio-venösen Anastomosen. Bruns' Beitr. **159**, 335 (1934).
— Über die Bedeutung der arterio-venösen Anastomosen und der epitheloiden Muskelzellen (Quellzellen). Z. mikrosk.-anat. Forsch. **43**, 107 (1938).
Schummer, A.: Blutgefäße und Zirkulationsverhältnisse im Zehenendorgan des Pferdes. Morph. Jb. **91**, 568 (1951).
Schweitzer, G.: Über die Lymphgefäße des Zahnfleisches und der Zähne beim Menschen und bei Säugetieren. 3 und 4. Arch. mikrosk. Anat. **74**, 927 (1909).
Stabins, S. J., J. J. Thornton und M. J. Scott: Changes in vasomotor reaction associated with glomus tumors. J. clin. Invest. (Am.) **16**, 685 (1937).
Stange, H. H.: Rezidivierender Glomustumor an der Glandarfalte der Klitoris. Zbl. Gynäk. **73**, 803 (1951).
Starck, D.: Über das Vorkommen von Sperrvorrichtungen in den Lebervenen des Kaninchens. Klin. Wschr. **12**, 735 (1933).
Staubesand, J.: Über den Wandbau der arterio-venösen Anastomosen und die Bedeutung der epitheloiden Zellen. Ärztl. Forsch. **3**, 78 (1949).

STAUBESAND, J.: Über verschiedene Typen arterio-venöser Anastomosen und Glomus-
organe im Hahnenkamm. Z. Zellforsch. **35**, 265 (1950).
— Über verschiedene Typen arterio-venöser Anastomosen. Verh. anat. Ges. 48.
Vers., 68 (1950).
— Zur Anatomie menschlicher Glomusorgane. Verh. anat. Ges. 49. Vers. 174 (1951).
— Ein Glomusorgan in der menschlichen Kniegelenkkapsel. Frankf. Z. Path. **62**, 223
(1951).
— Neue Befunde zur Histophysiologie der Glomusorgane. Verh. dtsch. Ges. Kreisl.-
forsch. **18**, 315 (1952).
— Der Feinbau des Glomus coccygicum und der Glomerula caudalia. Acta Anat. **19**,
105 (1953).
— Über die Entstehung „intravasaler Apparate". Verh. anat. Ges. 52. Vers., 240
(1954).
— Zum Referat von R. SPANNER: Zur Anatomie der arterio-venösen Anastomosen.
(Manuskript nicht gedruckt.)
— Zur Morphologie der arterio-venösen Anastomosen. Kapillaren und Interstitium.
Stuttgart: G. Thieme. 1955.
— Zur Problematik der sogenannten Polsterarterien in der Magenwand. Bruns'
Beitr. **190**, 367 (1955).
— und H. LUCKNER: Nachweis einer biologisch wirksamen Substanz im Glomus
coccygicum. Klin. Wschr. **28**, 75 (1950).
— und C. GENSCHOW: Die arterio-venösen Anastomosen im Löffel des Kaninchens
nach graphischen Rekonstruktionen. Z. Anat. **116**, 446 (1952).
— und K. H. ANDRES: Graphische Rekonstruktion zur räumlichen Darstellung prä-
terminaler Gefäße und intravasaler Besonderheiten. Mikroskopie **8**, 111 (1953).
— Beobachtungen an durchtrennten Arterien. Kreisl.forsch. **23**, 242 (1955).
— und F. HAMMERSEN: Zur Problematik des Nachweises arterio-venöser Anastomosen
im Injektionspräparat. Beobachtungen am menschlichen Nierenbecken. Z. Anat.
119, 365 (1956).
STEFANESCU, T. E.: Contributiuni la studiul tumoritor glomice. Teză (Tipar Oltemia),
Bukarest 1929 (zit. nach PAULIAN, STEFAN-POPESCU und MARINESCO-SLATINA).
STEIN, E.: Funktionelle Bedeutung der arterio-venösen Anastomosen. Klin. Wschr.
32, 943 (1954).
— und W. SCHROEDER: Der Einfluß lokaler Erwärmung auf die arterio-venösen
Anastomosen in der vorderen Extremität des wachen Hundes. Z. exper. Med. **123**,
481 (1954).
STEINACH, E.: Studien über den Blutkreislauf der Niere. S.ber. Akad. Wiss. Wien,
math.-naturw. Kl. **90**, 171 (1884).
STIEVE, H.: Über die Bedeutung venöser Wundernetze für den Verschluß einzelner
Öffnungen des menschlichen Körpers. Dtsch. med. Wschr. **54**, 87, 130 (1928).
— Männliche Genitalorgane. Hdb. d. mikrosk. Anat. d. Menschen 7/2 (1930).
STITZ, B.: Anatomische Untersuchungen über den Verlauf der Aa. und Vv. bronchiales
des Hundes und über ihre Anastomosen mit dem Pulmonalisgefäßsystem. Inaug.-
Diss., Hannover 1936.
STÖHR, JR., PH.: Zusammenfassende Ergebnisse über die normale und pathologische
Histologie der sympathischen Ganglienzelle und der Endapparate im vegetativen
Nervensystem. Erg. Anat. **33**, 135 (1941).
STOERK, O.: Über die Chromreaktion der Glandula coccygea und der Beziehungen
dieser Drüse zum Nervus sympathicus. Arch. mikrosk. Anat. **69**, 322 (1907).
STOLZENBURG, H. J.: Experimentelle Untersuchungen über das Verhalten der arterio-
venösen Anastomosen. Z. mikrosk.-anat. Forsch. **41**, 348 (1937).
STOUT, A. P.: Tumors of the neuro-myo-arterial glomus. Amer. J. Canc. **24**, 255 (1935).
— Solitary cutaneous and subcutaneous leiomyoma. Amer. J. Canc. **29**, 435 (1937).
— und M. R. MURRAY: Hemangiopericytoma. A vascular tumor featuring Zimmer-
manns pericytes. Ann. Surg. **116**, 26 (1942).
STRAMIGNONI, A.: Sulla struttura delle arterie dette „cardiaortali". Arch. Sci. med.
90, 179 (1950).
STRATMANN, A.: Über seltene Tumoren im Nagelbett (neuromyoarterielle Glomus-
tumoren oder arterielle Angioneuromyome). Derm. Z. **67**. 129 (1933).
STRAUSS, F.: Zum Problem der Gefäßversorgung des Endometriums. Bull. Histol.
appl. etc. **25**, 198 (1948).
STRAUSS, L. H.: Klinische Erfahrungen mit Hydergin. Cardiologia (Schwz.) **25**, 1
(1954).
STRAWINSKI, N.: Über den Bau der Nabelgefäße und über ihren Verschluß nach der
Geburt. S.ber. Akad. Wiss. Wien, math.-naturw. Kl. **70** (1875).

TANNENBERG, J.: Über die Kapillartätigkeit. Verh. dtsch. Path. Ges. 20. Tagg., 374 (1925).
— Experimentelle Untersuchungen über lokale Kreislaufstörungen. Frankf. Z. Path. **31** (1925).
— Bau und Funktion der Blutkapillaren. Frankf. Z. Path. **34** (1926).
TEDESCHI, A.: Contributo allo studio della circolazione cerebrale. Atti Accad. med.-chir. Perugia **2**, 209 (1890).
TERRACOL, J. und Y. GUERRIER: Le syndrome tumoral du glomus jugulaire. Presse méd. **60**, 715 (1953).
— — und C. BONHOMME: Le glomus jugulaire. Presse méd. **61**, 1731 (1953).
TESTUT, L.: Traité d'Anatomie humaine **2**, 1243 (1929).
THAMM, M.: Die portocavalen Venenverbindungen des Menschen. Zbl. Chir. **67**, 1828 (1940).
THEIS, F. V.: Subungual neuro-myo-arterial glomus tumor of the toe. Effect of increased peripheral temperature. Arch. Surg. (Am.) **34**, 1 (1937).
THIEL, A.: Untersuchungen über das Gefäß-System des Pankreasläppchens bei verschiedenen Säugern, mit besonderer Berücksichtigung der Kapillarknäuel der Langerhansschen Inseln. Z. Zellforsch. **39**, 339 (1954).
THIES, W. und W. GLOGGENGIESSER: Zur Frage der Nervenbeteiligung am Aufbau der Glomustumoren. Arch. Derm. (D.) **197**, 1 (1953).
THOMA, R.: Untersuchungen über die Histogenese und Histomechanik des Gefäßsystems. Stuttgart 1893.
TILLAUX, A.: Fibrome sous-cutané douloureux. Gaz. Hôp. **43**, 178 (1870).
TISCHENDORF, F.: Experimentelle Untersuchungen zur Histobiologie der arteriovenösen Anastomosen. Z. mikrosk.-anat. Forsch. **43**, 153 (1938).
— Histologische Beiträge zur Kenntnis der venösen Lebersperre. Z. mikrosk.-anat. Forsch. **45**, 266 (1939).
— Bau und Funktion der arterio-venösen Anastomosen. Dtsch. med. Rundschau **2**, 432 (1948).
— und S. B. CURRI: Le anastomosi arteriovenose e i dispositivi di blocco nella morfologia normale e pathologica. Riv. Anat. pat. **8**, 285 (1954).
TOBIN, CH. E.: The bronchial arteries and their connections with other vessels in the human lung. Surg. etc. **95**, 741 (1953).
— und M. O. ZARIQUIEY: Arteriovenous shunts in the human lung. Proc. Soc. exper. Biol. a. Med. (Am.) **75**, 827 (1950).
TÖNDURY, G. und E. WEIBEL: Über das Vorkommen von Blutgefäßanastomosen in der menschlichen Lunge. Schweiz. med. Wschr. **86**, 265 (1956).
TOMSA, W.: Beiträge zur Anatomie und Physiologie der Haut. Arch. Derm. (D.) **5**, 1 (1873).
TONDO, M.: Ulteriori osservazioni sulla fine irrorazione del timo. Boll. Soc. ital. Biol. sper. **16**, 656 (1941).
TOSHIO AISU: Ein Fall von arteriellem Angioneuromyom (MASSON). Derm. Wschr. **99**, 1532 (1934).
TOURRAINE, A., SOLENTE und P. RENAULT: Tumeurs glomiques multiples du tronc et des membres. Bull. Soc. franç. Derm. **43**, 736 (1936).
TRAUTMANN, A. und J. FIEBIGER: Lehrbuch der Histologie und vergleichenden mikroskopischen Anatomie der Haustiere, 7. Aufl. Berlin: P. Parey. 1941.
TRUETA, J., A. E. BARCLAY, P. M. DANIEL, K. J. FRANKLIN und M. M. L. PRICHARD: Studies of the renal circulation. Oxford: Blackwell Scientific Publications, Ltd. 1947.
— — — — — Kidney. Annual Rev. Physiol. **1950**, 369.
— und M. H. M. HARRISON: The normal vascular anatomy of the femoral head in adult man. J. Bone Surg. (Am.) **35 B**, 442 (1953).
TSCHAUSSOW, M.: Communication zwischen Arterien und Venen mittels Stämmchen. Med. Bote 1874, Nr. 15 (russisch) (zitiert nach HOYER in Jber. Anat. 1879).
VAERST, L.: Über die Blutversorgung des Hundepenis. Morph. Jb. **81**, 307 (1938).
VALENTIN, G.: Repertorium für Anat. u. Physiol. I, 72 (1837).
— Über den Verlauf der Blutgefäße in dem Penis des Menschen und einiger Säugetiere. Arch. Anat. (D.) **1838**, 182.
VASTARINI-CRESI, G.: Comunicazioni dirette tra le arterie e le vene (anastomosi artero-venose). Nota prelim. Mon. zool. ital. **13**, 136 (1902).
— Le anastomosi artero-venose nell'uomo e nei mammiferi. Studio anatomo-istologico. Neapel 1903.
VELICAN, C.: Le barrage vasculaire cortico-médullaire de la surrénale de l'homme. Ann. Endocrin. **8**, 495 (1947).

VERLOOP, M. C.: Over het Bloedvaatstelsel in de Longen. Thesis 1946.
— The arteriae bronchiales and their anastomoses with the arteria pulmonalis in the human lung; a micro-anatomical study. Acta Anat. 5, 171 (1948).
— On the arteriae bronchiales and their anastomosing with the arteria pulmonalis in some rodents; a micro-anatomical study. Acta Anat. 7, 1 (1949).
VILSTRUP, G.: Studies on the choroid circulation. Copenhagen: E. Munksgaard. 1952.
VINCENT, J.: Des tumeurs sous-unguéales douloureuses. Thèse de Lyon 1900.
VIRCHOW, R.: Über die Erweiterung kleinerer Gefäße. Virchows Arch. 3, 448 (1851).
— Einige Bemerkungen über die Cirkulationsverhältnisse in den Nieren. Virchows Arch. 12, 310 (1857).
VOGLER, E. und G. GOLLMANN: Über angiographisch nachweisbare Gefäßveränderungen bei Sklerodermia diffusa. Fschr. Röntgenstr. 78, 329 (1953).
VOLKMAN, R. v.: Über die Sphinktermuskulatur von Blutgefäßen, insbesondere der A. pulmonalis. Anat. Anz. 78, Erg.-H., 80 (1934).
VOSS, H.: Das Verhalten der Arterienwand zur Plasmalfärbung. Klin. Wschr. 8, 887 (1929).
— Untersuchungen über das Vorkommen und die Form intraarterieller Gebilde des Menschen und der Katze. Z. mikrosk.-anat. Forsch. 57, 345 (1951).
— und K. HERSCHEL: Besonderheiten im Bau kleiner Gefäße im periadventitiellen Bindegewebe der aufsteigenden Aorta. Z. Zellforsch. 36, 541 (1952).
VULPIAN, A.: Leçons sur l'appareil vaso-moteur (physiologie et pathologie) faites à la Faculté de Médecine Paris. Paris: G. Baillière. 1875.
— École de Médecine 1875 (zitiert nach SAPPEY).
WAGENVOORT, C. A.: De functie van de arteriële ringen. Inaug.-Diss. Utrecht 1952.
— Die Bedeutung der Arterienwülste für den Blutkreislauf. Acta Anat. 21, 70 (1954).
WAKIM, K. G. und F. C. MANN: The intrahepatic circulation of blood. Anat. Rec. (Am.) 82, 233 (1942).
WALDER, D. N.: Arteriovenous Anastomoses in the stomach wall. Lancet 4, 162 (1950).
— Arteriovenous Anastomoses of the human stomach. Clin. Sci. 11, 59 (1952).
WALDEYER, W.: Über den Plazentarkreislauf des Menschen. S.ber. Akad. Wiss. Berlin 6, 83 (1887).
WALKER, J. W.: Über die menschliche Steißdrüse. Arch. mikrosk. Anat. 64, 121 (1904).
WATKINS, A. G.: Arterio-venous anastomoses. Proc. Soc. Med. London 41, 865 (1948).
WATZKA, M.: Paraganglion tympanicum? Anat. Anz. 74, 241 (1932).
— Über Gefäßsperren, arteriovenöse Anastomosen und den Erythrozytenabbau im Rinderlymphknoten. Z. mikrosk.-anat. Forsch. 39, 250 (1936).
— Über Gefäßsperren und arteriovenöse Anastomosen. Z. mikrosk.-anat. Forsch. 39, 521 (1936 a).
— Paraganglien. Verh. dtsch. Ges. Kreisl.forsch. 10, 171 (1937).
— Über Sperrvenen in der menschlichen Schilddrüse. Z. mikrosk.-anat. Forsch. 50, 366 (1941).
— Über Gefäßsperren und arterio-venöse Anastomosen des Menschen. Klin. Wschr. 21, 263 (1942).
— Die Paraganglien. Hdb. d. mikrosk. Anat. d. Menschen 6, 4 (1943).
WEBER, E. H.: Zusätze zur Lehre vom Baue und den Verrichtungen der Geschlechtsorgane. Leipzig 1846.
WEBER, O.: Die Gewebserkrankungen im allgemeinen und ihre Rückwirkung auf den Gesamtorganismus. PITHA-BILLROTHS Hdb. d. allg. u. spez. Chir. 1, 1 (1865).
WEDL, C.: Über Gefäßknäuel im Zahnperiost. Virchows Arch. 85, 175 (1881).
WEGELIN, C.: Arterielles Angiomyoneurom. Schweiz. med. Wschr. 57, 895 (1927).
— Bemerkungen zur Arbeit von S. HIRSCH über „Herzarteriolen...". Schweiz. med. Wschr. 75, 542 (1945).
WEIDENREICH, FR.: Allgemeine Morphologie des Gefäßsystems. BOLK-GÖPPERT-KALLIUS-LUBOSCH' Hdb. d. vergl. Anatomie d. Wirbeltiere 6 (1933).
WEIDMAN, F. D. und F. WISE: Multiple glomus tumors of the order of telangiectases. Arch. Derm. (Am.) 35, 414 (1937).
WEIL, A.: Die Erektion. Hdb. d. norm. u. path. Physiol. 14, 1 (1926).
WEIS, J.: Erfahrungen und Beobachtungen bei 400 Arteriographien. Fschr. Röntgenstr. 75, 145 (1951).
WENCKEBACH, K. F.: Herz- und Kreislaufinsuffizienz. Dresden und Leipzig 1931.
WENTSLER, N. E.: Microscopic study of the superficial cerebral vessels of the rabbit by means of a permanently installed transparent cranial chamber. Anat. Rec. (Am.) 66, 423 (1936).
WERMBTER, F.: Über den Umbau der Uterusgefäße in verschiedenen Monaten der Schwangerschaft. Virchows Arch. 257, 249 (1925).

Westphalen, H.: Histologische Untersuchungen über den Bau einiger Arterien. Diss. Dorpat 1886.

Wezler, K.: Vegetative Steuerung und Umstimmung. Pflügers Arch. **244**, 622 (1941).

— und A. Böger: Der arterielle Gesamtwiderstand unter verschiedenartigen Sympathicusreizen. Arch. exper. Path. (D.) **187**, 65 (1937).

— und G. Neuroth: Die Koordinierung von physikalischer und chemischer Wärmeregulation. Z. exper. Med. **115**, 127 (1949).

Wharton, Jones T.: On rhythmical contractility of veins of the bat. Phil. Trans. Roy. Soc. Lond. **142** (1852).

— Microscopical characters of the rhythmically contractile muscular coat of the veins web of the bat's wing. Abstr. in Proc. Roy. Soc. Lond. 1868.

White, J. A.: A case of congenital multiple arterio-venous fistulae of the hand. Brit. J. Surg. **34**, 209 (1946).

Widmer, O.: Die Rectalarterien des Menschen. Eintritt, Kaliber, Verteilungsart, Anastomosen und Versorgungsgebiete. Z. Anat. **118**, 398 (1955).

Wiegand, R.: Systematische histologische Untersuchungen über die Arterien des Uterus. Z. mikrosk.-anat. Forsch. **20**, 433 (1930).

Wiggers, C. J.: The present status of the shock problem. Physiol. Rev. (Am.) **22**, 74 (1942).

— Physiology in health and disease. Philadelphia 1950.

Wilbrandt, W. und H. Lauterburg: Zur Frage des Gewebsdruckes und der physiologischen Bedeutung der arterio-venösen Anastomosen. Pflügers Arch. **251**, 225 (1949).

Wilkins, R. W. J. Doupe und H. W. Newman: The rate of blood flow in normal fingers. Clin. Sci. **3**, 403 (1937/38).

Wimsatt, W. A. und F. C. Kallen: Anatomy and histophysiology of the penis of a vespertilionid bat, *Myotis lucifugus lucifugus,* with particular reference to its vascular organization. J. Morph. **90**, 415 (1952).

Windsor, J.: A case of painful subcutaneous tumour in which the tumour was penetrated by the twig of a nerve. Edinbgh med. J. **17**, 261 (1821) (zit. nach Greig).

Winslow, J. B.: Exposition anatomique de la structure du corps humain. Paris 1732.

Winterstein, J.: Zur Kenntnis der Hypophysenarterien. Anat. Anz. **87**, 275 (1939).

— Über hassalähnliche Körperchen an den Arterien der Hypophyse. Anat. Anz. **87**, Erg.-H., 360 (1939).

Wislocki, G. B. und L. S. King: The permeability of the hypophysis and hypothalamus to vital dyes, with a study of the hypophyseal vascular supply. Amer. J. Anat. **58**, 421 (1936).

Wlassicz, T.: Glomus cutaneum Masson. S.ber. ungar. Derm. Ges. u. Zbl. Hautkrkh. **57**, 582 (1938).

Wodzicki, K.: La vascularisation des appendices cutanés de la tête chez les oiseaux. Bull. Acad. polon. sci. et lettr. 1929.

Wördehoff, H.: Über das Angioneuromyom. Inaug.-Diss. Würzburg 1937.

Wollheim, E.: Zur Funktion der subkapillären Gefäßplexus in der Haut. Klin. Wschr. **6**, 2134 (1927).

Wood, W.: On painful subcutaneous tubercle. Edinbgh med. a. surg. J. **8**, 283 (1812) (zit. nach Greig).

— Further observations on painful subcutaneous tubercle. Edinbgh med. a. surg. J. **8**, 429 (1812) (zit. nach Greig).

— Observations on painful subcutaneous tubercle with cases and histories of the disease. Trans. med.-chir. Soc. Edinbgh **3**, 317 (1829) (zit. nach Greig).

Wurmbrand, G. Gf.: Beitrag zur Kasuistik der subungualen Zehensarkome. Dtsch. Z. Chir. **107** (1910).

Wustrow, F.: Schwellkörper am Septum nasi. Z. Anat. **116**, 139 (1951).

Xuereb, G. P., M. M. L. Prichard und P. M. Daniel: The arterial supply and venous drainage of the human hypophysis cerebri. Quart. J. exper. Physiol. **39**, 199 (1954).

— — — The hypophyseal portal system of vessels in man. Quart. J. exper. Physiol. **39**, 219 (1954).

Yater, M. M., J. Finnegan und H. M. Griffin: Pulmonary arterio-venous fistula (varix.). J. amer. med. Assoc. **141**, 581 (1949).

Young, A.: Le contrôle de l'irrigation sanguine artérielle au placenta maternel. 6. Congr. Féd. int. d'Anat. Paris 1955.

Zaleski, R.: Untersuchungen über die Verteilung der Blutgefäße an der menschlichen Wirbelsäule. Arb. a. d. Histol. Labor. d. Warschauer Univ. **3**, 141 (1876).

Zange, J.: Das Schwellgewebe der Nase, besonders in seiner Beziehung zu den Nebenhöhlen und ihren Ausführungsgängen. Arch. Ohr- usw. Hk. **147**, 103 (1940).

ZEIGER, K.: Zur funktionellen Anatomie der Leber. Dtsch. Z. Verdauungskrkh. 1952, 22.

ZETTERGREN, L. und J. LINDSTRÖM: Glomus tympanicum, its occurrence in man and its relation to middle ear tumours of carotid body type. Acta Path. Microbiol. scand. (Dän.) 28, 157 (1951).

ZIMMERMANN, K. W.: Über den Bau des Glomerulus der Säugerniere. Z. mikrosk.-anat. Forsch. 32, 176 (1933).

ZINCK, K. H.: Sondervorrichtungen an Kranzgefäßen und ihre Beziehung zu Coronarinfarkt und miliaren Nekrosen. Virchows Arch. 305, 287 (1939).

— Neues zur Frage des Coronarinfarktes und der Herzmuskelnekrosen. Klin. Wschr. 19, 577 (1940).

— Sondervorrichtungen an den Kranzgefäßen. Klin. Wschr. 20, 1032 (1941); 21, 311 (1942).

ZINTEL, H. A.: A new transparent chamber for exteriorizing a loop of intestine and its mesentery. Anat. Rec. (Am.) 66, 437 (1936).

ZOLL, P. M., ST. WESSLER und M. J. SCHLESINGER: Interarterial coronary anastomoses in the human heart, with particular reference to anemia and relative cardiac anoxia. Circulation 4, 797 (1951).

ZUCKERKANDL, E.: Über die Verbindungen zwischen den arteriellen Gefäßen der menschlichen Lunge. S.ber. Akad. Wiss. Wien, math.-naturw. Kl. 87 (1883).

— Über den Zirkulationsapparat in der Nasenschleimhaut. Denkschr. Akad. Wiss. Wien, math.-naturw. Kl. 49, 121 (1884).

— Demonstration von histologischen Präparaten der Gefäße des männlichen Genitaltraktes des Menschen. Morphol.-physiol. Ges. in Wien 1901 (nicht veröffentlicht, zitiert nach GROSSER).

ZWEIFACH, B. W.: The structure and reactions of the small blood vessels in amphibia. Amer. J. Anat. 60, 473 (1937).

— The character and distribution of the blood capillaries. Anat. Rec. (Am.) 74, 475 (1939).

— Conference of factors regulating blood pressure. New York 1949.

— Basis mechanism in peripheral vascular homeostasis. Third Conf. on Factors veg. Blood Pressure. New York: Macy. 1949.

Nachtrag

BARTELMEZ, G. W.: Premenstrual and menstrual ischemia and the myth of endometrial arteriovenous anastomoses. Amer. J. Anat. 98, 69 (1956).

KUBOTA, K.: Contribution to the macroscopic anatomy of the glomera coccygica in man. Okajimas Fol. Anat. Jap. 26, 335 (1954).

ROSSATTI, B.: Observations on the blood supply of the rabbit's ear and on the experimental new-formation of arterio-venous anastomoses. J. Anat. (London) 90, 318 (1956).